国家自然科学基金面上项目（82171908）、衢州市科技局竞争性项目（2022k65、2022k66、2024 k078、2023k121）

Therapeutic Ultrasound

治疗性超声精要

原著 [法] Jean-Michel Escoffre [法] Ayache Bouakaz

主审 朱希松 马国林 张 冰 贺光军

主译 韩小伟 张建功 曹 庆 王小艳

中国科学技术出版社

·北 京·

图书在版编目（CIP）数据

治疗性超声精要 /（法）让 – 米歇尔 · 埃斯科弗 (Jean-Michel Escoffre) 等原著；韩小伟等主译 . 北京：中国科学技术出版社，2025. 5. -- ISBN 978-7-5236-1333-7

Ⅰ. R454.3

中国国家版本馆 CIP 数据核字第 20252XD315 号

著作权合同登记号：01-2024-5364

First published in English under the title
Therapeutic Ultrasound
edited by Jean-Michel Escoffre, Ayache Bouakaz

策划编辑 孙 超 焦健姿
责任编辑 韩 放
装帧设计 佳木水轩
责任印制 徐 飞

出 版 中国科学技术出版社
发 行 中国科学技术出版社有限公司
地 址 北京市海淀区中关村南大街 16 号
邮 编 100081
发行电话 010-62173865
传 真 010-62179148
网 址 http://www.cspbooks.com.cn

开 本 889mm × 1194mm 1/16
字 数 459 千字
印 张 18.5
版 次 2025 年 5 月第 1 版
印 次 2025 年 5 月第 1 次印刷
印 刷 北京盛通印刷股份有限公司
书 号 ISBN 978-7-5236-1333-7/R · 3459
定 价 298.00 元

译者名单

主　　审　朱希松　马国林　张　冰　贺光军

主　　译　韩小伟　张建功　曹　庆　王小艳

副 主 译　刘永波　毛明香　张国正　裴　磊　朱建平　黄金金

学术秘书　周妙平　徐书峰　刘小慧　柯君丽　胡娟娟　刘佳欢

顾　　问　陆　炜　沈国峰　隆晓菁　牛丽丽　史海斌　高　波
徐晓俊　张　鑫　程　乐　王中秋　白晓霞　杨　琰
孙厚长　武鹏凯　刘　晨　尹训涛　戴西件　秦春莲

译　　者（按姓氏汉语拼音为序）

白晓霞　浙江大学医学院附属妇产医院
白雪芹　温州医科大学附属第一医院
包呼日查　温州医科大学附属衢州医院（衢州市人民医院）
曹　庆　广州新海医院
曹　刚　北大医疗潞安医院
曾小伟　温州医科大学附属衢州医院（衢州市人民医院）
车　竞　中国中医科学院广安门医院
程　乐　南京大学医学院附属鼓楼医院
崔艳芬　山西省肿瘤医院
戴西件　南昌大学附属第二医院
董木军　温州医科大学附属衢州医院（衢州市人民医院）
方　涛　温州医科大学附属衢州医院（衢州市人民医院）
付雪林　温州医科大学附属衢州医院（衢州市人民医院）
高　波　贵州医科大学附属医院
韩小伟　温州医科大学附属衢州医院（衢州市人民医院）
贺光军　磁共振成像杂志社
胡娟娟　温州医科大学附属衢州医院（衢州市人民医院）
黄金金　中国人民解放军陆军第七十四集团军医院
黄渭涛　温州医科大学附属衢州医院（衢州市人民医院）
黄小伟　东莞理工学院

姬军军　长治医学院附属和平医院
江朝根　温州医科大学附属衢州医院（衢州市人民医院）
柯君丽　温州医科大学附属衢州医院（衢州市人民医院）
李　翔　温州医科大学附属衢州医院（衢州市人民医院）
李芊雪　英国纽卡斯尔大学
刘　威　温州医科大学附属衢州医院（衢州市人民医院）
刘　晨　陆军军医大学西南医院
刘佳欢　温州医科大学附属衢州医院（衢州市人民医院）
刘任远　南京大学医学院附属鼓楼医院
刘小慧　温州医科大学附属衢州医院（衢州市人民医院）
刘永波　北大医疗潞安医院
隆晓菁　中科院深圳先进技术研究院
陆　炜　温州医科大学附属衢州医院（衢州市人民医院）
吕　翠　贵州医科大学附属医院
吕　品　南京大学医学院附属鼓楼医院
吕学聪　北大医疗潞安医院（山西医科大学研究生院）
马国林　中日友好医院
毛静雯　温州医科大学附属衢州医院（衢州市人民医院）
毛明香　温州医科大学附属衢州医院（衢州市人民医院）
倪晨峰　温州医科大学附属衢州医院（衢州市人民医院）
牛丽丽　中科院深圳先进技术研究院
裴　磊　温州医科大学附属衢州医院（衢州市人民医院）
秦春莲　浙江大学医学院附属儿童医院
任　帅　南京中医药大学附属医院（江苏省中医院）
任玲玲　北大医疗潞安医院（山西医科大学研究生院）
沈国峰　上海交通大学
史海斌　苏州大学苏州医学院放射医学与防护学院
舒月红　温州医科大学附属衢州医院（衢州市人民医院）
宋天彬　首都医科大学宣武医院
孙飞一　解放军总医院第九医学中心
孙厚长　温州医科大学附属第一医院
王传刘　温州医科大学附属衢州医院（衢州市人民医院）
王丹琼　温州医科大学附属衢州医院（衢州市人民医院）
王小艳　长治医学院附属和平医院

王中秋　南京中医药大学附属医院（江苏省中医院）
吴梦苇　温州医科大学附属衢州医院（衢州市人民医院）
武鹏凯　安徽医科大学附属第一医院
熊俊峰　温州医科大学附属衢州医院（衢州市人民医院）
徐　亮　温州医科大学附属衢州医院（衢州市人民医院）
徐芳兰　温州医科大学附属衢州医院（衢州市人民医院）
徐书峰　温州医科大学附属衢州医院（衢州市人民医院）
徐晓俊　浙江大学医学院附属第二医院
徐星健　温州医科大学附属衢州医院（衢州市人民医院）
徐绽蕾　温州医科大学附属衢州医院（衢州市人民医院）
薛卜停　北大医疗潞安医院（山西医科大学研究生院）
闫林林　温州医科大学附属衢州医院（衢州市人民医院）
杨　琰　温州医科大学附属第二属医院
杨生可　温州医科大学附属衢州医院（衢州市人民医院）
杨小军　温州医科大学附属衢州医院（衢州市人民医院）
叶志伟　温州医科大学附属衢州医院（衢州市人民医院）
尹训涛　贵州省康复医院
于洪伟　中日友好医院
严欣江　温州医科大学附属衢州医院（衢州市人民医院）
余国峰　温州医科大学附属衢州医院（衢州市人民医院）
余华晨　温州医科大学附属第二医院
余慧蓉　温州医科大学附属衢州医院（衢州市人民医院）
詹泽莹　温州医科大学附属衢州医院（衢州市人民医院）
张　冰　南京大学医学院附属鼓楼医院
张　鑫　南京大学医学院附属鼓楼医院
张国正　温州医科大学附属衢州医院（衢州市人民医院）
张建功　盐城市第一人民医院（南京大学医学院附属盐城第一医院）
张其乐　温州医科大学附属衢州医院（衢州市人民医院）
赵宇翔　北大医疗潞安医院（山西医科大学研究生院）
周建忠　温州医科大学附属衢州医院（衢州市人民医院）
周妙平　温州医科大学附属衢州医院（衢州市人民医院）
朱建平　长治医学院附属和平医院
朱勤勤　温州医科大学附属衢州医院（衢州市人民医院）
朱希松　温州医科大学附属衢州医院（衢州市人民医院）

主审简介

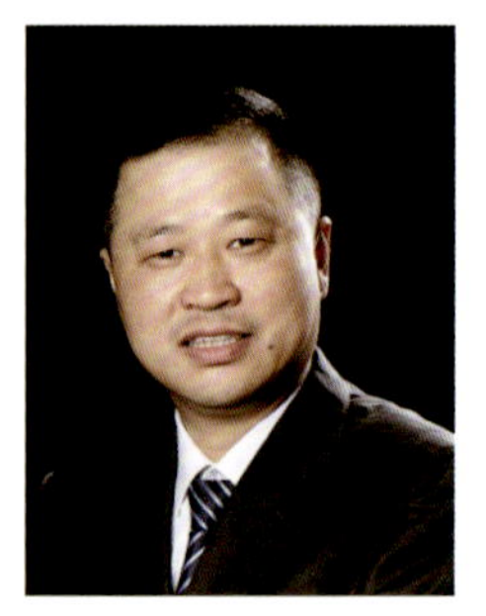
朱希松

主任医师，硕士研究生导师，四省边际中心医院（温州医科大学附属衢州医院）放射科主任。浙江省医学会放射学分会委员，衢州市医学会放射学分会主任委员，浙江省医师协会放射医师分会常委。熟练掌握全身各系统疾病临床影像诊断，尤其擅长腹部及盆部疾病影像诊断，多年来致力于腹部肿瘤成像方法及影像组学研究。在肝脏、腹膜及盆腔肿瘤性疾病的影像诊断，以及基于影像组学和大数据人工智能分析方面，进行了一系列研究工作。获衢州市劳动模范、浙江省担当作为好支书、衢州市名医等荣誉。主持和参与省、市级科研基金项目 6 项，获市级科技进步二等奖 1 项、三等奖 2 项。参编医学专著 4 部。以第一作者及通讯作者身份发表相关领域学术论文 20 余篇。

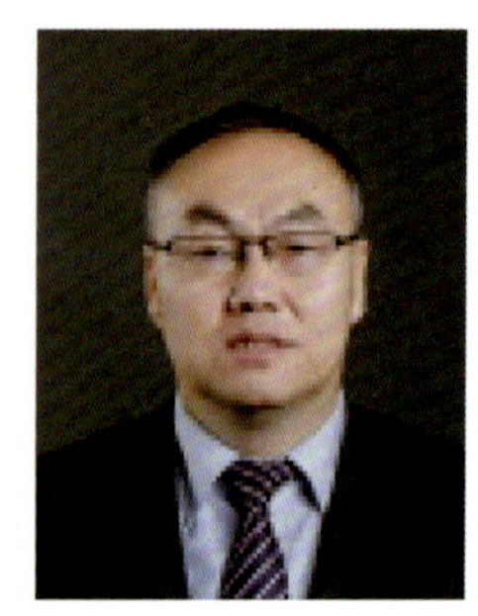
马国林

医学博士，中日友好医院放射科主任医师、教授，博士研究生导师，博士后合作导师，北京大学医学部、北京协和医学院、首都医科大学教授及博士研究生导师。曾在美国加州大学圣地亚哥分校任访问学者，并从事博士后研究。先后挂任陕西省安康市卫生计生局副局长、陕西省卫生计生委副主任。中国生物医学工程学会医学影像工程与技术分会候任主任委员，中国医学装备协会放射影像装备分会副会长，中国医学救援协会影像分会副会长，中国研究型医院学会磁共振专业委员会 / 放射学专业委员会常务委员，中国生物医学工程学会医学人工智能分会常务委员，中国卫生监督协会放射卫生专业委员会常务委员，中华医学会数字医学分会 / 放射医学与防护学分会委员，国家科技部重点研发计划“数字诊疗装备研发”重点专项、“脑科学与类脑研究”重大专项专家组成员，国家自然科学基金委函 / 会审专家，《国际放射医学杂志》名誉主编，*Artificial Intelligence in Medical Imaging* 主 编，*Frontiers in Neuroscience*、*Frontiersin Oncology*、*Brain Imaging and Behavior* 及《中华医学杂志》等多种医学期刊编委及审稿人。主持国家级科研课题 7 项，获省部级科技一等奖 1 项、三等奖 2 项。申领国家专利 16 项。以第一作者及通讯作者身份发表学术论文 150 余篇，其中被 SCI 期刊收录 100 余篇。主编 / 主译学术专著 5 部。

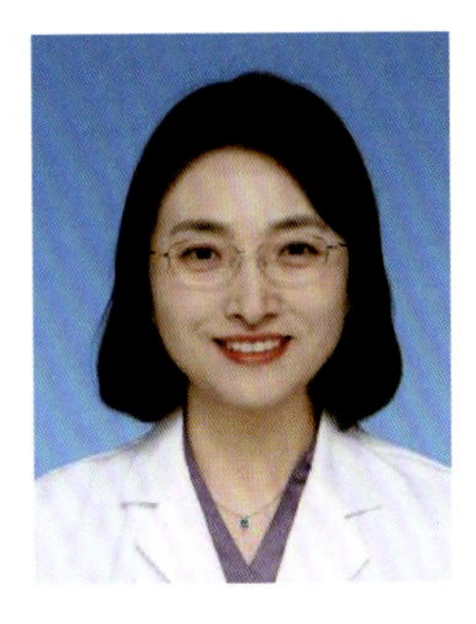

张　冰

医学博士，博士研究生导师，南京大学医学院附属鼓楼医院党委副书记、医学影像中心主任，南京大学医学影像与人工智能研究所所长，南京大学脑科学研究院副院长，南京大学脑科学研究院功能影像中心主任，南京信息工程大学－南京大学医学院附属鼓楼医院智能影像研究院院长。南京大学医学院、南京大学社会学院、南京医科大学鼓楼临床医学院教授，江苏省“333高层次人才培养工程”第二层次培养对象。曾在美国Mayo Clinic任访问学者，并从事博士后研究。中国医师协会放射医师分会委员兼神经影像学组副组长，中国阿尔茨海默病防治协会理事兼影像专委会副主任委员，中国医院协会医学影像中心分会副主任委员，江苏省医师协会副会长，江苏省医学会放射学分会常务委员兼质智学组组长，江苏省医学会脑卒中分会副主任委员兼脑血管影像学组组长，江苏省医师协会放射医师分会副会长，江苏省研究型医院协会影像人工智能专业委员会主任委员，南京医学会放射分会主任委员，国家卫生健康委人才交流服务中心全国卫生专业技术资格考试题库建设专家，国家核心高级认知障碍诊疗中心常务副主任，国家重点实验室固定研究人员，教育部学位中心评审专家，国家卫生健康委员会第三轮全国高等学校医学专业研究生国家级规划教材《放射诊断学》编委，全国高等学校五年制本科临床医学专业第十轮规划教材《医学影像学》数字编委，*Advanced Neurology* 编委，*Journal of Alzheimer's Disease* 执行编委，*Radiology*（中文版）编委，以及《中华放射学杂志》《磁共振成像》等多种学术期刊编委及审稿人。入选“第六届国之名医·优秀风范”榜单，获中华医学会放射学分会“杰出青年医学影像学家”等荣誉称号。主持国家自然科学基金委重点项目、重点国际合作课题、科技部脑科学重大项目子课题等科研课题7项。申领各类专利13项，拥有软件著作权15项，参与制订行业标准2项。主编学术专著2部，主译1部。近5年，以第一作者及通讯作者身份被放射学、神经影像学专业SCI期刊收录学术论文132篇，总被引频次4182次，H指数33。

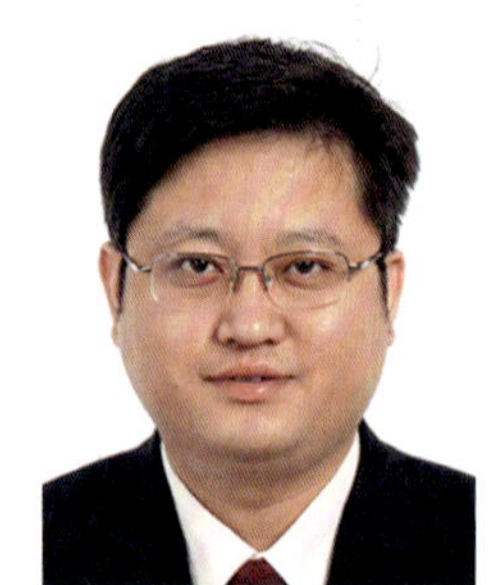

贺光军

副编审，《磁共振成像》杂志社社长，中国产学研合作促进会理事，中国现代诊疗技术创新平台秘书长，中国医师协会科研出版工作委员会常务委员，中华出版促进会医学出版专业委员会常务委员，中国期刊协会医药卫生期刊分会委员，中国研究型医院学会磁共振专委会顾问，中国研究型医院学会肿瘤影像专委会常务委员，中国医学装备协会磁共振应用专业委员会常务委员，中国微循环学会神经变性病分会磁共振专委会副主任委员，《磁共振成像》杂志副主编，《中国临床医学影像杂志》特邀编委。曾任国家卫计委脑卒中防治工程专家委员会神经影像专委会常务委员、《中国骨质疏松杂志》副主编、《肿瘤影像学》编委。从事医学影像期刊编辑工作二十余年。获中国产学研合作促进奖1项。副主编专著1部，发表论文30余篇。

主译简介

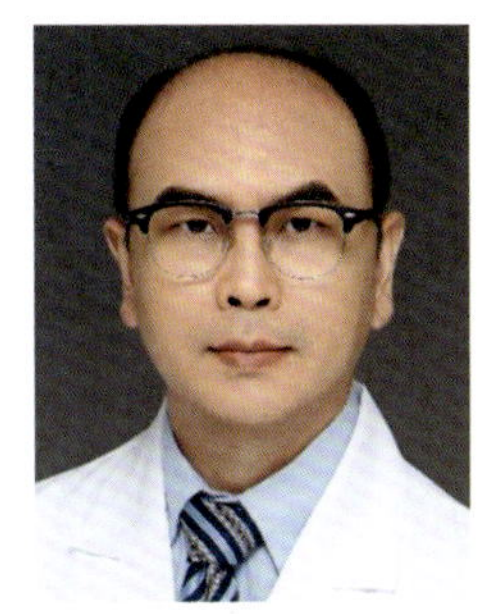

韩小伟

医学博士，博士后，副主任医师，四省边际中心医院（温州医科大学附属衢州医院）放射科副主任。国际磁共振学会会员，中国神经科学学会会员，中国生物医学工程学会医学影像工程与技术分会委员，中国第一届医工融合联盟委员会委员，江苏省医学会脑卒中学会青年委员，浙江省生物医学工程学会放射学分会委员，南京市医学会认知障碍分会委员，南京江北新区医学会介入放射学会委员，衢州市医学会放射学分会青年委员会副主任委员,《磁共振成像》、*Magnetic Resonance Imaging*、*Brain Imaging and Behavior*、*Quantitative Imaging in Medicine and Surgery*、*Academical Radiology*、*Current Medical Imaging*、*Journal of European Radiology* 及 *Journal of Magnetic Resonance Imaging* 等国内外多种学术期刊编委及审稿人。主持及参加国家自然科学基金面上项目 2 项、国家自然科学基金重大培育项目 1 项、国家重点研发计划 2 项。参加申领国家专利 10 项，专利内容主要涉及多模态磁共振神经影像数据分析及基于机器学习算法的影像数据处理及无创神经调控技术领域。以第一作者及通讯作者身份发表学术论文 25 篇，参编 / 参译学术专著 3 部。

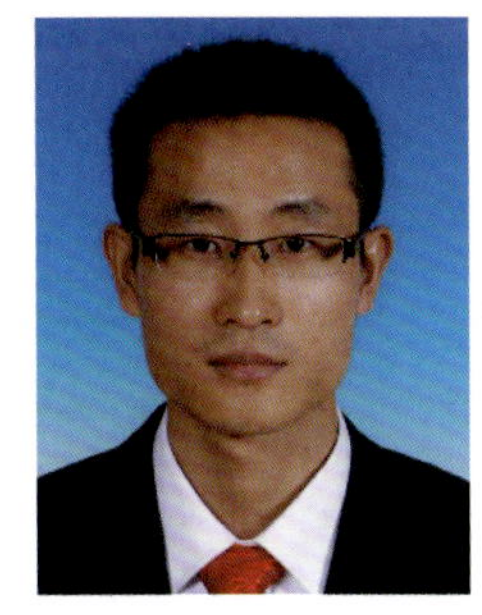

张建功

医学博士，江苏省盐城市第一人民医院核医学科副主任医师，盐城市医学会核医学分会委员。擅长头颈部和胸部疾病影像诊断，尤其在神经影像学研究上具有深厚造诣，近年研究重点集中在神经疾病和精神障碍的多模态磁共振影像数据处理技术上，能够熟练运用 Matlab、freesurfer、CIVET、SPM、ASLtbx 和 FSL 等神经影像后处理分析软件；主要研究方向为神经影像与核医学、医学影像大数据人工智能定量研究。主持盐城市卫生健康委科研课题 1 项，并参与省市级课题研究多项。近 5 年来，以第一作者及通讯作者身份发表学术论文 20 余篇，其中 SCI 期刊收录 10 余篇。

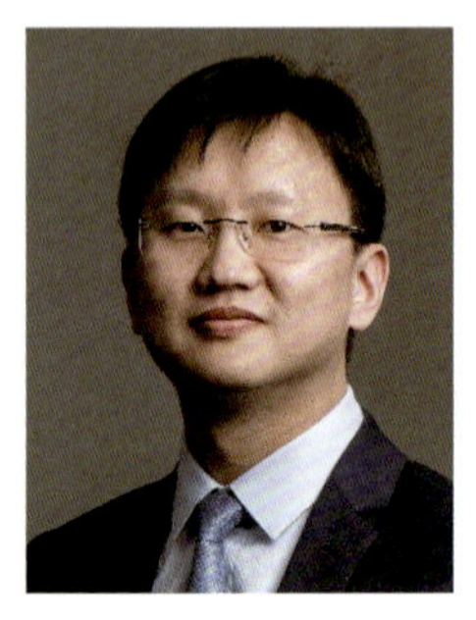

曹　庆

副主任医师，广州新海医院放射科磁共振室主任，上海联影医疗智慧影像学术委员会磁共振专家。擅长神经系统及头颈部CT、磁共振的影像诊断及磁共振新技术临床应用，尤其在神经影像临床诊断具有深厚的专业基础，带领科室熟练运用神经影像后处理分析软件和平台进行中枢神经系统退行性疾病磁共振影像诊疗与分析评估。近年来，研究重点集中在神经精神疾病的跨模态、多尺度数据的影像组学及人工智能研究。主持并参与国家及省市级课题多项。近5年来，以第一作者及通讯作者身份发表相关领域学术论文10余篇。

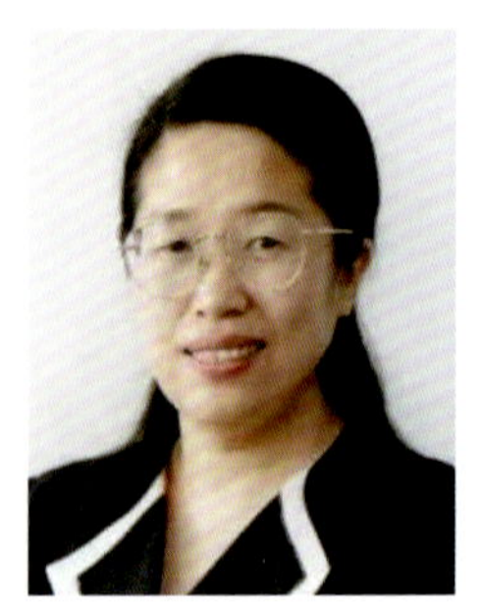

王小艳

医学博士，教授，硕士研究生导师，长治医学院医学影像学系主任、长治医学院附属和平医院超声科主任。中国超声医学工程学会超声生物效应委员会青年委员，中国医学影像技术研究会超声分会妇产科专业委员会委员，山西省医学会超声医学委员会委员。山西省医学会科学普及委员会常务委员，山西省医师协会超声分会常务委员，山西女医师协会超声分会常务委员，长治市超声质控部主任，《长治医学院学报》审稿人。从事超声医学的临床、科研和教学工作25年，擅长心血管疾病的超声诊断和鉴别诊断，尤其擅长胎儿超声心动图研究，主要研究方向为心血管疾病的超声研究。2015年入选山西省百千万卫生人才培养工程骨干精英人才。2018年11月至2019年2月赴以色列Rambam医院访学。工作以来，参与主持国家级课题2项、省级课题10项。参编国家规划教材3部，发表学术论文30余篇，其中SCI期刊收录7篇。

内容提要

本书引进自 Springer 出版社，是一部专注于超声治疗及超声引导介入治疗技术在癌症、泌尿系统疾病、骨修复等方面应用的实用性著作。全书共三篇 22 章，介绍了多种技术的适应证、操作技巧、禁忌证与注意事项等内容。上篇重点介绍了 HIFU 的临床应用，并对 HIFU 在不同组织器官的应用及其与介入超声波和其他医学影像技术（如 MRI）之间的协同作用进行了阐释；中篇详细介绍了超声治疗的作用机制，并在多方面、多领域从超声波、微泡技术和纳米颗粒之间的协同作用入手，全面展示了其有效性，同时简要介绍了超声“声孔效应”的临床价值及未来前景；下篇则聚焦于“声动力疗法”，该疗法可作为骨修复及癌症治疗的新方法、新思路，现已应用于临床。本书内容丰富，重点突出，有助于读者快速学习掌握治疗性超声技术，适合从事医学超声治疗相关工作的研究人员、医生及医学生参考阅读。

书中参考文献条目众多，为方便读者查阅，已将本书参考文献更新至网络，读者可扫描右侧二维码，关注出版社医学官方微信“焦点医学”，后台回复“9787523613337”，即可获取。

原书序

除广泛应用于影像诊断，超声的治疗用途也逐渐显现。随着人们对超声波在细胞层面作用的理解不断加深，超声波在数个领域中越来越多的领域中独立使用，或与局部活化药联合使用。编写一部有关治疗性超声的著作是一项相当大的挑战，不仅要涵盖各式各样的技术和适应证，还应提供对治疗效果的最新评估和证据。

全书分三篇。上篇聚焦于使用高强度聚焦超声（HIFU）波进行组织消融。在对基本概念进行彻底回顾后，用 7 章内容详细论述了不同目标器官的治疗方法。此外，本篇还包括超声与其他影像技术（如 MRI）在某些适应证中的协同作用，而其他适应证则仅有超声技术适用。这凸显了超声对所需目标不同约束的高适应性。最后，尽管骨骼通常会阻碍超声的传播，但在脑部应用的结果非常出色，为治疗脑部疾病开辟了一种新方法。

中篇基于超声波、微泡和纳米颗粒之间现已发现的协同作用，展示了一种新的治疗方法。在详细解释了基本机制之后（即便某些机制尚未完全阐明），接下来介绍了这种协同作用在多个领域中的应用，并展示其疗效。与上篇不同，在中篇里，临床试验清楚地表明 HIFU 在几个适应证中具有很大的潜力，但较少临床证据表明“声穿孔”是一种颇具价值的治疗改进，声溶栓是个例外。不过越来越多的证据正在不断更新，这也必然是未来几年的主要挑战，并可能带来本书第 2 版的问世。

下篇则重点讨论了超声的其他治疗应用，这些应用不依赖于 HIFU 或微泡和纳米颗粒的协同作用。本篇内容展示了治疗性超声的灵活性，可用于骨修复或作为“声动力疗法”治疗癌症。

总体来说，这三篇对超声的治疗潜力进行了近乎完整的展示，并为研究人员和临床医生提供了有关该领域的丰富知识。在多个领域中，治疗性超声的价值已有明确证据，但随着声穿孔临床证据的完善，以及越来越多的临床结果展示出极高的治疗指数，未来几年治疗性超声的价值无疑将得到进一步证实。

非常感谢 Jean-Michel Escoffre 和 Ayache Bouakaz 两位承担起编写这本关于该主题的权威参考书的任务。感谢 Jacqueline Butterworth 对本书进行英文校对，并在此感谢所有编著者为本书的出版所做出的贡献。

François Tranquart, PhD, MD
Plan-Les-Ouates, Switzerland

译者前言

近年来，超声治疗领域的开发与应用日益受到关注。尤其是高强度聚焦超声（high intensity focused ultrasound，HIFU）技术，通过聚焦超声波能量于小范围的组织内并产生高温，从而实现无创的组织消融，目前已在肿瘤治疗、组织消融及各项医疗措施中展示了巨大潜力。编撰一部关于治疗性超声的专业图书，是一项技术性挑战，更是一个涉及广泛医学知识和技术细节的复杂工程。本书分为三篇。上篇共 8 章，详细介绍了 HIFU 技术，涵盖其物理原理、设备技术、操作流程、临床应用及最新研究进展等方面。此外，还探讨了超声与 MRI 等其他影像技术的结合使用，如何通过实时影像引导提高 HIFU 的精准度和安全性。中篇共 11 章，从更细致的角度探讨了超声波与微泡技术及纳米颗粒的结合使用。这一新兴领域被称为超声给药系统。这部分内容详细分析了超声波如何与微泡和纳米颗粒进行相互作用，以及这种相互作用如何促进药物更加有效的释放和靶向治疗。下篇共 3 章，内容扩展到了超声波的其他治疗应用，包括但不限于 HIFU。这些应用展示了超声技术在医疗治疗中的多功能性和灵活性。例如，超声波在骨修复中的应用，以及作为声动力疗法（sonodynamic therapy）在癌症治疗中的应用。声动力疗法是一种利用超声波激活特定药物以产生细胞毒性的新型治疗方法，为癌症治疗提供了新的方向。

本书旨在为读者提供一个全面且多角度的视野，以期帮助读者了解治疗性超声的科学基础、技术操作、临床应用及未来发展趋势。书中不仅详尽介绍了各种超声技术的操作方法和临床适应证，还特别强调了治疗效果的评估方法，包括临床疗效评价及其科学依据。通过阅读本书，临床医生和研究人员可获得有关治疗性超声领域的前沿知识，从而更好地利用这一技术为患者提供更有效的治疗方案。

四省边际中心医院　韩小伟

目 录

上篇 病变组织的高强度聚焦超声消融

中篇 采用气泡辅助超声的给药与基因递送

下篇 其他超声治疗

上篇

病变组织的高强度聚焦超声消融

High Intensity Focused Ultrasound Ablation of Pathological Tissue

第 1 章　高强度聚焦超声组织消融的概念与设备

HIFU Tissue Ablation: Concept and Devices

Gail ter Haar　著

摘要

高强度聚焦超声（high intensity focused ultrasound，HIFU）在临床上已迅速获得认可，作为一种能够提供无创加热和消融的技术，其已在临床上广泛应用。治疗通常只需一次即可，且多作为日间手术进行，患者在治疗过程中通常保持清醒，或接受轻度镇静，或处于轻度全身麻醉状态下。HIFU 相对于其他热消融技术具有优势，因为它不需要经皮插入探针到目标组织中。放置在体外（用于肝脏、肾脏、乳房、子宫、胰腺、大脑和骨骼的肿瘤或异常治疗）或直肠内（用于前列腺治疗）的发射源能够快速加热目标组织，由于其高度聚焦的特性，超声传播路径上的组织相对不受影响。目前已设计了众多体外、经直肠和组织间设备，以优化 HIFU 在广泛应用领域的特异性治疗。本章描述了它们的工作原理，并概述了它们的设计原理。

关键词

超声治疗；热消融；癌症；加热；HIFU；超声换能器

顾名思义，HIFU 是指应用高功率超声聚焦超声波以达到治疗效果的技术。该技术有时也被称为聚焦超声手术（focused ultrasound，FUS）。现在许多不同种类的 HIFU 治疗的共同特征旨为须提供一个能量足以仅在焦点区域内产生生物学改变的超声波束。大多数情况下使用该技术目的是诱导不可逆的损伤，也有少数例外，在某些应用中，如药物输送，它的目的是产生瞬时的影响。

一、HIFU 的原理

在 0.8～5MHz 的频率内，组织中的超声波长为 2～3mm。这意味着可以在焦平面中距离源一定距离处创建高压（强度）的小区域。因此，原则上，如果超声波束在吸收介质中传播时具有足够的能量，就可以仅在该区域内获得生物学上显著的温度升高，而其他地方的升高可以忽略不计。

一个常见的类比是使用放大镜集中太阳光线以点燃火种。只有当燃料被放置在最为明亮的地方，即透镜的焦平面上时，才能成功。当光斑更为分散时，就不可能点燃火种，因为燃料不再处于焦点区域。类似地，当 HIFU 焦点被放置在软组织内部深处时，可以使焦点处温度升高至引起热坏死的水平（>56℃），同时保持其他地方的温度接近其原始水平，包括激光束路径上覆盖聚焦体积的组织的温度。图 1-1A 显示了该技术的原理。图 1-1B 显示了 HIFU 损伤区域（指产生的损伤区域）的大体外观，而图 1-1C 显示了取自损伤边缘的组织切片。活细胞和死细胞之间的明显分界线反映了温度的急剧下降。

二、HIFU 的历史

自从 1942 年首次提出使用高强度聚焦光束以来（Lynn 等，1942），它已被广泛研究，以开发各种医疗应用。20 世纪 40—50 年代的目标是选择性地破坏大脑的某些区域，以更好地理解神经行为（Fry 等，1954，1958；Fry，1953；Fry 和 Fry，1960）。这些早期的努力受到了阻碍，不仅是用于定位的超声波图像质量较差，而且还需要移除部分颅骨，为聚焦光束进入大脑提供一个声学窗口。尽管存在这些局限性，但仍然可以有选择性地破坏实验动物的大脑预定区域，并且还进行了一些帕金森病的人体治疗（Ballantine 等，1960）。通过使用几个平面换能器，这些早期的工作实现了“聚焦”，它们的光束都在同一平面交叉。HIFU 的发展恰逢药物左旋多巴的引入，从患者的角度来看，左旋多巴被证明是一种更容易接受的帕金森病治疗方法，从临床角度来看，它更容易施用。

尽管在此之前已经成功进行了眼科治疗，但 HIFU 直到 20 世纪 90 年代才真正获得临床重视。首次提出在眼科中使用聚焦超声波的建议来自 Lavine 等（1952），他们证明了当眼睛的晶状体被聚焦光束瞄准时会形成白内障。其他研究表明，HIFU 可以降低眼压（Rosenberg 和 Purnell，1967），并使玻璃体、晶状体、视网膜和脉络膜产生病变（Coleman，1980，1985a，b；Lizzi 等，1978）。1982 年进行的青光眼的首例人体治疗取得了令人鼓舞的结果。治疗后，79% 的患者眼压 1 年内持续下降（Silverman 等，1991）。尽

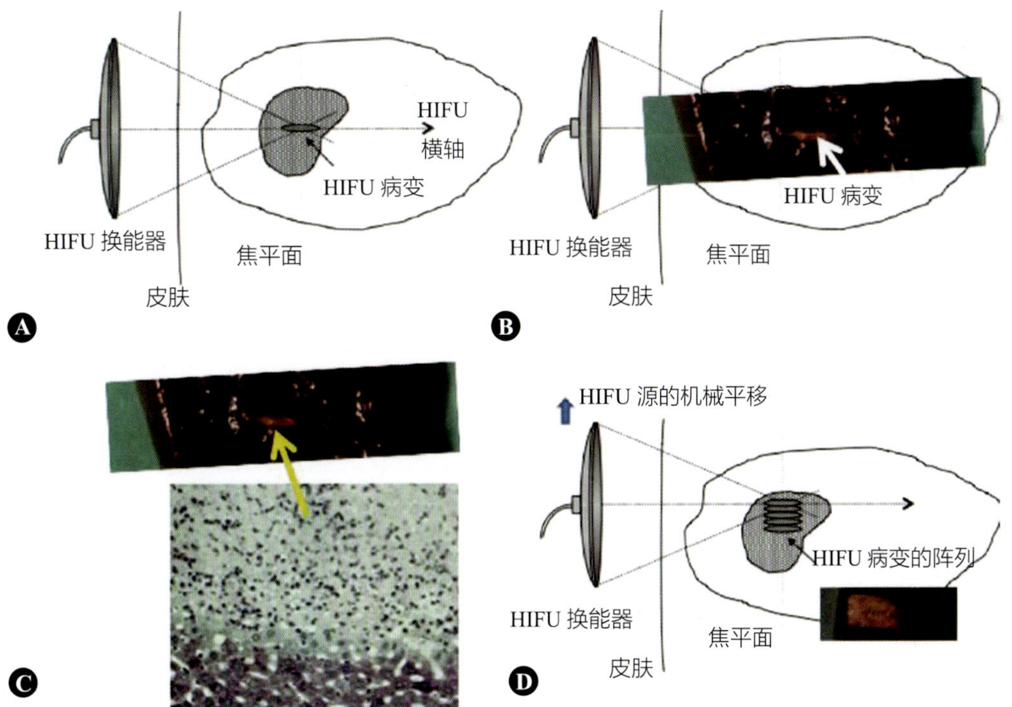

▲ 图 1-1　**A.HIFU 原理示意；B. HIFU 损伤的离体牛切片，显示 HIFU 病变；C. 组织学切片显示消融细胞和未消融细胞之间的明显分界（苏木精 - 伊红染色）；D. 消融融合区形成示意**

管 HIFU 在这些和其他眼科应用中显示出相当大的潜力，但激光手术因其技术和应用明显更为简便，已获得更广泛的成功和应用。直到现在，人们才重新审视使用 HIFU 治疗青光眼，并取得了巨大的成功（Aptel 等，2014）。

临床使用概述

只有在现代诊断超声扫描和 MRI 提供了精确定位和良好的治疗后续技术（包括解剖学和功能成像）之后，HIFU 治疗的全部潜力才得到实现。具有出色空间分辨率和对比度的实时图像为 HIFU 技术应用打开了机遇之窗，只有在能够精确定位要破坏的组织体积时，HIFU 才能充分发挥其优势。超声和 MRI 均可用于指导和监测 HIFU 治疗。每种方法都有其优缺点。MRI 提供解剖学图像，并可提供热测温序列，使组织温度可被映射，从而不仅可以提供有关目标消融成功与否的信息，还可以提供关于该体积外的关键区域安全性的信息。虽然超声热测温尚未在临床上得到应用，但这种方式具有更优越的成像空间和时间分辨率。在超声扫描的指导下，通过观察超声图像上明亮的回波来确认消融是否成功。HIFU 能够非侵入性地消融皮下组织体积，这使其在深部软组织肿瘤方面成为具有吸引力的潜在疗法。肝脏、肾脏、乳房和胰腺的恶性肿瘤已经被成功治疗过（Al-Bataineh 等，2012；Orsi 等，2010；Wu 等，2004，2005a，b）。虽然超声无法显著穿透骨骼，但许多骨肉瘤会穿破骨皮质，因此也适合采用 HIFU 治疗（Li 等，2010；Chen 和 Zhou，2005）。据报道，HIFU 还成功缓解了由于骨肿瘤导致的疼痛，这里的治疗旨在摧毁位于骨膜上的神经（Liberman 等，2009；Hurwitz 等，2014）。治疗时必须小心避免位于传播路径上的肠气。在某些治疗方向上，可以通过将水囊压在腹部来成功移动此气体。治疗子宫肌瘤方面 HIFU 已被证明是一种具有吸引力的技术，这些肌瘤可以在 MR 或超声图像上清晰可见（Froeling 等，2013；Hesley 等，2013；Quinn 等，2015）。

前列腺肿瘤的经直肠 HIFU 治疗也得到了广泛的研究。良性前列腺增生（benign prostatic hyperplasia，BPH）和前列腺癌都是治疗的目标（Crouzet 等，2015；Thüroff 和 Chaussy，2015）。令人鼓舞的是，早期 BPH 治疗临床试验的结果是治疗后流速增加，排尿后残余容量减少（Gelet 等，1993；Sullivan 等，1997）。然而，Madersbacher 等（2000）的长期结果令人失望，4 年内有 44% 的患者需要进行挽救性经尿道前列腺电切术。因此，HIFU 在这方面并没有证明明显好于“金标准”治疗。与 BPH 治疗相关的问题相比，前列腺癌的治疗面临不同的挑战（Crouzet 等，2015；Thüroff 和 Chaussy，2015）。前列腺癌是一种多灶性疾病，其病灶难以通过诊断性超声波检测到，要控制这种疾病，必须销毁所有病灶。最初，HIFU 治疗旨在消融整个前列腺（Chaussy 等，2001；Dickinson 等，2013），最近，出现了部分消融的趋势，包括半消融或局部消融（Crouzet 等，2014；Baco 等，2014；Valerio 等，2014）。对于放射治疗后复发的前列腺癌患者，传统疗法能提供的选择很有限。高强度聚焦超声可能在这方面起到作用，因为它提供了无副作用的选择性的组织破坏，该应用的早期实验显示了令人鼓舞的效果（Ahmed 等，2012；Gelet 等，2004）。

三、暴露剂量测定

在使用电离辐射的成像和治疗中，“暴露量”和“剂量”之间有明确的区别，这些能量形式的暴露量是 X 线或 γ 射线在空气中产生的电离量。暴露量的单位是伦琴（Roentgen，R）。暴露量表示到达人体的辐射量，但并不表示入射能量中被组织吸收的部分的比例。第二个参数则用于表示这一点，“吸收剂量”（通常被称为“剂量”）。剂量表征每千克沉积的能量，单位为戈瑞（Gy）和拉德（rad），其中 1rad=100Gy。人们使用加权因子（相对生物效应，RBE）试图比较不同形式的电离辐射的生物效应，这导致产生了一个“等效剂量”参数，其单位是雷姆（rem）或希沃特（Sievert，Sv）（1rem=100Sv）。这些参数通过以下公式相关联：等效剂量（Sv）= 剂量（Gy）× RBE。X 线、γ 射线和 β 粒子的 RBE 为 1.0，而 α 粒子的 RBE 为 20。

尽管可以提出区分它们的有力论据，但在医学超声中，“暴露量”和“剂量”这两个术语可以互换使用。不同的超声能量传递模式会导致不同的生物效应。例如，两种使用相同总声能在相同时间段内进行的暴露，其中一种以连续模式传递，另一种以低重复率和高振幅的短脉冲传递，可能在组织中产生非常不同的效应。第一种更有可能引起热效应，而第二种可能刺激空化活动及其相关的特征性细胞损伤（ter Haar，2010）。

超声暴露通常的特点是在水中“自由场条件”下具有确定的声场特征。在这里，“自由场”被认为是指超声波束在没有边界或其他障碍物影响下自由传播的条件。对于 HIFU 暴露的完整描述需要了解频率、暴露时间、换能器特性、总功率、声压和（或）强度（每平方厘米的能流密度，单位：W/cm^2）及能量输送模式（单次脉冲、扫描暴露等）（ter Haar 等，2011）。

为了在超声场中从暴露量过渡到剂量，需要了解传播介质的声学特性。最重要的参数是衰减和吸收系数、声速和非线性参数 B/A。尽管许多方面已经被列表表示，但是对于正常和恶性人体组织，这些参数仍然存在很大的知识空白（Goss 等，1980；Duck，2013）。通常情况下，HIFU 暴露量用自由场水测量描述，但在某些情况下，会尝试通过估计波束路径中的总衰减来计算原位强度，有时还会引用空间峰值（焦点峰值）强度和空间平均强度。

两个仅与热效应相关的剂量参数已经被提出。Sapareto 和 Dewey（1984）提出了一个热剂量参数，这在描述高温治疗中被广泛使用。特定组织体积的温度 - 时间曲线被积分并化简为在 43℃下的生物等效暴露时间（t_{43}）。该等效时间由以下方程表示

$$t_{43}=R^{(T-43)}\Delta t \qquad \text{（公式 1-1）}$$

其中 R 在 43℃以上为 0.5，在 42℃以下为 0.25，T 为一段时间 Δt 内的平均温度。

已经证明这个公式在大约 50℃以下是有效的，但是在超过这个温度时难以通过实验来验证，因为需要非常快速的加热和冷却速率。与此相关的另一个参数是强度和时间的乘积（总能量的估量），但是这个概念在治疗超声的文献中并没有得到广泛接受。从临床角度来看，将 240min 的 t_{43} 作为成功热消融的阈值（MacDannold 等，2006）。现在已经被广泛接受的是，空化可以增强 HIFU 场中的加热效果（Holt 和 Roy，2001；Khokhlova 等，2006）。然而，目前还没有经过验证的定量评估空化活性的方法，也没有对“空化剂量”的定义达成一致（Chen 等，2003；Hwang 等，2006）。

四、HIFU 治疗实施

用于临床应用的 HIFU 设备可以大致分为两类，体外和组织内。但是基本组件并没有太大的区别，主要包括换能器、信号发生器、放大器、匹配电路以最大限度地提高电声效率、功率计，以及一些情况下用于冷却换能器的方法。这些设备连接到操作台上，允许移动和定位源，并提供治疗监测的手段。

HIFU 治疗所需的聚焦可以通过多种方式实现。最简单的方法是使用单元换能器，通常是平面圆盘的形式，前面配有透镜，或呈现球形碗状。这样的换能器只能提供固定的焦点，如果要处理临床相关的体积，整个换能器组件必须被物理移动以便将病变放置在一起（图 1-1D）。更常见的选择是使用多元件换能器阵列。通过对信号进行电子相位调制，可以灵活地塑造焦点体积，并在轴向和横向上动态控制其位置（Gavrilov 等，2000；Gavrilov 和 Hand，2000；Daum 和 Hynynen，1999）。元件的几何形状决定了其功能。例如，如果阵列由同心元件（环形阵列）组成，则只能通过电子方式沿着射线轴向不同位置移动焦点（Hynynen 等，1996；Dupenloup 等，1996）。

当个体元件被放置在非球面壳体上时，通过超声波换能器的几何形状及相位和幅度的动态控制来实现聚焦。为了安全应用 HIFU，尽量减少元件均匀间隔时可能出现的光栅叶片是很重要的。这些极大值及声场中可能存在的其他次级极大值可能导致目标体积之外的组织产生不必要的局部加热。多种减小光栅叶片的解决方案已经被提出，主要方法涉及破坏元件间距的规则周期性，并在其排列中引入随机性和稀疏性（Hutchinson 等，1996；Goss 等，1996；Gavrilov 等，1997；Filonenko 等，2004；Hand 等，2009）。随机阵列通常允许在焦平面上横向移动距离约为几何焦距的 10%。Pernot 等（2003）比较了三种稀疏阵列几何结构（六边形、环形和准随机）在 0.9MHz 频率下的波束转向能力和旁瓣外观，每种结构在直径 180mm，几何焦距 120mm 的球面上覆盖 52%。他们通过模拟表明，准随机设计在保持足够的峰值压力幅度的同时提供了最佳的波束转向能力，他们的结果经过实验证实。图 1–2、图 1–3 和图 1–4 显示了 256 个元件随机阵列的场景模拟，展示了阵列靶点数量对波束模式的影响（图 1–2），以及它们放置的碗的曲率半径（图 1–3）和驱动频率（图 1–4）。

稀疏阵列的一个缺点是能量以非相干的方式沉积在近场中（Payne 等，2011），这导致了低水平的加热，因此当放置靶焦点处的病灶相互重叠（以获得连续的消融体积）时会产生问题，因为温度可能升高到具有生物学意义的水平。通过在“射击”之间引入冷却时间可以避免这种情况，但这反过来会延长治疗时间。为了减少这些问题，一种 500kHz，元件间距为 λ/2 的平面相控阵被提出（Ellens 等，2015）。虽然这降低了近场加热的影响，并避免了光栅短波纹的问题，但由于需要实现 λ/2 的间距，因此这个较低的频率导致了较低的空间分辨率和腔化阈值，并增加了聚焦后加热的概率。在这个低频率下，超声吸收减少，与更常用的 1～3MHz 频率相比需要更多的声能才能达到期望的温度（Hill 等，1994）。

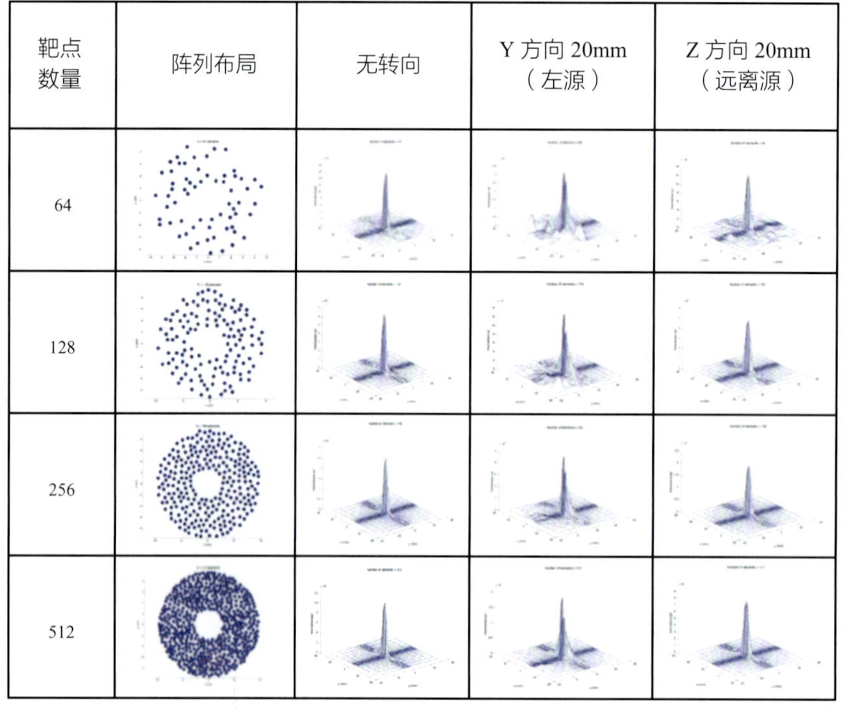

▲ 图 1–2 靶点数量变化的效果

曲率半径 20cm，直径 20cm，1.7MHz，中心孔径直径 5cm

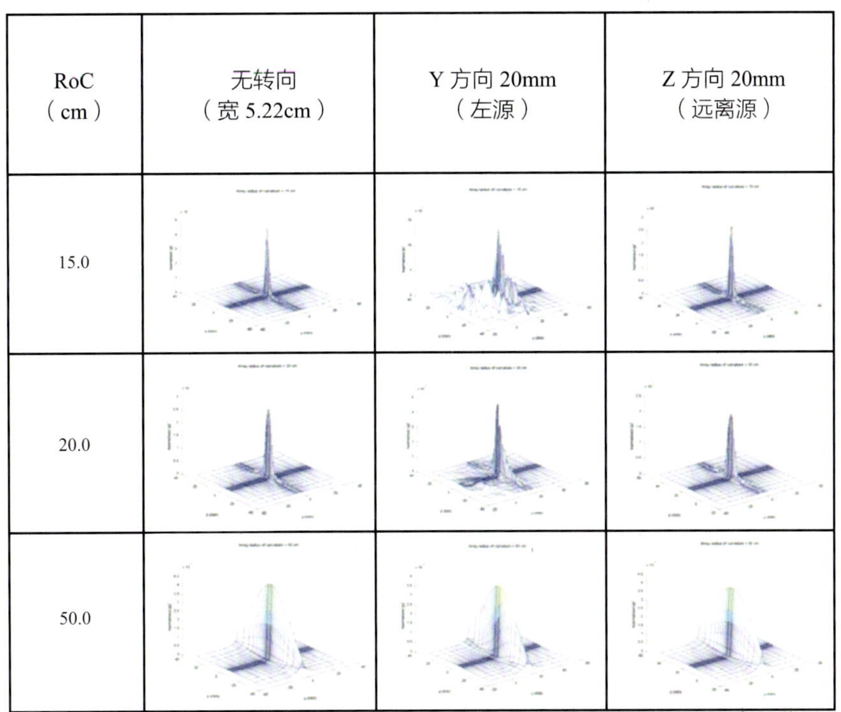

▲ 图 1–3　**曲率半径（RoC）改变的效果**

256 个元件，直径 20cm，1.7MHz，中心孔径直径 5cm

在此无法详细描述可用的许多不同换能器几何形状，但表 1–1 总结了许多不同的设计、它们的转向能力及它们的优缺点。

当目标组织位于肋骨后方（例如，肝脏、肾脏或胰腺）或颅骨下方时，如果不进行手术切除部分颅骨或肋骨来创建声学窗口，就需要采用避免骨表面过热的方法。对于肋骨，可以使用简单的光线追踪来“关闭”射向骨骼的元件（Civale 等，2006），或者更高级地使用时间反演或自适应聚焦技术（Pernot 等，2003；Tanter 等，1998，2001；Thomas 和 Fink，1996；Clement 和 Hynynen，2002a，b；Aubry 等，2008）。利用这些技术，我们可以瞄准位于骨骼后方的特定区域，并且在临床上它们已成功用于治疗特发性震颤和其他神经问题（Medel 等，2012；Martin 等，2009；Elias 等，2013）。超声波在穿过颅骨时会严重地扭曲振幅和相位。时间反演可以纠正由颅骨引起的相位畸变，当与振幅校正结合使用时可以用于恢复对大脑目标的期望聚焦。时间反演技术依赖于波动方程的互易性，并且需要在预期的大脑聚焦点处放置一个传感器，以记录干扰聚焦的像差。植入这样的传感器在临床上是不现实的，但已经证明可以使用 MRI 或 CT 图像来模拟颅骨的超声特性，以进行畸形波的数值建模（Hynynen 和 Sun，1999；Aubry 等，2003）。这使得从大脑中一个虚拟的点状源（即预期的“靶点”）发出的波前通过颅骨的传播可以被颅骨外的一组虚拟接收器模拟和记录。这个波前可以被时间反演并由真实的换能器阵列发射。这一过程，加上通过 CT 扫描获取的骨骼孔隙率信息所实现的振幅校正，使得超声波可以聚焦于大脑的“靶点”处（Aubry 等，2003）。

换能器材料

在设计治疗超声换能器时，需要考虑许多限制条件。除了首先需要在 0.25～10MHz 频率产生高功率（需要高电声转换效率）之外，它们还必须可靠，能够以脉冲或连续波形式传递能量，并且在物理上与所选的成像方法兼容。在 MR 引导

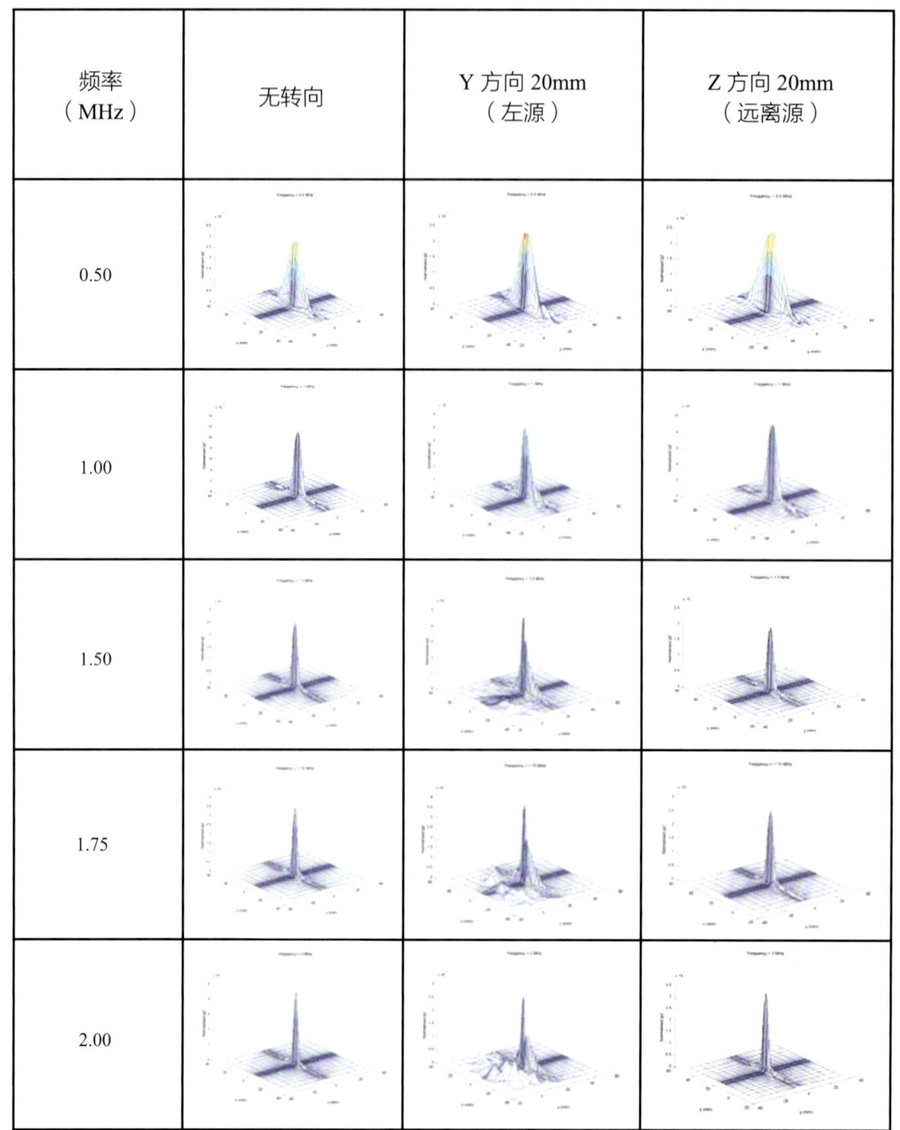

频率（MHz）	无转向	Y 方向 20mm（左源）	Z 方向 20mm（远离源）
0.50			
1.00			
1.50			
1.75			
2.00			

▲ 图 1-4 频率改变的效果

256 个元件，曲率半径 20cm，直径 20cm，中心孔径直径 5cm

的 HIFU 过程中，与存在的高磁场兼容显然是一项技术挑战。当超声是首选的监测模式时，通常需要在治疗超声换能器中设置一个可以将成像探头插入其中的中心孔径。越来越多的换能器元件被要求具有双模式功能，即能够以高功率作为治疗源，并且能够在短脉冲成像模式下使用（Ebbini 等，2006；Owen 等，2010；Mari 等，2013；Casper 等，2013）。

多元件阵列通常有两种构造方式，一种是将单独的元件装在独立的外壳中，然后分别安装在所需几何形状的壳体上。这样可以方便更换故障元件，并且在排列上灵活性较高，但只适用于稀疏阵列。图 1-5 显示了这种多元件阵列的一个示例。另一种方法是通过在单个压电陶瓷片上切割深沟来创建阵列。这样可以实现元件的更密集堆放，但当需要较大尺寸时可能会造成阵列易损。这两种方法的混合组合也是可以的。

除了少数例外（最常见的为用于体外冲击波碎石），医学超声探头大多由压电材料制成。早期的开拓者使用了天然存在的石英材料（Fry，

表 1-1　可用的换能器几何形状及其优缺点总结

换能器几何形状 / 组成	转向能力	有效光栅波瓣	覆盖率（填料部分）	能否保护骨	应　用	文　献
单元件 平面 + 透镜 球形碗 环面 圆柱	没有，只有机械移动	没有	100%	否	腹部、乳腺、前列腺 手术中：腹部、乳腺、前列腺、肝 眼科：青光眼	Chan 等，2002；Fjeld 等，1999；Couppis 等，2012；Fry，1958；Rivens 等，1996；ter Haar 和 Coussios，2007；Melodelima 等，2009；Aptel 等，2011
多元件 环形阵列	仅轴向	没有	约 100%	否	腹部、乳腺	Hynynen等，1996；Dupenloup 等，1996
多元件 环面阵列	有限	没有	约 100%	否	手术中：肝脏	Vincenot 等，2013
多元件 周期阵列	有限	有	高	是	腹部、乳腺、前列腺	Pernot 等，2003；Filonenko 等，2004
多元件 间距 λ/2的周期阵列	是，有限	没有	可变	是	腹部、乳腺、前列腺	Ellens 等，2015
1.5^D 阵列	仅轴位	取决于元件间距	高（可变）	（是）	腹部、乳腺、前列腺	Chen 等，2012；Urban 等，2013
多元件 非周期、随机、稀疏阵列	是，约 10% 横向焦距	没有	减少	是	腹部、乳腺、前列腺、脑	Filonenko等，2004；Hand等，2009；Gavrilov 等，2000
多元件 随机大小元件（包括扇区阵列、条带阵列）	是	没有	可变	（是）	腹部、乳腺、前列腺	Civale 等，2006；Lafon 等，2000；Melodelima 等，2003

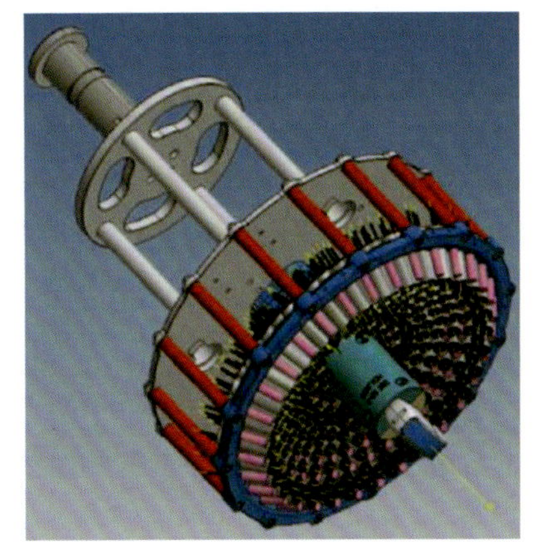
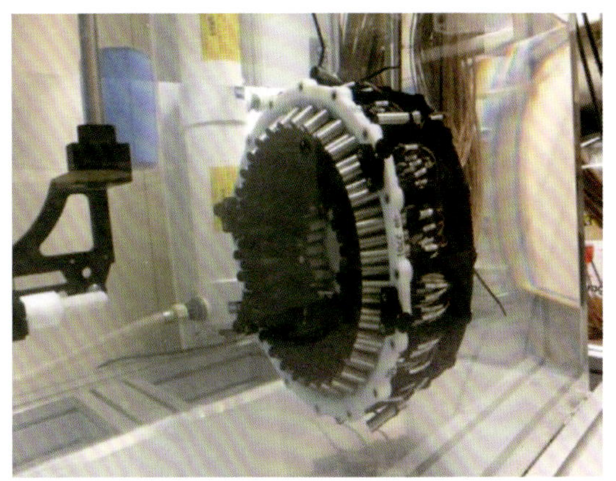

▲ 图 1-5　由 **256** 个独立元件组成的多元件伪随机阵列安装在 **3D** 打印的外壳中

1953，1977；Fry 等，1954）。压电效应最早是由 Pierre 和 Jacques Curie 在 19 世纪 80 年代发现的，它是指晶体材料在受到机械应力时产生电荷的性质。反过来，当电荷施加在这样的材料上时，它会改变形状。在压电陶瓷片上施加交流电会导致其表面产生快速移动，从而在其所处的介质中产生压力波。除了石英之外，其他天然存在的压电材料还包括蔗糖、电气石、钛酸铅和干骨头。

在医学超声中，最常用的压电材料现在是锆钛酸铅 [Pb (Zr_xTi_{1-x}) O_3，PZT]。低损耗的 PZT 陶瓷被切割成圆盘，其厚度决定了共振频率，频率越高，圆盘越薄。为了减少易碎性，通常可以在三次谐波下驱动这些换能器。对于高功率应用，常常使用空气背面支撑的 PZT 陶瓷探头，以便冷却并减少压力波的衰减。虽然可以使用简单的压电材料制作高密度阵列，但它们在一个较窄的带宽内工作，因此需要避免阵列相邻元素之间的串扰。

使用压电陶瓷晶体的另一种选择是将它们纳入到压电复合结构中（Chapelon 等，2000）。在这种结构中，压电陶瓷材料的柱状物被嵌入到聚合物中。聚合物的存在增强了用于产生超声波的厚度模式振动，并减少了元件之间的串扰。换能器外壳可以成形，并且可以使用固体支撑材料，使换能器更加坚固。在治疗超声波中，常用的压电复合材料几何形状是 1～3。这描述了压电陶瓷在一维上（柱状物）的连续性，以及嵌入聚合物的三维连续性。

聚偏二氟乙烯（polyvinglidene fluoride，PVDF）是医学超声应用中常用的压电材料。它可以制造成薄膜（透声膜），并且可以被电极化作为换能器或低功率源。PVDF 薄膜水听器因其在压力测量过程中最低程度地扭曲声场而广泛使用（Shotton 等，1980；Bacon，1982；Bailey 等，2011；Wear 等，2014）。

迄今为止，微机械电容式超声换能器（capacitive micromachined ultrasonic transducer，CMUT）被认为无法产生足够的功率用于 HIFU应用，但最近的发表文章表明这个限制可能会被克服（Wong等，2010；Khuri-Yakub和 Oralkan，2011；Yamaner等，2012；Lee等，2013）。

五、临床设备

目前临床使用的换能器的特点见表 1-2。这不是一个完全全面的列表。大多数系统的目标是在焦点处提供大于 10^3W/cm^2 的原位强度。对于具有较长焦距的体外源，可以使用高功率宽孔径源来实现这一目标。宽孔径源的优点是将入射能量分布在较大的皮肤面积上，从而减少皮肤灼伤的可能性。经直肠和腔内源的工作功率较低，频率较高，因为它们可以靠近目标体积放置。

（一）体外设备

通常使用体外 HIFU 源治疗位于乳房、腹部、脑部或肢体内的组织靶点。这需要皮肤上有一个合适的声学窗口，使得治疗部位在传播路径中没有气体或骨头的干扰。还必须通过耦合剂、水球或其他与皮肤具有类似声阻抗的材料的途径将超声能量耦合到皮肤表面。体外 HIFU 治疗可以使用超声或 MRI 进行引导。这些方法已被 Rivens 等（2007）进行了审查。在进行 MRI 引导下的治疗时，必须注意治疗头的磁兼容性。PZT 含有镍，可帮助高电激励和机械应力诱导。镍会引起磁场失真，并且当换能器被涂上导电银层时可能产生涡流。这些涡流可能导致局部磁场非均匀性的和明显的图像伪影。可以通过将换能器面分割成多个区域（Wharton 等，2007）来减小这些涡流。上述讨论的压电复合材料可以减少这些问题，并已经被现有的商业临床系统采用。

MRI 引导具有优势，因为可以使用热量测定序列对软组织进行温度映射。这使得温度或计算的热剂量可以被叠加在解剖学 MRI 上。利用这种显示方式，在治疗过程中可以将整个目标区域“绘制”出来。目前最常用的两种 MRI 引导临床 HIFU 系统采用了不同的体积消融方式。这两种系统的目标都是尽量缩短治疗时间。其中一种系统通过电子扫描方式以同心圆的形式聚焦，用户

表 1-2　目前临床使用的设备总结

设备	应用	导航	频率（MHz）	换能器孔径（cm）	焦距长度（mm）	声功率（W）	强度（W/cm²）	文献
E/C	肝癌	超声	0.8/1.6	12	135	—	（5～20）×10^3	Wu 等，2005a
E/C	肾癌	超声	0.8/1.6	12	13.5	<300	—	Illing 等，2005
E/C	乳腺癌	超声	1.6	12	90	—	（5～15）×10^3	Wu 等，2005a，b
E/C	子宫肌瘤	磁共振	0.96～1.14	12	可变	100～140	—	Tempany 等，2003
E/C	骨肉瘤	超声	0.8	12	135	80～160	（2～8）×10^3	Chen 等，2002
E/C	胰腺癌	超声	0.8	12	135	<300	（5～10）×10^3	Wu 等，2005b
T/R	前列腺增生	超声	4	3.0×2.2	30～40	—	（1.3～2）×10^3	Sanghvi 等，1999
T/R	前列腺癌	超声	4	—	30～50	—	（1.3～2.2）×10^3	Dickinson，等，2013
T/R	前列腺癌	超声	3	6.1×3.9	45	26～35	—	Chaussy 等，2001
I-C	鼻炎	没有	5～8	0.5	2～3	10～20	—	
I-C	胆管癌	超声	10	0.3×1.0	N/A	—	14	Prat 等，1999
H/H	妇科	没有	5～8	1.2	5	10～30	—	Li 等，2004
E/C	眼科	可视	21	6×圆柱形段，10.2mm 半径，4.5mm 宽和 7mm 长	10.2	2	—	Aptel 等，2011
I/O	肝脏转移	超声	3	环面 70mm	70.86	—	—	Dupré 等，2015
E/C	乳腺，甲状腺	超声	3	—	—	125	—	Kovatcheva 等，2014，2015

E/C. 体外；T/R. 经直肠；H/H. 手持；I/O. 术中；—. 信息不可用；N/A. 引用文献中无相关可用信息

可以选择扫描的最大直径；而另一种系统则通过设计应用于多元件阵列的相位和幅度，产生聚焦平面上的多个聚焦峰值。

当超声用于引导和监测 HIFU 治疗时，诊断换能器被纳入治疗头中，这可以实时成像消融过程。在没有造影剂的情况下，除非有气泡被引入，热消融区在标准 B 模式图像上是看不见的。因此，HIFU 暴露水平经常会被调整，直到在超声图像上看到一片高回声区域，这表明该区域存在气泡。这些气泡是组织气体的热解而产生的。消融过程会改变组织的硬度，因此弹性成像技术应该可以实时监测治疗过程，尽管这种技术目前尚未在临床中得到广泛应用。

（二）经直肠装置

经直肠装置被开发用于治疗良性和恶性前列腺疾病。这些装置有探针，可以经直肠插入，并将成像和治疗换能器结合在一个单元中。经直肠超声成像（trans-rectal ultrasound imaging，TRUS）是许多泌尿科医生选择的诊断方法，因此这些装置的临床接受度得到了提高。目前有两种概念非常相似的商业化可用的装置，在这两个系统中，治疗换能器采用了截面为球形碗的形式。

（三）间质装置

人们对开发用于组织间隙的高强度超声探头很感兴趣。基本上，这些设备主要使用平面换能器而非聚焦元件，并通过探头的旋转来实现体积破坏。Prat 等（1999）描述了一种设计用于胆道导管内肿瘤治疗的探头。一个 3mm × 10mm、10MHz 的平面换能器安装在一个通过巨大纤维十二指肠镜的不锈钢轴上。可以在透视引导下调整探头位置。在换能器面上使用 $14W/cm^2$ 的超声强度进行 10～20s 的爆发。通过旋转柔性探头实现环周消融。每次“发射”后旋转 18°，一旦达到 360° 的损伤，探头将在透视引导下重新定位以创建相邻的环。这在临床中得到了一些令人鼓舞的结果（Prat 等，2001），还研发了一个基于类似原理的 MR 兼容设备，用于食管肿瘤的治疗（Melodelima 等，2005）。

虽然前列腺 HIFU 治疗的主要临床途径是经直肠的，但经尿道途径在超声和 MRI 引导下也得到了探索（Sommers 等，2013；Siddiqui 等，2010）。这种途径降低了损害直肠壁的风险。

结论

现代医学专注于开发个性化治疗和技术，最大限度地减少对患者的干预及患者的住院时间。HIFU 完全符合这种理念。总体而言，热消融疗法提供了一种对癌症治疗具有快速临床接受的微创方法。HIFU 是所有可用的消融技术中创伤性最小的，因此应该是最具吸引力的。然而，仍然存在一些待解决的技术和治疗实施问题。多元件相控阵源日益增加的使用提高了 HIFU 的递送灵活性，并缩短了治疗时间。治疗和诊断技术的整合改善了治疗的定位和监测，从而使 HIFU 更加安全和有效。随着 HIFU 临床功效的证据基础不断完善，设计会出现更多针对特定应用的设备，就像已经在大脑、眼睛和甲状腺治疗中所看见的那样。

致谢

感谢 ICR 团队为本章提供了照片和图表，特别感谢 Ian Rivens 博士、John Civale 博士、David Sinden 博士和 Pierre Gelat 博士。

第2章　前列腺聚焦超声治疗
Prostate Focused Ultrasound Therapy

Jean-Yves Chapelon　Olivier Rouvière　Sébastien Crouzet　Albert Gelet　著

摘要

过去20年中，工程和计算能力的巨大进步，加上超声换能器技术和成像模式的发展，促使人们重新点燃对临床上运用超声治疗的兴趣，特别是在高强度聚焦超声（HIFU）领域。到目前为止，HIFU在泌尿外科获得的最广泛的结果涉及经直肠前列腺消融术，这似乎是恶性前列腺肿瘤患者的有效治疗选择。前列腺癌（PCa）是男性最常见的癌症之一。存在几种不同治疗方法的治疗选择，包括已使用超过15年的HIFU治疗局部PCa。21世纪初以来，已经为该应用推出了两个系统，其他设备目前正在进行临床试验。HIFU治疗可以单独使用，也可以与（在HIFU之前或之后）外照射放射治疗（external beam radio therapy，EBRT）结合使用，并且可以重复多次。HIFU治疗是在超声实时监测或MRI引导下进行的。目前有两个适应证得到验证：初级保健治疗和EBRT失败。HIFU用于初级保健治疗的结果与标准适形EBRT相似，尽管尚未进行随机比较研究，也没有10年的随访数据用于HIFU。EBRT失败后的挽救性HIFU治疗随着肿瘤学结果改善而增加，与手术取得的结果相似，但具有副作用较少的优点。HIFU是一种不断发展的技术，完全适用于局部治疗。因此，在考虑PCa定位技术的准确性和可靠性时，HIFU局部治疗是必须探索的另一条途径。鉴于HIFU的疗效和毒性表现出与受治前列腺体积的相关性，HIFU特别适用于这种治疗。

关键词

HIFU；前列腺癌

前列腺癌（prostate cancer，PCa）是60岁以后最常见的男性癌症。美国癌症协会对2014年美国PCa的估计是，将诊断出233 000例新的PCa病例，29 480例男性将死于PCa[1]。在缺乏大型随机实验的情况下，通常很难确定老年患者中检测到的临床局限性或局部晚期PCa疾病的

[1] 著者注：http://www.cancer.org/cancer/prostatecancer/detailedguide/prostate-cancer-key-statistics

治疗策略。斯堪的纳维亚随机研究比较根治性手术与观察等待（watchful waiting）的最新结果表明，根治性前列腺切除术对65岁以上患者的无转移生存率和疾病特异性生存率没有益处（Bill-Axelson等，2008）。然而，请注意，在本研究中，患者未接受前列腺特异性抗原（prostate specific antigen，PSA）检查。

适形放射治疗、近距离放射治疗和主动观察等待是老年患者PCa治疗的三种主要策略。最近的研究表明，采用外照射适形放射治疗后，只有68%的患者可以获得疾病的局部控制。对于一次阳性对照活检的患者，10年后的生化控制率为5%，无转移生存率为69%（Zelefsky等，2008）。Klotz等（2010）最近公布了长期主动监测的结果：10年后，38%的患者退出了主动监测，并接受了手术或外照射治疗；5年时有50%为生物性衰竭。自2000年以来，HIFU治疗PCa是临床上用于PCa一线治疗（Crouzet等，2010b）和外照射治疗后局部复发患者的一种新的治疗方式（Murat等，2009）。HIFU治疗是一种潜在的治疗选择，其地位有待确定。在过去20年中，工程和科学领域的巨大进步，加上超声换能器技术和成像模式，再加上对PCa自然史的更好理解，为改变HIFU使用的支持条件提供了新的机会❶。

一、HIFU PCa治疗的历史和原理

HIFU是一种非电离和非手术物理疗法，通过热和机械手段产生生物效应。加热组织会使蛋白质变性并导致细胞死亡，无论它们是否正常，机械效应均会通过空化产生的微泡坍缩来破坏细胞。在大多数应用中，球形功率换能器用于将超声能量聚焦到身体深处的目标点上。这导致热组织凝固坏死、空化和热休克。每次超声仅加热一个小的焦点目标，以极高的精度和准确性创建一个基本损伤。随后，需要多次超声处理，一层一层地创建一个并排的覆盖整个待消融靶区的病变体积。主要超声参数为声强、暴露时间、开关比、两个基本病灶之间的距离和多个病灶时的位移路径。

在1942年首次对HIFU进行了描述，并于1944年建立了破坏组织的能力（Lynn等，1942；Lynn和Putnam，1944）。然而，通用技术在实验阶段停留了50多年，直到最近才被批准用于临床应用。事实上，在过去20年中，工程和科学领域的巨大进步，加上超声换能器技术和成像模式的发展，促使了HIFU临床兴趣的重燃。目前，它被用于无创性治疗各种临床疾病，包括症状性子宫肌瘤、前列腺肿瘤、乳腺、与肝脏相关的下背痛和脑疾病，如原发性震颤、帕金森病和癫痫。

第一次前列腺实验是在20世纪90年代初进行的。首次用实验植入大鼠的前列腺癌（R 3327 AT2 Dunning肿瘤）证明，HIFU可用于切除肿瘤和治愈癌症，而不会引起转移（Chapelon等，1992）。接下来的研究表明，在不损伤直肠壁的情况下，可以诱导犬前列腺的不可逆凝固性坏死区域（Gelet等，1993b）。1992年首次对男性患者进行良性前列腺增生治疗（Madersbacher等，1993；Gelet等，1993a，b）。1996年公布了PCa治疗的初步研究结果，1999年公布了前50名患者的初步结果（Gelet等，1996，1999）。这些研究的主要结果是，48h后对前列腺活检的组织学分析显示，HIFU治疗后出现显著的炎症反应和凝固性坏死病变，这使得难以识别存活的癌细胞。在治疗后3个月，前列腺活检部位出现了强烈的、边界清晰的纤维反应，使得能够轻松识别任何残留的癌细胞。

HIFU治疗的主要优点是

(1) 缺乏对细胞凋亡的诱导，避免了治疗的

❶著者注：本章的部分内容曾公开发表过，具体见Chapter 6 of “Management of Prostate，A Multidisciplinary Approach”. Springer, Bolla, Michel, van Poppel, Hendrik (Eds.), 2012, pp.191–212.

后期并发症。未见晚期直肠或膀胱毒性的报道。

(2) 在组织损伤后的前 8 周获得的 PSA 最低值可以立即断定治疗是有效的。PSA 最低值也是治疗成功的独立预测因素（Beerlage 等，1999；Kennedy 等，2003；Chaussy 等，2005）。

(3) 缺乏累积效应，具有重复治疗的可能性。

通过精确控制换能器在直肠内的位置与主动冷却直肠黏膜，可将直肠损伤的风险降至最低。这项技术提供了经直肠治疗的优势，可以在保留直肠的同时切除前列腺组织（Gelet 等，1999）。

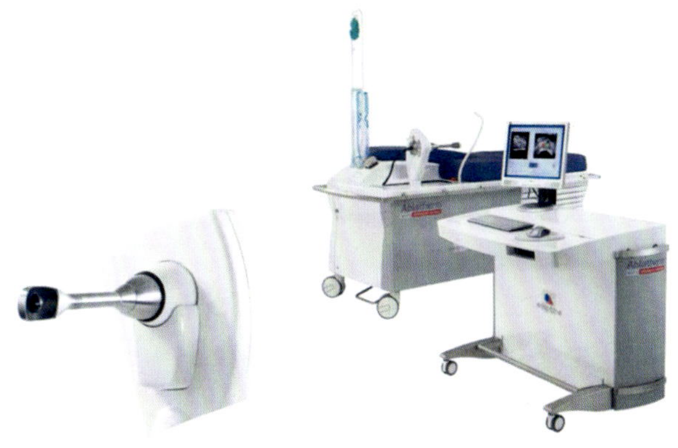

▲ 图 2-1 **Ablatherm® 集成成像设备**

二、用于 PCa 治疗的 HIFU 设备

21 世纪初以来，两种用于 PCa 治疗的 HIFU 设备已上市：Ablatherm®（EDAP TMS，Vaulx-en-Velin，France）和 Sonablate®（SonaCare Medical LLC，Charlotte，NC，USA）。这两种设备都是在超声引导下经直肠操作的，并已获准在欧盟、加拿大、韩国、日本和俄罗斯进行商业销售。这两种设备最重要的区别在于它们的患者定位。

（一）Ablatherm® 带有超声集成成像

Ablatherm Ⅱ®（EDAP TMS，Vaulx-en-Velin，France）将成像换能器（7.5MHz）和治疗换能器（3MHz）集成在一个聚焦于 40mm 的直肠内探头中。探针上覆盖着一个乳胶套，套内装有联轴器和液体制冷剂，以对直肠壁进行热保护。探头安装在计算机控制的电动支架上，可在三个空间方向上移动。Ablathrm Ⅱ® 需要一张特殊的床，患者处于侧卧位（图 2-1）。

治疗的横向位置允许在前列腺加热期间耦合液体中产生的气泡通过浮力上升到成像探头视野之外的位置，从而达到治疗换能器视野之外的位置。Ablatherm Ⅱ® 软件包括四种治疗方案，根据临床用途具有专门设计的治疗参数：初级护理（标准）、再治疗、辐射失败和近距离放射治疗。治疗计划包括设置探针以定位前列腺内的热病变。操作员使用超声扫描仪定义目标区域的边界。Ablathrm Ⅱ® 随后切换至治疗模式，计算机驱动模块使用 HIFU 换能器诱发病变。为了处理整个靶区，应并排进行多次超声处理，首先沿横向平面（左右）移动头部，然后沿纵向平面（垂直于横向平面）移动头部。病变高度可在 19～24mm 调整，以匹配靶区的大小。该设备提供了对治疗的实时超声监测，因为使用标准超声作为高回声区域可以看到 HIFU 诱发的病变，但其范围并不总是准确定义的。然而，在手术结束时，可以使用 Sonovue®（Bracco Imaging，Switzerland）进行超声造影，以验证治疗体积并确定治疗完成的区域。

（二）Sonoblate 500

Sonablate 500®（SonaCare Medical LLC，Charlotte，NC，USA）基于控制台、全集成探头（图 2-2）和探头尖端的脱气和循环冷冻水模块。该控制台由具有显示监视器的便携式系统、具有可靠探头保持能力的关节臂和具有三轴精确运动的步进电机组成。经直肠探头采用双面双模换能器，用于成像（6.3MHz）和治疗（4MHz）。双面换能器有两个焦距（30～40mm），可以按照医生设计的精确治疗计划，使用机械操作系统来执行移动任务。初级热损伤的尺寸为长 10～12mm，直径为 3mm。治疗在仰卧位进行。该系统使用治疗协议，允许医生对可定制治疗进行可调电源设置。治疗分 2～3 个连续层进行（基于前列腺的前后径线），从前列腺的前部开始，通过在手术过程中改变焦距移动到后部。焦距的选择取决于前列腺的大小。可治疗的最大前列腺尺寸

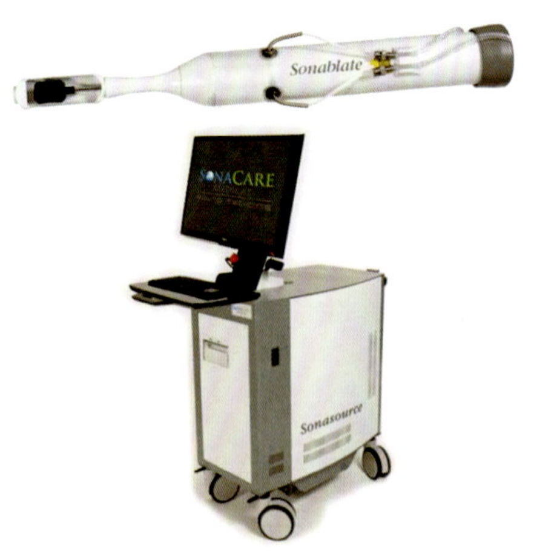

▲ 图 2-2 **Sonoblate-500® 设备**

为 40mm AP。最新版本的设备使用一种被称为 TCM™（组织变化监测）的脉冲回波反向散射超声（RF 信号）处理算法来实时检查治疗是否充分。在输送 HIFU 能量之前，将脉冲回波射频信号发送至治疗部位，然后在 HIFU 输送后将第二个信号发送至同一治疗部位。TCM™ 算法实时计算和量化治疗部位发生的组织变化，并在屏幕上显示 HIFU 病变的完整程度。此反馈允许医生重新治疗未得到最佳治疗的部位。有关 Sonablate 500® 的更多详细信息，请参阅第 6 章（Tavakkoli 和 Sanghvi，2011）。

（三）Focal One

EDAP 最近开发了一种新设备 Focal One®（EDAP TMS，Vaulx-en-Velin，France），通过结合所有最新的成像和治疗技术来提供 HIFU 治疗，以实现理想的 PCa 治疗：精确且基于 MRUS 的融合成像引导，无创手术方法，精确有效的治疗能量和治疗结束验证成像。

与 Ablasherm Ⅱ® 相比，FocalOne® 不使用特殊床，由单个模块组成（图 2-3）。治疗序列现在包括一个预处理步骤，从 PACS 或 CD 导入的患者 MR 前列腺图像，并自动执行弹性融合，以匹配 MRI 和超声图像上前列腺的 3D 轮廓。对于预处理步骤，3D MRI 靶区自动显示在活体超声上，该软件可以设计精度优于 1mm 的精确靶区。第二个屏幕显示前列腺超声图像和前列腺中定义的靶区的构象治疗。该软件可用于实时修改治疗区域的形状和大小；这在 Ablastherm Ⅱ® 中是不可能的。最后，在治疗后阶段，使用 Sonovue® 的超声造影来验证治疗区域并确定治疗完成的区域。在手术后的几天内，可以查看治疗图像以与 MRI 随访图像进行比较。

一种基于“动态聚焦”（束流控制）技术的新型探头已经被开发出来，通过经直肠途径将局部热疗输送到前列腺区域。探头具有与 Ablastherm Ⅱ® 相同的人体工程学设计和相同的超声成像换能器（图 2-3）。HIFU 换能器由一个环形阵列和 16 个单独的同心环组成。所有环都具有相同的表面积，并通过各自的放大器通道（16 通道）馈电。放电探头的几何焦点位于距离正面 60mm 处，而不是 Ablastherm Ⅱ® 的 40mm 处。环形阵列可以将超声束引导到不同的深度，并根据前列腺的厚度调整治疗待处理的组织。特别是，可以将超声束聚焦在换能器自然曲率半径以外的深度。目的是使治疗体积尽可能接近前列腺的几何形状，接近“逐点”形成的病变模型，并在不同深度进行短次超声。为此，超声波在每个环上以电子方式执行相移，以引导 HIFU 束沿着穿透轴，从而达到治疗大前列腺的足够深度。

这种新探头的优点是它可以纠正与使用固定焦点换能器相关的主要缺点。由多通道发生器激活的 16 个环形单元用于将每个超声分解为一秒钟的亚超声序列。每个亚超声消融高度为 5mm

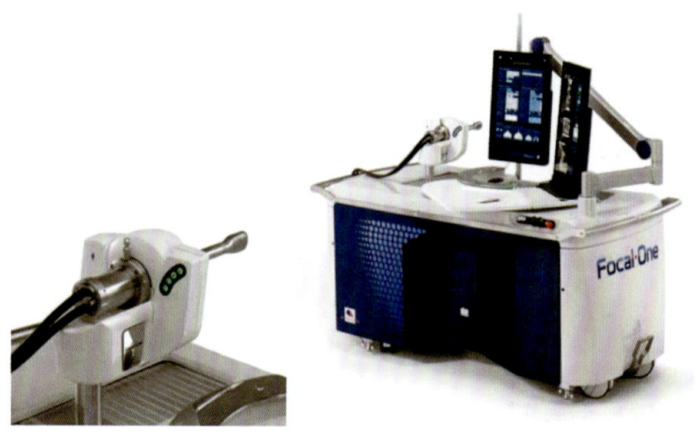

▲ 图 2-3 **Focal One® 设备**

的椭球体。病变由一小部分凝固性坏死组成，空化效应减弱，热扩散集中。该装置可沿超声束穿透轴添加动态聚焦亚超声。因此，用1s的时间射出5mm长的小坏死病灶是可能的。虽然单次射出的损伤很小，但通过添加8次每次5mm的连续亚超声处理，可以获得长达40mm的大治疗区。病变的高度可以在5～40mm变化，这一事实使得治疗区域与前列腺的形态更好地匹配，因为焦点始终位于前列腺内部。传送到前列腺的热剂量在理论上是均匀的，热扩散现象较少，侧向朝向神经血管束，垂直朝向横纹括约肌。无论前列腺大小如何，整个前列腺的解剖分布和均匀热剂量都有望获得更好的肿瘤学结果。此外，没有热扩散应能显著减少不良反应，如尿失禁和阳痿。这种新型探针可用于治疗许多非常小的前列腺，焦点始终保持在腺体内，以及前后距离高达35mm的大前列腺，约50cc的前列腺。这是对固定焦点换能器的改进，固定焦点换能器只能治疗最大前后距离为26mm的前列腺，对应于最大30cc的前列腺。最后，可以缩短给定治疗体积的治疗持续时间。事实上，浅层的放炮将与减小的滤波功率有关。因此，可以缩短休息时间，以限制直肠壁的温升。

（四）MRgFUS 机器

MRI引导聚焦超声手术（magnetic resonance guided focused ultrasound surgery，MRgFUS）是最近提出的一种MRI引导下聚焦超声消融的方法。这种方法具有改进的目标定位和实时温度监测的优点。迄今为止，有两种不同的方法用于前列腺的MRgFUS：一种是在1.5T GE MRI下使用与ExAblate® 系统（InSightec，Haifa，Israel）兼容的经直肠探头，另一种是使用与MRI兼容的超声导管，通过经尿道途径将控制性热疗输送到前列腺区域（Profound Medical Inc，Toronto，Canada）。目前，这两种技术的潜力正在Ⅰ期临床试验中得到证实，但只有少数研究对人类患者的PCa治疗进行了研究（Zini等，2012；Chopra等，2012），目前大多数有关前列腺MRgFUS的文献都使用了犬类模型进行研究（Siddiqui等，2010；Chopra等，2009）。

三、HIFU 在 PCa 治疗中的长期结果

下面将全面回顾HIFU技术在治疗局限性PCa中的所有应用的临床结果。

（一）HIFU 作为初始治疗

关于将HIFU用于PCa作为初始治疗的建议和最新指南涉及局限性PCa患者（$cT_{1\sim2}N_{x/0}M_0$ PCa），因为下列原因之一不能选择根治性前列腺切除术：年龄>70岁，预期寿命≤10年，主要的并发症妨碍了手术或患者简单地拒绝接受手术（Rebillard等，2003；AURO，2009）。在关于HIFU作为PCa主要治疗方法的出版物中，有16项研究报道了至少50例患者的一系列研究（Uchida等，2006a，b，2009；Crouzet等，2010a，b，c；Lee等，2007；Poissonier等，2007；Ahmed等，2009；Blana等，2008a，b，2009；Mearini等，2009；Misrai等，2008；Ganzer等，2008；Turoff等，2003；Chaussy和Thuroff，2001；Gelet等，2000），而其他人报道的患者较少（Ficarra等，2006；Challacombe等，2009；Maestroni等，2008；Koch等，2007）。随访在不同系列之间有显著差异（范围：6个月至6.4年）。在大多数情况下，经HIFU治疗后3～4个月达到PSA最低点，55%～91%的病例PSA最低点为0.05ng/ml。许多研究表明，PSA最低点是HIFU失败的重要预测因子。必须仔细监测PSA最低点>0.5ng/ml的患者（Lee等，2007；Ganzer等，2008）。HIFU治疗后PSA最低点>0.2ng/ml与治疗失败风险的四倍相关，这被定义为HIFU治疗后的阳性活检（Uchida等，2006a）。

在最长的随访多中心研究中，低、中、高危患者的7年无病生存率分别为75%、63%和62%，8年癌症特异性生存率为99%（Crouzet等，2010a，b，c）。并发症发生率低，脱落发生率为0.3%～8.6%。20%～77%的患者出现阳痿，12%～22%的患者出现膀胱出口梗阻。最近一项

研究报道的失禁率为Ⅰ级（4%～17.5%），Ⅱ级和Ⅲ级（0～5%）（Chaussy 等，2005；Crouzet 等，2011）。在笔者所在机构，最近回顾了 880 例患者的结果。平均年龄 70 岁。根据 D'Amico 的风险组划分，低、中、高风险组分别为 36%、48% 和 16%，中位随访时间为 41 个月。PSA 中位最低点为 0.1ng/ml。7 年的总生存率和癌症特异性生存率分别为 90% 和 98%。7 年无转移生存率为 96%。低、中、高危患者的 5 年和 7 年无病生存率分别为 75%～62%、59%～50% 和 45%～39%（P=0.0001）（Crouzet 等，2010a，b，c）。2013 年欧洲三个泌尿科发表的最新文章证实了 HIFU 治疗的长期疗效（Crouzet 等，2014；Thüroff 和 Chaussy，2013；Ganzer 等，2013）。

在一项前瞻性数据库的研究中，Shoji 等纳入了 326 例患者，他们填写了关于泌尿功能、生活质量和性评估的自填问卷（Shoji 等，2010）。使用 FACTG、FACT 前列腺和 IIEF 5。HIFU 后 6 个月（P=0.010）的最大流速和残余尿量显著受损，即使它们在 HIFU 后 12 或 24 个月恢复到基线值。HIFU 治疗后 24 个月，FACT-G 总分显著改善（P=0.027）。在 HIFU 治疗后 6、12 和 24 个月，未接受新辅助激素治疗的患者中，分别有 52%、63% 和 78% 有效。

在一项前瞻性研究中，Li 等比较了采用 HIFU 或冷冻消融治疗 PCa 患者的 IIEF 评分、阴茎彩色多普勒超声、阴茎长度和周长（Li 等，2010）。HIFU 组共有 55 例患者，冷冻消融组共有 47 例患者。36 个月时，冷冻消融患者的勃起功能恢复率低于 HIFU 患者（冷冻消融 =46.8%；HIFU=65.5%；P=0.021）。两组的阴茎长度和周长均无明显下降（均为 P≥0.05）。最后，HIFU 治疗似乎是标准化的，各中心之间的结果相似（Rebillard 等，2003）。

（二）HIFU 失败后的挽救

1. HIFU 再治疗

HIFU 的潜在利益之一，尤其是与放射治疗相比，是可以重复治疗。与辐射不同，它没有剂量限制，也没有治疗次数限制。如果治疗不完全或治疗失败，HIFU 不会导致治疗僵局。据文献估计，再治疗率为 1.2%～1.47%（Uchida 等，2006a，b，c；Crouzet 等，2010a，b，c；Thüroff 等，2003；Blana 等，2006）。对 223 例患者进行了与局部 PCa 重复 HIFU 治疗相关的发病率研究，再治疗率为 22%。而尿路感染、膀胱出口梗阻和慢性盆腔痛在一个或多个疗程后无显著差异；在需要再治疗的组中，观察到尿失禁和阳痿显著增加（Blana 等，2006）。

2. HIFU 后体外放射治疗（ERBT）

HIFU 治疗后行体外放射治疗（external radiation therapy，ERBT）是可行的。在一项回顾性研究中，Pasticier 等（2010）纳入了 HIFU 后接受挽救性放射治疗的患者。共纳入 100 例患者，平均随访 33 个月。平均辐射剂量为（71.9±2.38）Gy。83 例患者仅接受放射治疗，17 例患者接受放射激素治疗。HIFU 与 ERBT 的平均间隔时间为 14.9±11.8 个月，挽救性 ERBT 前平均 PSA 为 2.1±1.8ng/ml，ERBT 后 PSA 最低值为 0.28±0.76ng/ml，达到最低值的时间为 17.4±10.8 个月。挽救性 ERBT 术前和术后 1 年的尿失禁发生率相同。5 年无进展生存率为 76.6%，低、中、高危组分别为 93%、70% 和 57.5%。治疗失败的预测因素是挽救性 ERBT 后的 PSA 最低值及达到最低值的时间。最近，Ripert 等（2011）发表了类似的结果，报道了 HIFU 治疗后 36.5 个月的无病生存率为 3%（Phoenix 标准），并且在 12 个月或 24 个月没有发生与 EBRT 相关的主要毒性。

3. 挽救性手术

HIFU 治疗后可行挽救性手术，但其并发症发病率高于初次手术。Lawrentschuk 等（2011）报道了 15 例接受 HIFU 治疗后 PSA 和活检证实 PCa 升高的男性的结果。围手术期发病率仅限于直肠损伤患者的一次输血。所有患者均发现病理性广泛的前列腺周围纤维化。14 例（93.3%）术后 PSA 检测不到。10 例患者中有 6 例在 12 个月时没有出现术后尿失禁，但勃起功能均较差。

HIFU术后由于纤维反应难以进行挽救性手术。在选定的预期寿命较长的患者中，只有经验丰富的外科医生才能在HIFU后进行挽救性手术。

（三）ERBT或近距离放射治疗后的挽救性HIFU

ERBT或近距离放射治疗用于局部PCa的治愈性治疗。一些研究表明，肿瘤破坏并不完全（Kirkham等，2008）。鉴于这些肿瘤复发，在选择最佳治疗方法上没有明确的共识。通常采用激素治疗来延缓转移的发生。现有的康复技术包括根治性前列腺切除术、冷冻疗法和近距离放射治疗，但它们在技术上很困难，并且会产生明显的副作用。HIFU的疗效被评估为放射治疗失败后的挽救治疗，以确定术前预测成功的因素。

1. ERBT失败

文献报道的PCa ERBT后活检阳性率为25%～32%（Borghede等，1997；Zelefsky等，2001）。对于经ERBT后局部复发的患者（无转移的患者）和通常接受雄激素剥夺（androgen deprivation，AD）治疗的患者，似乎有挽救性HIFU治疗的治疗意图。局部控制率为73%，中位PSA最低值为0.19ng/ml（Murat等，2009）。据报道，平均随访18.1个月（3～122个月），总的实际5年特异性生存率为84%。根据D'Amico的风险分组，低风险和中风险患者的实际3年无进展生存率（PSA大于最低值+2ng/ml，穿刺阳性或需要挽救治疗）分别为53%、43%和25%。疾病进展与HIFU前PSA和PCa治疗期间AD的使用呈负相关。在最近的一项研究中，笔者检查了290例住院患者挽救性HIFU的结果（Crouzet等，2012）。HIFU治疗后PSA最低值为（1.54±3.38）ng/ml中位数（0.14）。估计的5年和7年肿瘤特异性和无转移生存率分别为80%（95% CI，72.7%～88.5%）和79.6%（95% CI，73.5%～86.2%）。在多变量分析中，三个因素与疾病进展显著相关。无进展生存率（progression free survival rate，PFSR）随HIFU治疗前PSA水平的升高而升高，差异有统计学意义（$P=0.0002$）。与Gleason评分≤6分相比，既往AD治疗使PFSR增加了1.3倍（$P=0.01$），Gleason评分≥8分使PFSR增加了1.2倍（$P=0.01$）。虽然这项技术提供了令人满意的结果，但必须权衡其副作用。自2002年以来，Ablatherm®设备已包含用于抢救HIFU的特定声学参数。声剂量适应了辐射引起的腺体纤维化内的低血流量。在尿失禁方面，54%的患者经挽救性HIFU治疗后无尿失禁，25%的患者有尿失禁（无垫板+Ⅰ级=79%）为Ⅰ级。由于引入了专为辐射失效设计的特殊治疗算法，尿道直肠瘘（urethrorectal fistula，URF）的风险仅为0.4%。阳痿率从挽救性HIFU前的36.9%上升至治疗后的58.7%（Berge等，2010）。使用Sonablate®，9个月的生化存活率为71%（Zaracharakis等，2008），5年为52%（Uchida等，2010）。然而，与其他可用技术相比，挽救性HIFU的风险—效益比更高，发病率更低，肿瘤预后相似。在这种情况下，HIFU似乎是治疗放射治疗失败后局部复发的有效治疗方法。

2. 近距离放射治疗失败

Sylvester等（2010）报道了215例患者^{125}I放射性粒子植入后15年无生化复发生存率和肿瘤特异性生存率：全组15年无生化复发生存率（biochemical relapse free survival，BRFS）为80.4%，肿瘤特异性生存率为84%。低危组和中危组之间无显著差异。近距离放射治疗后的挽救性手术是一项具有挑战性的手术（Heidenreich等，2010）。目前正在里昂进行一项Ablatherm®设备的研究，包括26名患者（平均年龄67岁），经MRI和活检证实近距离放射治疗后复发（未公布数据）。其中19例行全腺体切除术，7例行局部治疗（半切除术）。平均随访19个月。HIFU治疗前的平均PSA为（5.02±4.8）ng/ml（PSA中位数为0.35ng/ml）。9名患者在没有激素剥夺治疗的情况下检测不到PSA，8名患者由于PSA升高需要激素剥夺治疗，9名患者是近期随访时间很短的患者。前9例并发症发生率高，其中3例为尿失禁（3级），1例为尿道直肠瘘。对于这些第一批患者，笔者使用了定义为辐射失败的治疗声学参数。由于直肠损伤和严重尿失禁的高发生率，针对近距离放射治疗失败制定了新的专门设计的治疗参数，并根据强烈的前列腺纤维化降低了声剂量。自从引入这些新参数以来，没有发生尿道直肠瘘，在对照MRI上也没有发现直肠病变，所有这些都保持了相同的治疗效果。

四、HIFU局部治疗

长期以来，PCa的标准治疗方法一直是“全腺体”治疗或整个前列腺的放射治疗。然而，只破坏癌灶在维持肿瘤疗效的同时降低治疗并发症，是很有趣的。这种所谓的“局部治疗”可以使用几种技术进行：冷冻疗法、HIFU、近距离放射治疗和间质激光疗法，无论是否使用光动力疗法（photodynamic therapy，PDT）。HIFU可能是最好的局部治疗技术之一，因为它是在超声或MRI实时控制下进行的。通过超声或MRI造影剂可以立即控制坏死区边界。如有必要，也可以重复HIFU。最后，局部HIFU治疗后的几种挽救性标准治疗是可行的。

“局部治疗”的首要条件是在消融前精准确定腺体内不同肿瘤病灶的大小和位置。标准的活检方案不能准确检测所有肿瘤病灶。经会阴模板活检可提高癌症检出率。然而，用这种方法检测出的癌症在腺体内的定位精度仍然难以评估。此外，模板活检需要全身麻醉或重度镇静，并且与发病率增加相关，至少10%的尿潴留是由于水肿和出血所致（Rouviere等，2012a）。理想情况下，选择患者进行局部治疗的最简单方法是使用影像学。影像学还可用于评估靶区是否被正确破坏，并检测局部复发。尽管如此，其在局部治疗中的作用仍存在争议。

（一）影像学在PCa局部治疗中的当前作用

理论上，影像学可用于三个不同领域：检测和定位腺体内的PCa，评估HIFU消融后的组织破坏，以及检测HIFU后的癌症复发。

1. 患者选择和治疗计划：需要更好的PCa映射

多年来，前列腺影像在PCa检测和定位方面取得了次优结果，基于超声的技术结果尤其令人失望（Rouvière等，2007）。

然而，MRI最近取得了很好的结果，尤其是在经典T_2加权（T_2W）像之外，还使用了动态对比增强（DCE）和扩散加权（DW）像。现在有大量一致的文献表明，这种所谓的前列腺“多参数MRI”（mp-MRI）可以很好地检测出高级别PCa（Gleason评分≥7），在接受根治性前列腺切除术的患者中具有极好的阴性预测价值（Girouin等，2007；Villers等，2006；Turkbey等，2010；Bratan等，2013），但在接受前列腺活检的更具挑战性的患者群体中也具有良好的阴性预测价值（Cheikh等，2009；Habchi等，2014）（图2-4）。

前部肿瘤的检测也非常出色，因为随机活检通常会遗漏这些肿瘤（Lemaitre等，2009）。最近的一项研究报道了175例在术前mp-MRI（CLARA-P数据库）后接受根治性前列腺切除术的患者的精确放射病理相关性结果。Gleason评分≤6的肿瘤，即对<0.5cc、0.5～2cc和>2cc肿瘤的MRI检出率分别为21%～29%、43%～54%和67%～75%，Gleason评分为7分肿瘤的MR检出率分别为63%、82%～88%和97%，Gleason评分≥8分肿瘤的MR检出率分别为80%、93%和100%（Bratan等，2013）。这些结果表明，mp-MRI是一种极好的筛查工具，对Gleason评分≥7的肿瘤具有良好的阴性预测价值。然而，发现Gleason评分≤6的肿瘤仍然有限。

此外，由于高达40%的MRI异常为良性，mp-MRI特异性需要改善（Bratan等，2013；Cheikh等，2009；Habchi等，2014；Lemaitre等，2009；Rouviere等，2012a，b）。为了改善mp-MRI检测到的局灶性病变的特征（良性/恶性），建议使用五级Likert评分（1，明确良性；2，可能良性；3，不确定；4，可能恶性；5，明确恶性）。尽管主观且完全基于放射科医生的经验，但该评分已被证明对MRI病变的恶性可能性具有显著的分层作用。在CLARA-P数据库中，Likert评

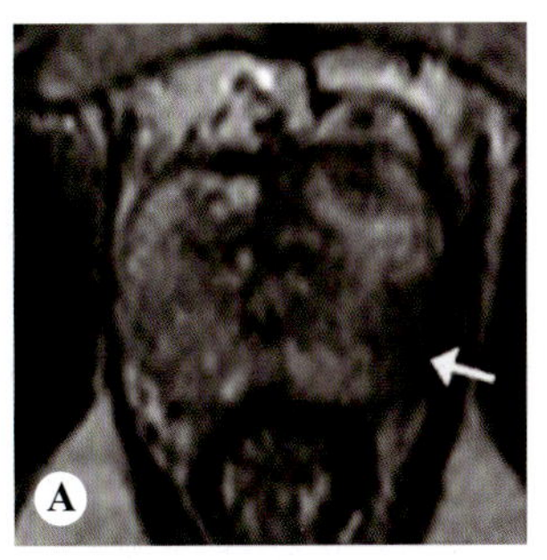
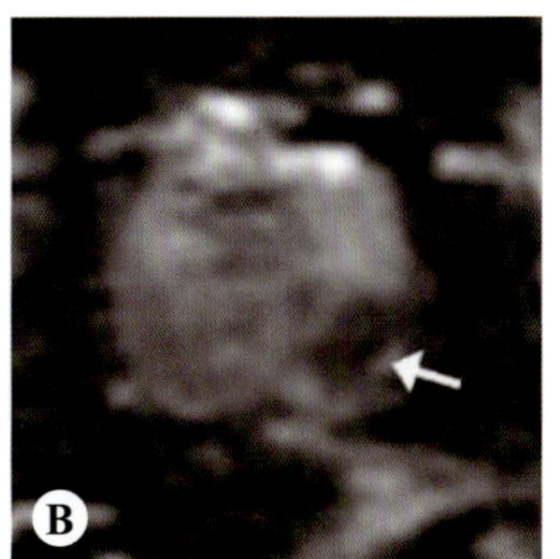
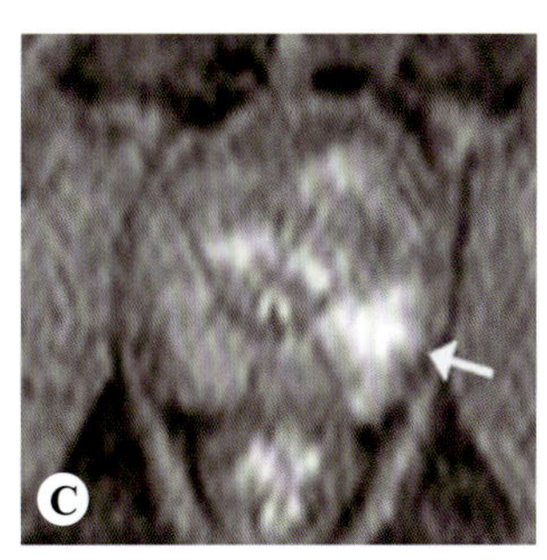
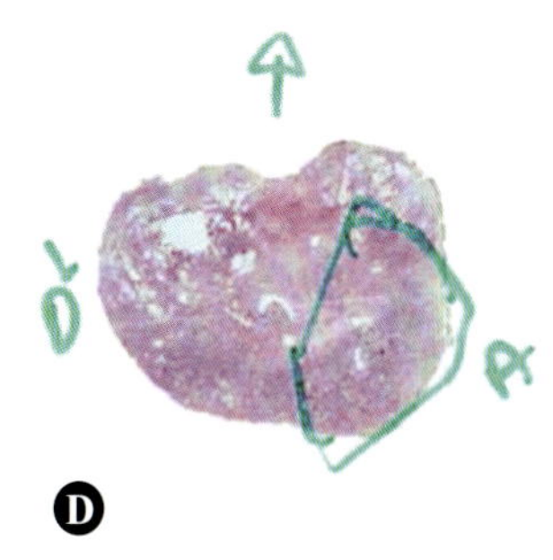

▲ 图 2-4 **59 岁患者获得的多参数 MRI，PSA 水平为 6ng/ml，在左侧中腺体周围区域出现可疑病变，T_2 加权像上出现明显低信号（图 A，箭）；表观扩散系数图（图 B，箭）和动态对比增强成像的早期和显著增强（图 C，箭）；根治性前列腺切除术证实存在 Gleason 评分 =8（4+4）癌（图 D）**

分分别为 2/5、3/5、4/5 和 5/5 的 MRI 病变中，恶性病变的百分比分别为 7%～26%、27%～41%、61%～72% 和 97%～98%（Bratan 等，2013）。最近描述了基于更精确特征的半客观得分（Rouviere等，2012a，b；Barentsz等，2012；Puech等，2013）。特别是，欧洲泌尿生殖放射学会（European Society of Urogenital Radiology，ESUR）认可了前列腺成像报告和数据系统（prostate imaging reporting and data system，PIRADS），该系统根据 T_2W、DW 和 DCE 成像得出 3～15 分（Barentsz 等，2012）。然而，目前尚不清楚这些半客观评分是否比主观 Likert 评分表现更好。自相矛盾的是，最近的两项研究甚至表明，Likert 评分比 PIRADS 评分产生了更好的观察者间一致性（Rosenkrantz 等，2013；Vache 等，2014）。因此，未来可能会定义新的分数，以改善 mp-MRI 所见 MRI 异常的特征。一些作者还使用了计算机辅助诊断系统，并在初步研究中获得了有价值的结果（Hambrock 等，2013；Niaf 等，2014）。

局部消融还需要对肿瘤体积进行良好的评估。关于 mp-MRI 在评估肿瘤体积方面的准确性，几乎没有发表过什么文章。然而，一些研究指出，mp-MRI 有低估肿瘤体积的倾向（Cornud 等，2014；Le Nobin 等，2014）。mp-MRI 所见恶性病变周围使用的最佳安全裕度仍有待确定。

放射治疗后，mp-MRI 在检测和定位局部复发方面显示出优异的结果（Cornud 等，2014；Le Nobin 等，2014；Rouvière 等，2004；Haider 等，2008；Donati 等，2013；Roy 等，2013）。肿瘤检测似乎比未经治疗的前列腺更容易，因为 DCE 和 DWI 显示复发癌和放射治疗后纤维化之间的对比度良好（图 2-5）。

总之，mp-MRI 是检测和定位 Gleason 评分≥7 的 PCa 的有价值工具。MRI 异常的靶向活组织检查仍然存在由于 mp-MRI 缺乏特异性，因此必须进行检查。mp-MRI 阴性区域的随机活检对于检测侵袭性较小的 Gleason 评分≤6 的肿瘤也是必要的，这些肿瘤可能为 mp-MRI 遗漏的。

2. 消融区域的术后评估

理想情况下，成像应显示 HIFU 消融疗程结束时被破坏的前列腺的体积，以便在结果不满意的情况下，可以立即进行额外的 HIFU 消融。不幸的是，用于指导 HIFU 治疗的经直肠超声不能足够准确地指示组织消融的治疗后区域（Rouvière 等，2007）。钆增强（非动态）MRI 清楚地显示治疗体积为一个血管离断区（对应于凝固性坏死的中央核心），周围有一个强化边缘（对应于水肿）。然而，无法在手术室获得 MRI（Rouvière 等，2001；Kirkham 等，2008）。

超声造影（contrast-enhanced ultrasound，CEUS），使用 Sonovue™ 作为对比剂，可在治疗结束时立即显示消融体积，与 MRI 和活检结果具有极好的相关性。HIFU 消融结束时所有 CEUS 无增强的前列腺区段均可以安全地认为已被完全破坏。

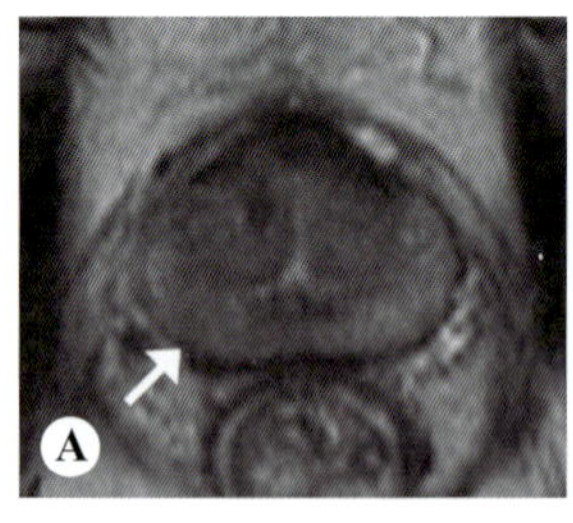

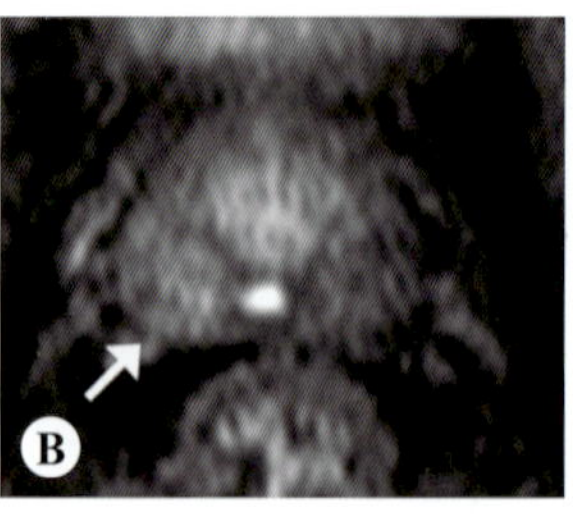

▲ 图 2-5 **EBRT 后复发；5 年前，66 岁的 Gleason 评分 =6 的 PCa 患者接受了外照射治疗，并拍摄了 MRI；MRI 显示右中腺复发癌在 T_2 加权像（图 A，箭）上呈轻微低信号，在动态对比增强成像（图 B，箭）上呈明显增强；靶向活检证实右侧中腺 Gleason 评分 =7（3+4）复发癌**

另外，显示出任何程度增强的前列腺部分都可被视为含有活（良性或恶性）组织（Rouvière 等，2001a）（图 2–6）。这些结果应导致立即对显示残余增强的腺体部分进行重新治疗，并且该治疗在换能器范围内。

3. HIFU 术后局部复发的检测

局部 HIFU 消融后，残留的前列腺由瘢痕性的纤维化和良性前列腺组织组成。鉴于 HIFU 消融术后局部复发（或残留癌症）可通过第二次 HIFU 消融术或放射治疗进行治疗（Rivière 等，2010），因此必须尽早发现。这些复发的精确定位也有助于选择挽救治疗方法（例如，使用 HIFU 治疗前部复发更加困难，对这些复发可能更好地通过放射治疗或冷冻疗法）。尽管彩色多普勒可以提高经直肠超声（transrectal ultrasound，TRUS）的敏感性（Rouvière 等，2006），但基于超声技术尚不足以检测早期局部复发并指导活检。

MRI，尤其是 DCE MRI，似乎可以早期发现和准确定位复发性癌症，这些癌症比 HIFU 后纤维化更早、更显著强化（Ben Cheikh 等，2008；Rouvière 等，2010）（图 2–7）。然而，DCE MRI 缺乏特异性。区分复发癌和残留良性前列腺增生（benign prostatic hyperplasia，BPH）组织确实很困难。在笔者所在机构对 65 例 HIFU 消融术后生化复发患者进行的回顾性研究中，无论是增强模式还是表观扩散系数（apparent diffusion coefficient，ADC）都不能显著区分 BPH 结节与复发癌。尽管一般而言，癌组织具有较高的洗涤率、较低的洗脱率和较低的 ADC（未公布的结果）。因此，到目前为止，所有 HIFU 消融后 PSA 升高的患者都应该接受前列腺 MRI，所有早期和强烈增强的区域都应该进行活检，以区分癌症和残留的良性前列腺增生组织。

（二）HIFU 局部治疗的结局

1. HIFU 策略小计

2008 年，Muto 等（2008）报道了 29 例使用 Sonablate® 设备治疗的患者的结局。在选定的患者中，其癌症通过多区域活检被证实为局限于一个带，整个外周带和一半的移行带被消融。36 个月时，前列腺体积从 35.8cm^3 降至 30.3cm^3，PSA 水平从（5.36 ± 5.89）ng/ml 降至（1.52 ± 0.92）ng/ml。28 例患者在术后 6 个月进行了对照活检：

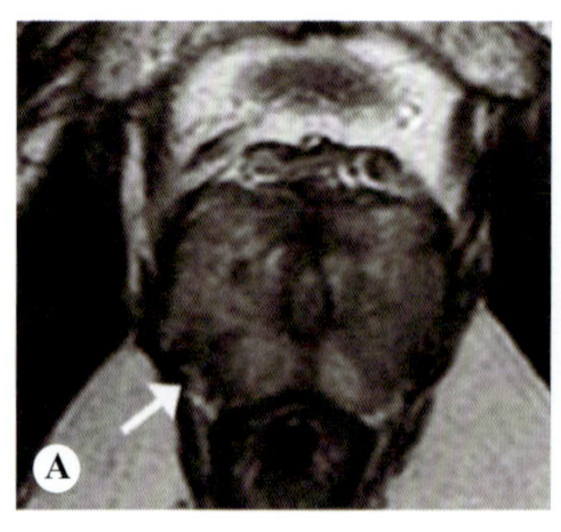

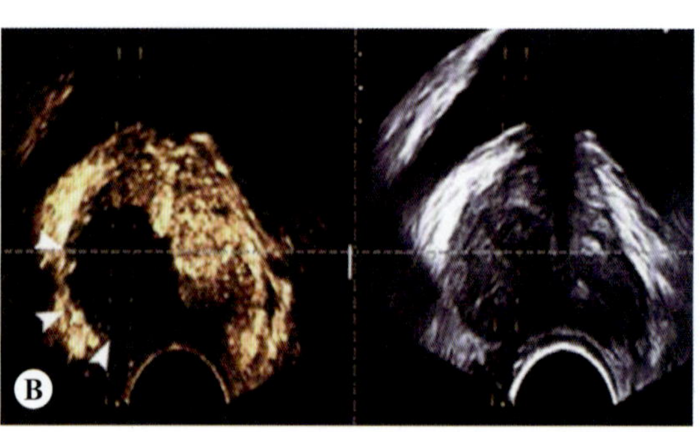

▲ 图 2–6 **CEUS；62 岁患者的图像显示，右中腺 Gleason 评分 =6 的 PCa 局部 HIFU 消融；肿瘤在 T_2 加权像上清晰可见（图 A，箭）；局部 HIFU 消融后进行的超声造影显示，肿瘤区域周围的右叶内有一个大的无血管区（图 B，箭头）**

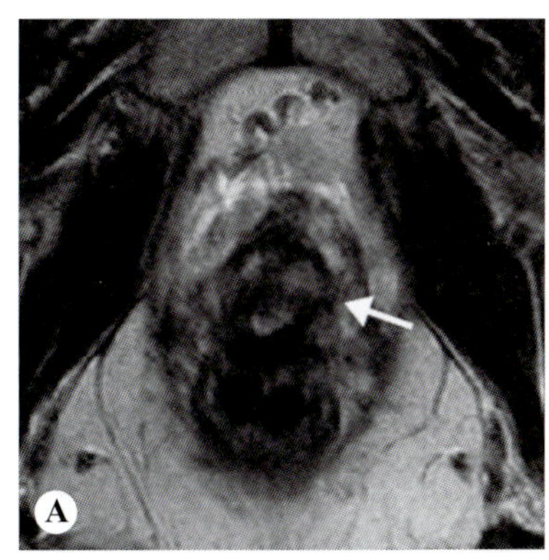

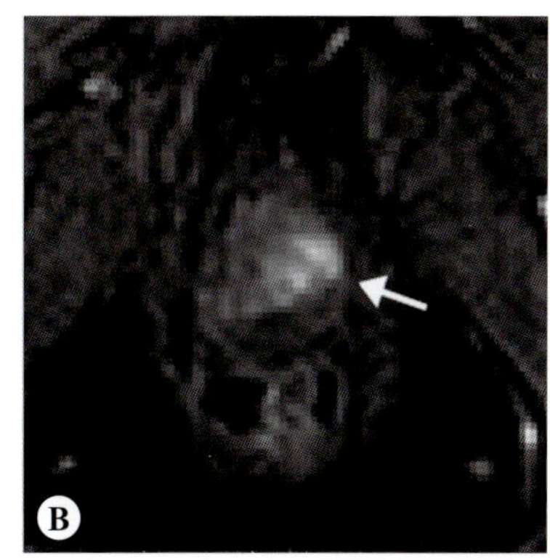

▲ 图 2-7 **HIFU 术后复发；4 年前，70 岁患者因 Gleason 评分 =6 分的 PCa 有全腺体 HIFU 病史，获得 MRI；MRI 显示残留腺体左基底部早期明显强化（图 B，箭）；这一区域很难在 T_2 加权像（图 A，箭）上进行分析，因为腺体呈弥漫性异质性；靶向活检证实左下角 Gleason 评分 =6 分的复发癌**

3 例患者（10.7%）发现了残留癌灶。17 例患者在术后 12 个月进行了对照活检：4 例患者（23.5%）发现了残留癌灶；仅有 1 例患者出现尿道狭窄。2 年内未发现显著差异。采用这种局部治疗策略治疗的低危和中危患者的 2 年无病生存率分别为 83.3% 和 53.6%。尿道狭窄和症状性尿道感染的发生率分别为 4% 和 4%。术前和术后 12 个月，IPSS 评分和最大流率均无明显变化。没有提供关于效价的信息。

2. 半消融策略（英国经验）

发布了使用 Sonablate® 设备进行 HIFU 前列腺半消融的短系列（Ahmed 等，2011）。纳入标准为中低风险（Gleason 评分 =7 分，PSA=15μg/ml），经 TRUS 活检单侧 PCa（$=T_{2b}N_0M_0$）的男性。所有患者均采用经直肠 HIFU 治疗，包括整个阳性半前列腺直至尿道。共有 20 例患者（平均年龄 60.4 岁）接受了治疗。关于这一队列，25% 的人患有低风险癌症，75% 的人患有中风险癌症。HIFU 前的平均 PSA 为 7.3ng/ml。95% 无衬垫。95% 的患者发生足以进行插入性行为的勃起。12 个月时，平均 PSA 降至（1.5 ± 1.3）ng/ml。89% 的患者没有任何癌症的组织学证据。两名患者（11.1%）在 6 个月时进行了阳性方案活检，残留 1mm Gleason 评分 3+3：一名选择再次治疗，另一名选择积极监测。89% 的人获得了三联效果。

3. 区域治疗（比利时经验）

Van Velthoven 等（2014）报道了 2007 年 1 月至 2011 年 6 月 31 例单侧器官局限性 PCa 患者接受“区域”HIFU 治疗的长期结果。3 年生化无复发生存率为 82.7%（Phoenix 标准）。所有患者均为大陆患者，55% 的患者勃起功能足以进行插入性行为。

4. 半消融策略（法国经验）

法国泌尿外科协会（French Urological Association，AFU）已经开始了一项多机构研究，以评估将 HIFU 作为 50 岁以上、T_{1C} 或 T_{2A}、PSA ＜10ng/ml、Gleason 评分为 6 或 7 分（3+4）的患者的主要治疗方法的半消融，MRI 后在不超过一个叶进行不超过 2 次连续活检（随机和靶向活检）。纳入的肿瘤必须距离顶点＞6mm，距离中线＞5mm。仅治疗一个前列腺叶。获得的初步结果（AFU Congress 2014，Las Vegas，USA）：110 名患者接受了治疗；平均年龄 64.8 岁（50—78 岁），平均 PSA 值（5.42 ± 3）ng/ml，平均前列腺体积（39 ± 17）cc。78 例患者（71%）的 Gleanson 评分≤6 分，32 例患者（29%）的 Gleanson 评分 =7 分。PSA 最低值为（1.93 ± 1.62）ng/ml，12 个月时 PSA 为（2.42 ± 2.08）ng/ml（78 名患者）。对 91 例患者进行了对照活检。57 例（63%）活检呈阴性。34 例患者（37%）发现复发：

仅 13 例患者（14%）在治疗叶、20 例患者（22%）在对侧叶和 1 名患者（1%）在双叶。24 例复发的 Gleason 评分总和为 6 分，8 例为 7 分，1 例未确定。附加治疗为：重做 HIFU（9 例）、主动监测（18 例）、外照射治疗（4 例）、根治性手术（4 例）和 AD（1 例）。53 例患者中有 2 例患者（2%）出现 1 级尿失禁，13 例患者（24%）出现勃起功能障碍（IIEF5 评分＜17 的性功能部分丧失），其 HIFU 前 IIEF5 评分≥17。

5. 局部治疗（单焦点和多焦点策略：英国经验）

Ahmed 等（2012b）报道了 42 例符合前瞻性进展研究条件的患者（45—80 岁）单灶和多灶癌症的选择性癌灶消融初步结果。资格要求：低风险到高风险局部 PCa、PSA≤15ng/ml，Gleason 评分≤（4+3）分，阶段≤T_2，既往无 AD 或 PCa 治疗，能够使用 HIFU 安全地进行多参数 MRI 局部治疗。然后将 HIFU 输送至所有已知的癌灶，包括正常组织的边缘，通过多参数 MRI 模板前列腺映射进行识别。在 6 个月时进行活检的 39 例男性中，有 30 例（77%）没有发现癌症的组织学证据；36 例（92%）无临床意义的癌症。在对 4 例男性进行再治疗后，41 例中有 39 例（95%）在 12 个月时在多参数 MRI 上没有疾病迹象。基线检查时无垫的 40 例男性到 3 个月时仍无垫，12 个月时仍保持无垫控尿。在 35 例基线功能良好的男性中，在局部治疗后 12 个月 31 名（89%；95%CI，73%～97%）拥有插入性行为的勃起。对于作者来说，这项研究表明，对个体 PCa 病变的局部治疗，无论是多灶性还是单灶性，都会导致低发生率的泌尿生殖系统副作用和令人鼓舞的早期没有临床意义 PCa 的发生率。

6. 局部治疗（Edouard Herriot 经验）

2013 年 3 月至 2014 年 1 月，对 10 例单灶 PCa 患者进行了治疗。HIFU 治疗过程使用 Focal One 装置进行，肿瘤周围有 6mm 的安全边界。在 HIFU 后第 2 天进行对比增强 MRI 检查，在 HIFU 后 1 个月在治疗区域内部和边缘进行超声造影引导下的对照活检。患者平均年龄为（65.8±5.5）岁。临床分期为 T_1 期 9 例，T_{2a} 期 1 例。7 例患者的 Gleason 评分总和为 6 分，3 例患者的 Gleason 评分总和为 7（3+4）分。PSA 值为（4.47±3.7）ng/ml，平均前列腺体积为（50±23）ml。平均治疗体积为 14（7.3～20.4）cc，占前列腺的 28%。PSA 平均最低值为（3.46±2）ng/ml。在所有患者中，HIFU 治疗后第 30 天在治疗区域内进行的靶向活检显示靶向肿瘤被完全破坏。未观察到尿失禁。2 例患者（20%）出现性功能部分丧失（IIEF＜17）。Focal One 设备能够用于肿瘤定位和 HIFU 治疗规划的 MR-US 配准系统实现对小 PCa 的完全破坏。一项多中心实验正在进行中（30 例患者）。

7. 用于放射性复发性 PCa 的半挽救性 HIFU

全腺体挽救性 HIFU 治疗可提供令人满意的癌症控制，但至少有 20% 的病例存在严重尿失禁的风险，并降低生活质量（Quality of Life，QoL）。对于单侧局部复发的患者，局部 HIFU 是可行的。两项研究报道了选定患者的良好结果。这些研究的结果表明，局部挽救性治疗是放射治疗后单侧复发的一种潜在策略，可以减少全腺体挽救性治疗的副作用。

(1) 英国试点研究（Ahmed 等，2012a，b）：39 例患者接受了局部挽救性治疗，以治疗外照射放射治疗后的局部复发。多参数磁共振成像研究，结合经会阴模板前列腺标测活检或经直肠活检，用于定位疾病。半挽救性 HIFU（Hemi-Salvage HIFU，HSH）在脊髓或全身麻醉下使用 Sonablate 500® 设备进行。HIFU 前的平均 PSA 水平为 4.6ng/ml。中位随访时间为 17 个月。根据 Phoenix 标准，2 年无进展生存率为 49%。勃起功能指数 -5 评分在 6 个月时从中位数（18±16）降至（13±21），表明功能恶化。末次随访无垫、无漏控率为 64%，无垫控率为 87.2%。发生 1 例直肠尿道瘘，并通过尿路和肠道分流自行缓解。

(2) 多中心研究（Baco 等，2014）：2009—2012 年，在两个欧洲中心前瞻性纳入 48 例患者。纳入标准，包括初次放射治疗后的生化复发、正向磁共振成像结果，以及仅在一个叶片中有≥1个活检阳性结果。HSH是在脊髓或全身麻醉下使用Ablastherm®集成成像设备进行的。治疗时出现梗阻性排尿症状的患者在相同麻醉下接受了内镜下膀胱颈切除术或切口，以防止术后梗阻的风险。

HSH后PSA最低值为（平均值 ± 标准差）（0.69 ± 0.83）ng/ml。16/48（33%）发生了疾病进展。其中4例在未经治疗的前列腺叶局部复发，4例双侧复发；6例发生转移，2例PSA升高，无局部复发或放射学证实的转移。12、18和24个月的无进展生存率（progression-free survival rate，PFSR）分别为83%、64%和52%。严重尿失禁发生率为4/48（8%），其中8/48（17%）每天需要一个尿垫，36/48（75%）无尿垫。IIEF-5评分从（11.2 ± 8.6）分显著下降（P<0.001）至（7.0 ± 5.8）分。2例患者发生骨炎。

结论

HIFU目前在临床实践及不同的临床情况下被用于治疗PCa。这项技术的优势和劣势现在已经确定。初始治疗患者的结果似乎与放射治疗的结果接近。HIFU并不代表治疗上的绝境：一方面，在HIFU失败后，EBRT是一种安全的挽救性选择，对于年轻且积极的患者，挽救手术是可能的。另一方面，HIFU在放射治疗失败后的局部复发中具有相当大的潜力。最近，一些早期的局部治疗经验表明，HIFU提供了一个极好的机会，可以在低风险PCa和早期确定的EBRT后局部复发中实现疾病的局部控制。

第3章 MRI引导的HIFU肝癌和肾癌消融术
MRI-Guided HIFU Methods for the Ablation of Liver and Renal Cancers

Baudouin Denis de Senneville　Chrit Moonen　Mario Ries　著

摘要

MRI引导的高强度聚焦超声（MRI-guided high intensity focused ultrasound，MRI-HIFU）是一种很有前景的无创消融病变组织的方法，适用于包括肝和肾等可移动器官在内的多个器官。该新治疗策略以无创性方式局部储存热能，通过提高其可靠性和减少相关创伤，为新的治疗策略开辟了道路，从而提高效率、减少住院成本。肝脏和肾脏肿瘤是一个主要的健康问题，因为不是所有的患者都适合手术治疗。目前，射频消融是最常用的经皮消融方法。基于磁共振引导的高强度聚焦超声（high intensity focused ultrasound，HIFU），非侵入性疗法正得到积极开发，其因能够显著降低患者负担、治疗相关的发病率和并发症风险而备受关注。MRI引导的目标是通过HIFU控制病灶区域内的热能沉积，在器官出现生理运动的情况下也仍能实现时间更短、患者安全性更高的有效治疗。关于这一点，必须解决几个技术难题：首先，胸腔内两个器官的解剖位置需要肋间消融策略，这能维持治疗效率，防止不必要的肋骨和肋间肌组织损伤。其次，治疗引导和能量沉积都必须与腹部的连续生理运动相适应。

关键词

实时；MRI-HIFU；肿瘤消融

肝癌和肾癌每年分别导致700 000人和115 000人死亡（Ferlay等，2010）。在世界范围内，肝癌在男性中是第五大常见癌症，在女性中是第七大常见癌症。在东亚和东南亚及西非和中非，原发性肝癌是最常见的肝癌形式（美国癌症协会，2011）。原发性肝癌通常是慢性肝损伤的结果，病毒性肝炎、酗酒和肥胖是主要的致病因素（美国癌症协会，2011年）。迄今为止，原发性肝癌的治疗选择包括肝移植、切除和消融。然而，只有大约25%的原发性肝癌患者适合这些治愈疗法。最常见的适应证，包括肿瘤的大小和位置、潜在的实质性疾病或多灶性病变。这转化为对微创局部治疗与日俱增的关注，如射频消融（Gellermann等，2005；Lepetit-Coiffe等，2006），美国肝病研究协会推荐用于肿瘤数少于3个、直径<3cm的原发性肿瘤的患者。对于更晚

期的疾病，经动脉化疗栓塞（transarterial chemo-embolization，TACE）、放射栓塞和全身化学治疗经常作为姑息措施提供。

在欧洲和北美，转移性肝肿瘤是最常见的肝癌形式（美国癌症协会，2011），其中大多数原发性肿瘤位于乳腺、肺、结肠、前列腺和直肠。特别是结肠直肠癌（colorectal cancer，CRC）每年有超过 400 000 个病例，是确诊率第二高的癌症，其中约 70% 在肝脏中发展为转移性疾病（Ruers 和 Bleichrodt，2003）。肝脏中转移性疾病的发生意味着原发性癌症已经达到Ⅳ期，并且需要系统性治疗。治疗源自 CRC 的肝转移疾病是原发性癌根治性治疗的辅助手段。类似于原发性肝癌，最常提供的治疗方法是手术切除。然而，与原发性肝癌类似，只有 20%～25% 的转移性疾病可切除，这意味着人们对微创局部治疗的兴趣越来越大，如射频和激光诱导消融、冷冻治疗或局部栓塞（Goldberg 等，2009）。这些在患者选择方面限制较少。

自从局部消融治疗对原发性肝癌和转移性肝癌治疗上变得越来越重要，近年来，以无创性方式在单次靶向治疗中消融肝脏和肾脏深处的原发性癌和转移性癌成为可能，临床上对 HIFU 的重视大大增加。由于患者相关的负担减轻、治疗相关的发病率和并发症发生率降低，对于目前不符合有创性或微创治疗条件的患者，HIFU 成为一种潜在的治疗替代方案。

从历史的角度来看，Lynn 等（1942）已经描述了将 HIFU 用作无创性组织消融的外部能源的可能性。然而第一次 HIFU 临床试验是 16 年后 Fry（1958）在神经外科领域进行的。目前阻碍临床采用该方法的众多技术限制之一是缺乏一种用于介入规范和指导的无创性方法。20 世纪 80 年代，随着 B 型功能超声成像系统的广泛引入重新引起了人们对这种无创性治疗方式的兴趣。Vallancien 及其同事（1992）证明了在超声引导下用体外装置在肝脏进行 HIFU 消融的可行性。Wu 及其同事在 1997—2003 年进行了首次大型临床研究（Wu 等，1999；Wu 等，2004；Kennedy 等，2004），使用来自重庆海扶（中国重庆）的 JC 消融装置进行超声成像。

与此同时，Cline 等已经在 1992 年提出了 MR 引导 HIFU 治疗的概念。随后，几个原型 HIFU 系统被完全集成到全身 MRI 系统中（Cline 等，1995；Hynynen 等，1997；Jolesz 和 Hynynen，2008）。尽管这些初始系统最初是为磁共振引导下的子宫肌瘤高强度聚焦超声治疗而设计的，但 Okada 等（2006）和 Kopelman 等（2006）通过修改 ExAblate 2000 系统（InSightec，Israel）对肝脏的呼吸运动进行的调整使首个临床研究成为可能。

关于肾脏，Chapelon 及其同事（1992）在超声引导下，首次在动物模型的肾脏上应用带有体外换能器的 HIFU 进行临床前应用。然而，又过了 13 年，Hacker 等（2005）和 Illing 等（2005）在同一年报道了超声引导下 HIFU 消融肾肿块的首次临床研究。最近的临床研究探索了在超声引导下腹腔镜高强度聚焦超声换能器的益处（Klingler 等，2008）。

迄今为止，Ries 等（2010）和 Quesson 等（2011）仅在临床前实验中对 MRI 引导的 HIFU 肾脏干预进行了研究，并证明基于 MRI 的实时温度变化监测和实时运动补偿策略（如呼吸门控和束流控制）是可行的。

尤其是 HIFU 系统在临床磁共振成像系统中的集成提供了几个引人注目的优势（Okada 等，2006；Kopelman 等，2006）。首先，当患者在治疗性消融系统上就位时，MRI 可以获取高分辨率 3D 图像，其解剖对比度类似于诊断成像。这允许在治疗前直接描绘病变和危险器官（organ at risk，OAR），从而直接考虑最近的生理变化，如肿瘤生长（或消退），以及由于患者在消融系统上的定位而导致的肝脏位置改变。此外，MRI 允许以高精度和时空分辨率对局部组织温度进行无创测量（有关详细概述，请参见 Denis de Senneville 等，2005；Rieke 和 Butts Pauly，

2008）。因此，MRI 测温技术可以直接、连续地监测能量传递，从而监测治疗进度（Hynynen 等，2006；Gellermann 等，2005；DenisdeSenneville 等，2007a，b）。此外，温度的时间演变可以被计算出热剂量（以下简称 MR 剂量学），这已被证明是诱导坏死的经验估计量（Sapareto 和 Dewey，1984）。这也适用于肝脏和肾脏(Quesson 等，2011）。这里特别重要的是，MRI 测温技术不仅可以监测目标区域的温度，还可以监测 OAR 和声束传播部分的温度（Mougenot 等，2011；Baron 等，2013）。最后，动态对比增强 T_1 加权成像（DCE-T_1WI-MRI）可以在治疗后立即得出非灌注区容积（non-perfused volume，NPV），从而实时确认治疗终点。

为了探索 MRI 引导的 HIFU 消融肝癌和肾癌这方面的无限可能，与其他临床 HIFU 应用相比，必须克服两个主要问题：必须在胸腔内放置声能，以及必须实现靶向性，能量沉积和介入引导与腹部持续的生理运动相适应。

一、胸腔阻断超声波束路径

图 3-1 所示，HIFU 消融肝脏和肾脏的一个重要挑战是胸腔阻断声波束路径。经颅骨、两器官间隙、肋骨和肋软骨的超声检查中会阻断部分超声波束能量传递。这反过来又导致了两个主要问题：首先，骨骼的高超声吸收系数（Goss 等，1979）降低了焦区的可用声束功率；此外，胸腔起到了像差的作用，降低了超声波束的聚焦质量（Liu 等，2007；Bobkova 等，2010）。由于这种光束像差，目标区域所需的温度升高可能会显著降低（Liu 等，2005）。这导致体积消融率显著降低，或者如果通过增加换能器的总发射功率进行补偿，则由于肋间和（或）腹肌和肋骨中的高声功率密度，导致不必要的近端损伤风险增加。

其次，肋骨和软骨中的高吸声可导致皮质骨、骨髓和相邻肋间肌局部过热。在能量输送过程中，有报道称肋骨附近的温度升高比肋间空间的温度高 5 倍（Daum 等，1999）。如此高的局部温度升高会导致不良反应，如皮肤烧伤和肋间组织坏死，这在临床研究中经常被报道（Wu 等，2004；Li 等，2007）。Jung 等（2011）报道，肋骨坏死和膈肌破裂是 HIFU 治疗肝肿瘤最常见的并发症。

已经提出了一些措施来减少或避免这些不利影响。在某些情况下，手术切除与声传播路径相交的肋骨部分可用于选择性地进行 HIFU 治疗（Wu 等，2004）。然而，这否定了 HIFU 干预的无创性，并可能引入新的不良反应来源，如瘢痕组织，这反过来可能导致皮肤烧伤。

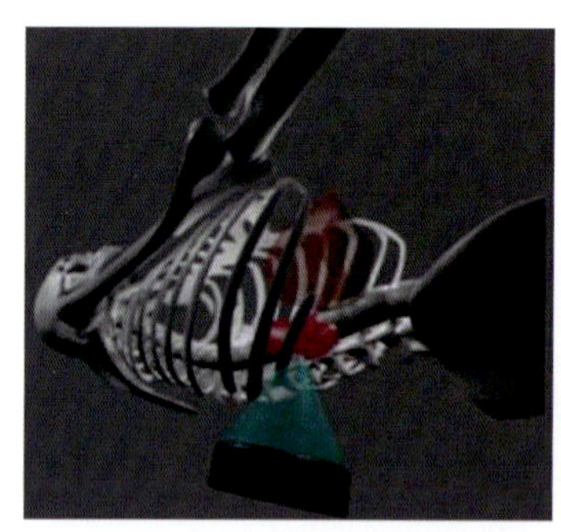

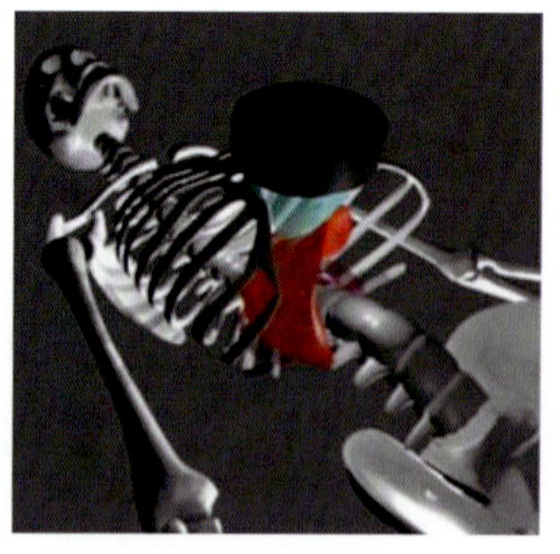

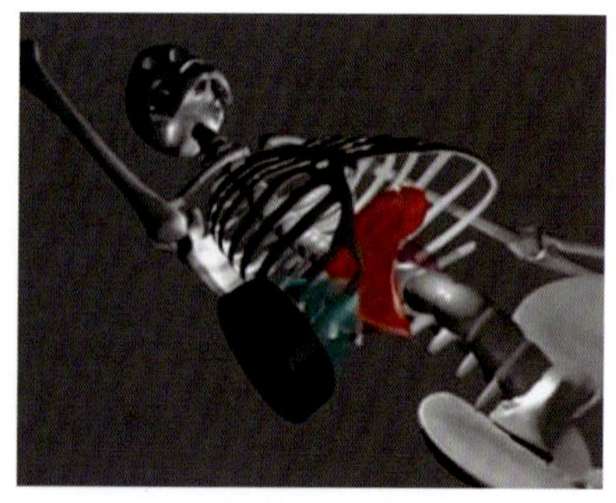

▲ 图 3-1　胸腔对声束路径的阻碍；左图所示，体外换能器只能从背侧到达肾脏的尾部，而传播路径的一部分不会被第 1 和第 2 根肋骨部分阻断；尤其是更靠近头侧的左肾，通常只有通过肋间超声才能到达；就肝脏而言，只有第 4b 段和第 5 段的病变可以从腹侧位置通过体外换能器到达，而不会受到肋软骨或肋骨的任何阻碍，见中间插图；第 1、2、3、4a 节段的治疗需要角度超声，这些部分被肋软骨或胸骨干扰；肝脏第 6 段和第 7 段的 HIFU 治疗通常需要从侧面通过最后两条假肋骨（第 9 和 10 根）进行肋间超声探测，见右图；另外，第 8 段的治疗会受到假肋骨和肋软骨的阻碍

图片由 Dr. Mario Ries，UMC Utrecht 提供

目前最常用的缓解肋骨过度加热和恢复焦点加热的方法是波束成形。Ibbini 等（1990）提出了一种稀疏球面相控阵形式的 HIFU 换能器设计，使用球形相控阵的主要动机是将几何焦点与通过调制每个换能器元件的相位来偏转光束的潜能结合起来。对于肋间超声，这个换能器的设计提供了选择性衰减功能，甚至停用部分换能器表面。McGough 等（1996）和 Botros 等（1997）证明了这一点，他们在理论设计研究中提出调整适当单个相控阵元件电压信号的振幅和相位，避免肋骨暴露同时维持焦点强度。

Civale 及其同事（2006）研究了用于肋间超声的线性分段换能器的使用。他在模拟和实验中验证了早期的预测，即边缘段的失活导致肋骨上的声强显著降低。

早些年有人提出了几种改进方法以获得有效的肋间超声波束成形。它们分为两类：一类是利用解剖信息结合声学模拟来推导孔径函数的方法，另一类是直接使用治疗换能器来检测衰减 / 散射结构的方法。

（一）基于胸腔解剖模型的切趾法应用基于几何光线追踪二值化切趾法

第一种基于解剖信息的方法之一由 Liu 及其同事（2007）提出。他们的方法基于使用胸部 CT 图像的几何光线追踪。在这种方法中，通过测试每个单元的法向量是否与胸腔部分相交来识别二维相控阵的被阻挡元件，见图 3–2。

随后选择性地停用阻挡元件（图 3–2，红色）和放大无阻挡元件（图 3–2，绿色），可实现二值化切趾功能，这可显著减少肋骨的不期望加热，同时在目标区域保持足够的能量沉积。Quesson 及其同事（2010）通过使用来自 MRI 的解剖数据，证明了这种方法在体外和体内的有效性。在以下情况下使用 MRI 的优势：MR-HIFU 是指在患者处于治疗位置时可以获得解剖信息，从而直接评估器官相对于胸腔的局部变形和移位。

此外，该方法只需要一个具有中等空间分辨率（＜1.5mm × 1.5mm × 1.5mm）的胸腔模型，可以在临床相关时间范围内获得。这种方法在计算上足够有效，在临床工作中可能是可行的。然而，主要缺点是单个圆柱相控阵元件（图 3–2，右图）的真实声发射曲线的粗略近似，其形式为更复杂的贝塞尔函数，带有平面波的指向向量。这忽略了每个元件的大量离轴能量发射，这也会导致胸腔的不期望加热和肋骨对剩余声场的衍射效应。然而，尽管存在局限性，但该方法已在几

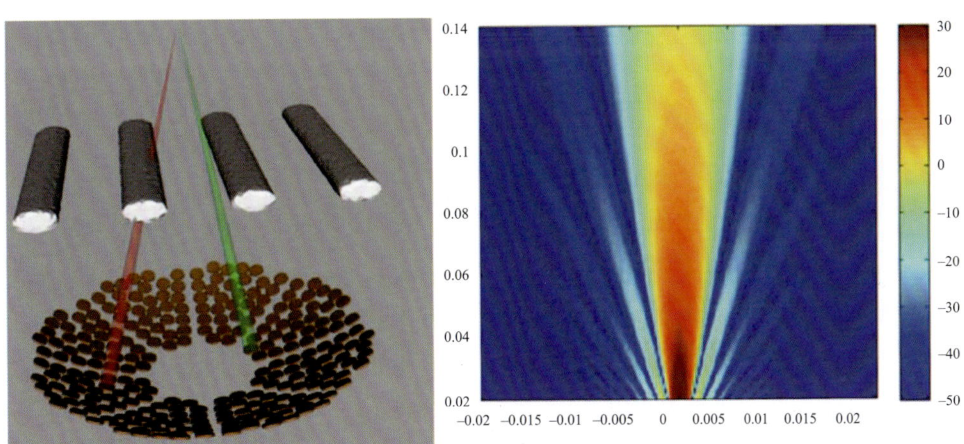

▲ 图 3–2 二值化切趾法，用于补偿胸腔对超声束路径的阻碍；单个圆柱形相控阵元件（右图）的真实声发射曲线由每个元件法线方向上的几何射线近似表示（左图）；测试每条射线与散射 / 衰减解剖结构的交叉点，并选择性地禁用阻挡元件（红色），同时放大无阻挡元件（绿色）以部分补偿损失的声功率

图片由 Dr. Martijn de Greef, UMC Utrecht 提供

项临床前研究中被证明相当有效（Bobkova 等，2010；de Greef 等，2015；Gélat 等，2014）。

1. 相位共轭

相位共轭是 Aubry 及其同事（2008）提出的一种更先进的波束成形方法，它又是基于时间反转原理（Fink，1997；Fink 等，2003）。在这种方法中，焦点中放置一个点源，声波向换能器传播。随后，记录每个换能器元件中的接收信号。通过以时间反转的方式发射这些记录的信号，在肋骨最小暴露的情况下在目标位置产生焦点，因为肋骨上的大部分入射能量不会入射到换能器上。这种方法依赖于非色散介质中波动方程的线性和互易性。如果两种假设都成立，则时间反转过程相当于波传播算子的时空匹配滤波器（Tanter 等，2007）。在最初的实施中，这种方法需要在病灶中使用物理声点源，因此作为一种创伤性技术在临床上不可行。然而，如果组织堆栈的高分辨率 3D 表现与组织的适当声阻抗值相结合，则相位共轭方法可以在虚拟环境中执行（Aubry 等，2008）。与二值化切趾相比，该方法对每个换能器元件进行（全）相位振幅优化。此外，它已被证明是进一步减少肋骨能量暴露，同时保持焦点声强的最有效方法之一（Gélat 等，2014）。

缺点之一是，由于计算原因，这些方法不完全准确且冗长，因为波前的采样距离对应于多个波长，导致正向和反向声场之间不匹配（Tanter 等，2001）。此外，这种方法要求换能器元件具有较大的动态振幅范围，这反过来会导致元件功率的不均匀分布，因此局部近场过热及单个换能器元件过热的风险更大。此外，这种方法需要对 HIFU 换能器和目标位置之间的异质组织堆栈进行完整而精确的分割。因此，在获取的 3D 模型的分辨率和空间可靠性方面的实际限制，以及与假定组织特性的偏差，将使计算出的解决方案在实践中处于次优状态。

2. 使用边界元法的约束优化

基于几何光线跟踪的二值化切趾的限制之一是没有考虑切趾法对聚焦质量的影响。这意味着，尽管可以防止胸腔不期望的加热，但元件停用对焦点振幅的影响可能使得配置在治疗上无效的格局。这激发了 Gélat 及其同事（2014）的积极性，使用边界元法（boundary element method，BEM）将具有最佳切趾的多元件 HIFU 阵列在胸腔内聚焦的问题表述为一个反问题。这种方法的基本物理模型考虑了散射和衍射等物理效应，需要分段的 3D 解剖数据及相应的声阻抗作为声环境的描述（Gélat 等，2011）。虽然第一项临床前研究（Gélat 等，2014）表明该方法具有相当大的潜力，但其当前公式计算量大，需要每个射击位置的精确解剖 3D 模型才能获得最佳结果。与相位共轭法类似，约束优化也需要较大的换能器元件动态振幅范围才能有效。因此，未来的研究将不得不调查这一概念是否可以用于临床应用。

3. 基于直接检测散射或衰减结构的切趾法

肋间切趾法的一个主要缺点是需要快速、无创地绘制能量源和消融区域之间的解剖结构，然后将这些解剖数据转换为有效的声学三维模型。肋间切趾法依赖于解剖三维模型，如果选择基于 CT 的成像方式作为解剖 3D 模型，则通常不会在患者处于最终治疗位置时获取解剖 3D 图像。因此，由于患者不同的体位和器官的移位，局部解剖结构变形，转移过程中出现的胸廓限制了解剖模型的有效性。对于 MR-HIFU，可以通过使用 3D MRI 本身来推导目标解剖结构和散射 / 衰减结构的精确空间表示来忽略这一点。然而，这种方法需要相当长的图像采集时间，以及一个漫长的分割过程，在换能器切趾的声学优化开始之前，将解剖图转换为声学模型。

虽然每个必要的步骤都已被很好地理解，但在实践中，集成通常很费力、耗时且容易出错，需要用户频繁干预以进行错误纠正和质量控制。这使 HIFU 干预的临床工作复杂化。因此，越来越多的研究关注于开发能够直接检测散射体和（或）衰减结构的方法，既无须额外的成像模式，最好也无须用户干预。

（二）时间反转算子的分解

Cochard 及其同事（2009），提出了第一种用于肋间 HIFU 的方法，用于 1D 线性相控阵，并随后扩展到稀疏 2D 阵列（Cochard 等，2011）。该方法源自 Prada（2002）的时间反转算子（decomposition of the time-reversal operator，DORT）选择聚焦方法的初始分解。在最初的实现中，DORT 方法用于在强背散射体上自适应聚焦超声阵列。DORT 依赖于后向散射矩阵的获取（该矩阵的各列表示每个换能器元件的激励事件中，所有换能器元件接收到的散射信号）。该矩阵的奇异值分解会产生一组表示振幅 / 相位组合的特征向量，这些特征向量将光束聚焦在单个散射结构上。由于获得的特征向量对应的特征值允许根据其散射幅度进行分类，因此可以计算特征向量的线性组合。这种组合表示每个换能器元件的相位 / 振幅组合，该组合将光束同时聚焦在几个选定的散射结构上。为了实现最佳肋间 HIFU，Cochard 等（2009）提出逆转这一原理，并从具有最低特征值的特征向量中合成振幅 / 相位向量，即将光束聚焦在光束路径中的声学透明（即无障碍）区域的特征向量。

这种方法的主要优点是，它使用 HIFU 换能器本身作为检测器，不仅可以在很短的时间内进行所需的采集和计算，而且可以无创地进行。这允许潜在地调整相控阵元件的切趾，以实现最佳的肋间超声，即使在临床上可行且重复性工作的限制下，也可以对每个不同的换能器位置进行调整。

DORT 方法的主要缺点是，它依赖于强散射体的存在，并且最适用于分辨率良好的点状散射体。尽管皮质骨代表着如此强大的散射体，但肋骨的复杂形状并不能用少量的点源来很好地表示。此外，图 3-3 所示，超声传播路径也经常受到衰减结构的阻碍，如肋软骨，这些结构不太适合这种检测方法。

因此，将模拟实验中的 DORT 方法与之前提出的其他方法（基于几何光线跟踪、相位共轭和约束优化的二值化切趾法）进行了比较（Gélat 等，2012）（见下文），指出尽管 DORT 方法导致切趾，从而避免胸腔受到不期望的声强，但这更多是以牺牲焦点压力为代价的。总之，虽然 DORT 方法在概念上非常有前景，但验证该方法有效性的体内研究迄今仍有待完成。

1. 脉冲回波检测

Marquet 及其同事（2011）提出了一种简单得多的方法，该方法直接利用 HIFU 换能器的 A 模式成像能力，以检测换能器的阻塞部分。与 DORT 类似，这种方法利用了胸腔发出的声脉冲的强后向散射。在这里，换能器通道根据其背反射信号的振幅强度排序，并聚集成阻塞和无阻塞元件。这种方法的优点是既快速又相对简单，因此有可能与临床工作流程兼容。主要缺点是，尽管皮质骨代表一个强大的声学反射器，但软骨信号反射器很难与脂肪—肌肉和肌肉—肝 / 肾组织边界的反射器区分开来。由于大多数 HIFU 换能器设计为低频（0.75～1.5MHz）的窄带系统，因此其 A 模式成像质量受到限制，这一事实进一步复杂化。

2. 空化增强反投影

相位共轭方法的最初实施需要焦点中的点源，该点源发射球形声波，随后被所有换能器元件接收。正如 Tanter 等（2001）所示，接收到的振幅 / 相位向量的时间反转表示通过非均匀介质的传播算子的时空匹配滤波器。这种方法的缺点是创伤性，因此在临床应用中不可行。基于时间反转的换能器变迹肋间 HIFU 后续工作的目的在于规避这一限制：Aubry 等（2008）使用基于模型的解决方案虚拟化了物理时间反转测量（见第 3 章），而 Cochard 及其同事（2009）记录了补充信息，即肋骨的后向散射。

空化增强反投影的关键思想是用换能器和焦点中的点散射体之间的真实脉冲回波实验代替时间反转实验（即使用球面波从焦点传播到换能器，以导出换能器的传输变迹）。然而，这需要以无创性的方式在换能器焦点处放置足够大的点散射

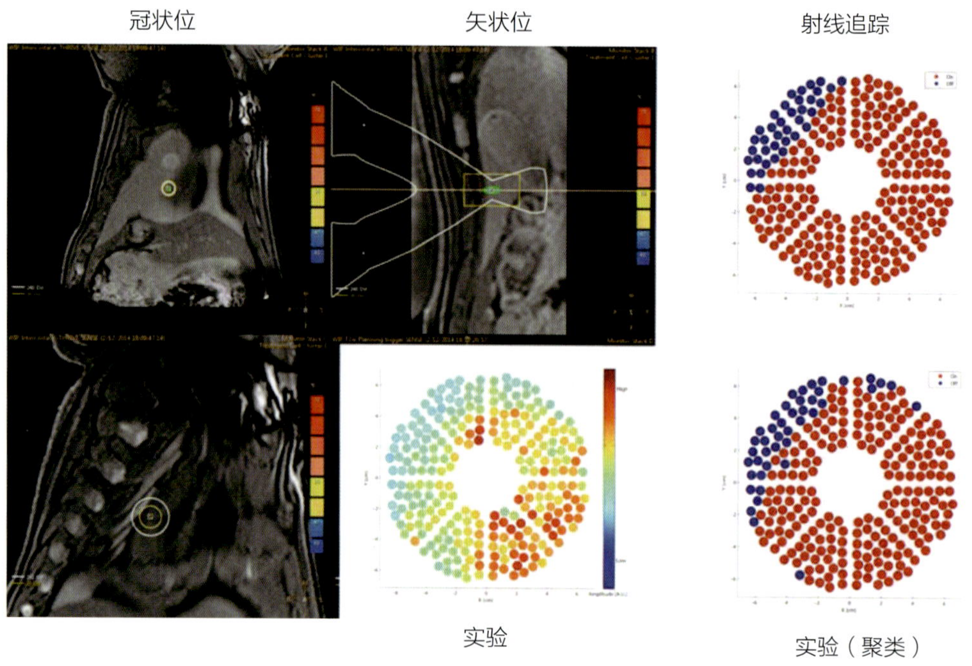

▲ 图 3-3 在活体实验中，在肝脏消融期间通过胸腔自动检测光束阻塞；病灶位于猪肝的第 4 段，如冠状位（左上）和矢状位（中上）T_1 加权像所示；如胸骨水平（左下）的冠状图像所示，束锥与部分肋软骨相交；在本例中，基于几何射线追踪（右上）的二值化切趾法采用肋软骨的 3D T_1 加权 MRI 半自动分割，导致阻塞换能器元件的选择性失活；基于空化增强反投影（右下）的二值化切趾法可以得到类似的结果，但只需要一小部分采集和处理时间（<1s vs. 5.3min）；此外，该方法提供了每个元件（中下）聚焦和换能器之间的相对衰减估计

图片由 Pascal Ramaekers，UMC Utrecht 提供

体。这是需要通过所有换能器元件同时发出第一个短脉冲超声波能量来实现的，这些换能器元件用于在焦点中产生足够的峰值负压，以诱发非惯性空化。在焦点区域产生的气泡云代表了一个空间上被没收的点散射体云。因此，连续的超声波随后被空化气泡反射回换能器上。

每个换能器元件从反向反射波接收到的相对信号强度表示焦点和每个换能器元件之间的相对衰减测量值。为了抑制空化气泡云产生回波以外的非期望回波，使用了脉冲反演序列。使用这种序列，大部分接收信号来自空化气泡的反射。

该方法允许在 HIFU 超声处理开始之前，快速映射换能器元件每个单独波束路径中的任何畸变结构，并连续计算适当的变迹规律。与侵入式相位共轭法类似，该方法同时考虑了波束中的吸收和散射结构，因此采集和处理时间与 DORT 方法相当（<1s），完全符合临床工作流程。

空化增强反投影的主要缺点是需要诱导稳定的空化。尤其是在更深的组织层、换能器和发生器系统之间需要稳定的空化，它们可以提供大的峰值声压。虽然这增加了 HIFU 系统的复杂性和成本，但也增加了不良反应的风险。非线性能量沉积的功率控制具有挑战性，脉冲在 3～6.5MPa 的压力状态也会增加潜在有害惯性空化事件的可能性，而惯性空化事件反过来会导致不期望的组织损伤（Hwang 等，2006；Miller，2007）。

二、与肝肾生理运动相关的挑战

除了必须在胸腔内储存声能外，肝肾无创性 HIFU 治疗的第二个主要挑战是生理运动，涉及能量传递和治疗指导。因此，区分不同类型生理运动的来源和时间尺度，以及更详细的适当措施是很重要的。

• 呼吸运动：成年患者的肝脏和肾脏在自由呼吸条件下运动，周期为3～5s，运动幅度为10～20mm（图3-4）。虽然自由呼吸患者的运动模式是较长周期性的发作（<30～45s），但在达到新的稳定呼吸节律之前，它经常受到振幅、相位和频率变化的影响。

特别是吞咽、咳嗽或肌肉痉挛等非自主自发运动事件的发生很难预测，并且会中断正常的呼吸模式。

因此，目前日益增长的趋势是通过深度镇静进行非侵入性或微创治疗。深度镇静是通过静脉输注催眠药（如异丙酚或硫喷妥钠）来诱导的，以减少自发性不自主运动事件的发生概率。

额外使用镇痛药，尤其是基于阿片类的镇痛药，会导致呼吸抑制，有时还用于降低呼吸频率和振幅。尽管患者仍表现出自主呼吸，但这一措施可以显著增加腹部不受呼吸运动影响的时间分数。

这个中间方案的下一步是诱导完全的呼吸抑制，并通过外部机械呼吸机控制呼吸循环。这种方法导致长时间的重复和稳定的呼吸运动，从而可以在边界内调整振幅和频率根据所需的介入工作流程提供充足的血氧饱和度。

• 蠕动运动：第二个重要的生理运动来源是消化道的蠕动和消化活动。尽管蠕动运动事件的时间尺度取决于特定的来源，如膀胱充满尿液、消化气体的发展或消化产物在胃肠道中的通过，但由此产生的腹部器官位置变化通常发生在几分钟的尺度上（Mirabell等，1998；Langen等，2008）。虽然蠕动运动的振幅和速度都比呼吸引起的位移低一个数量级，但它通常是不可逆的和一个周期的。蠕动运动在临床上可以通过几种措施来缓和：在干预之前，通过调整患者的饮食，可以减少蠕动性肠运动和蠕动性气体的产生（Smitmans等，2008）。类似地，服用丁氯酚胺，一种具有外周抗毒蕈碱和抗胆碱作用的药，可用作腹部特异性解痉药（Emmott等，2008）。此外，使用Foley导管可以减少膀胱充盈引起的下腹移位（Mirabell等，1998）。

• 自发运动：最后，自发运动被认为是最具挑战性的生理运动类型之一，因为它在很短的时间内很少发生，且通常是不可逆的。对于需要患者保持不适姿势的长时间干预，这尤其成问题。过去，在外照射治疗领域，通过使用束缚工具，如模具或石膏（Verhey，1995）、对患者进行镇静

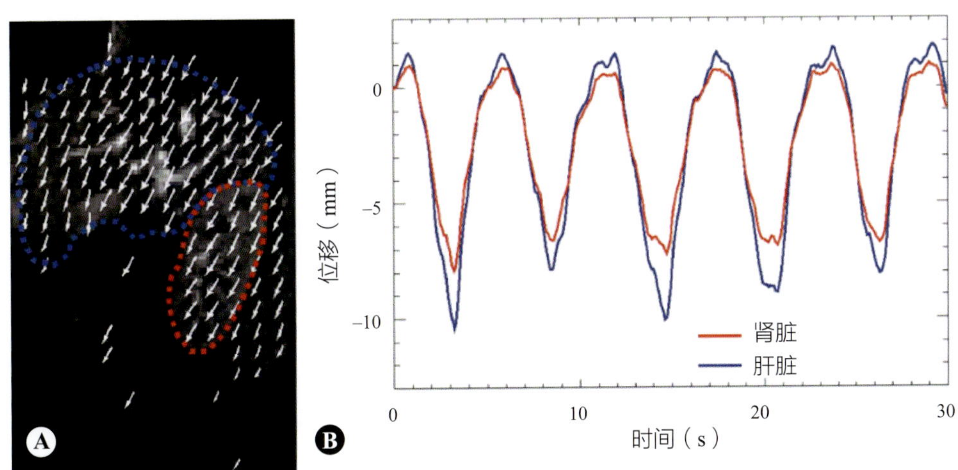

▲ 图3-4 在健康志愿者腹部对肝脏（蓝色轮廓内）和肾脏（红色轮廓内）进行实时运动估计的概念验证；器官运动的估计使用实时光流算法进行，如（**Denis de Senneville等，2011**）所述，图**A**报告了矢状位解剖图像；图**B**报告了肝脏和肾脏的运动估计的垂直分量

图片由Baudouin Denis de Senneville，CNRS/UMC Utrecht提供）

（Zhang 等，2010），或使用全身麻醉（general anesthesia，GA）来减轻这个问题。

（一）腹部器官 HIFU 消融的运动补偿策略

图 3-5 所示，MRI 引导的 HIFU 介入的典型工作流程始于初始计划（5～15min），随后是一系列能量沉积（每个 5～60s）及相关的冷却延迟（30～180s，取决于近场的能量密度）。

该治疗阶段的持续时间可达 3h。通过一组生理和功能 MRI 数据集得出结论，这些数据集验证了治疗终点。如图 3-5 所示，尽管蠕动运动在每个短暂的周期内并不是一个大问题，但当考虑到整个干预过程的时间尺度时，这些变化可能会变得具有挑战性。

在干预的最初和最后阶段，呼吸运动的影响通常通过已建立的 MRI 诊断措施来解决：呼吸门控或屏气。在治疗阶段，无论是磁共振引导还是能量输送，呼吸诱发的运动都需要单独处理。为了实现这一点，已经研究了几种方法。

• 诱导性呼吸暂停：预防腹部器官不必要的呼吸运动最简单有效的方法是暂时中断呼吸循环。这通常是通过使用催眠药 / 遗忘药诱导全身麻醉来实现的，这些药与基于阿片类的镇痛药结合使用，以实现完全的呼吸抑制。这允许完全通过机械通气来控制呼吸循环，而机械通气又可以与治疗能量传递同步。几项临床研究已经证明了这种方法的可行性：Gedroyc（2006）和 Kopelman 等（2006）都成功地通过反复诱导的呼吸暂停消融了肝脏肿瘤。诱导性呼吸暂停期间能量传递的主要优点是，这种方法与任何类型的临床 HIFU 设备兼容，并且不需要对波束控制能力或波束振幅调制能力进行重大修改。这种方法的主要缺点是降低了 MRI 引导聚焦超声干预的无创性。而对于全身状况良好的患者的初级肿瘤治疗，2～3h 持续全身麻醉下的干预临床上通常是可以接受的，当考虑转移性疾病或全身状况不佳的患者时，情况更为复杂。特别是对于转移性疾病，局部 HIFU 治疗仅代表系统和局部治疗措施组合的一个方面，HIFU 治疗的侵袭性增加可能会降低治疗可能性和患者资格。

• 门控策略：作为诱导呼吸暂停的替代方法，呼吸门控能量传递策略也允许呼吸运动。图 3-4 所示，当膈肌保持静止时，成年患者在静息状态下的呼吸周期通常显示 1～3s 的时间窗口。因此，空间静止 HIFU 波束的时间同步振幅调制允

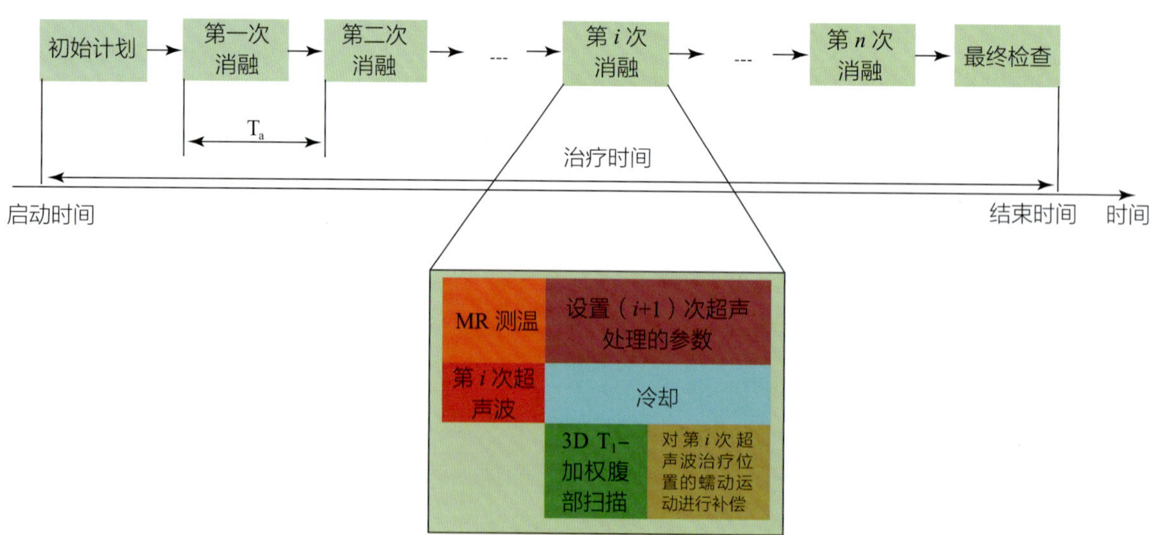

▲ 图 3-5 **MR 引导 HIFU 干预的典型工作流程；在初始规划期间，将获得一组解剖图像，在这些图像上描绘肿瘤周围的规划目标体积（PTV）；一般来说，PTV 在较小的亚体积中消融，这允许中间组织层在干预期间冷却；在干预结束时，动态对比增强 3D MRI 验证治疗终点**

图片由 Cornel Zachiu，UMC Utrecht 提供

许在目标周期性位移的情况下，将整个声能沉积在精确位置。然而，所需的 HIFU 振幅调制会显著降低消融过程的占空比。由于肾脏和肝脏都显示出较高的灌注率，因此热量排出，呼吸门控能量输送显著降低了较大超声体积可达到的温度（Cornelis 等，2011）。呼吸周期趋向于自由呼吸，仅在较短的持续时间（10～30s）内保持周期性 / 稳定，同时膈肌的静息位置还会以 8～9mm/h 的速度缓慢漂移，使情况进一步复杂化。

门控能量输送对全麻下的患者更为有利，在全麻下，镇痛药可诱导完全呼吸抑制，呼吸频率和呼吸量均由外部机械呼吸机调节。机械通气可维持完全周期性的呼吸模式，允许门控 HIFU 能量输送，占空比高达 80%，持续数小时。

Okada 及其同事（2006）证明了这种方法治疗肝细胞癌的临床可行性。最近的临床前研究引入了一些方法上的改进，例如，MR 铅笔束导航器（Wijlemans 等，2015a）和光学跟踪作为选通源（Auboiroux 等，2014），以及考虑蠕动和缓慢目标漂移的额外运动校正策略。

因此，对于全身麻醉下的患者，呼吸门控是诱导呼吸暂停的一种有趣的替代方法，与后者的循环性呼吸暂停 / 再氧合相比，呼吸门控允许更连续的工作。特别是最近的工作（Wijlemans 等，2015b）评估程序性镇静和镇痛（procedural sedation and analgesia，PSA）下呼吸门控超声的兼容性，而不是全身麻醉，可能会降低并发症风险，缩短患者恢复时间。

• 波束控制策略：在自由呼吸条件下使消融与高效能量传输兼容的最有希望的方法是利用现代相控阵换能器的波束控制策略，不断将焦点重新定位到目标的当前位置（图 3–6）。与门控等调幅传输方案相反，波束控制允许在超过呼吸周期的时间段内持续沉积声能。这在显示高灌注率的组织中尤其重要，例如，肾脏和肝脏 [典型的肝脏灌注 65～100ml/（min · 100ml），肾脏灌注 287～379ml/（min · 100mg）（Koh 等，2008）]。

基于 MRI 的跟踪。在热疗实时引导的背景下，最初提出了 MRI 导航回波，以结合 MRI 提供运动信息（de Zwart 等，2001）。然而，这些技术不足以估计复杂的器官变形，因为运动估计通常仅限于平移位移。由于现代 MRI 采集方法现

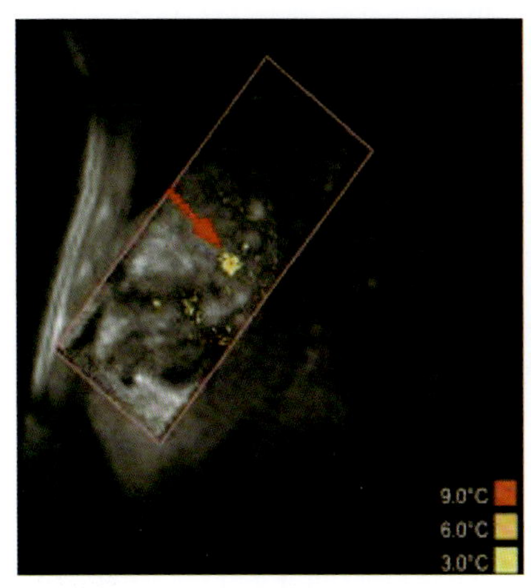

定向消融

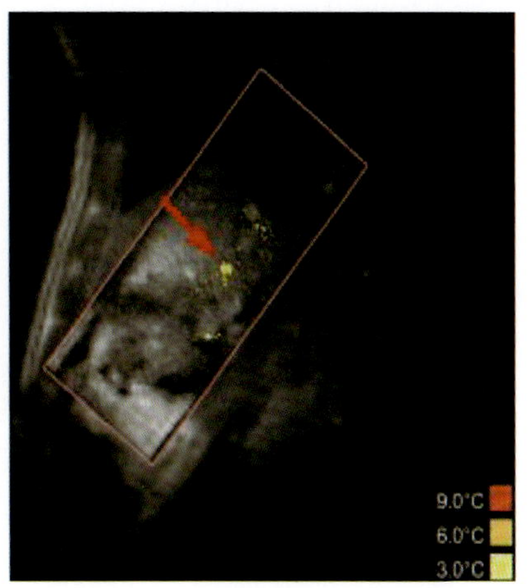

屏气消融

▲ 图 3–6 **体内 HIFU 引导和屏气消融；红箭指示加热区域的位置，这两幅图像显示了在最高温度达到基线以上 10℃的时间点进行定向（左）和屏气（右）体内消融的代表性图像；定向消融需要 31.2s 才能达到这一点，而屏气消融需要 26.7s；定向消融比屏气消融需要多 16.7% 的能量**

经 Holbrook 等，2014 许可复制

在允许快速采集大数据量，再加上良好的组织对比度和高空间分辨率，图像配准技术（Sotiras 等，2013）最近被用于从解剖图像估计实时器官的移位。例如，可以使用基于光流的方法（Barron 等，1994）逐个体素地估计复杂变形，该方法假设沿目标位移的局部像素强度守恒。2007 年，这类技术在移动目标上的实时 MRI 引导 HIFU 的潜力首次得到证实（Denis de Senneville 等，2007a，b）。然而，这种方法面临以下挑战。

首先，测量位移信息的更新率和延迟可能会影响转向精度。虽然图像采样频率受 MRI 采集时间的限制，但延迟由回波形成后的剩余采集时间、图像处理时间、HIFU 发生器的切换时间和所需的数据传输决定。对于典型的腹部器官运动，位移的实际时间与运动信息可用时间之间的延迟必须保持在 100ms 以下（Ries 等，2010）。然而，图像配准任务是高度计算密集型的，最近的方法通过将计算密集型计算卸载到 GPU 来利用 CPU/GPU（中央处理单元 / 图形处理单元）体系结构，从而释放 CPU 用于管道管理和数据准备。这样，图像配准步骤可以专用于 GPU，它允许在大约 100ms 内完成 128×128 个体素的典型图像大小的所有计算（Roujol 等，2010，2011）。

其次，基于光流的算法依赖于沿轨迹局部强度守恒的假设，这在热疗过程中可能会违背，因为快速磁共振成像通常与低信噪比（signal-to-noise ratio, SNR）相关。此外，由于组织被加热，几个与 MRI 相关的组织特性，例如，T_1、T_2 和 T_2^* 弛豫时间在成像过程中会发生变化（Graham 等，1998）。这会导致局部强度变化，而这反过来又会被基于光流的算法误解为“假运动”。因此，最近引入了一种基于主成分分析（principal component analysis，PCA）的运动描述符，以实时描述复杂器官变形（Denis de Senneville 等，2011）。PCA 用于在准备学习步骤中检测目标器官运动的时空相关性。然后，在热疗过程中，非相干的运动模式可能会被丢弃。这种方法只允许在配准过程中保持估计运动的生理成分，从而降低估计位移的噪声。此外，基于 PCA 的运动描述符提供了与学习模型一致的流动场。在假设全局亮度恒定的情况下，它也很稳健，但允许局部强度变化。

最后，尽管已经确定 MRI 可以提供高空间分辨率的运动估计，但由于技术限制、空间和时间分辨率的权衡，以及与快速 3D 采集序列相关的低信噪比，在实践中很难获取实时 3D 各向同性图像。腹部器官的实时目标跟踪依赖于高帧频成像；因此，它与呼吸门控或获取扩展 3D 体积等方法不兼容。实际上，这限制了磁共振成像只能采集 1～3 个切片，切片方向的空间分辨率适中。一种方法是将切片的法向量与运动向量正交，从而将整个运动周期包含在 2D 成像切片中，正如一份报告中所建议的(Denis de Senneville 等，2007a，b)。然而，这对成像几何结构造成了严重的限制，这可能是出于解剖学或诊断方面的原因。通常无法通过单个静态图像切片确保目标区域在整个运动周期内保持可见。此外，虽然肾脏和肝脏下部的运动轨迹可以近似为线性位移，但真实轨迹在 3D 空间中具有形状。特别是，肝脏的上部受到弹性变形的影响，在整个呼吸周期中很难包含在静态 2D 成像切片中。由于广泛的三维体积成像在实践中很难实现亚秒分辨率，因此动态调整图像位置以适应当前目标位置的方法已被提出作为一种可能的解决方案。因此，使用快速铅笔束导航器回波（Ries 等，2010；Köhler 等，2011）或超声回波（Günther 和 Feinberg，2004；Feinberg 等，2010），将切片位置持续调整到当前目标位置。此外，在图像流上应用基于图像实时运动估计算法可以获得平面内目标位置子体素精度。这与保留的切片跟踪位置相结合，可以描述 3D 空间中的完整目标位置，可以方便地用于调整波束位置（Ries 等，2010）。替代策略正在积极研究中，包括使用于预前获得的一次或多次容积扫描，从 2D 实时 MRI 估计 3D 运动（Arnold 等，2011；Brix 等，2014；Stemkens 等，2014；Stemkens 等，2015）。然而，这些技术仍需结合

MRI-HIFU 进行验证。

对于超声追踪，由于超声成像和 HIFU 相互干扰而很难同时使用。然而，这两种设备的组合代表着一种很有前途的方法，可以独立地以不同的时间分辨率操作测温 / 剂量学和束流控制任务。超声信号的采集和 HIFU 超声必须交错进行。在热疗的实时引导方面，超声回波过去曾被用于结合 MRI 提供具有高时间分辨率的运动信息。Pernot 及其同事（2003）使用了 4 个脉冲接收器来估计目标器官的 3D 位移（需要 3 个换能器来估计位移，并添加了另一个换能器以增加过程的稳健性）。在热疗实时指导的背景下，过去曾使用一维超声回波结合 MRI 测温技术提供高时间分辨率的运动信息（Lorenço de Oliveira 等，2010）。然而，使用这些技术时，由于超声波回波受到温度升高的扰动，估算的运动信息仅限于加热区域之外。此外，当超声波在传播过程中被肋骨或空气阻挡时，回波的接收会变得更加困难。因此，最近提出使用二维超声成像作为附加的成像方式，用于在 MRI–HIFU 环境下进行持续的靶区追踪（Günther 和 Feinberg，2004；Feinberg 等，2010；Ries 等，2012；Auboiroux 等，2012；Denis de Senneville 等，2014；Denis de Senneville 等，2015）。

（二）腹部器官的 MRI 引导温度测量和剂量测量

MRI-HIFU 最引人注目的可能性之一是在 HIFU 超声治疗过程中无创性实时监测温度变化的可能性。最初的方法侧重于几种 MRI 可观察组织性质（如水质子的 T_1 和 T_2 弛豫时间、水的分子扩散常数等）的温度依赖性，这在文献中已得到深入研究。其他方面对相关的测温 MRI 方法进行了综述（Denis de Senneville 等，2005；Rieke 和 Butts Pauly，2008）。最具前景的技术之一是基于水质子共振频率（proton resonance frequency，PRF）的实时 MRI 测温，这主要是因为它几乎与组织成分无关。在介入过程中，也可以通过基于动态 MRI 测温法的累积热剂量计算经验估计组织坏死（Sapareto 和 Dewey，1984）。因此，MRI 测温 / 剂量学是一种很有前景的候选方法，用于评估治疗的实时反馈控制，并确保 HIFU 提供准确的热能。

然而，由于温度的指数依赖性，温度测量中的伪影对热剂量估计的精度有很大影响，并且在干预期间由于混合会叠加。第一个挑战是基于运动目标（如腹部器官）PRF 位移的 MRI 测温，由于目标在不均匀和时变磁场中的连续运动而变得复杂（Peters 和 Henkelman，2000）。呼吸或心脏诱发的器官位移和变形会改变局部退磁场，从而也会改变靶器官局部磁场。这将反过来导致温度伪影（De Poorter 等，1994；Young 等，1996）。第二个挑战来自 MRI 测温受限于信噪比，在空间分辨率、体积覆盖率和扫描时间之间存在固有的权衡。因此，目前很难实时获取大视野的三维各向同性热图。

1. 热成像中运动相关误差的补偿

提出了几种策略以减少呼吸活动对腹部器官 MRI 测温的影响。

• 门控策略：使用呼吸门控策略，MRI 采集与呼吸活动的稳定期同步。为此，在呼吸循环的呼气阶段采用 1s 的时间窗，可以使用各种类型的定性传感器实时评估呼吸运动模式，如呼吸带（Morikawa 等，2004）或定量替代物、MRI 导航器（Vigen 等，2003）。通过这种方式，可以减少热图上的运动伪影，但将时间分辨率限制在呼吸频率内（Weidensteiner 等，2004）。

• 非门控策略：最近提出非门控策略，即在整个呼吸周期中提供高时间频率的连续和定期温度更新。然而，在活体内和实时条件下对非均匀磁场进行精确建模是很难实现的，因此提出了几种替代简化策略，以允许在基于 PRF 的 MRI 测温中校正运动相关误差。为此，有两种方法有望在自由呼吸条件下实现腹部器官的连续 MRI 测温：“参考”和“无参考”MRI 测温。

参考 MRI 测温包括在干预前进行的预处理步骤中分析运动的相位伪影。在器官的运动周期中，记录幅度和相位图像的参考数据集。为此，必须足够密集地对运动周期进行采样，以避免离散化误差。典型的成像帧率为每秒5～10帧图像，3～5s的呼吸频率，这一预处理步骤可以在相对较短的10～20s时间内完成。由于呼吸周期的周期性运动，相位伪影可以通过多基线策略解决（Vigen等，2003；Denis de Senneville等，2007a，b；Quesson等，2011），或者根据估计目标运动的相位变化模型进行相位校正（Hey等，2009；Denis de Senneville等，2011）。

使用无参考MRI测温法，背景相位可通过将多项式函数拟合到测量所得的相位来估算，该测量相位来自治疗区域外的感兴趣区域（region of interest，ROI），而该区域假定保持在体温下（Rieke等，2004；McDannold等，2008；Holbrook等，2010），这种方法的最新更新旨在避免由于空间相位包裹而产生的拟合问题，以及确定ROI的适当大小和位置，并且相位滤波器的最佳多项式阶数可以在加热之前确定（Kuroda等，2006；Zou等，2013）。特别是，还研究了使用基于偶极子的滤波（Liu等，2011）或谐波插值（Schweser等，2010；Salomir等，2012）计算背景相位，以进一步提高该方法的性能。

还研究了多基线和无参考方法的混合：Grissom等2010年提出了两种技术的直接组合来计算每个温度图，以及时间切换法（Denis de Senneville等，2010）。后者最初采用多基线算法连续提供整个视野的温度图。如果在干预过程中出现自发运动，没有预先记录参考阶段，则校正策略会从"参考"动态更新为"无参考"MRI测温。

2. 与实时体积磁共振温度成像相关的挑战

最后，大视野的3D各向同性MRI测温是准确监测目标区域热剂量的前提，同时也能评估附带损伤（例如，靠近皮肤的近场引起的水肿，或由于吸收声能而导致骨骼发热）。已经采用了几种MRI采集/重建技术来缩短PRF序列的扫描时间（Tsao等，2003）。在Quesson等（2011）的一项研究中，猪肝的容积MRI测温实现了400ms五层的体积的更新率，以及2℃的相对较高的温度精度。最近，还引入了后处理技术，以使用稀疏采样或卡尔曼滤波方法实时计算3D MRI温度图（Todd等，2014；Roujol等，2012；Denis de Senneville等，2013）。

结论

自从20年前MRI引导下高强度聚集超声介入肿瘤治疗的概念被提出以来，人们对肝肾恶性肿瘤的消融方法产生了极大的兴趣。特别是在过去10年中，大量的临床前研究已经确定了若干临床可行的解决方案，用于解决最具挑战性的问题，并且已开展了多个临床试验研究。

尽管磁共振MRI引导和精细化声能传输取得了实质性进展，但迄今为止，临床上对这些技术的接受度仍然有限。主要原因是缺乏专用的MRI-HIFU设备，该设备仍需针对肝癌和肾癌治疗进行优化。目前使用的设备及其相关方法导致了许多妥协，如低体积消融率，或需要全身麻醉等要求，这使得这种方法与其他已临床应用的微创技术（如射频消融）相当。

无论怎样，最近我们看到癌症筛查模式的快速发展，这也使得越来越多的患者在早期阶段发现原发肿瘤。因此，未来对非电离辐射无创局部治疗的需求可能会增加。

第 4 章　磁共振引导下高强度聚焦超声乳腺癌消融

Magnetic Resonance-Guided High Intensity Focused Ultrasound Ablation of Breast Cancer

Floortje M. Knuttel　Maurice A. A. J. van den Bosch　著

摘要

本章描述了 MRI-HIFU 治疗乳腺癌的几个方面。讨论了目前和未来的应用、技术发展和临床结果。MRI-HIFU 消融治疗乳腺癌的研究正在进行中，但尚未准备好临床实施。首先，MRI-HIFU 消融的疗效应在大规模临床试验中进行研究。现有文献表明，初步小型研究的结果适中，但仍有改进的机会。仔细选择患者，治疗成本的考虑和专用乳腺系统的使用可能会提高治疗效果。MRI 引导对 HIFU 治疗的准确性和安全性是有益的，因为它在治疗前、治疗中和治疗后都很有用。总之，MRI-HIFU 有望用于乳腺癌的治疗，并可能改善未来乳腺癌的治疗效果。

关键词

乳腺癌；磁共振成像；高强度聚集超声

乳腺癌是全球确诊率第二高的癌症。2012 年全球癌症负担估计数显示，新诊断癌症病例数为 1410 万，其中 167 万为乳腺癌（占女性癌症病例数的 25%）（国际癌症研究机构，2012）。由于乳腺癌造成的全球疾病负担，改进诊断流程和治疗效果是非常重要的研究目标。乳腺癌的主要治疗方式是手术，在过去几十年中，手术已从根治性霍尔斯特德乳房切除术发展为保乳手术（Halsted，1907）。大多数患者都能实现乳腺癌的局部控制，这使得手术成为一种非常有效的治疗方法。放射治疗在保乳治疗中起到重要作用；大型随机实验表明放射治疗后复发率降低，生存率提高（Darby 等，2011；Fisher 等，2002）。然而，除非保乳治疗在复发和生存方面产生非常有利的结果，否则存在并发症的风险及美观效果并不总是令人满意的。

因此，当前的研究越来越多地着眼于研究新的治疗技术，例如，使用 MRI-HIFU 来破坏肿瘤（Kaiser 等，2008）。引入这种全新的完全无创技术可能会在不久的将来改变乳腺癌治疗效果

（Jolesz，2009）。HIFU 治疗最重要的益处是无创性，有可能降低并发症风险，改善美观效果。此外，由于其周边位置，乳房是 HIFU 治疗的合适身体部位。MRI 引导能够实现安全和精确的 HIFU 治疗，因为它对肿瘤轮廓的成像是最敏感的，并为治疗监测和成像提供温度反馈，以评估治疗结果（Merckel 等，2013）。

本章重点介绍乳腺癌的 MRI-HIFU 消融。全面概述了技术和临床挑战，以及之前的研究，并对 MRI-HIFU 在乳腺癌患者中的应用前景进行了展望。

一、MRI 在 HIFU 消融乳腺病变中的作用

（一）乳腺癌成像

目前乳腺 X 线和超声是最广泛用于乳腺癌的检测和分期。乳腺钼靶摄影的灵敏度和特异度分别为 75.8%～85.8% 和 87.7%～97%。超声的灵敏度为 70.8%～92.4%，特异度为 72.6%～76.4%。当乳腺 X 线摄影和超声联合使用时，灵敏度和特异度分别增加到 91% 和 98%（Zonderland 等，1999；Houssami 等，2003；Bruening 等，2012；Barlow 等，2002）。乳腺 MRI 的灵敏度为 90%～95%，特异度为 72%～77.5%（Peters 等，2008；Bruening 等，2012；Hrung 等，1999）。尽管 MRI 具有相当的诊断准确性，但与传统成像方法相比，MRI 在确定病变大小方面表现更好（图 4–1）（Blair 等，2006；Shin 等，2012）。对于是否应该对所有乳腺癌患者进行 MRI 检查存在很多争议。其特异度适中导致假阳性结果，临床试验尚未证明 MRI 可改善乳腺癌患者的长期预后（Turnbull 等，2010；Peters 等，2011）。然而，已知 MRI 在某些患者群体中具有附加价值（Knuttel 等，2014）。例如，浸润性小叶癌患者受益于 MRI，因为肿瘤具有弥漫生长的方式，这使得常规成像很难准确确定疾病范围（Mann 等，2008，2010）。患乳腺癌风险增加的患者也可以从乳腺 MRI（筛查）中受益，因为他们往往在年轻时患乳腺癌，而此时乳腺密度仍然很高，这会降低乳腺 X 线摄影的灵敏度。此外，高危患者更常表现为多灶 / 多中心和对侧疾病，常规成像无法检测到（Kuhl 等，2005；Warner 等，2004）。最后，MRI 有助于发现有腋窝淋巴结转移的原发性乳腺肿瘤，而常规成像无法发现原发性乳腺肿瘤的腋窝淋巴结转移（de Bresser 等，2010）。

（二）MRI 引导 HIFU 治疗

MRI 在治疗方面具有不同的作用。首先，它是患者选择的检查手段。可以准确确定肿瘤的大小、到皮肤和胸肌的距离及在乳房中的位置（Peters 等，2008；Blair 等，2006）。要事先调研某些因素，以评估患者是否适合接受 MR-HIFU 治疗。此外，MRI 经常检测到常规影像中隐匿的其

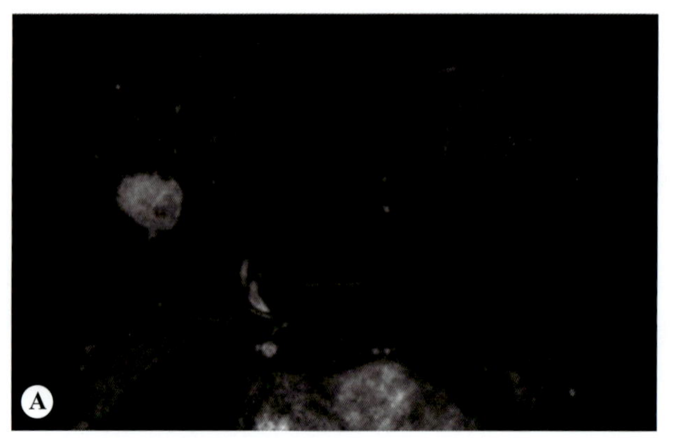

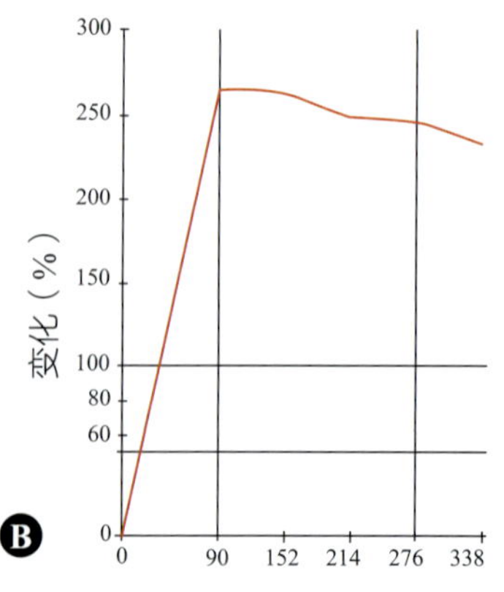

▲ 图 4–1 **A. 动态对比增强 3T MRI 脂肪抑制显示右乳肿块，呈不规则强化；B. 该病变具有可疑的增强动力学特征，延迟期表现为快进快出**

他病变，从而改变 MRI-HIFU 治疗的适应证，甚至可能改变手术治疗方案（Houssami 等，2008）。

其次，MRI 有助于指导 HIFU 治疗，原因有几个。最重要的是，它提供了肿瘤和周围组织的精确解剖细节，从而实现精准治疗。此外，MRI 还提供实时温度图。在 HIFU 治疗期间，监测乳房温度至关重要，因为它可以显示治疗部位是否达到 60℃以上的目标温度，必要时可以调整治疗方案。使用最广泛的测温方法是质子共振频率偏移(proton resonance frequency shift，PRFS)(Zippel 和 Papa，2005；Furusawa 等，2006）。第 5 章讨论了这种技术。

最后，MRI 可以在治疗后用于评估治疗效果。由于 MRI-HIFU 消融是一种无创技术，可靠的成像方法是临床实施 MRI-HIFU 消融以检测最终残留疾病的先决条件。MRI 可以准确描述凝固组织的数量（Hynynen，2010）。最可靠的方法是增强的 T_1 加权 MRI。由于血流灌注终止，凝固区域呈现无强化区（McDannold 等，1998）。Gianfelice 和 Khiat 等研究三期动态对比增强 MRI（dynamic contrast enhanced-MRI，DCE-MRI）参数的值，并发现其与残余肿瘤的百分比相关。这些相关性很可能是基于消融后微血管密度的降低。DCE-MRI 的可靠性取决于 MRI-HIFU 和成像之间的时间间隔，与治疗后直接成像相比，7 天后相关系数明显改善（Gianfelice 等，2003a；Khiat 等，2006）。

二、乳房的高强度聚焦超声

（一）技术

HIFU 技术已在本书第 1 章中详细描述。总之，MRI-HIFU 消融是一种完全无创的技术，它利用超声束聚焦在焦点上。由于高强度超声束聚焦，焦点处的温度会迅速升高。加热量主要取决于应用的功率和靶组织的灌注。灌注越多，当血流将热量分散到焦点之外时，热量就会减少。由于 MRI 引导下的精确定位，邻近的健康组织和皮肤不会受到影响。如果温度达到至少 57～60℃持续几秒钟，蛋白质变性就会导致组织坏死。较长时间的低温也会导致组织坏死（Jenne 等，2012；Jolesz，2009；Hynynen，2010）。

焦点的大小取决于产生超声波束的换能器的性能。焦点通常太小，无法在一次超声中完全切除肿瘤（Haar 和 Coussios，2007）。大体积的消融可以通过“逐点法”或“体积加热法”完成（Voogt 等，2012；Kohler 等，2009）。使用逐点法，连续加热各个点，形成消融网格。这项技术的一个局限是必须考虑单个超声波之间的冷却时间，从而使沉积的能量得以扩散，这使得 MRI-HIFU 治疗相对耗时。体积加热是利用肿瘤中心先前积聚的热量，通过引导焦点沿向外移动的轨迹进行的。每次超声消融的组织体积越大，治疗持续时间相对越短（图 4–2）（Kohler 等，2009；Salomir 等，2000；Voogt 等，2012）。

（二）HIFU 乳房系统

有两种不同类型的 MRI-HIFU 系统。两种系统之间最重要的区别是目标定位方法。“纤维瘤平台”或“通用法”是目前使用最广泛方法。使用这种类型的系统，从前方瞄准乳房（图 4–3A）。

换能器浸入水浴中，水浴嵌入 MRI 床上。换能器的形状为球形，以便能够聚焦超声束。在大多数进行 MRI-HIFU 乳腺研究的临床研究中心，使用了 InSightec（Haifa，Israel）生产的 ExAblate 2000（Gianfelice 等，2003b；Furusawa 等，2006）。还有另一种前超声治疗的系统被使用（Hynynen 等，2001；Cline 等，1995）。

最近，已经研发了“乳房专用”的系统。与一般方法的主要区别在于 HIFU 束的方向。超声换能器位于乳房周围，允许横向超声（图 4–3B）。2001 年，在一项可行性研究中，第一位患者接受了乳腺专用系统的治疗（Huber 等，2001）。不同的研究小组研发了其他乳房特异性系统。Payne 等介绍了一种 256 单元相控阵换能器，可在乳房周围移动（Payne 等，2012）。山羊乳房模型的体内实验表明该 MRI-HIFU 系统能够有效且安全地进行消融（Payne 等，2013）。目前，荷兰

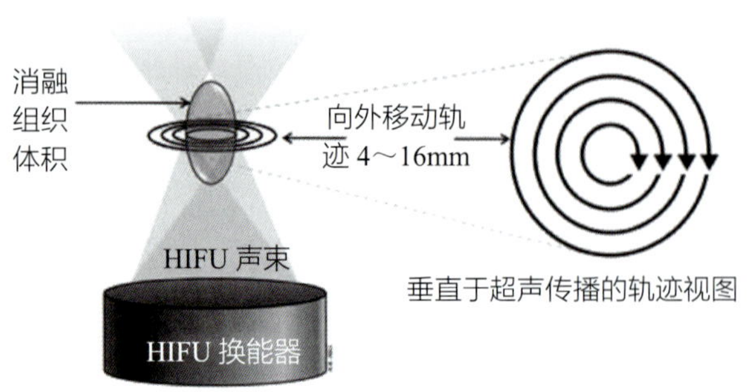

▲ 图 4-2　体积消融技术示意

乌得勒支大学医学中心的临床可行性和有效性研究中使用了乳腺专用系统（Sonalleve，Philips Healthcare，Vantaa，Finland）（见后文）。该系统的换能器由 8 个模块组成，每个模块有 32 个元件，浸没在脱气水中。周向定位换能器分布在乳房杯周围，乳房杯位于 MRI 床的中间（图 4-4）（Moonen 和 Mougenot，2006；Merckel 等，2013）。

专用侧向入路的一个重要好处是病灶与胸腔及心肺之间的距离。焦点后面的区域（超声波束发散的地方）称为波束路径的远场。在 MRI-HIFU 治疗期间，远场光束在胸腔、心脏和肺部的能量沉积会导致过热的风险。与前路入路相比，专用入路的焦点与远场结构之间的有效距离更大。此外，并非整个远场波束都能到达胸腔、心脏和肺部，因为由于其水平方向，它使乳房位于换能器的另一侧。因此，远场过热的风险降低。此外，上述专用乳房系统包含 8 个换能器模块，这些模块都从稍微不同的方向到达乳房。因此，与使用单个换能器的系统相比，皮肤层面的能量密度降低，从而降低皮肤烧伤的风险（Merckel 等，2013）。这种宽孔径系统的一个可能缺点是由于乳房组织的不均匀性而引起的焦点畸变。乳房含有不同声速的纤维腺和脂肪组织。因此，来自不同方向的超声波束具有不同的声路。对于非常大、异质的乳房，这可能导致临床相关的病灶畸变。Mougenot 等研究了一种校正方法，以减轻治疗期间焦点的失真（Mougenot 等，2012）。

三、临床研究

（一）良性病变

2001 年，首次报道了 MRI-HIFU 消融乳腺良性病变的应用。在一项可行性研究中，9 例 11 个纤维腺瘤患者接受了 MRI-HIFU 消融。他们在纤维腺瘤后方进行局部麻醉。8 个肿瘤显示部分（50%～90%）或完全（>90%）反应，MRI 显示非灌注体积的大小。随访 6 个月的 MRI 扫描显示肿瘤体积平均显著减少 0.6cm^3。在体格检查中，病变感觉更软，患者也有类似的报告。MRI-HIFU 消融无效的原因是一名患者肿瘤内能量沉积不足，另外两名患者移动。在一名患者中，在纤维腺瘤前方注射镇痛药，导致超声散射，因此肿瘤没有足够的加热。这项研究还显示了 HIFU 消融后已知的一些不良反应。1 名患者术后胸肌

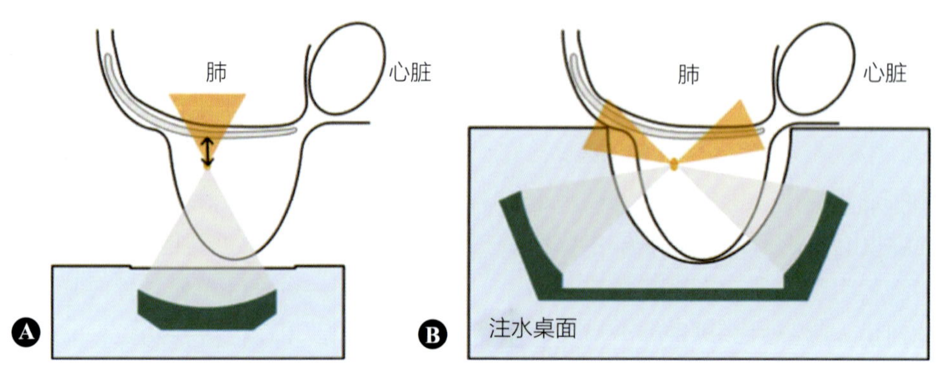

▲ 图 4-3　**HIFU 消融乳房的两种方法**

A. 通用方法；B. 专用方法

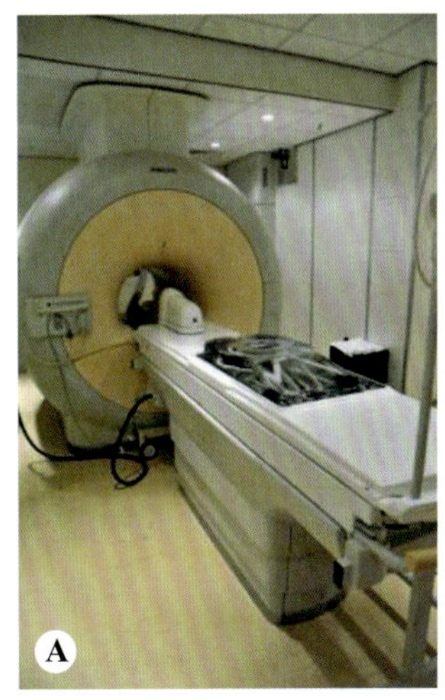
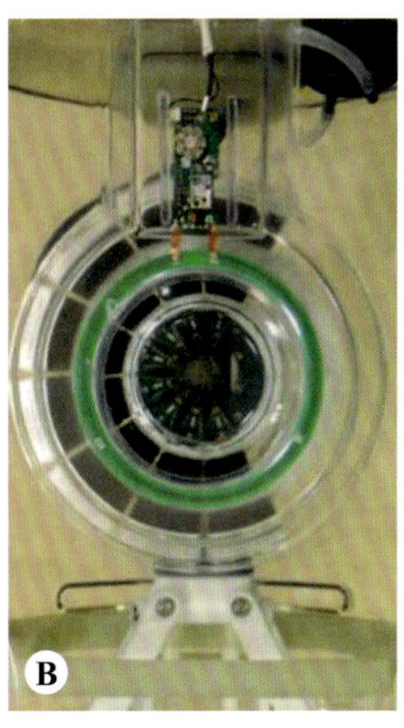

▲ 图 4-4　A. 集成于 1.5T MRI 扫描仪中的专用乳腺系统及工作台；B. 乳房杯特写，带有 8 个周向定位换能器

水肿。然而，没有观察到任何临床后果，水肿在 14 天内消失。1 名患者的皮肤出现瘀伤。4 名患者在治疗期间出现轻度疼痛，2 名患者出现中度疼痛，1 名患者出现重度疼痛。在某些情况下，乳房压痛持续长达 10 天。最终观察到治疗后乳房暂时中度肿胀，没有出现长期不良反应（Hynynen 等，2001）。

（二）浸润性乳腺癌切除术

在良性肿瘤患者的首次人体研究之后，也对浸润性乳腺癌患者进行了各种研究。大多数 MR-HIFU 乳房研究是根据治疗和切除方案进行的，以便于对治疗反应进行组织学评估。Huber 等报道了 MRI-HIFU 消融浸润性乳腺癌的首次结果。他们治疗了 1 名 5 天后接受保乳手术的患者。治疗后 MRI 显示治疗区缺乏对比剂摄取，表明肿瘤已成功消融。此外，肿瘤周围可见高信号边缘。组织病理学显示肿瘤中存在亚致死性和致死性热损伤（Huber 等，2001）。Gianfelice 等对 12 名患者进行了 MRI-HIFU 消融。只有 2 名患者肿瘤组织完全坏死。他们使用了两种不同的超声系统聚焦，其中第二种表现更好。在 3 名患者中，平均 43.3% 的恶性组织被第一种系统消融。9 名患者采用第二种系统消融肿瘤坏死率达到 88.3%。尽管使用了不同剂量的镇痛药（枸橼酸芬太尼）和镇静药（咪达唑仑），但所有患者在治疗期间均出现轻度至中度疼痛。所有病例的疼痛或不适都是暂时的。最重要的副作用是两名患者的二度皮肤烧伤（Gianfelice 等，2003b）。同年，Gianfelice 等报道了 17 名接受 MR-HIFU 治疗的乳腺癌患者的结果，部分也包括在他们之前的论文中（Gianfelice 等，2003b）。本研究旨在探讨 DCE-MRI 在评估 MRI-HIFU 术后残余病变量中的作用。在 4 名患者中，根据组织病理学评估发现肿瘤完全坏死，9 名患者中 90% 以上的肿瘤被消融，4 名患者的坏死体积为 25%～70%（Gianfelice 等，2003a）。Khiat 等使用了相同的患者群体，并增加了额外的患者；他们报道了总共 25 名女性的治疗结果。这篇文章的重点是 HIFU 治疗间隔时间的影响及用于评估是否存在残余肿瘤的 MRI 性能参数。共治疗了 26 个肿瘤，其中 7 个被发现完全消融。另有 7 个肿瘤消融率为 10%～80%，其余肿瘤残留病变不到 10%。HIFU 术后 7 天或 7 天以上进行评估时，对比增强 MRI 最可靠。如果在治疗后直接进行 MRI 检查，则无法得出治疗效果的结论（Khiat 等，2006）。2005 年对 10 名早期乳腺癌患者进行了另一项一期实验，2 名患者的 MRI-HIFU 消融完全有效，其他 8 名患者的残留病灶数量从 30% 到仅显微镜下病灶不等（Zippel 和 Papa，2005）。Furusawa 等对 30 名乳腺癌患者进行 MRI-HIFU 消融治疗，有 15 名患者（50%）肿瘤完全坏死，28 名患者的坏死肿瘤数量超过 85%（Furusawa 等，2006）。最后，目前正在进行的一项意大利 MRI-HIFU 研究，2013 年的初步结果表明，在 10 名接受治疗的患者中，有 9 名患者实现了完全的肿瘤坏死，包括 5mm 的临界病灶（Napoli 等，2013）。

许多患者发生了不良事件，但通常是轻微的。大多数患者在治疗期间都经历了轻微的疼痛、不适或压力感（Huber 等，2001；Furusawa 等，2006；Zippel 和 Papa，2005）。在某些情况下，一些乳房压痛会持续几天（Gianfelice 等，2003b）。另一种常见的不良反应是皮肤灼伤，三项研究中有 4 名患者报告了皮肤灼伤。其中 1 名患者有三度皮肤烧伤，这是唯一报告的重大不良事件（Furusawa 等，2006；Gianfelice 等，2003b；Zippel 和 Papa，2005）。在这些研究中，由于随后对治疗过的肿瘤进行手术切除，无法调查长期副作用的发生情况。一般来说，MRI-HIFU 治疗后很少发生并发症，尤其是在考虑安全边缘的情况下。

并非所有患者的 MRI-HIFU 消融都同样成功。已经提到了治疗失败的几个原因。在大多数情况下，向肿瘤输送的能量不足。在 1 名患者中，皮肤吸收了异常的能量，阻碍了肿瘤的致命加热（Furusawa 等，2006）。在一些研究中，患者接受了在肿瘤后面注射的局部麻醉（Furusawa 等，2006）。另一种麻醉方法是静脉注射阿片类和镇静药（Gianfelice 等，2003b）或仅口服镇静药（Huber 等，2001）。一般来说，在 MR-HIFU 治疗期间局部镇痛或清醒镇静并不总是足够的，患者仍然会感到疼痛而移动，这使得准确的定位变得困难。肿瘤靶向性通常很差，这表明仔细选择患者很重要，技术问题仍然需要解决（Gianfelice 等，2003b）。此外，应考虑肿瘤周围足够大的边缘（Gianfelice 等，2003b）。

（三）未经切除的浸润性乳腺癌

Gianfelice 等还评估了 MRI-HIFU 消融治疗的乳腺癌患者且 HIFU 治疗后未进行手术切除的可行性和有效性。这些患者要么有手术并发症的高风险，要么拒绝手术。24 名经活检证实的乳腺癌患者接受他莫昔芬作为主要治疗，并接受“辅助”MRI-HIFU 消融。所有患者在研究开始时均无转移。在一次或两次治疗后，通过对肿瘤不同区域进行多次活检来评估 MRI-HIFU 消融的有效性。第一次治疗后，核心活检阴性率为 58.3%（14 例）。第二个 MRI-HIFU 疗程后产生了 5 例无肿瘤患者，使成功治疗的总数增加到 19 例（79%），平均随访 20.2 个月（12～39 个月），无患者发生转移。所有患者在治疗期间均报告有轻度至中度疼痛，其中 1 名患者在治疗后被发现有二度皮肤烧伤。值得一提的是，接受 MRI-HIFU 消融的患者已经接受了不同时期的他莫昔芬治疗。因此，治疗结果不能完全归因于 MRI-HIFU 消融（Gianfelice 等，2003c）。

最近发表的 MRI-HIFU 研究是由 Furusawa 等进行的。21 名患者接受了 MR-HIFU 消融治疗，无须后续手术和放射治疗，4 名患者接受了两次治疗，以确保整个肿瘤体积的消融。平均随访 15 个月（3～26 个月），观察到 1 例复发。这归因于治疗过程中加热不足，这是通过回顾性分析确定的。在 2 名患者中观察到皮肤烧伤，1 名为三度烧伤，1 名为二度烧伤（Furusawa 等，2007）。Furusawa 等正在继续这项 MRI-HIFU 研究，但没有切除，目前还没有发表其他结果（Furusawa，2012）。表 4–1 概述了现有文献。

四、临床和技术挑战

（一）改进的挑战

1. 患者选择

如前一节所示，MRI-HIFU 消融的临床结果是可变的。少数 MRI-HIFU 治疗导致肿瘤完全消融，这表明该技术尚未准备好用于临床实践。充分地选择患者对 MRI-HIFU 治疗的成功非常重要，因为并非所有患者都是 MRI-HIFU 消融的适合者。MRI-HIFU 消融的理想适合对象是一个最大直径约 2cm 的单个小肿瘤，无导管原位癌（ductal carcinoma in-situ，DCIS）。如果 MRI-HIFU 消融术是乳腺癌的主要治疗方法，由于肿瘤未经手术切除所以无法评估肿瘤边缘。因此，将残留疾病的风险降至最低是非常重要的。这可以通过选择“局限范围的乳腺癌”患者来实现，在这些患者中，指定肿瘤周围 10mm 边缘外没有原位或浸润性肿瘤（Faverly 等，2001）。

Schmitz 等研究了 MRI 显示的肿瘤周围 10mm 边缘是否存在其他疾病，根据他们的研究，这些肿瘤在 DCE-MRI 上更常表现为持续增强（处于停滞期）并且较小。原发肿瘤中大量 DCIS 也与 10mm 边缘以外的疾病存在相关（Schmitz 等，

表 4-1 临床 MRI-HIFU 乳房研究综述

参考文献	患者数	肿瘤	方案	病变大小	HIFU 设备	结果	副作用
Furusawa 等，2006	30	28 例浸润性 BC 和 2 例 DCIS	治疗和切除	平均直径 13mm（5～25mm）	ExAblate2000	15%～100% 坏死，平均：96.9% 坏死	1 例三度皮肤烧伤 5 例轻微不良事件（1 例重度、1 例中度和 3 例轻度疼痛）
Furusawa 等，2007	21	21 例浸润性和非浸润性 DC	HIFU 和随访	平均直径 15mm（5～50mm）	ExAblate2000	平均随访 14 个月 1 例复发	2 处皮肤烧伤（1 例三度）
Gianfelice 等，2003b	12	12 例浸润性 BC	治疗和切除	0.11～8.8cm^3	ExAblate2000	平均坏死体积：患者 1—3：43.3%；患者 4—12：88.3%	治疗期间 8 例中度疼痛和 4 例轻度疼痛 所有患者轻度不适持续 24～36h 2 例二度皮肤烧伤
Gianfelice 等，2003a	17	17 例浸润性 BC	治疗和切除	0.11～8.8cm^3	ExAblate2000	4 例 100% 坏死，9 例<10% 残余疾灶，4 例 30%～75% 残余病灶	NR
Gianfelice 等，2003c	24	24 例浸润性 BC	HIFU+ 他莫昔芬并随访	平均直径 15.1mm（6～25mm）	ExAblate2000	19 例活检阴性 平均随访时间：20.2 个月：22 例无变化，2 例病灶不再可见	治疗期间 14 例中度疼痛和 10 例轻度疼痛 1 例二度皮肤烧伤
Huber 等，2001	1	1 例浸润性 DC	治疗和切除	3.08cm^3	集成在 1.5 T MRI 中的单元件换能器	（亚）致命热损伤	没有
Hynynen 等，2001	9	11 例纤维腺瘤	HIFU 和随访	1.9cm^3（0.7～6.5cm^3）	集成在 1.5 T MRI 中的单元件换能器	8 例（73%）完全或部分消融；6 个月时减少 0.6cm^3	治疗期间有 1 例重度、2 例中度和 4 例轻度疼痛 治疗区水肿 胸肌肿胀 乳房压痛，最多 10 天
Khiat 等，2006	25	25 例浸润性 DC 和 1 例浸润性 LC	治疗和切除	0.11～11.2cm^3	ExAblate2000	8 例 100% 坏死，11 例<10% 残留疾病，7 例 20%～90% 残留疾病	NR
Zippel 和 Papa，2005	10	10 例浸润性 BC	治疗和切除	平均直径 22mm	ExAblate2000	2 例 100% 坏死，2 例残留显微镜病灶，3 例 10% 残留疾病，3 例 10%～30% 残留疾病	治疗期间疼痛 1 例二度皮肤烧伤

BC. 乳腺癌；DCIS. 导管原位癌；DC. 导管癌；NR. 未见报道；LC. 小叶癌

2012）。排除 DCIS 患者的另一个原因是 MRI 不能可靠地评估其大小，因此在治疗过程中可能会部分遗漏（Kropcho 等，2012；Kuhl 等，2007）。此外，浸润性小叶癌（invasive lobular carcinoma，ILC）患者通常不符合条件。ILC 呈弥漫性生长模式，阻碍了 MRI 对肿瘤边缘的可靠显示，从而导致无法精确治疗（Menezes 等，2013）。

2. 治疗的边缘

与外科治疗一样，治疗肿瘤周围的边缘对于清除所有癌细胞非常重要。该边缘的大小尚未确定。一般来说，5mm 的边缘被认为是安全的（Furusawa 等，2006）。其他人认为，1cm 是必要的（Gianfelice 等，2003b）。切除 0.5～1cm 的边缘与目前的乳腺癌外科治疗相当，后者的目标是总切除边缘为 0.5～2cm（Rutgers 和 EUSOMA 共识小组，2001；Parvez 等，2014）。然而，手术可能不如图像引导治疗技术精确，尤其是在不可触及的乳房病变中，外科医生看不到或感觉不到病变，必须依靠针线引导切除。基于外科文献和图像引导治疗的精确度，笔者认为 MRI-HIFU 治疗乳腺癌的治疗边界为 5mm。MRI-HIFU 的一个限制是必须考虑到距皮肤和胸腔 1cm 的安全边缘（Furusawa 等，2006）。因此，一部分患者没有资格接受 MRI-HIFU 治疗。如果考虑到治疗边缘为 5mm，皮肤和胸肌的安全边缘均为 10mm，则约 46% 的早期乳腺癌患者将没有资格接受 MRI-HIFU 治疗（笔者小组的未公布数据）。

在考虑治疗效果和边缘使用时，也应考虑放射治疗。并非所有的恶性细胞都可能被切除，但肿块切除术也可能不能确保所有肿瘤细胞都被完全切除。在一项对 282 名接受乳房切除术但有资格接受保乳手术的患者进行的病理学研究中，20% 的患者发现 2cm 边缘内有其他病灶。43% 的患者发现肿瘤病灶位于原发肿瘤 2cm 以上（Holland 等，1985）。Schmitz 等报道，52% 的患者在距离肿瘤 1cm 以上的位置存在肿瘤病灶（Schmitz 等，2010）。这些发现说明了保乳手术或消融术后放射治疗的重要性。在保乳手术中增加放射治疗可在 10 年内将复发风险降低 15.7%，并将 15 年死亡率降低 3.8%（Darby 等，2011）。由于 MRI-HIFU 消融后的隐匿性残留病灶将通过放射治疗，因此未来将 MRI-HIFU 消融与放射治疗相结合可能会更有效地治疗和控制肿瘤。一旦 MRI-HIFU 技术在大多数患者的肿瘤大体消融中得到充分改善，就应该研究放射治疗的作用。

（二）测温法

MRI 引导 HIFU 治疗的一个优点是能够基于温度图实时监测治疗情况。无创 MRI 测温方法有很多种，而 PRFS 应用最为广泛，该技术基于水中氢核温度依赖性电子屏蔽效应，导致水质子共振频率偏移，与组织温度的变化成正比。线性温度依赖性使 PRFS 成为非常合适的测温方法。MRI 构建 PRFS 的温度图可用于实时治疗控制（Rieke 和 Butts Pauly，2008；Quesson 等，2000）。

尽管如此，PRFS 方法仅适用于贮水组织，即肿瘤和腺体组织，脂肪组织中的温度不能用 PRFS 测量。大多数肿瘤边缘部分由脂肪组织组成，其中的温度和治疗效果无法监测，这可能阻碍肿瘤边缘的完全消融。放射科医生无法确定是否达到了足够高的温度，因此在治疗过程中会有风险。此外，无法监测近场脂肪组织的温度可能会增加皮肤组织过热的风险。为了降低近场过热的风险，每次超声波处理后都需要一段冷却期。由于乳房成分不同，患者的理想冷却时间也不同。因此，冷却时间被保守地选择得很长，可能不必要地延长 HIFU 治疗时间。脂肪组织的测温对于优化 HIFU 治疗是必不可少的。有这样做的方法，但尚未在临床研究中实施。由于 T_2 随温度呈线性变化，因此基于 T_2 弛豫时间的温度图是一种适合于脂肪组织测温方法。相反，在贮水组织中，温度依赖性不是线性的且不可逆的，因此 T_2 测温法不适用于贮水组织（Baron 等，2013）。理想的方法是将两种方法结合起来，实现腺体和脂肪组织的同时测温。结合 T_1 和 PRFS，开发了一种混合方法。对于 T_1 测温，采用可变翻转角法。这两种技术相结合，允许在两种类型的组织中实时同步绘制温度图（Todd 等，2013a，b；Diakite 等，2014）。该方法尚未应用于乳腺 MRI-HIFU 治疗，但有望在未来获得更好的治疗效果。

PRFS 对患者移动非常敏感（Rieke 和 Butts Pauly，2008）。此外，心脏运动和呼吸会导致体温错误，阻碍治疗监测。平均而言，心脏跳动和呼吸导致 13℃的温度误差，大大降低了温度测量的精度（Peters 等，2009）。应采用校正方法，以提供足够的温度监测。可能的校正方法包括内部参考温度变化的光谱成像（Rieke 和 Butts Pauly，2008；Kuroda，2005），以及基于查表的多基线方法或基于模型的方法（Vigen 等，2003；Hey 等，2009）。在大多数 MRI-HIFU 研究中，患者接受局部麻醉（在肿瘤后面注射）或轻度镇静。长期治疗和可能的疼痛感导致患者舒适度降低，这可能会导致未完全镇静的患者出现运动（Hynynen 等，2001）。应用深度镇静可以改善体温测量，因为接受深度镇静的患者呼吸模式更规则且固定。

（三）病理学

乳腺癌的外科切除使病理学家能够确定肿瘤大小、受体状态和肿瘤分级。这些特点对于选择辅助系统治疗是必要的。对于接受 MRI-HIFU 治疗的患者，治疗的目的是破坏所有恶性组织，没有提供活组织给病理学家分析。因此，在 MRI-HIFU 消融之前，必须确定肿瘤大小、受体状态和肿瘤分级。通过对比增强 MRI 可以可靠地确定肿瘤大小，因此肿瘤大小评估不需要切除标本（Shin 等，2012）。在 MRI-HIFU 治疗之前，可使用真空辅助或大的针穿活检获得组织，以评估受体状态和肿瘤分级（Chen 等，2012；Park 等，2009）。对于肿瘤分级，从受体状态角度，针穿活检和外科切除标本之间的相关性较低，这是取样不足的结果。然而，这种相关性在小肿瘤中最好，其中主要进行 MRI-HIFU 治疗（Zheng 等，2013；Harris 等，2003；Badoual 等，2005）。此外，经验丰富的病理学家应评估针穿活检，并应牢记辅助治疗适应证的不确定风险，以及与患者讨论（Schmitz 等，2014）。

（四）前哨淋巴结手术

前哨淋巴结是肿瘤引流到的第一个淋巴结。如果是转移性疾病，该节点是第一个包含肿瘤细胞的位置。乳腺癌患者应始终进行前哨淋巴结切除术（前哨淋巴结活检，sentinel lymph node biopsy，SLNB），以确定是否需要进行完整的腋窝淋巴结清扫（Lyman 等，2005）。该手术也应在接受 MRI-HIFU 消融的患者中进行。人们担心 HIFU 可能会改变淋巴解剖结构，导致难以找到前哨淋巴结。目前还不知道这是否属实。迄今为止，在识别前哨淋巴结方面没有任何问题（Zippel 和 Papa，2005）。如有疑问，可在 MRI-HIFU 治疗前进行 SLNB。

五、使用乳腺专用系统的经验

目前，荷兰乌得勒支大学医学中心的一项临床研究评估了乳腺专用系统（Sonalleve，Philips Healthcare，Vantaa，Finland）的可行性和安全性（图 4–4）（Merckel 等，2013）。本研究的目的之一是克服技术挑战，这些挑战在首次使用治疗时总是存在的。此外，还研究了乳腺专用系统 MRI-HIFU 消融的准确性和安全性。

共有 10 名患者接受了乳腺专用系统的治疗。患者在 MRI 中以俯卧位定位，受试的乳房位于乳房杯中（图 4–4B）。定位后，进行对比增强 MRI 扫描以制订治疗计划。这些乳腺癌患者接受了部分肿瘤切除术，每个肿瘤仅进行了少量的超声照射（图 4–5）。

仅使用直径为 6mm 的治疗区域以确保可比性。通过比较治疗过程中实际焦点和计划焦点的位置（通过测温法测量）来测量准确性。此外，病理检查时热损伤的大小和位置表明消融是否准确，结果将很快公布（图 4–6）。

六、未来方向

MRI-HIFU 消融目前尚未准备好临床实施。可能的话，随着乳腺专用系统更为普及和应用，

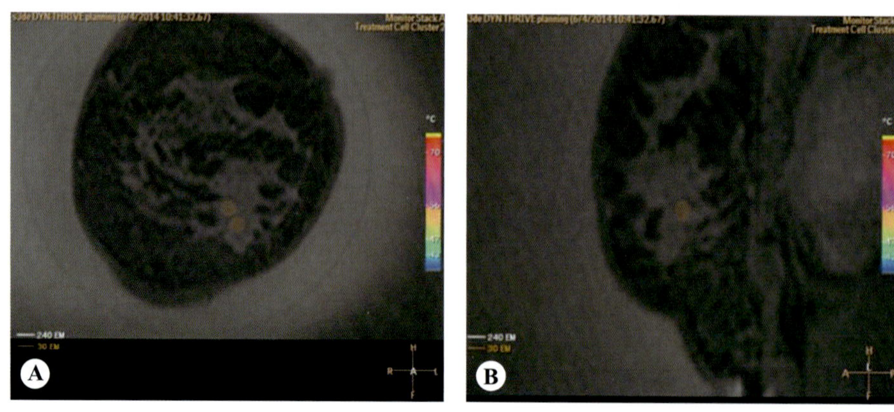

▲ 图 4-5 规划冠状位和矢状位图像上的治疗

位于肿瘤内的两个 6mm 治疗区域（红点）。A. 冠状位；B. 矢状位（红点）

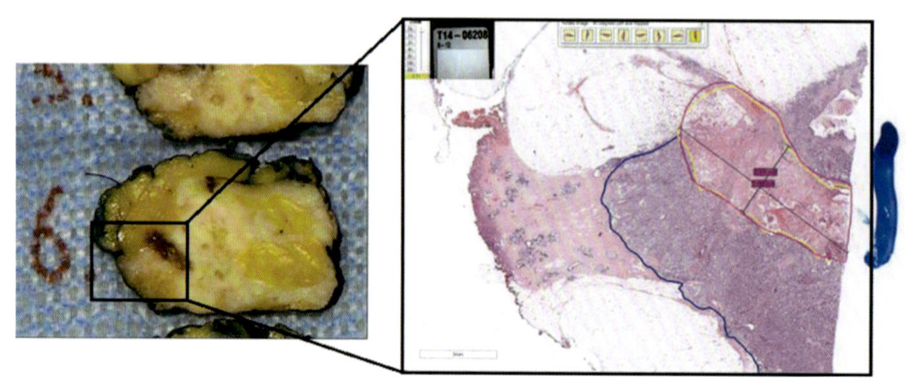

▲ 图 4-6 使用乳腺专用系统获得 6mm 治疗区域内病变的病理结果

测量热损伤的大小以评估准确性和精密度

治疗效果能够得到改善。目前，荷兰乌得勒支大学医学中心正在进行一项 2 期临床试验，评估乳腺专用系统用于肿瘤消融的效果。

MRI-HIFU 在乳房中的另一个潜在应用是在有新辅助化学治疗指征的患者中使用热疗增强局部药物输送。MRI-HIFU 有可能产生轻度热疗（温度为 41～45 ℃）（Diederich 和 Hynynen，1999）。已开发出可在阈值温度以上加速其内容物释放的热敏脂质体。静脉注射这些脂质体，同时在乳腺肿瘤中提供温和的热疗，可能会增强肿瘤微环境中热敏脂质体中细胞抑制药的局部释放。因此，这将导致肿瘤中的局部细胞抑制浓度大大高于身体其他部位（Deckers 和 Moonen，2010；van Elk 等，2014）。这种联合疗法有可能作为一种新辅助疗法，在手术切除前降低肿瘤的分期。

结论

MRI-HIFU 消融是一种治疗乳腺癌的有效的技术，目前仍处于早期发展阶段。在不影响乳房完整性的情况下治疗乳腺癌很有吸引力。此外，乳房由于其周边位置，故易于靶向，是 MRI-HIFU 消融的一个非常合适的器官。需要进行更多的研究，以找到现有技术挑战的解决方案，并确定哪些患者群体将从这种治疗中受益最大。

第 5 章　HIFU 用于胰腺癌的姑息治疗

HIFU for Palliative Treatment of Pancreatic Cancer

Tatiana D. Khokhlova　Joo Ha Hwang　著

摘要

胰腺癌是最致命的恶性肿瘤之一，5 年生存率仅为 6%，超过 50% 的患者在晚期阶段确诊。目前的治疗方法无效，对晚期患者的治疗是姑息性的。在过去的 10 年中，HIFU 消融已成为胰腺肿瘤姑息性治疗的一种方式，已经进行了多项临床前和非随机临床试验，以评估该手术的安全性和有效性。HIFU 治疗后，大多数患者的肿瘤相关疼痛明显减轻，但很少观察到明显的副作用。此外，一些研究表明，HIFU 消融与化学治疗相结合可能会带来生存益处。本章总结了迄今为止 HIFU 治疗胰腺肿瘤的临床前实验和临床经验，并讨论了这种方式的挑战、局限性和新方法。

关键词

HIFU；胰腺癌

一、胰腺癌的临床治疗

胰腺导管腺癌（pancreatic ductal adenocarcinoma，PDA），也称为胰腺癌，在美国，它是男性中第 10 位最常见的癌症，是女性中第 9 位最常见的癌症。它也是最致命的癌症：5 年生存率仅为 6%，在过去 40 年中没有显著改善（美国癌症协会，2013）。根据 2013 年癌症统计报告，Ⅳ期疾病的中位生存期为 4.5 个月，Ⅰ期疾病的中位生存期为 24.1 个月。胰腺癌有许多特点，使其对治疗不敏感；最重要的是形成致密的基质，这是由于促结缔组织增生反应在癌细胞和血管之间形成屏障所致（Hidalgo，2010）。基质不只是一种机械屏障；相反，它构成了一个动态的隔间，在肿瘤的形成、进展、浸润和转移过程中起着至关重要的作用（Chu 等，2007；Mahadevan 和 Von Hoff，2007）。基质细胞表达多种蛋白，如血管内皮生长因子，这些蛋白与预后不良和治疗抵抗有关。此外，已经确定了一个肿瘤癌细胞亚群，其具有肿瘤干细胞特性，如肿瘤启动。胰腺癌干细胞对化学治疗和放射治疗具有抵抗性。这可以解释为什么这些治疗方法不是很有效。胰腺肿瘤内的高组织间压力及不良的血管生成进一步导致耐药性。

早期胰腺癌通常没有症状。当症状发生时，肿瘤通常已经扩散到周围组织或远处器官。常见的胰腺癌症状包括轻微的腹部不适、上腹深部钝痛、黄疸（皮肤或眼睛发黄）和体重减轻。晚期患者可能会出现恶心和呕吐。如果怀疑患者患有胰腺癌，则进一步评估的重点是疾病的诊断和分期，以及肿瘤可切除性的评估。静脉注射对比剂的多时相、多探测器螺旋CT是初始评估的首选影像检查（Miura等，2006）。这项技术可以显示原发肿瘤与主要动脉的关系，以及与远处器官的关系。一般来说，增强CT足以证实可疑胰腺肿块，并可用于预测手术可切除性，准确率为80%～90%（Karmazanovsky等，2005）。如果CT结果不明确，也可使用正电子发射体层成像和内镜超声检查。此外，血清CA19-9生物标志物水平通常用于治疗监测和治疗后复发疾病的早期检测。然而，CA19-9的一大局限性在于它对胰腺癌没有特异性，在其他情况下可能升高，如胆汁淤积症。因此，CA19-9仅用于已知胰腺癌患者（Hidalgo，2010）。

胰腺癌分期主要基于螺旋CT获得的可切除性评估（Edge等，2010）。T_1、T_2和T_3肿瘤可能是可切除的，而涉及肠系膜上动脉或腹腔动脉的T_4肿瘤是不可切除的（表5-1）（Bilimoria等，2007）。对于可切除疾病的患者，手术仍然是首选的治疗方法（Shaib等，2007）。根据肿瘤的位置，手术可能包括头胰十二指肠切除术（惠普尔手术）、远端胰腺切除术或全胰腺切除术。至少应切除12～15个淋巴结，并应尽一切努力获得无瘤边缘。不幸的是，即使肿瘤完全切除，早期胰腺癌患者的预后也令人失望，中位生存期为20～22个月。术后单独使用吉西他滨或吉西他滨联合氟尿嘧啶为主的放化疗可提高这些患者的生存率。这是胰腺癌治疗方面取得的最重要进展之一。

如果肿瘤阻塞了胆管，可以通过非手术途径放置支架来缓解阻塞。如果患者出现胃出口梗阻，治疗可能包括十二指肠壁支架或经皮内镜下胃造瘘减压。有时，患者可能需要手术建立旁路（胆道旁路或胃旁路），以处理梗阻性黄疸和胃出口梗阻。

在美国，只有15%～20%的胰腺癌病例在早期诊断，适于手术。大多数被诊断为胰腺癌的患者在诊断时已经出现转移性疾病，或者后来发展成转移性疾病。这主要是在肝脏和腹腔。这些患者的治疗仍然是姑息性的，疼痛管理是护理最重要的方面之一，胰腺癌会导致50%～70%的患者产生严重疼痛。这种类型的疼痛是多因素的，可能由神经鞘和神经节的浸润、导管和组织间压力的增加及腺体肿胀发炎引起（Staatas等，2001）。目前胰腺疼痛的治疗始于非阿片类镇痛药，如非甾体抗炎药（nonsteroidal anti-inflammatory drug，NSAID），并逐渐增加阿片类镇痛药的剂量。对于对药物无效的疼痛，或当口服或外用药导致不可接受的不良反应时，可在内镜超声或CT

表5-1　胰腺癌TNM分期（Edge等，2010；Bilimoria等，2007）

分级	T	N	M	中位生存期（个月）	描述
ⅠA	T_1	N_0	M_0	24.1	肿瘤局限于胰腺，最大径≤2cm，可切除
ⅠB	T_2	N_0	M_0	20.6	肿瘤局限于胰腺，最大径>2cm，可切除
ⅡA	T_3	M_0	M_0	15.4	肿瘤延伸到胰腺外，但不累及腹腔动脉或肠系膜上动脉，可切除
ⅡB	T_1、T_2或T_3	N_1	M_0	12.7	区域淋巴结转移
Ⅲ	T_4	N_0、N_1	M_0	10.6	肿瘤累及腹腔动脉及肠系膜上动脉，不可切除
Ⅳ	任何T	N_0、N_1	M_1	4.5	远处转移

T. 描述原发肿瘤的大小及是否侵犯邻近组织；N. 描述了肿瘤区域淋巴结的扩散程度；M. 表示远处转移的存在

引导下通过向神经（腹腔丛）注射酒精来阻滞这些神经将疼痛刺激从患病胰腺传递到大脑（Arcidiacono 等，2011）。这种被称为腹腔神经丛松解术的方法确实能暂时缓解疼痛，但效果有限，经常需要继续使用镇痛药。

因此，基于上述当前的护理标准，能够同时提供局部肿瘤控制和缓解症状的新治疗方法将对晚期胰腺癌患者有利。作为一种消融不可切除的胰腺肿瘤的方式，HIFU 最近被引入，用以缩小肿瘤并减轻疼痛。第一次临床试验在中国进行，自 2001 年以来已在中国文献中报道（Jang 等，2010），Wu 等于 2005 年首次在英文文献中发表。目前，HIFU 治疗晚期胰腺癌的方法在中国仍然很普遍，但在韩国、日本和欧洲的可用性有限。

二、设备和方法

有三种超声引导的 HIFU 设备可在中国境外市场上买到，用于治疗胰腺肿瘤，均为中国制造：FEP-BY-02 HIFU 肿瘤治疗设备（北京源德生物医学工程有限公司）、海扶（重庆海扶技术有限公司）和 HIFUNIT-9000（上海爱申科技发展股份有限公司）。所有设备在类似的超声频率（0.8～1.6MHz）和类似的声功率（高达 300W）下工作。在这三种设备中，超声成像探头都插入到 HIFU 换能器中心的开口中。B 超在这些设备中有三个用途：显示目标、监测治疗期间的组织变化和评估治疗结果。不幸的是，迄今为止，B 型超声成像既不能提供热消融区域的直接图谱，也不能进行组织测温。然而，它确实提供实时成像并能与 HIFU 能量模式同时使用，这是一个显著的好处，因为：①目标区域的超声成像充分，表明没有障碍物（如肠道气体或骨骼）阻碍超声能量到达目标；②造成意外组织热损伤的风险最小化。在治疗过程中，超声图像上出现的高回声区域常被用于确认一般的靶向精度和预测消融效果。该区域已被证明与组织温度达到 100℃时焦点区域沸腾气泡的形成相对应（Khokhlova 等，2011）。

最近的两项研究试图评估胰腺肿瘤 HIFU 治疗期间的超声反射变化，并将这种变化与肿瘤消融程度相关联（Wang 等，2012；Ge 等，2013）。Wang 等（2012 年）发现，明亮的高回声区域的出现与平均超声功率和输送到目标的总超声能量的增加之间存在很强的相关性。这与焦点处沸腾气泡的假设形成一致。然而，在 136 例纳入研究的患者中，治疗 1 个月后 CT 测量的肿瘤大小的局部反应与反射变化无关。这种相关性的缺乏可能与局部反应的评估标准有关：由于 CT 评估中的组织肿胀和缺陷，肿瘤大小的变化不能准确反映 HIFU 消融的效果。在 Ge 等（2013 年）的研究中，通过增强 CT 评估了 31 例患者 HIFU 后的肿瘤消融效果。超声反射变化与肿瘤消融率呈正相关。

使用最广泛的两种处理系统——FEB-BY-02 和海扶，其运行特性非常相似，但也存在一些显著差异。FEB-BY-02 系统使用 1MHz 换能器（孔径 37cm，焦距 25.5cm），由 251 个元件组成，所有元件均同相驱动。在 6dB 水平焦点区域的宽度为 3mm，轴向长度为 10mm。通过从一个治疗点到下一个治疗点对换能器阵列进行三维机械扫描，可以实现组织中焦点位置的变化。治疗点以重叠方式放置：横向间距为 4～5mm，轴向间距为 6～8mm。系统有两个相同的换能器，用于两个患者定位选项，一个换能器位于治疗台下方的水浴中，患者俯卧在治疗台上。另一个换能器位于治疗台上方，患者仰卧，在这种情况下，声学耦合是通过将充水气球压在患者腹部来实现的，这种体位被证明是有益的，因为它可以压缩肠道和肠襻，并减少声波路径中的气体量。超声波通常采用脉冲方式，以便在 HIFU 脉冲之间进行超声成像，脉冲长度为 150～1000ms，负载比为 33%～60%，每个点 50～80 个脉冲。对于治疗计划，考虑到每个焦深处介入组织的衰减，将原位目标声能剂量（单位：焦 / 点）设置为 500～1250J。然后，相应地计算所需的输出功率，并逐点自动交付处理。在大多数研究中，治疗分为几个在没有镇静或麻醉的情况下进行 60min 的疗程（Xiong 等，2009；Hwang 等，

2009；Zhao 等，2010）。

海扶系统提供三种单元件 HIFU 换能器，孔径为 12cm，焦距不同（9cm、13cm 或 16cm），频率不同（0.8～1.6MHz），适用于不同深度的肿瘤。靶组织根据焦深采用 5000～20 000W/cm^2 的焦峰强度（Wu 等，2004）。换能器位于水浴中治疗台下方，顶部有一个可膨胀的水球用于压缩；患者俯卧位接受 HIFU 照射。治疗计划和脉冲的执行与 FEB-BY 装置不同；利用肿瘤的超声图像，将其分为几个间隔 5mm 的切片。当 HIFU 束以 0.5～3mm/s 的速度从肿瘤的深部到浅部连续扫描时，换能器持续通电。每次扫描后，关闭 HIFU 换能器，评估组织反射率的变化；如果未观察到高回声增加，则重复扫描直到组织完全消融。与 FEB-BY-02 设备的操作相比，主要的程序差异在于消融通常在镇静或全身麻醉下一次完成。镇静是为了避免在使用该设备进行治疗期间出现深部内脏疼痛，这很可能是由于与 FEB-BY-02（连续超声与脉冲超声）相比，能量沉积率更高，并且用于固定。

最近，在意大利，MRI 引导的 HIFU 系统 ExAblate（InSightec，Israel）用于小范围治疗局部晚期胰腺癌患者（Anzidei 等，2014）。ExAblate 系统中使用的换能器是一个 1.1MHz 206 单元环形相控阵（孔径 12cm，曲率半径 16cm），允许电子束在轴向（焦距 60～200cm）上转向。换能器放置在治疗台下方，患者俯卧，并使用凸面凝胶垫压缩腹壁。3 T 医用 MR 扫描仪（GE 医疗系统）用于治疗计划，以及使用质子化学位移法在治疗期间实时测量组织温度（Jolesz 等，2005）。根据温度图，对给定部位进行超声处理，直到焦点区域达到热消融温度阈值（65℃）。后续评估通过对比增强 MRI 进行，可以测量肿瘤的非灌注体积，这可能是一种比肿瘤体积测量更准确的方法，用于测量长期局部反应。

三、临床前研究

HIFU 消融胰腺的首次临床前体内研究使用了猪模型，因为它的大小和与人体相似的解剖结构（Hwang 等，2009；Xie 等，2010；Liu 等，2011）。这些动物的胰腺没有肿瘤，因此无法评估 HIFU 治疗的存活率；然而，这些研究的主要目的是系统地评估 HIFU 消融胰腺的安全性和有效性。在最早的研究中，使用 FEP-BY-02 装置成功地在体内治疗了 12 头普通猪的胰腺。在 7 天的治疗后观察期内，未观察到明显的不良反应，如皮肤烧伤或胰腺炎（Hwang 等，2009）。测试了三种原位总声能剂量即 750J、1000J 和 1250J。只有两种较高的剂量导致胰腺眼观消融。最高剂量导致更大程度的消融，但也关联有更大的附带损害，如轻微皮肤烧伤、腹壁损伤和肠溃疡。

随后，另一组也在猪身上进行了一项使用海扶装置的研究。他们利用光学显微镜和电子显微镜证实，靶区完全坏死，边界清晰，对邻近组织无损伤（Xie 等，2010）。胰腺炎是一个重要的安全问题，因为 HIFU 的机械效应可导致细胞溶解并释放胰酶。虽然电子显微镜检查证实了 HIFU 期间的空化或沸腾泡活动（细胞间隙变宽，细胞质中形成大量大小不等的空泡），但没有观察到胰腺炎，从而证实了治疗方案的安全性。另一项临床前研究表明，HIFU 消融联合放射治疗可能是一种有前途的方法。与单独使用任何一种方式相比，目标区域胰腺的损伤增加，靶区域以外没有其他损伤（Liu 等，2011）。

HIFU 消融胰腺肿瘤的另一个重要安全考虑是维持胰腺的内分泌和外分泌功能。这两者在葡萄糖、脂肪和蛋白质的代谢中都起着重要作用。最近一项针对猫科动物的研究（Mao 等，2014），通过监测 HIFU 消融 25% 和 50% 胰腺组织 21 天后的血糖和淀粉酶水平，解决了这一问题。血清淀粉酶和葡萄糖水平在治疗后均出现短峰值，但在治疗后 14 天和 3 天分别恢复正常，因此不会对患者的健康构成威胁。病理组织学研究还显示，第 7 天新胰管形成，第 21 天纤维组织完全替代受损的实质。

为了评估 HIFU 对胰腺肿瘤的影响及对生

存的益处，在一种小动物肿瘤模型中进行了研究（Jiang 等，2013）。Jiang 等使用裸鼠模型，皮下注射 SW1990 人胰腺癌细胞。在超声引导下 HIFU 消融肿瘤，超声图像中组织反射率的增加证实了治疗的成功。HIFU 治疗后 28 天内，肿瘤体积缩小 100%。然而，这项研究的局限性在于，小鼠模型没有表现出转移性疾病，这是大多数胰腺癌患者最关心的问题。

四、超声引导 HIFU 系统临床试验

在中国的一项开放标签研究中，首次将 HIFU 用于 251 例晚期胰腺癌（TNM Ⅱ～Ⅳ期）患者的胰腺癌姑息治疗（He 和 Wang，2002）。HIFU 治疗使 84% 的患者疼痛得到明显缓解。在某些情况下，肿瘤体积显著缩小，没有任何明显的不良反应或胰腺炎，似乎可以延长生存期。随后进行了多项非随机研究；他们在中文文献中有报道(Wang 和 Sun，2002；Xie 等，2003；Xiong 等，2005；Xu 等，2003；Yuan 等，2003），后来在英文文献中有报道（Wu 等，2005；Xiong 等，2009；Orsi 等，2010；Wang 等，2011；Sung 等，2011）。这些研究提供了额外的证据，表明 HIFU 确实可以缓解肿瘤相关疼痛，在某些情况下还可以实现局部疾病控制，但不会造成不良影响。下面将更详细地讨论这些实验。

所有试验的患者纳入标准大致相似：诊断为不能切除的Ⅲ～Ⅳ期胰腺癌，且身体状况适合接受治疗。治疗前，进行肠道准备，包括术前禁食和通便。在某些情况下，需要放置鼻胃管以排出胃和结肠中的气体。这些制剂对于治疗的成功非常重要，因为已知含有气泡的气体和食物碎片会反射和重新分配 HIFU 能量，阻止其到达靶区，还会造成烧伤和肠道穿孔等不良反应。为了进一步消除声学通路中的肠道气体，所有研究中都使用了可膨胀的水气球来压缩肠道和肠袢。图 5–1 显示了 HIFU 过程中的患者定位。在一些研究中（Wu 等，2005；Wang 等，2011），为了降低胰腺炎的可能性，在 HIFU 治疗前服用 14 肽生长抑

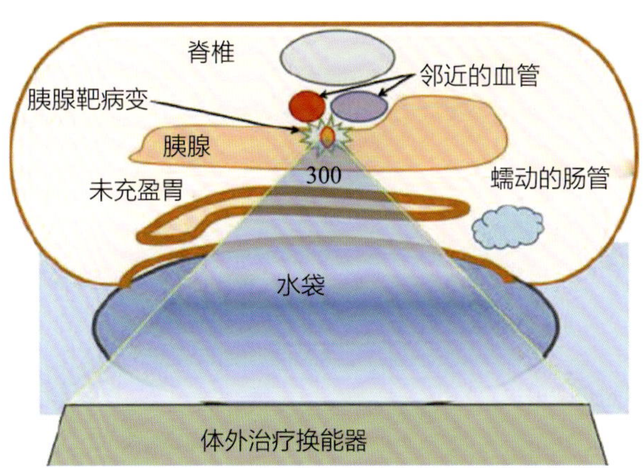

▲ 图 5–1 **胰腺肿瘤 HIFU 消融患者定位示意**

通过肠道准备（禁食、通便）和放置水球，可以将气体和食物残渣从声波路径中清除（经 Springer Sciencet+Business media 许可转载，引自 Jung et al. 2011）

素，这是一种胰腺外分泌的强烈抑制药。

治疗结果根据疼痛缓解程度，使用 0—10 的数字评分量表（0：无疼痛，10：可想象的最严重疼痛），以及局部肿瘤反应，使用对比增强 CT 或 MRI 测量肿瘤的未灌注体积和最终生存率，进行测量。表 5–2 总结了这些研究的结果。值得注意的是，大多数患者在 HIFU 消融术后即刻或 24～48h 疼痛缓解，且反应持续时间长。一些研究报告称，在几个月的完整随访期内，疼痛完全缓解（Wu 等，2005），而其他研究中，疼痛缓解平均持续 10 周（Wang 等，2011）。相比之下，腹腔神经丛阻滞通常可以缓解疼痛 3～4 个月，但并发症的风险更高（Rykowski 和 Hilgier，2000）。如前所述，疼痛缓解的机制尚不清楚，但据推测与肿瘤内神经纤维的消融有关，可能与腹腔神经丛的热损伤有关。有趣的是，正如 Xiong 等（2009）的研究所指出的，在有局部肿瘤反应的患者（HIFU 消融术后对比剂增强 CT 上未灌注区域）和没有出现局部肿瘤反应的患者身上都观察到了疼痛缓解，这表明神经纤维可能更容易受到 HIFU 的损伤。

所有研究都至少报告了肿瘤的部分局部反应（14%～100%）有些甚至表现出生存获益，尽管这一点难以确定，因为这些研究并非为了评估

表 5-2 超声引导 HIFU 消融用于胰腺癌姑息治疗的临床试验

作　者	N（例）	HIFU 设备	疼痛减轻（例）	局部肿瘤反应（例）	中位生存期(月)
Wu，2005	8	海扶，1～2 次	完全：8（100%）	全部 / 部分：8（100%）	11.2
Xiong，2009	89	FEB-BY-02，4～10 次	完全：21（31.3%） 部分：33（49%） 无：13（19.4%）	部分：13（14.6%） 无变化：51（57%） 进展性疾病：25（28.1%）	11.2（Ⅲ期） 5.4（Ⅳ期） 8.6（全体）
Orsi，2010	7	海扶，1 次	部分：6（85%） 无：1（15%）	未报告	7
Wang，2011	40	海扶，1 次	完全：9（22.5%） 部分：26（65%） 无：5（12.5%）	部分：7（17.5%） 无变化：28（70%） 进展性疾病：5（12.5%）	10（Ⅲ期） 6（Ⅳ期） 8（全体）
Sung，2011	46	海扶，1 次	完全 / 部分：24（52%） 平均疼痛评分：使用 HIFU 前，4.9 ± 1.1；使用 HIFU 后，2.1 ± 1.1	全部：38（77.5%） 部分：11（24%） 无：0%	7

N. 研究中的患者人数

这一结果而设计的。用于评估局部反应的方法仍需进一步讨论。文献中的一些报道表明，对比增强 MRI 或 CT 是评估热消融疗效的合适方法（Damianou 等，2004；Lu 等，2007）。然而，对比增强 CT 或 MRI 只能通过观察肿瘤内缺乏血管来评估肿瘤大小的变化和可能的坏死。然而，这些方法无法评估肿瘤的生存能力。PET 或 PET-CT 是诊断和分期胰腺癌，以及评估治疗反应的有用辅助成像方法（Balci 和 Semelka，2001；Bang 等，2006；Mertz 等，2000）。Xiong 等（2009）和 Wang 等（2011）有限的患者子集使用 PET-CT 评估 HIFU 治疗疗效（图 5-2）。结果表明，即使对比增强 CT 成像未显示坏死或肿瘤体积减小，HIFU 治疗后胰腺癌的最大和平均标准摄取值也会降低。因此，PET-CT 可能是评估 HIFU 治疗胰腺癌效果的更佳成像方法。

Ge 等（2014）对 136 例患者中可能影响 HIFU 肿瘤消融程度的不同因素进行了回顾性分析。发现与肿瘤消融负相关的主要因素是肿瘤后部深度，7cm 浸润深度被认为是手术的临界值：深度＜7cm 的肿瘤的消融率为 30%，几乎是深度＞7cm 的肿瘤的 10 倍。这一发现可以很好地解释为，同时在声波路径中遇到障碍物的概率也更高，这些障碍物可能会使超声能量发生折射、反射或吸收。治疗计划中部分考虑了声衰减。然而，操作员依赖于某个“平均”衰减值。该值实际上可能会因组织类型和患者之间的差异而大幅度变化。

HIFU 消融通常被认为是无创和安全的，大多数研究没有报告任何不良反应。然而，一些研究报告称，常见的轻微并发症在没有任何特殊治疗的情况下迅速消退，如恶心、轻度腹痛、一度和二度皮肤和腹壁烧伤、椎体坏死（无症状）和一过性胰腺炎（Xiong 等，2009；Sung 等，2011；Jung 等，2011）。更严重但不常见的并发症，包括三度烧伤（1 例）、胰十二指肠瘘（2 例）和深静脉血栓（1 例）（Orsi 等，Sung 等，2011；Jung 等，2011）。Jung 等（2011）的另一项研究分析了 Sung 等（2011）先前报道的研究中登记的患者出现并发症的原因。三度皮肤烧伤病例与声学耦合不足和水球放置不当有关，这再次凸显了对声波路径进行治疗前准备的重要性。这 2 例胰十二指肠瘘都可能与声学通路中存在金属支架有关。金属支架具有很高的反射性，因此可以有效地向周围重新分配超声能量，造成附带损伤。

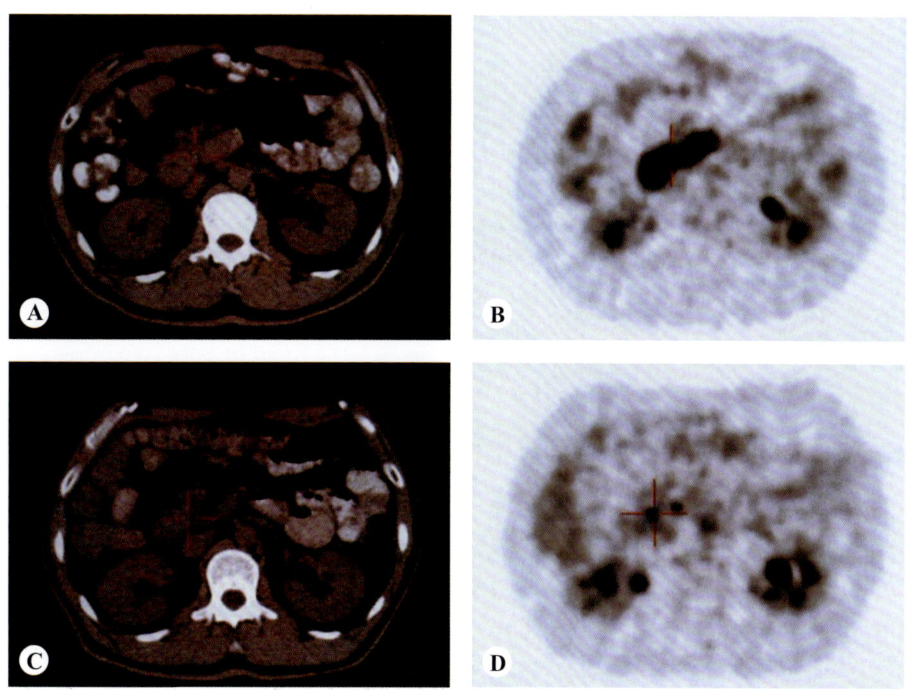

▲ 图 5-2　A. HIFU 前进行的对比增强 CT 显示胰头肿瘤；B. HIFU 前进行的 PET-CT 扫描显示最大标准摄取值（SUV_{max}）为 9.1g/ml；C. 对比增强 CT 显示 HIFU 后 1 个月无变化；D. HIFU1 个月后，PET-CT 显示 SUV_{max} 下降至 3.1g/ml；所有 4 幅图像均取自同一患者

经许可转载，引自 Xiong et al.2009

因此，带支架的肠袢附近的肿瘤可能是 HIFU 的禁忌证。

五、MRI 引导 HIFU 系统临床试验

迄今为止，MRI 引导下胰腺肿瘤消融的临床经验非常有限，但令人鼓舞。意大利最近的一份报道（Anzidei 等，2014）描述了使用 MRI 引导系统 Insightech 治疗 2 名无法切除的胰腺癌患者，治疗在 3T 扫描仪上进行，采用全身麻醉并控制呼吸，以避免治疗过程中靶区因呼吸而移动。MRI 控制的温度图显示（温度>62℃），病灶（大小分别 24mm 和 37mm）和 4～5mm 无瘤边缘均已消融。手术耗时约 70min，患者于第二天顺利出院。治疗后立即进行对比剂增强 MRI 随访，然后在 1、3 和 6 个月评估肿瘤的非灌注体积。疼痛也以 1—10 的数字量表进行评估。治疗后即刻的 MRI 评估和 1 个月的随访证实，两个胰腺病变几乎完全消融，非灌注体积分别为 80% 和 85%。由于精确的 MRI 辅助规划，未观察到邻近结构受损的迹象，在 3 个月和 6 个月的 MRI 随访中，2 例患者的肿瘤组织沿消融边缘几乎没有再生（非灌注体积分别为 70% 和 80%）。平均疼痛评分从基线检查时的（6.7 ± 5）分降低到 1 个月时的（2.0 ± 2）分，然后在 3 个月时略微增加到（2.3 ± 2），在 6 个月时略微增加到（3.0 ± 2）分。其中一名患者在治疗后 13 个月死于转移性疾病（死亡时疼痛评分为 2 分），另一名患者在治疗后 8 个月仍然活着，疼痛评分为 4 分。因此，本研究在没有副作用的情况下实现了充分的局部肿瘤控制和疼痛缓解。

六、HIFU 治疗神经内分泌肿瘤的临床经验

胰腺神经内分泌肿瘤（pancreatic neuroendocrine tumor，PNET）来源于控制激素（如胰岛素、胰高血糖素、胃泌素）生成的胰岛细胞，目前仍十分罕见；它们仅占所有胰腺肿瘤的2%（Delaunoit等，2008）。虽然PNET与胰腺癌相比预后更好，但大多数PNET都具有功能性，即分泌更多的激素。根据产生的激素不同，患者会出现不同的症状。例如，胰岛素瘤产生的胰岛素量增加，可能导致低血糖，而胃泌素瘤可能导致腹痛、胃溃疡和腹泻。无功能PNET通常是恶性的。PNET患者的首选治疗方法是手术切除，这与非功能性PNET病例高达80%的5年生存率相关（Hellman等，2000），据报道，75%～98%的功能性胰岛素瘤患者可以治愈（Tucker等，2006）。在无法手术的情况下，晚期胰腺内分泌肿瘤患者没有标准护理，HIFU消融可能是局部肿瘤控制和症状管理的可行解决方案。

迄今为止，已有2个案例研究报道了高强度聚焦超声消融PNET。在意大利的第一项研究中，两名对药物治疗无反应，且不能手术的年轻女性胰岛素瘤患者在全身麻醉下使用海扶系统进行治疗（Orgera等，2011）。与之前的研究类似，回声变化被用作成功消融的指标，根据术后CT扫描，2名患者的肿瘤相应消融了70%和100%。2名患者在治疗前都有严重的低血糖发作，但治疗后症状立即完全消失。患者在9个月的随访期内无症状，未发现任何并发症。在来自中国的第二项研究中，1名患有严重无功能PNET的80岁男性接受了3次HIFU消融术（每2～3个月1次），以达到镇痛效果并局部控制病变（Chen等，2013）。消融在全身麻醉状态下使用海扶系统进行，无并发症。令人鼓舞的是，经过三个疗程的治疗，在25个月的随访期内，腹痛显著减轻（疼痛评分从8分降至1分），肿瘤保持稳定，未发现远处转移。这两项研究都表明，HIFU对无法切除的PNET既是一种姑息治疗，也是一种治疗性治疗，但还需要更多的研究来证实这一观察结果。

七、同时使用吉西他滨和HIFU治疗

几项大型临床试验表明，在可切除疾病患者中，术后全身化学治疗可改善进展和总体生存率（Hidalgo，2010）。由于HIFU消融术可被视为无法手术的患者手术切除的替代方案，并具有缓解疼痛的益处，因此同时进行化学治疗似乎是提高生存率的可行策略。在HIFU消融与吉西他滨联合使用的两项研究中，研究了该策略的生存益处。在来自中国的第一项研究中（Zhao等，2010），37例局部晚期胰腺癌（Ⅱ～Ⅲ期）患者使用HIFUNIT系统接受了多个（1～8）周期的化学治疗（1000mg/m² 吉西他滨，第1、8和15天服用）和同时进行的HIFU消融（第1、3和5天进行）。每28天进行一次治疗，直到患者拒绝或疾病进展。所有患者的中位进展时间为8.4个月，估计中位生存时间为12.6个月。本研究的1年总生存率为50.6%，与最近发表的局部晚期胰腺癌放化疗二期实验（40%～63%）相当（Haddock等，2007；Hong等，2008）。放化疗受总辐射剂量的限制，而HIFU没有照射限制。此外，与之前单独使用HIFU治疗的研究一致，78%的患者疼痛得到缓解。

在韩国最近的一份报道中，12例Ⅲ～Ⅳ期胰腺癌患者使用FEB-BY系统每周进行几轮同步化学治疗和HIFU治疗（Lee等，2011）。与第一项研究的主要区别在于，HIFU在服用吉西他滨后24h内进行。不幸的是，由于化学治疗的不良反应，12例患者中只有3例能够完成至少三个完整周期的同步治疗。3例患者的生存时间分别为11、21和26个月，身体状况良好，无并发症。这些结果甚至优于之前的研究结果，可能是因为HIFU消融和化学治疗输注之间的时间间隔很短，这意味着这两种治疗可以协同工作。HIFU不仅会导致组织发热，从而增加血液供应，而且还会导致额外的机械效应（主要是声空化）。结合起来，使化疗药更易渗透肿瘤。根据测量的CA19-9水平和CT结果，所有3例患者的生长

抑制期似乎都超过了开始使用化学治疗药后的 8 个月。这可能是导致它们生存时间延长的原因。综上所述，虽然本研究中的病例数量较少，但患者生存时间的改善表明，同步化学治疗和 HIFU 治疗有可能成为治疗不可切除胰腺癌的有效和安全的方法。

结论

HIFU 消融术是一种很有前途的胰腺肿瘤姑息性治疗方法，与全身化学治疗相结合，除了可以缓解疼痛外，还可以提高患者的生存率。随着 HIFU 设备设计的不断改进，以及医生对这一治疗方案的熟练度和经验不断增加，观察到的并发症也越来越少。此外，随着靶向和治疗计划方法的改进，成功消融的比例也在增加（Anzidei 等，2014）。进一步的临床试验将有助于明确未来 HIFU 在治疗胰腺癌患者中的作用。

第 6 章 MRI 引导经颅聚焦超声

MR-Guided Transcranial Focused Ultrasound

Jean-François Aubry Mickael Tanter 著

摘要

前几章介绍了使用聚焦超声消融组织的能力。它已在子宫肌瘤、前列腺癌或肝癌的治疗中得到了各种临床应用。尽管如此，近 1 个世纪以来，聚焦超声无创性治疗大脑一直被认为是遥不可及的：颅骨保护大脑免受机械损伤，但它也反射和折射超声波，导致难以用聚焦超声治疗大脑。幸运的是，最近开发了像差校正技术，并且在临床上已成功实现丘脑的热损伤治疗。本章介绍了颅骨的像差效应及如何进行无创矫正。还介绍了通过热消融获得的最新临床结果和新颖的非热方法，这些方法可能会在未来彻底改变脑治疗手段。

关键词

颅骨像差；丘脑消融术；机械消融；BBB 开放；神经调节

一、颅骨的影响

由于许多不同的原因，颅骨的影响是经颅脑 HIFU 的主要问题。首先，它的声学特性（局部密度和声速）与软组织有很大的不同，并呈现强烈的空间变化。基于软组织几乎是均匀介质的正确假设，全世界所有的超声成像设备每天都要进行数十万次超声检查。然而，对于经颅聚焦这一特殊情况这种假设就不再成立。脑组织和颅骨组织之间声速的巨大差异（1500～3000m/s）和颅骨中超声的严重衰减严重破坏波束的形状，从而降低了诊断和治疗性能。这个问题是（White 等，1968）在脑成像研究中首次发现的。

其次，人类颅骨本身具有很强的声速和吸收异质性。它由三层孔隙度迥异的结构组成。两层致密的皮质骨（内外板）包围着一个名为板障（diploe）的海绵状多孔区域，见图 6-1。此外，皮肤 / 骨和骨 / 硬脑膜界面处的声阻抗失配非常高，限制了声传输。Fry 和 Barger 于 1978 年发表了大量实验工作，不仅研究了颅骨海棉状部分（板障）的声散射特性，还研究了皮质和海棉状部分的声速、色散和衰减（Fry 和 Barger，1978）。这项开创性的工作今天仍然是一个基准，可以获得人类颅骨的实验声学参数。

颅骨内的声速在多孔区域的液相中为 1500m/s，在致密皮质区域为 3000m/s（Fry 和 Barger，1978）。颅骨的局部密度在多孔区液相的 1000kg/m^3

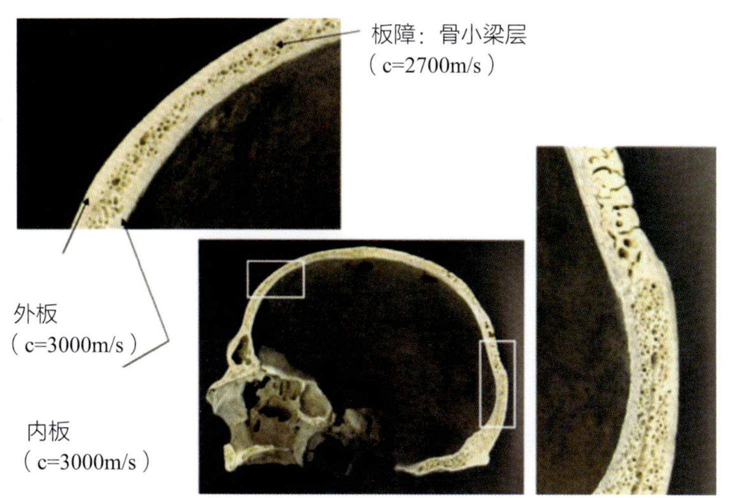

▲ 图 6-1　颅骨；经颅超声传播的复合介质

和致密皮质区的 2200kg/m³ 之间。声速的空间异质性在不同区域和个体之间的差异很大。这种高度可变性的一个主要原因是颅骨的微观结构。

内外板的孔隙度非常低，孔径在 50～100μm。对于典型的 HIFU 频率（500kHz 至 1.5MHz），与骨中的超声波波长相比，该孔径非常小（1MHz 时约 3mm），这些皮质层可被视为相对均匀的介质。相反，小梁层（板障）的孔径要大得多，与超声波波长相比，孔径是不可忽略的。因此，声波传播会受到颅骨内部几何形状的影响（Aubry 等，2003）。模式转换和声扩散在板障中比在内层和外层中更为显著。这会导致颅骨内部的超声束衰减更大。在经颅 HIFU 的经典频域（300kHz 至 1MHz）中，颅骨衰减是由声扩散（可逆现象）和吸收（不可逆现象）引起的。在超声衰减中，由声波扩散引起的部分比由吸收引起的部分更为显著（Fry 和 Barger，1978；Pinton 等，2012a）。

这种复杂介质在超声束经颅传播过程中会产生强烈的像差和衰减。这些像差已被 Fry 和 Barger 深入阐述，但数十年来一直是无创经颅治疗的瓶颈。为了补偿这些失真，Phillips 等（1975）在诊断应用中提出了自适应聚焦的概念，通过在超声阵列的每个元件发射信号上应用相位校正来实现。这一概念已适用于治疗应用，如下节所述。

二、颅骨像差矫正技术

（一）微创矫正

1996 年，Thomas 和合著者提出了经颅 HIFU 治疗时间反转镜的概念（Tanter 等，1996；Thomas 和 Fink，1996）。他们建议在活检过程中使用的外科医生导管上嵌入一个微型水听器。然后通过空间相互作用，他们记录了从靠近靶区（肿瘤）的点传输到 HIFU 阵列的信号。在微创活检检查结束时，移除导管后，如果证实肿瘤恶性，将使用 HIFU 设备。为了实现超声治疗束的自适应聚焦，HIFU 系统将发射活检期间获得的初始实验信号的时间反转版本。结合时间反转过程进行的相位像差校正，还提出了一种振幅补偿，以校正由颅骨引起的声速像差和吸收像差。使用这种时间反转聚焦概念，他们证明了聚焦质量提高了 10dB，并且能够在初始目标位置聚焦，从而消除了颅骨引起的偏移。最初仅限于在初始小型水听器的唯一位置进行超声自适应聚焦，1998 年 Tanter 等将这一概念扩展到初始自动聚焦点周围大区域的自适应聚焦（Thomas 和 Fink，1996；Tanter 等，1998）。为了在不移动治疗阵列的情况下通过电子控制来引导超声波束的方向并逐点加热整个目标，作者提出将时间反转过程与数值反向传播和控制算法相结合。他们通过实验证明了这种方法在离体人颅骨上的可行性。

1998年，Hynynenen和 Sun用高强度超声系统对相位共轭技术（相当于单色信号相位像差校正的时间反转过程）进行了数值模拟（Sun和 Hynynen，1998）。2000年和 2002年，Clement等从单点位置评估了该相位共轭技术，并通过使用与 Tanter等介绍的转向技术等效的转向技术，扩展了初始焦点周围的超声区域。Clement等在高功率条件下用一个球形超声阵列的几何中心进行体外坏死实验验证了这种方法。他们使用了一个距离几何焦点 1cm的可植入水听器来引导治疗波束（Clement和 Hynynen，2002b）。2004年，Pernot等利用时间反转聚焦概念对 20 只绵羊进行了首次临床前实验（Pernot 等，2004，2007）。借由一个拥有 300 个独立电子通道的全可编程系统驱动，经颅自适应聚焦在 300 个元素的 HIFU 阵列中成功实现。组织学检查证实靶区已发生热坏死，未发生皮肤和颅骨烧伤。

（二）无创矫正

几年后，通过 MRI（Clement 和 Hynynen，2002a，b）或 CT 图像（Aubry 等，2003）评估每个患者颅骨的声学特性的可能性，为完全无创脑治疗带来了新的希望。因此，在（Tanter 等，1998；Clement 和 Hynynen，2002）中描述的微创手术被一种完全无创的方法所取代，该方法由成像模式引导，用于预测颅骨畸变。Hynynen 等提出了 MRI 引导（Clement 和 Hynynen，2002a，b），用于提取颅骨轮廓，而无须了解内部的异质性信息。虽然这种简化的模型提高了聚焦光束的质量，但完全模拟颅骨引起的相位畸变是不够的。从高分辨率 CT 中可以提取出不均匀的声速图和密度图。因此，CT 更适合模拟颅骨的超声特性（Pernot 等，2003；Marquet 等，2006）。

Aubry 等（2003）提出并验证了一种从 3D CT 扫描中提取颅骨局部声学特性的方法，然后将这些参数用于基于 3D 有限元差异的波传播数值模型。考虑到内部骨骼结构（密度、声速和超声吸收系数的异质性），这项有限差分模拟模型展示了 White 等（1968）首次提出的去聚焦效应。该经颅超声治疗基于事先采集并引导的 3D CT 扫描，其可行性已在体外得到验证。Marquet 等（2006）研究了完全自适应聚焦方案的性能。他们证明，这种基于 3D CT 扫描和数值建模的聚焦方法实现了出色的聚焦定位，焦点的空间方差约为 1mm（即与 CT 扫描体素大小相当）。同样的系统被用于对 5 只猴子进行这种基于 CT 的无创 HIFU 治疗的临床前演示（Tanter 等，2007；Marquet 等，2013）。治疗后 2 周处死猴子，未报告皮肤烧伤。组织学检查证实，采用基于 CT 的时间反转矫正术治疗的区域出现嗜酸性热坏死，而在无适应性聚焦的区域未出现坏死。在 TcMRgFUS 引导的丘脑切除术中，对 11 例患有慢性治疗耐受性神经病理性疼痛的患者进行了基于 CT 的超声治疗波束自适应聚焦的首次临床应用（Martin 等，2009）。

总之，经颅超声治疗的自适应聚焦技术是基于时间反转处理（Thomas 和 Fink，1996；Tanter 等，1998）或相位共轭聚焦（Sun 和 Hynynen，1998；Clement 和 Hynynen，2002a，b），并且已经证明可以将良好的聚焦质量恢复到 20dB，这对于超声治疗来说是足够的。使用了两种校正算法：通过对经颅骨结构的传播全程进行三维有限差分模拟实现时间反演方法（Aubry 等，2003），并采用分层波矢频率估计技术用于相位共轭方法。（Clement 和 Hynynen，2002a，b）。通过时空逆滤波（Tanter 等，2000；Aubry 等，2001；Tanter 等，2001；Vignon 等，2006）校正相位和振幅，聚焦质量进一步提高至 40dB，以实现未来最佳的经颅脑成像。

最近，提出了另一种不需要使用数值建模的自适应聚焦方法（Herbert 等，2009；Larrat 等，2010）。治疗束的校正是通过最大限度地增加发射超声信号的辐射力在目标位置引起的局部位移来实现的，如 MRI 声辐射力成像所示（Hertzberg 等，2010；Larrat 等，2010；Kaye 等，2011；Marsac 等，2012）。迄今为止，这种方法仅在人类尸体头部得到验证（Marsac 等，2012），进一步的临床转化需要更多的开发。如果成功，这种方法可能会引起人们极大的兴趣，因为它不依赖于任何经颅传播的数值模拟，而是通过 MRI 直接观察和优化声束强度。

三、热疗

前文介绍的技术发展带来了两种脑治疗设备的开发。这些装置已经在尸体上进行了首次测试（Marsac 等，2012；Chauvet 等，2013；Monteith 等，2013b），图 6–2 所示，最近已将其转化为临床应用，用于非侵入性的 TcMRgFUS 丘脑消融术（见下一节）。目前的研究重点是将治疗范围扩展到大脑的其他区域，如本章后面所述。

（一）丘脑消融术

丘脑是神经中枢，在许多运动障碍中发挥着

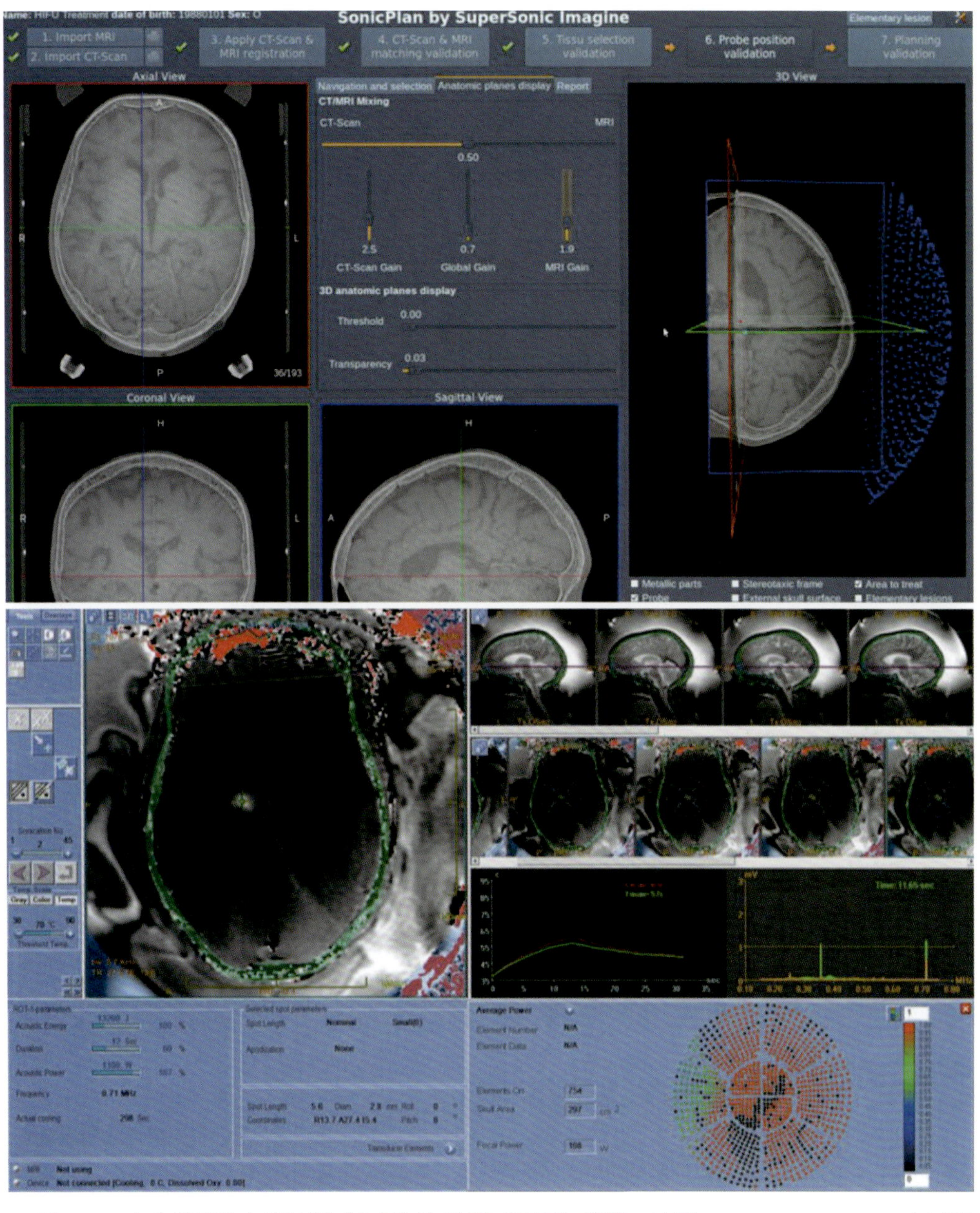

▲ 图 6–2　在人类尸体实验计划（上图）和监测（下图）阶段，使用 **SuperSonic Imagine**（上图）和 **Insighte**（下图）计划和监测软件

重要作用，如原发性震颤、帕金森震颤或运动障碍，但也在神经性疼痛中发挥着作用。它位于大脑深部的中心区域，因此从超声的角度来看是 TcMRgFUS 的对象，因为它允许高天线增益（截骨波束的表面与焦平面中波束的横向表面之间的比率）。

20 世纪 70 年代，有人提议通过射频损伤或电刺激丘脑腹侧中间核来治疗震颤（Tasker，1998）。内侧丘脑射频消融也显示神经源性疼痛的长期缓解（Jeanmonod 等，2001）。然而，在这两种情况下，患者都不愿意接受这种创伤性手术。因此，使用聚焦超声对丘脑进行靶向治疗具有巨大潜力。这实际上在猪体内得到了证实（Elias 等，2013b）。这项研究表明，HIFU 的长时间超声处理（通常为 10～30s）（焦点处通常为 1kW/cm^2）可局部升高温度，并诱发热坏死，其演变类似于射频损伤，如 MRI、组织学和理论建模所评估（Elias 等，2013a，b）。

示例 1：神经性疼痛

在苏黎世对 11 例患有慢性治疗抵抗性神经性疼痛的患者进行了首次 TcMRgFUS 引导的丘脑消融术。最初 9 例患者的短期结果已在一篇初步论文中报道（Martin 等，2009），另外 2 例患者的完整报告也已发表（Jeanmonod 等，2012）。根据基于 MR 的温度标测，前两名患者丘脑中央外侧核后部的峰值温度分别为 51℃和 53℃。患者 3—9 的声功率增加，峰值温度在 51～60℃。功率进一步增加，最后两名患者的峰值温度达到 64℃。所有患者在超声治疗期间都有体感和前庭表现，但只有 6 例患者的体感立即得到持续改善。感觉改善与焦点处的峰值温度无关（表 6-1）。在（Moser 等，2012）中进一步研究了靶向的精确度。作者通过术后 MRI 上显示的病灶中心坐标与治疗前靶点 MRI 坐标定义的靶点坐标之间的差值来计算整体精确度。前后方向的平均总误差为（0.54 ± 0.34）mm，中外侧方向的平均总误差

表 6-1 聚焦超声丘脑切除术治疗神经病理性疼痛的总结

例　数	感应目标处最高温度（℃）	感觉功能改善	不良反应
1	53	+	
2	51	+	
3	57	+	
4	59	–	
5	55	+	
6	58	+	
7	57	–	
8	55	–	
9	60	–	
10	64	+	
11	64	–	a
总平均数	57.5		

改编自 Jeanmonod 等，2012

a. 与以丘脑中央外侧核为中心的出血相关的右侧运动障碍

为（0.72 ± 0.42）mm，背腹方向的平均总误差为（0.72 ± 0.39）mm。在 45% 的患者（患者 1、2、3、7 和 11）中，沿一个轴的误差超过 1mm。因此，感觉改善不足与最显著的靶向误差无关。

在最后一次超声治疗后，患者 11 出现右侧运动偏侧忽视的急性症状，伴有手臂和腿部的节律障碍和构音障碍（Jeanmonod 等，2012）。治疗后的 MRI 显示目标丘脑中央外侧核有 10mm 的出血，丘脑运动腹外侧核后部也有缺血性改变。据报道，在接下来的 24h 内，运动症状减少了 80%，除在激活内部的说话和写作功能期间外，测量障碍的表现几乎消失。

超声诱导产生的气泡剧烈坍缩可导致超声波照射期间出血，这一过程被称为声空化（Leighton，1994）。大脑对这种坍缩和出血效应非常敏感，Fry 等（1995）在狗的大脑中报告了出血效应。在皮质灰质和皮质下白质交界处，当多个相邻病灶暴露于超声时。被动空化检测器可以检测到空化气泡坍缩引起的声发射，能够敏感地检测到单个空化事件（Gateau 等，2011a）。因此，被动空化检测可用于在空化早期触发系统关机（Gyongy 和 Coussios，2009）。自（Jeanmonod 等，2012）报道了不良事件之后，在即将进行的临床试验中，在 Exablate 4000 系统上实施了被动空化检测。

示例 2：原发性震颤

2011—2012 年，15 例耐药患者参与了弗吉尼亚大学 Exablate 4000 系统的原发性震颤一期研究（Elias 等，2013a，b）。治疗包括对腹中间核（ventralis intermediate nucleus，VIM）进行对侧丘脑切除术。将一系列低功率超声波发送到预期目标，以验证目标的位置。一旦验证通过，温度升高会持续进行，直到测得的热剂量高于 240 累积等效分钟（cumulative equivalent minute，CEM）。达到的最高温度在 55～63℃。结果表明，治疗后 1 年，震颤平均减少 67%，导致残疾减少 83%。然而，在一些病例中观察到轻度面瘫和神经麻木（9 例患者暂时性，4 例患者 1 年后持续）。2012 年底，多伦多还对 4 例患有手部严重震颤的患者进行了治疗（Lipsman 等，2013）。目标位于 VIM 中，与受影响最严重的手相对。焦点通过适度加热进行验证，并进行调整，以避免影响相邻的感觉区域。通过增加发射功率或持续时间（在 0～2℃和 10～25s 以 12～29 倍的增量增加），损伤逐渐扩大，直到震颤消失或出现不良反应。温度达到 56～63℃。治疗期间和 3 个月后震颤明显减轻。然而，一名患者在治疗期间出现拇指尖感觉异常，3 个月后仍持续存在。另一例患者有深静脉血栓形成，据作者称，这可能与治疗时间有关。最近，韩国首尔延世大学医学院对 11 例患者进行了治疗（Chang 等，2014），显示震颤症状总体上显著减轻（表 6–2），但 3 例患者无法进行治疗：即使换能器发出高达 24 000 声焦耳，靶区最高温度也＜42℃（20s 内 1200W）。

对于表 6–2 中总结的三项临床试验，震颤的改善是显著的。所有研究也报告了不良反应，主要是感觉异常。（Chang 等，2014）报道的不良反应最小。在（Lipsman 等，2013）中，2/3 的患者在超声治疗期间出现感觉异常；1 例患者在 3 个月的随访中，拇指和食指末端的感觉异常持续存在。（Elias 等，2013a，b）报道了在接受治疗的 15 例患者中观察到的短暂和 1 年持续不良反应的详细列表；在报道的 3 例感觉异常患者中，仅有 1 例患者出现严重的不良反应。

（二）治疗范围的扩大

tcMRgFUS 的无创、无辐射和精确特性将使其成为丘脑以外许多其他脑适应证的理想备选方案，如三叉神经痛、癫痫、扣带回切开术或脑肿瘤（Monteith 等，2013a，b）。然而，当靶点接近骨结构时，经颅聚焦超声治疗变得具有挑战性。当目标接近颅骨时，焦点处的声强与颅骨上的声强之比确实会降低，见图 6–3（顶行与底行相比）。作为骨骼的超声吸收系数高于软组织（White 和 Hanna，1974；Pinton 等，2012a，b），大脑外表面的最高温度可能高于目标位置。有人提出了几种方法来将治疗范围扩展到大脑的非中心部位。

表 6-2 聚焦超声治疗特发性震颤的总结

参 考	例 数	目标处最高温度（℃）	感觉改善	
			CRST 基线（总）	3 个月后 CRST（总）
Lipsman 等，2013	1	56	63	28
	2	63	82	42
	3	59	47	24
	4	59	91	47
	总平均值	59.25	70.75	35.25
Elias 等，2013a，b	1	N/A（55～63）	N/A 平均：55	N/A 平均：25
	2	N/A（55～63）	N/A 平均：55	N/A 平均：25
	3	N/A（55～63）	N/A 平均：55	N/A 平均：25
	4	N/A（55～63）	N/A 平均：55	N/A 平均：25
	5	N/A（55～63）	N/A 平均：55	N/A 平均：25
	6	N/A（55～63）	N/A 平均：55	N/A 平均：25
	7	N/A（55～63）	N/A 平均：55	N/A 平均：25
	8	N/A（55～63）	N/A 平均：55	N/A 平均：25
	9	N/A（55～63）	N/A 平均：55	N/A 平均：25
	10	N/A（55～63）	N/A 平均：55	N/A 平均：25
	11	N/A（55～63）	N/A 平均：55	N/A 平均：25
			CRST 基线（A+B+C）	6 个月后 CRST（A+B+C）
Chang 等，2014	1	N/A（48～61）	34	8
	2	N/A（48～61）	22	1
	3	N/A（48～61）	36	18
	4	＜42	N/A	N/A
	5	N/A（48～61）	29	7
	6	N/A（48～61）	27	0
	7	＜42	N/A	N/A
	8	＜42	N/A	N/A
	9	N/A（48～61）	40	19
	10	N/A（48～61）	24	0
	11	N/A（48～61）	40	1
	总平均值		31.5	6.75

N/A. 引用报告中无相关可用信息

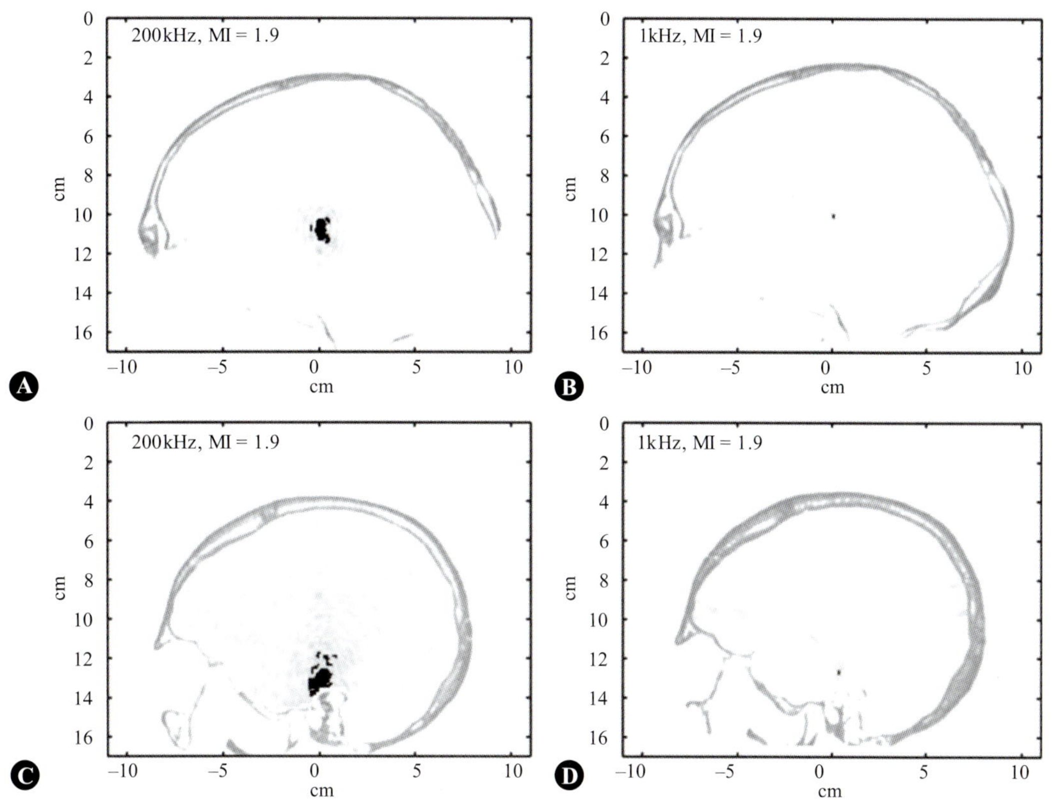

▲ 图 6-3 使用在 220kHz（A 和 C）和 1MHz（B 和 D）下计算的三维有限元差异，对头部的机械指数分布进行数值建模；A 和 B. 位于丘脑的靶点；C 和 D. 位于颅底的靶点

摘自 Pinton 等，2012a，b

1. 像差校正的改进

如前文所述，大脑的中心位置特别适合聚焦超声，经颅聚焦超声的早期发展利用了颅骨的几何形状：对于丘脑靶区，超声束几乎垂直于颅骨表面穿过颅骨。在这种情况下，经颅传播由纵波组成：纵波到横波的模式转换可以忽略，在像差校正算法中，颅骨可以建模为流体。这对于低于临界角的入射光束角（皮肤 / 颅骨界面处约 25°）仍然有效，但当焦点指向大脑的外围时，它就不再存在了。因此，引入了固体结构中经颅波传播的先进数值模型，以考虑模式转换（Pinton 等，2010；Pulkkinen 等，2011）。

2. 频率的选择

低频超声束在穿过颅骨时比高频超声束变形小。因此，构建了一个在 220kHz 下工作的低频大脑设备，以扩大治疗范围（Xu 等，2014）。然而，低频超声可能会在大脑中诱发声空化，从而导致大出血（Daffertshofer 等，2005；Baron 等，2009）。因此，在大脑设备中添加了空化检测器，以便在发生空化时自动关闭系统（Clark 等，1971；Jeanmonod 等，2012）。在相反的频率范围内，已证明高频波可以利用较小尺寸的焦点到达颅底附近的目标（Pinton 等，2010），见图 6-1（底排）。因此，低频超声可以将治疗范围向颅顶扩展，而高频超声可以将治疗范围向颅底扩展。

3. 空化增强加热

组织中超声波的吸收系数随频率线性增加（White 和 Hanna，1974）。因此，在更高的频率下，传热效率更高。已知稳定和惯性空化可产生高超声频率（Leighton，1994），可以导致空化增强组织加热。对于脑部治疗，当靶点接近颅骨时，气泡的非线性反应有助于增大靶点与大脑外表面之间微小压力差异带来的影响。到目前为止，空化活性是由高强度的超声脉冲触发(Kieran等，2007；Gateau等，2010)，或通过注射微泡（Zhang等，2011）或纳米乳液（Jenkins和White，1972）促进。

四、非热疗法

（一）机械消融

超声通过两种主要机制与生物组织相互作用：热机制和机械机制。前文讨论了在大脑中使用热效应，但也可以利用机械效应。机械效应有几种类型。声空化（Leighton，1994）是最猛烈和最有效的（Xu等，2010)，即微泡（注入或自发产生）的稳定或惯性振荡。

示例1：超声空化机械消融

Alkins等在650kHz和230kHz条件下对活体猪进行空化增强无创第三脑室造瘘术（Alkins等，2013)。脑室造瘘术是通过组织分离实现的。在颅骨切除的动物身上进行了两组实验：在换能器和动物头部之间插入和不插入人类颅骨。在650kHz时，病灶处需要高于22.7MPa的峰值压力1s才能可靠地进行脑室造瘘术。在此频率下，ExAblate 4000经颅操作无法产生足够的强度以切割组织，尽管已启动空化。这与之前的观察结果一致，即需要高于18MPa的压力水平才能在活体羊脑中形成空化核（Gateau等，2011b)。230kHz时，脑室造瘘术成功通过颅骨，峰值压力为8.8MPa。

示例2：微泡增强低强度低占空比超声保留视神经

McDannold等在29只大鼠中使用525kHz单元件聚焦换能器消融颅底视束附近的组织结构。首先进行静脉注射造影剂（Definity，Lantheus Medical Imaging Inc.)。然后施加低强度、低占空比超声5min。在灰质中诱发病变，而相邻的视束和白质束没有受到损伤，或几乎没有损伤（视觉诱发电位记录的幅度或潜伏期没有发现明显变化)。微泡的增强治疗效果有助于产生保留视神经的剧烈病变。笔者推测，病变是通过血管系统的非热破坏及随后下游组织的缺血而产生的。

（二）BBB开放

Hynynen等（2001）证明，使用低功率聚焦超声与全身注射脂质（或聚合物）壳微泡相结合，可以实现BBB的无创、局部和瞬时破坏。在这项开创性研究之后，大量文献确定了最佳超声参数，从而在不造成组织损伤的情况下实现所需的脑组织穿透（Hynynen等，2005；Choi等，2007；Sheikov等，2008；O'Reilly等，2011；O'Reilly等，2011；O'Reilly和Hynynen，2012)。其他研究组使用低功率聚焦超声（Marty等，2012）量化了受损脑组织的通透性（Vlachos等，2010；Vlachos等，2011）和受损后BBB闭合的动力学。在包括肿瘤（Treat等，2007；Chen等，2010；Liu等，2010）和阿尔茨海默病（Raymond等，2008；Jordao等，2010）在内的多种病理学的临床前模型中，研究了使用低功率聚焦超声打开BBB的潜力。有关超声开放BBB的详细描述，请参阅专门介绍此应用的章节。

（三）神经调节

1958年,Fry和合著者（Fry等，1958）证明，向外侧膝状体核传输超声波会抑制猫初级视觉皮质中的所诱导的反应，脑电图（electroencephalogram，EEG）记录证明了这一点。1976年，Gavrilov及其同事（Gavrilov等，1976）证明聚焦超声是刺激神经结构的有力工具，并对聚焦在人类手臂上的超声束产生不同的热、触觉和疼痛反应。最近，Tyler及其同事（Tyler等，2008；Tufail等，2010）证明了低频低强度超声波能够诱发运动刺激，而不会对脑组织造成损伤。Yoo等（2011）于2010年在兔子身上获得了类似的结果，并使用兼容MRI的换能器，通过功能性MRI观察了运动皮质的激活情况。如前文所示，利用多元件换能器和相位校正，超声波可以通过完整的人类颅骨聚焦，从而使这些动物研究能够转化为人类研究。

与当前的非超声神经刺激技术相比，如经颅

直流电刺激（transcranial direct current stimulation，tDCS）（Nitsche 等，2008）、植入电极（Ressler 和 Mayberg，2007）、经颅磁刺激（transcranial magnetic stimulation，TMS）（Hallett，2000）或光遗传学（Szobota 等，2007；Zhang 等，2007），经颅超声神经调节提供了空间（几毫米）和时间（数百毫秒）高分辨率的独特组合。这还与进入大脑深层结构和无创性有关。因此，经颅超声神经调节因此有望为独特的高分辨率和非侵入性神经调控应用开辟新可能。最近的结果证实了这一潜力，因为聚焦超声能够调节皮质神经递质的水平（Yang 等，2012），因此，可能对精神疾病具有诊断和治疗意义。

关于超声神经调节机制的重要问题仍然存在。在生理尺度上，提出了不同的假设，从超声波诱导突触裂隙内神经递质的释放（Borrelli 等，1981）到超声波诱导膜上机械敏感通道的开放（Krasovitski 等，2011；Plaksin 等，2014），然后触发动作电位（Tyler 等，2008）。然而，有趣的是，Tufail 等（2010）报道，使用较低声强时，EMG 反应较高。相比之下，King 等，（2013）和 Younan 等，（2013）报道了一个声学阈值，低于该阈值时，未观察到对大鼠超声神经调节的刺激。尽管 320kHz 的波长约为 5mm，但观察到对非常特殊的结构（如动眼神经系统或单晶须）的刺激（Younan 等，2013）。使用有限差分时域软件和 CT 扫描进行的模拟显示，与自由水相比，头部空腔中的超声混响产生的空间峰值—时间峰值压力增加了 1.8 倍，空间峰值脉冲平均强度增加了 2.3 倍（Younan 等，2013）。在如此低的频率下，小动物低频研究需要仔细考虑混响产生的声场。

最近，低强度 FUS 刺激被证明可以对清醒的非人灵长类大脑的行为进行因果调节（Deffieux 等，2013）：在超声波束聚焦于额叶眼区时，反向眼跳任务的反应时显着延迟（$P<0.05$）。假实验未显示潜伏期有任何显著变化（Deffieux 等，2013）。Legon 等（2014）最近证明，经颅超声成功调控了人体初级躯体感觉皮层的活动。

五、结论和未来前景

长期以来，聚焦超声无创性治疗大脑被认为遥不可及。第一项成功报道超声研究丘脑的热损伤发表不足 5 年（Martin 等，2009），紧接着是关于原发性震颤的非常有希望的结果（Elias 等，2013，Lipsman 等，2013；Chang 等，2014）。随着新临床应用的出现，热损伤技术将继续得到推广，如治疗肿瘤、强迫症或帕金森震颤和运动障碍。此外，第二个突破即将出现：大脑的非热疗法。血脑屏障的可逆开放（用于输送治疗药物）和神经调节（用于调节大脑活动）正在走向临床。

第 7 章　聚焦超声和碎石术

Focused Ultrasound and Lithotripsy

Teiichiro Ikeda　Shin Yoshizawa　Norihiro Koizumi　Mamoru Mitsuishi　Yoichiro Matsumoto　著

摘要

冲击波碎石一直以来都是肾结石清除的首选方法。冲击波碎石仪使用微秒级脉冲持续时间和高达 100MPa 的压力峰值，以 0.5～2Hz 的频率触发，通过机械机制来碎裂肾结石。其中一个重要的机制是空化作用。笔者提出了一种替代类型的碎石方法，利用 HIFU 最大化空化活性，以分解肾结石。根据先前发布的文献（Matsumoto 等，2002；Ikeda 等，2006；Yoshizawa 等，2009；Koizumi 等，2009），笔者概述了这种方法。空化活性是非常不可预测的，因此需要一个精确的控制系统。该方法包括三个步骤来治疗肾结石。第一步是对结石进行局部高压波动的控制。第二步是监测空化活性并根据优化的超声条件进行反馈。第三步是对结石进行追踪，并将超声精确聚焦在结石上。为了实现高压控制，笔者设计了一个两频波形 [空化控制（C-C）波形]：一个高频超声脉冲（1～4MHz）用于创建一个空化云，以及一个低频跟踪脉冲（0.5MHz），紧随高频脉冲使空化云坍缩。高速摄影显示肾结石上的空化坍缩和云中的冲击波发射。笔者还进行了模型和天然肾结石的体外侵蚀测试。对于模型结石而言，C-C 波形的侵蚀速率在高频和低频波形的组合下比单独使用任何一个波形都有明显优势。为了优化高频超声强度，笔者研究了空化气泡产生的亚谐波发射与结石侵蚀体积之间的关系。对于结石追踪，笔者还开发了一无创式超声诊断系统（non-invasive ultrasound theragnostic system，NIUTS），用于补偿肾脏运动。天然结石被侵蚀，产生的大部分碎片直径＜1mm。这些小碎片足够小，可以通过尿道排出。结果表明，通过对空化活性进行精确控制，聚焦超声具有开发一种创伤性更小、更可控的碎石系统的潜力。

关键词

碎石术；聚焦超声

冲击波碎石术（shock wave lithotripsy，SWL）使用微秒级的脉冲持续时间和高达 100MPa 的压力峰值，以 0.5～2Hz 的频率触发，通过机械机制来粉碎肾结石，见图 7–1。一个重要的机制是空化（Coleman 等，1987；Crum，1988）。其他机制，例如剥离作用（Chaussy 等，1980）、剪切

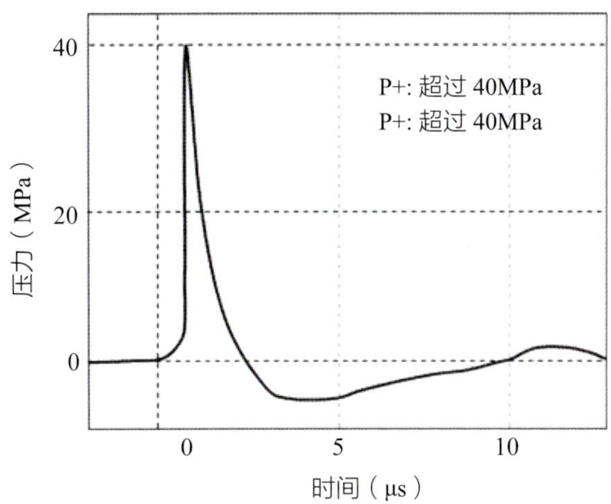

▲ **图 7-1 在 SWL 中使用的典型冲击波脉冲示意；高压超过 40MPa，然后是负压的长尾；重复的正负压在石头中产生动态应力；负压还会在传播路径上产生空化；冲击波应力和空化气泡的压力都是粉碎石头的重要机制**

应力（Gracewski 等，1993）和挤压（Eisenmenger，2001；Eisenmenger 等，2002）也很重要。许多研究表明空化坍缩在冲击波碎石术中的重要性（Church，1989；Carnel 等，1993；Philip 等，1993；Bailey，1997；Cathignol 等，1998；Sapozhnikov 等，2002；Pishchalnikov 等，2003），并且已经尝试控制空化。目标是加速碎石过程同时最小化组织损伤（Zhong 等，1997；Williams 等，1999；Bailey 等，1999；Zhu 等，2002；Evan 等，2002）。研究包括修改冲击波形和冲击波之间的时序，以控制空化气泡的扩张和坍缩（Cleveland 等，2000a，b；Xi 和 Zhong，2000；Loske 等，2002；Sokolov 等，2001，2003）。Xi 和 Zhong（2000）试图使用两种不同的冲击波发生器增强空化气泡坍缩，并观察到与标准施力方案相比加速了碎石过程。Sokolov 等（2001，2003）研究了一种双脉冲碎石仪，以将空化区域局限在石头附近，并有效减少了细胞溶解并观察到加速的碎石过程。Duryea 等（2011，2013）使用极高强度的超声波脉冲（组织破碎脉冲）进行碎石。Maxwell 等（2015）研究了利用聚焦超声波的爆裂波特性进行碎石的特点。

在本章中，使用 HIFU 来溶解肾结石。高强度聚焦超声的频率（>500kHz）比碎石冲击波更高。具体而言，使用一个频率的音波脉冲在肾结石表面产生气泡云（空化云）。然后使用第二个较低频率的波浪来使气泡云坍缩，从而溶解结石 [空化控制（C-C）波形]。笔者研究了利用 C-C 波形进行聚焦超声碎石术的发展和优化（Matsumoto 等，2002；Ikeda 等，2006；Yoshizawa 等，2009）。与碎石冲击波不同，聚焦超声具有较小的焦点体积。由于空化现象具有很高的不可预测性和破坏性，所以需要一个精细的控制系统。笔者提出了一个由三个步骤组成的肾结石治疗控制方法。第一步是对结石施加局部高压控制。第二步是监测空化活动并根据优化的超声条件进行反馈控制（Yoshizawa 等，2009）。第三步是追踪结石并精确聚焦超声以适应呼吸运动（Koizumi 等，2009a，b）。本章概述了这三个控制步骤，并讨论了聚焦超声碎石的可行性。

一、肾结石上的局部高压

（一）空化控制波形（C-C 波形）

本研究中使用的 C-C 波形的双频超声波见图 7-2。使用一个薄膜水听器（MHB200B，NTR systems，Seattle，WA，United States）记录声压，该水听器放置在凹形钛酸铅锆（concave lead zirconium titanate，PZT）换能器的焦点位置上。

首先传输高频超声波（本案例中为 3.82MHz，175 个周期）。在高频波停止后，紧接着是一个低频波的短脉冲（545kHz，6 个周期）。对于图 7-2 中的高频波，焦点压力的最大正压 |P+|=10.0MPa，最大负压 |P-|=6.0MPa。对于低频部分，|P+|=16.0MPa，|P-|=6.5MPa。高频超声波旨在在结石上产生局部空化气泡云，而低频超声波则触发气泡云的剧烈崩溃。

空化云是一个密集的气泡团聚体，随着团聚体的增加，已经失去了单个气泡行为和群体行为的特征。气泡通过流体运动和云内声波传播进行动态耦合。云状坍缩显示比单个气泡的崩溃更具破坏性，这一点在高速涡轮泵和船舶螺旋桨中得

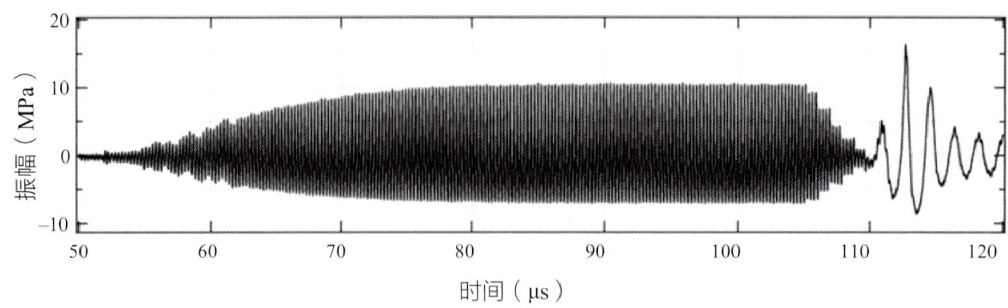

▲ 图 7–2 典型空化控制的声压曲线（C-C）；超声波声压是通过位于焦点处的膜式水听器测量的；该超声波波形包括高频 [3.82MHz，175 个周期（46μs）] 和低频 [545kHz 脉冲（6 个周期）] 超声波，低频超声波紧随高频波停止之后

到证实。许多调查云状坍缩的动力学和计算云中产生的压力的实验研究（Knapp，1955；Soyama 等，1992；Kato 等，1996；Reisman 和 Brennen，1996；Reisman 等，199；Konno 等，2002）和分析 / 数值研究（van Wijngaarden，1964；Morch，1981；Omta，1987；Chahine 和 Duraiswami，1992；d'Agostino 和 Brennen，1988，1989；Wang 和 Brennen，1995，1999）已经进行。通过间接实验测量了云团内部的最大压力，高达 10^8～10^9Pa（Kato 等，1996；Reisman 等，1998）。Shimada 等（2000）使用了考虑到单个振荡气泡的数值模型来研究球状气泡云中的收敛冲击波。他们认为，在一个半径为 20μm、云团半径为 5mm 的气泡云中，当气泡云逐步降压和增压时，云团内部的冲击波会导致一个 O（10^8～10^9）Pa 的中心气泡坍缩压力。尽管该模型只限于临床使用的较低超声压力幅度，但他们的工作已被扩展到适用于聚焦超声应用的初始和边界条件（Yoshizawa 等，2004；Matsumoto 和 Yoshizawa，2005）。他们研究了由医学超声激发的具有均匀气泡大小和分布的球状云空化的行为，表明一个剧烈的空化云坍缩发生的频率范围远小于云内单个气泡的共振频率，坍缩压力可达到超声压力幅值的 1000 倍，这迫使云进入强烈的坍缩。当云团受到相对较大压力幅值的影响时，它们还显示了共振带宽的拓宽。他们的结果为我们侵蚀肾结石的方法提供了基础。该方法使用单频波产生气泡云，然后通过较低频率波在其广泛共振点上激发云团，以产生高坍缩压力。由于云团的宽共振带宽，低频和高频不需要精确固定。

（二）观察石头上的空化现象

通过高速图像转换相机 Imacon 200（DRS Hadland；目前，DRS Data & Imaging Systems，Oakland，NJ，USA）记录了聚焦超声波焦点处的空化现象。Imacon 200 能够以每秒高达 200 百万帧的速度拍摄 8 张照片，最小曝光时间为 5ns。因为相比超声波周期（250ns 至 2μs），曝光时间更短且频率更快，所以这适用于观察实验频带（0.5～4MHz）内的空化现象。软件控制可以改变帧间和曝光时间，而 Imacon 200 的双快门模式可以在大于 300μs 的帧间隔中获得 16 帧照片。一个具有凹面 PZT 陶瓷元件（C-213，Fuji Ceramics，Japan）的空气背衬超声波换能器被固定在一个丙烯酸水箱内。PZT 元件的孔径和焦距均为 80mm。

1. 高频

经过 100～200μs 辐照后，可以观察到不同超声波频率（1.08MHz、1.64MHz、2.75MHz、3.27MHz 和 3.82MHz）聚焦超声波的声空化云现象。图 7–3 显示了在焦点处由五种不同超声波频率制造的气泡云。

经过 100～200μs 的超声照射，半球形气泡云保持了它们的形状和大小。图 7–3E 显示了不同频率下测得的气泡云的特征长度。这个长度是聚焦超声在轴向方向上的最大空化长度，即图7–3A–D 中的水平方向。气泡云的长度大致符合1/4 超声波长。确定系数 R^2 为 0.97。这与由入射和反射超声波所产生的驻波的节点到抗节点（在固体表面）的距离是一致的。这些结果表明，通过改变超声频率，可以控制由聚焦超声生成的气泡云的大小。当超声频率高于 1MHz 时，空化区域在轴向上约在 1mm 内。因此，在聚焦超声场中，可以通过改变超声频率来控制固体表面处的声空化在空间上的分布。

2. 低频

气泡云的强迫坍缩和从云中发射的冲击波也被拍摄到。这些气泡云是使用较高频率的聚焦超声（2.75MHz 和 3.82MHz，图 7–3）生成的，由于低频超声（545kHz）的作用，它们被迫发生振荡。

图 7–4 展示了气泡云被迫振荡的照片。在停止 2.75MHz 超声波的 100μs 辐照后，立即将 545kHz 脉冲超声波聚焦到云团上。拍摄照片的帧间隔和曝光时间分别为 325ns 和 50ns。在图 7–4 中，第 1～5 帧对应 545kHz 超声波的一个周期，第 6～10 帧对应下一个周期。在图 7–4 的第 1 帧中，在固体表面观察到半球形的空化云。由于 545kHz 超声波的作用，云团被迫振荡。在 545kHz 超声波的正相位期间，气泡云收缩并被迫坍缩，如第 4 帧所示。在第 5 帧中，气泡反弹，下一次坍缩发生在第 8 帧。在拍摄序列过程中，云团的边界（水和二相介质之间的边界）位置没有显著改变，而云团中气泡的图像密度发生了剧烈变化。

图 7–4 所展示的现象显示了云团在振荡过程中的共振现象。云团中的每个气泡几乎同时坍缩。在图 7–4 的第 4 帧中，据认为靠近固体表面的气泡，即靠近半球形气泡云团中心的气泡，剧烈坍缩，从而在铝球表面可能产生了非常高的压力。云团的边界（气泡流和水的界面）保持了其位置，但是个别气泡坍缩，尺寸逐渐减小。同样，这个结果还表明，在图 7–4 中，云团空化坍缩与低频部分的波动传播有关，而不是空化云区域的体积振荡，因此云团的边界表现得像是单

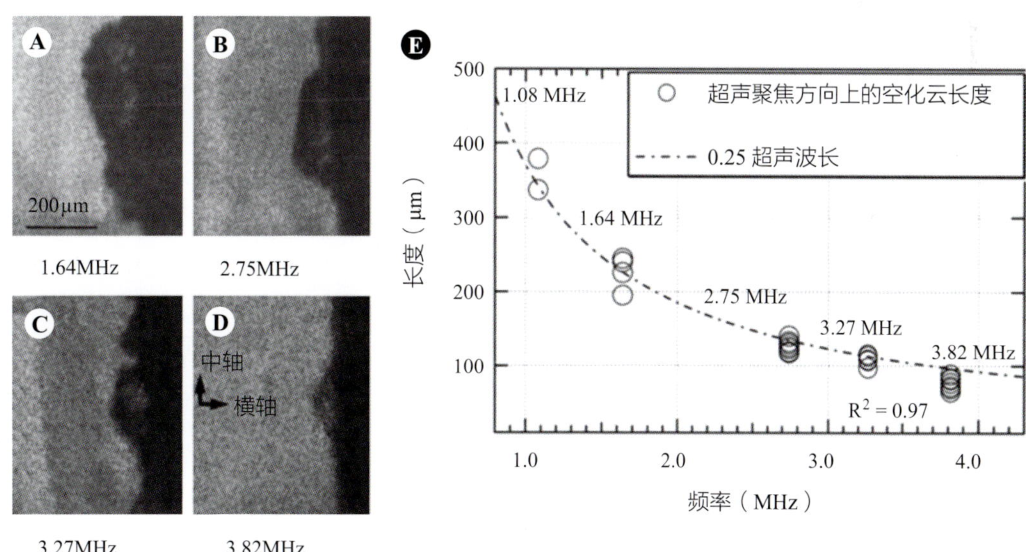

▲ 图 7–3　展示了空化云的频率依赖性

A 至 D. 不同超声波频率下的空化云呈现出恒定的形状和大小，超声波辐照持续时间为 100～200μs；E. 空化云的特征长度：测量了在铝球表面生成的声空化云的长度；对于不同频率的情况下，超声波辐照持续时间为 100～200μs，并且长度是沿轴向（与超声波聚焦方向平行）测量的；空化云长度与 1/42 倍超声波波长呈强相关关系（R^2=0.97）

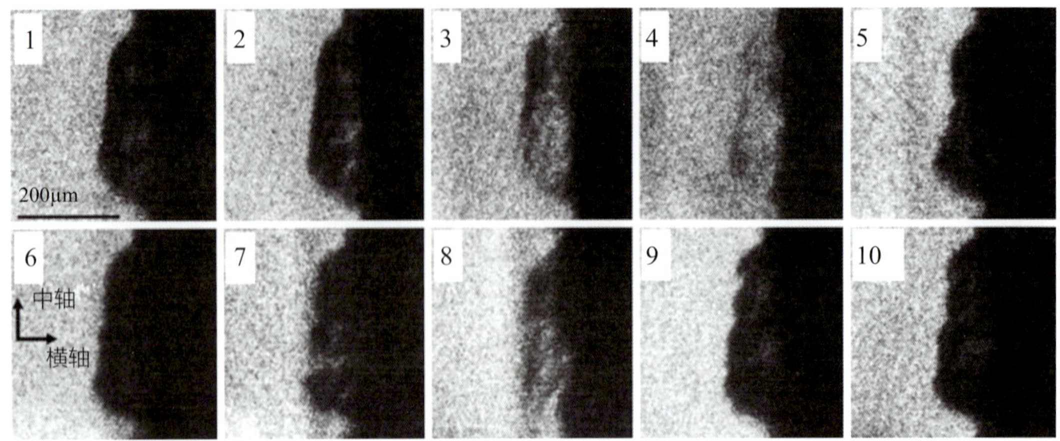

▲ 图 7-4 空化云强制坍缩：由于 **2.75MHz** 聚焦超声波（图 7-3）被 **545kHz** 超声波强制坍缩而产生的半球形空化云；摄像机的帧间时间为 **325ns**，曝光时间为 **50ns**；在第 **1** 帧中，低频超声波的第二正相开始；在第 **4** 帧时，气泡云坍缩，每个气泡的半径尺寸都在减小；这时，假设高压局部集中在固体表面；在第 **5** 帧时，气泡发生反弹，下一次坍缩发生在第 **8** 帧

个气泡的壁（类似于以前报道的气泡云坍缩，如 Pishchalnikov 等，2003）。这种空化云坍缩现象在每次测试中几乎在同一帧发生，表明该现象具有很高的再现性。

图 7-5 显示了一个阴影光学照片，展示了气泡坍缩的过程。从空化云（由 C-C 波形产生）发出的激波被可视化了出来。高频率（3.82MHz，175 个周期）的波紧接着是 545kHz 的超声波。在图 7-5 的第 1 帧中，低频超声波刚刚到达肾结石上的气泡云。在第 2 帧中，低频波作用于气泡后，气泡同时被迫坍缩。图像中的气泡大小非常小（几乎消失）。在第 3 帧中，从气泡空化云中发出了强烈的激波阴影，与背景形成了高对比的。在第 4 帧中，半球形激波从成像区域传播出去。这种激波发射在不同测试运行中拍摄到了相同的帧，再次证明了现象的可重复性。这些结果表明，C-C 波形成功地定位了结石上的空化气泡，并控制了作用在结石表面上的高压空化坍缩力。

3. 碎石

通过石头侵蚀测试研究了 C-C 波形在碎石中的适用性和效率。还确定了侵蚀速率，以研究空化侵蚀在石头粉碎中的效率。模型石头是之前为商用 SWL 机器研究开发的测试材料。U-30 石头由 McAteer 等（2005）提供。这些石头是圆柱形的，长度（6.4～10.1mm）大于超声波的波长（0.38～3.0mm），聚焦超声的 -6dB 波束宽度为 0.6～4.0mm。需要 72h 将 U-30 石头完全重新水合（McAteer 等，2005）。由于石头内部的被困气体可能会影响侵蚀量并扭曲声学特性，每块石头都被浸入装满除气水的干燥器中，在 10kPa 的压力下，它们放置了超过 48h，直到从石头表面没有观察到气泡冒出为止。

石头侵蚀测试的声波结合 C-C 波形的优势进行设计，该波形结合了高频和低频波。C-C 波形与仅具有高频或低频波的波进行了比较。石头侵蚀测试中的测试波如下：①仅有高频波（3.82MHz，175μs）；②仅有低频波（545kHz，6 个周期），以及（c）高频和低频结合的 C-C 波形。C-C 波形的超声波见图 7-2，也用于图 7-5 中的实验中。

在每种情况下，从 PZT 换能器发射的波的脉冲重复频率（pulse repetition frequency，PRF）固定为 25Hz，因此在下一个 C-C 波形的脉冲（c）之前经过 39.94mm 的间隔 [（a）为 39.95mm，（b）为 39.99mm]。

图 7-6 中的上方图表显示了每种波对应的

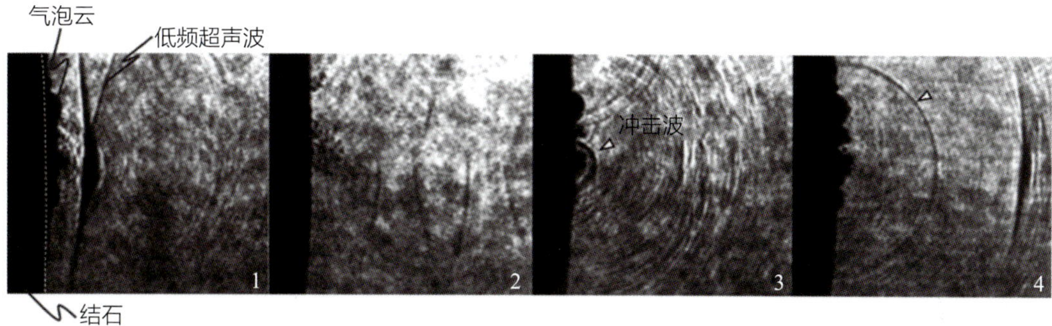

▲ 图 7–5　空化云的冲击波发射；以 C-C 波形强制超声波（图 7–2，高频 3.82MHz，低频 545kHz）；摄像机的帧间时间为 105ns，曝光时间为 5ns；拍摄的时间对应于高频停止后立即聚焦的低频波；在 545kHz 超声波的第二正相命中空化云之后不久（第 1 帧），气泡云在第 2 帧坍缩，然后一个球形冲击波从空化云向外传播（第 3 和 4 帧）

U-30 石头的测量质量损失。超声波照射时间为 3、6、12、18min。每种波和照射时间都进行了两个样本的测试。下面的照片对应于 C-C 波形的每个超声波照射时间的侵蚀模型石头。在这个实验中，为了使侵蚀覆盖整个石头表面，每块石头都被移动。2 名操作员通过配备有 0.1mm 分辨率的目镜尺来监视石头。在横向上，操作员移动石头以使焦点完全覆盖石头基圆的整个区域。直径扫描的往返时间保持在 4s。在轴向上，石头也被移动，使超声焦点保持在基圆上。这种石头侵蚀测试适用于每个样本（48 个样本）。使用质量损失和超声波照射时间之间的最小二乘法拟合计算侵蚀速率。C-C 波形、仅低频和仅高频的计算侵蚀速度分别为 0.3mg/min、2.2mg/min 和 5.0mg/min。质量损失和超声波照射时间之间的确定系数 R^2 分别为 0.66、0.91 和 0.99。

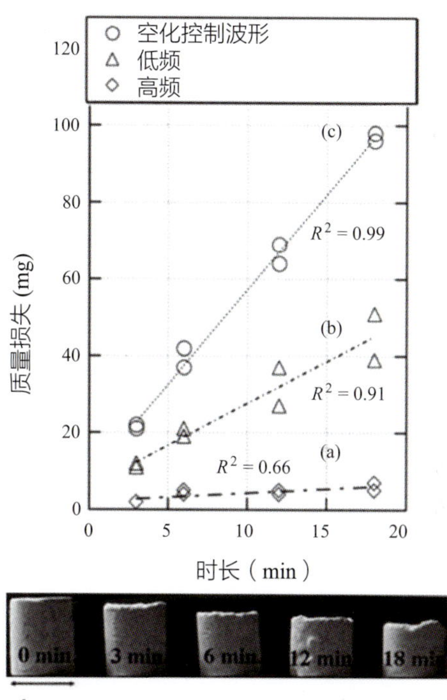

▲ 图 7–6　使用 U-30 模型石头进行侵蚀速率测量；对于不同的波，测量了不同时间下的质量损失；（a）单独的高频波（3.82MHz），（b）单独的低频波（545kHz），（c）C-C 波形；每个超声波的脉冲重复频率为 25Hz；上图中的曲线是质量损失和超声辐射时间之间最小二乘拟合的结果（显示了 R^2）；下面的照片对应于 C-C 波形的每个超声辐射时间下的被侵蚀模型石头

根据图 7–6，C-C 波形相比单独的高频和低频波形，更有效地侵蚀了石头。计算得出的侵蚀速率显示，C-C 波形（c）的侵蚀速率是高频单独（a）和低频单独（b）侵蚀速率之和的 2 倍。高频波形导致石表局部云空化，但侵蚀量较小，可能是因为云空化掩护了石表面。低频波形单独会产生更广范围的空化气泡，因此侵蚀区域比仅有高频波形时更广。

这些气泡独立坍缩，因此最大压力与空化云坍缩相比并不高。C-C 波形将高频和低频结合起来，迫使气泡云猛烈坍缩，C-C 波形的优势可能在于石面上的可控气泡空化云坍缩。

C-C 波形的超声辐照被应用于两种天然肾结

石：胱氨酸和鹿角石。超声波与图 7–2 中的相同，并且一个周期的脉冲重复频率为 25Hz。图 7–7 上方的照片是侵蚀后的石头及其碎片，（A）胱氨酸结石，（B）鹿角形石。

在两者中都可以看到侵蚀孔。下图是（A）胱氨酸结石和（B）鹿角形石的颗粒直径 D_p 的尺寸频率分布。D_p 是根据照片中颗粒石块的二值处理图像计算得出的。通过计算颗粒的面积和周长，可以为每个颗粒计算出 D_p。对于胱氨酸结石，756 个颗粒的平均直径为（0.13 ± 0.07）mm，1393 个颗粒的平均直径为（0.187 ± 0.120）mm；对于鹿角形石，虽然观察到了三个 D_p=1.2mm 的颗粒和一个 D_p=1.5mm 的颗粒，但几乎所有的颗粒直径都小于 1.0mm。每种石头的尺寸分布特征略有不同。鹿角形石的颗粒具有典型的尺寸——频率分布，随着颗粒尺寸的增加，分布呈长尾。胱氨酸结石的分布也在大颗粒尺寸上呈长尾，而小颗粒没有局部最大值。这可能是因为非常小的颗粒由于水槽中的水对流而无法完全收集，因此它们并没有全部落入放置在石头下方的烧杯中。

除了鹿角形石的三个 D_p=1.2～1.5mm 的颗粒之外，几乎所有被侵蚀的碎片都小于 D_p=1mm。这些结果显示了使用空化侵蚀的主要优势之一。使用空化侵蚀，从治疗的初期就预计会产生临床可通过的小颗粒（1～2mm）的碎石。据报道，胱氨酸结石是最难以通过体外冲击波破碎的结石。Zhong 等（1992）认为，尽管胱氨酸结石的表面硬度很小，但由于其延展性大，它们是不可破碎的。图 7–7 显示，胱氨酸结石被空化侵蚀从表面侵蚀成直径＜1mm 的碎片。

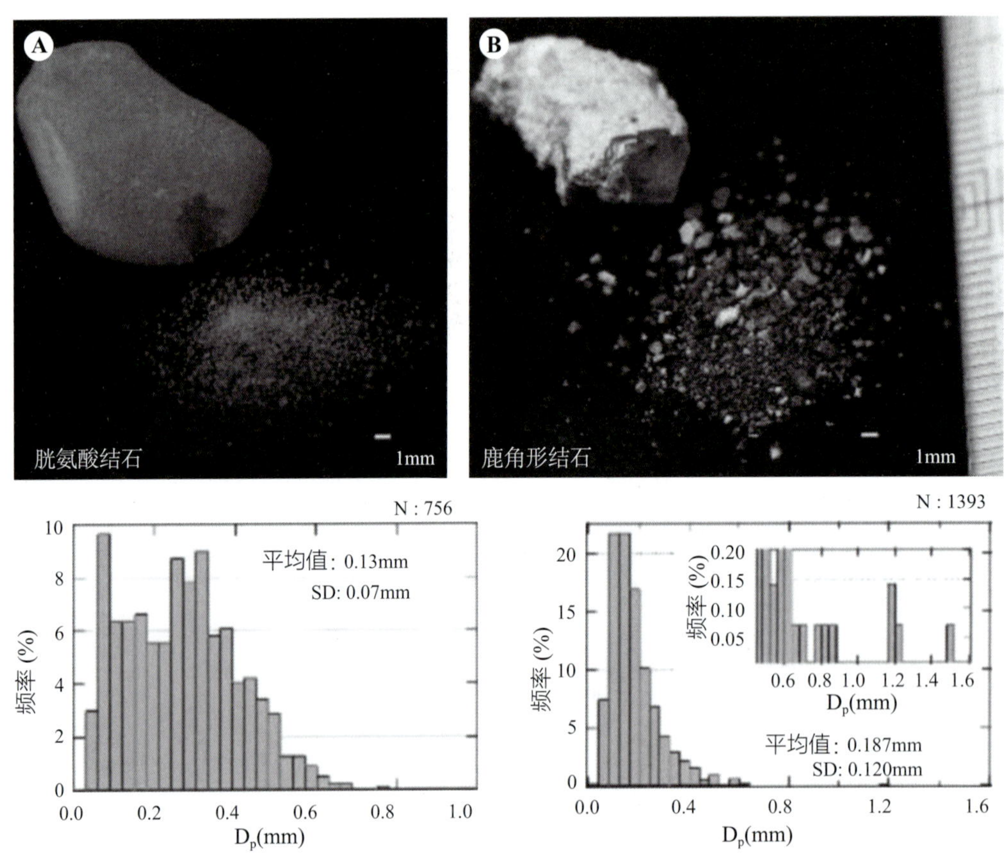

▲ 图 7–7 经过 **C-C** 波形照射后的天然肾结石及其碎片；图 **A** 为胱氨酸结石及其碎片；图 **B** 为鹿角形结石及其碎片；上列是每块石头的照片，下列是碎片直径 D_p 的数量—尺寸分布的大小频率；结果显示，碎片直径通常小于 **1mm**；对于鹿角石，计算出 **3** 个直径为 D_p=**1.2**～**1.5mm** 的碎片

最后，C-C波形的估计声功率位于 Power Doppler（15W/cm^2）和用于肿瘤治疗的 HIFU（500～2000W/cm^2）之间（ter Haar，2001；Bailey 等，2001）。尽管与 HIFU 治疗相比，其强度较小，并且 C-C 波形脉冲之间有较大的时间间隔，但需要通过体内研究来检查不必要的组织加热的影响。

二、带空化监测的超声碎石术

（一）次谐波检测的实验设置及超声序列

在本章第二部分讨论的实验中，C-C 波形序列中的空化活动在真空和蒸馏水中得到了很好的可视化，并且看起来能够在体外得到良好的控制。然而，在人体内，由于结石存在的介质的物理性质完全不同，空化现象可能会有所不同且难以预测。因此，需要专门设计的空化监测方法来优化体内结石碎化条件。

被动和主动空化检测已经通过 SWL 进行了研究（Coleman 等，1996；Cleveland 等，2000a，b；Bailey 等，2005）。在使用 C-C 波形的双频超声波碎石术中，检测空化生成对于低频超声波的结石侵蚀效率非常重要，因为它取决于高频波引起的空化泡的状态。见图 7–3，空化泡在高频波作用下仅在石头的一个小区域内产生，并且与从石头表面反射的超声波相比，高频暴露期间来自空化泡的声发射强度要低得多。因此，需要一种灵敏的检测方法。次谐波超声信号是从非线性散射源（如空化泡）发出的特定频率成分。本节介绍了次谐波检测方法及信号振幅与石头侵蚀体积之间的关系（Yoshizawa 等，2009）。

实验设置与前一部分讨论的相似。在一个丙烯酸水槽中固定了一个带有凹面压电陶瓷元件（C-213，Fuji Ceramics，Japan）的空气背靠式超声波探头。该压电陶瓷元件的孔径和焦距均为 80mm。探头的谐振频率为 552kHz。谐振频率用于产生 C-C 波形的低频波，而探头的第三谐波 1.67MHz 则用于产生高频波。一个函数发生器（WF1946B，NF Corporation）生成驱动信号，然后通过射频带放大器（AG1024，T&C Power Conversion）或高功率脉冲接收器（RPR-4000，RITEC Inc.）放大。模拟石头被放置在超声波的聚焦点上。丙烯酸水槽中充满了去气和蒸馏过的自来水。通过去离子活性炭过滤和 0.45μm 网过滤进行连续过滤。氧浓度为 7ppm。水的温度保持在每次实验时的室温，即 19～23℃。水的电导率保持在小于 5μS/cm。使用膜式水听器（MHB200B，NTR systems）在高度除气（氧浓度＜1.0ppm）和蒸馏（电导率＜2μS/cm）的水中，在无固体表面和无空化的情况下测量聚焦压力。使用凹形聚焦水听器（直径 12mm，焦距 42.2mm，TORAY Engineering）测量从空化气泡反射的声压。

图 7–8 展示了次谐波检测的超声序列。在这个序列中，以 1.67MHz 的频率进行了 100 周期的超声波，然后是相同频率下的 600 周期的超声波。这 100 周期的超声波是用于 C-C 波形的高频波的相同波形。峰值负压为 2.2～12.7MPa。为了避免产生超声波暴露引起空化作用，600 周期超声波的峰压力为 0.34MPa。

在低强度的超声波暴露期间，检测到了 1.67MHz 超声波的次谐波成分。检测到的次谐波声发射信号按其信号振幅被分为四组。次谐波信号振幅是通过从声压 FFT 频谱中的次谐波振幅中减去次谐波周围的频率分量的振幅来计算的。确定了石头的次谐波信号水平之后，将由高频和低频波组成的 C-C 波形暴露于石头上，以便在 600s 内侵蚀石头。低频波为 3 个周期，频率为 552kHz，其峰值负压为 9.5MPa。C-C 波形的 PRF 为 10Hz，总共有 19 块石头被 C-C 波暴露。假设侵蚀形状具有轴对称性，根据采用激光位移计进行的一维侵蚀深度测量，从而估算出侵蚀体积。

（二）次谐波信号水平和石头侵蚀体积

图 7–9 显示了被侵蚀的模型石头和石头的侵蚀体积。在Ⅰ组中，C-C 波形的高频超声波的强度最小，在Ⅳ组中最大。在Ⅰ组中未检测

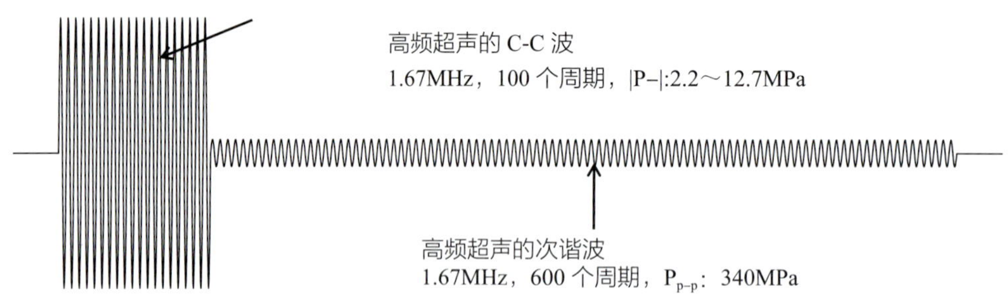

▲ 图 7-8 超声波序列用于次谐波检测；在暴露于 **1.67MHz** 超声波 **100** 个周期（**60** 个脉冲）后，采用了相同频率的较低强度超声波；在较低强度超声波暴露过程中，检测到了 **1.67MHz** 超声波的次谐波分量

到次谐波信号。在Ⅱ组中，次谐波信号的强度相对较小，在Ⅲ组中，次谐波信号的强度相对较大，并且经常观察到 n/3、n/4 信号。在Ⅳ组中，与其他频率分量相比，频谱中的次谐波信号峰值下降。高频超声波的峰负压在Ⅰ组中为 2.2～3.1MPa，在Ⅱ组中为 4.5～6.4MPa，在Ⅲ组中为 5.7～8.8MPa，在Ⅳ组中为 11.2～12.7MPa。在Ⅰ组中，侵蚀的石头数量为 3 个，在Ⅱ组中为 6 个，在Ⅲ组中为 6 个，在Ⅳ组中为 4 个。比较 4 组的结果，Ⅱ组和Ⅲ组中的侵蚀体积明显大于Ⅰ组和Ⅳ组中的侵蚀体积。在许多情况下，Ⅱ组和Ⅲ组中被侵蚀的石头形状相似，其侵蚀深度可比拟。而Ⅰ组和Ⅳ组中的侵蚀深度要浅得多，Ⅳ组中的侵蚀面积要小得多。

次谐波信号水平

这些结果表明了 C-C 波形优化的重要性。同时也显示出对于碎石作用存在明显的“最佳条件”。在实验中，Ⅳ组的侵蚀体积和侵蚀面积均小于Ⅰ组。这表明，由于本实验中强高频超声波诱导的大空化的谐振频率比 552kHz 更低，从而使结石屏蔽了低频超声波的影响。因此，Ⅳ组的效率不仅低于Ⅱ组和Ⅲ组，也低于Ⅰ组。这意味着，高频强度波的优化对于 C-C 波形的碎石作用是一个重要因素。对于实际应用来说，由于优化依赖于许多参数，并且这些参数的具体情况不同，因此反馈系统将会很有帮助。次谐波声压力是一个可能的反馈系统信号。虽然所提出的方法似乎是朝着优化的一个良好方向前进，但在次谐波信号检测的灵敏度方面仍有改进的余地。在Ⅱ组和Ⅲ组中一些石头仍然具有对应于高频聚焦区域的剩余“岛屿”，而且侵蚀形状有时倒像一个

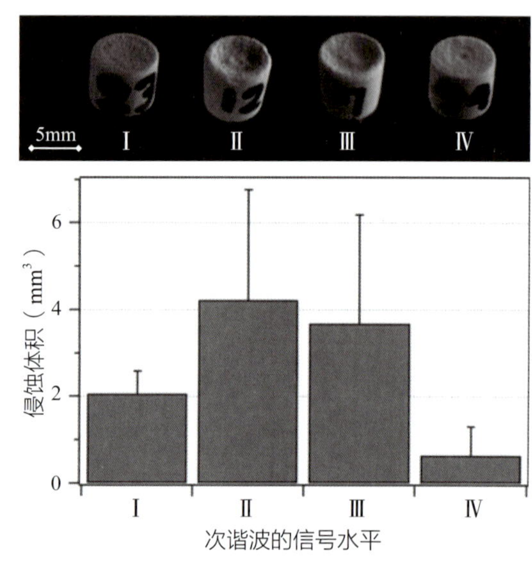

▲ 图 7-9 展示了在不同强度的高频超声波作用下，经过侵蚀处理的模型石块及侵蚀体积；每个石块都经受了 **10min** 的超声波照射；通过使用定制的超声波序列，在使用 **C-C** 波形碎石之前，利用定焦水听器测量次谐波信号幅度将结果分为四组，见图 **7-8**；在Ⅰ组中未检测到次谐波信号；通过增加高频超声波的强度，可以观察到Ⅱ组中的次谐波信号；进一步增加强度后，次谐波信号变得相对较大，并且在Ⅲ组中常常观察到 **n/3**、**n/4**（**n=1，2，3……**）信号；在Ⅳ组中，频谱中的次谐波信号峰值减小；高频超声波的峰值负压在Ⅰ组中为 **2.2～3.1MPa**，在Ⅱ组中为 **4.5～6.4MPa**，在Ⅲ组中为 **5.7～8.8MPa**，在Ⅳ组中为 **11.2～12.7MPa**

甜甜圈。这表明，Ⅱ组和Ⅲ组中的高频超声强度在某些情况下仍然过大。最近，使用超快平面波成像进行活跃的超声检测已用于检测由高强度聚焦超声脉冲诱导的空化气泡（Gateau 等，2011）。使用超快成像或者超快成像与次谐波检测相结合的方法将有助于更精确地优化 C-C 波形的参数。

三、超声波碎石的运动补偿系统

（一）图像引导的运动补偿系统

在使用超声波碎石技术去除肾结石时，一个严重的问题是含有结石的肾脏会发生移动。因此，在聚焦超声治疗期间，不仅可能损伤周围健康组织，结石的侵蚀速率也可能下降。为了解决这个问题，我们需要对石块的运动进行补偿。现在回顾一下与体内各靶标定位技术相关的研究工作。

Nakamura 等（2001）开发了一种手术机器人系统，利用一台每秒拍摄 955 帧的高速 CCD 摄像头来补偿手术中的器官运动。Ginhoux 等（2005）提出了一种模型预测控制和自适应观测器，用于使用 500fps 高速 CCD 摄像头的跳动心脏手术系统。Tuna 等（2013）开发了一种心脏运动预测算法，使用自适应滤波器来预估跳动心脏表面上感兴趣点的位置，并实现了较高的跟踪性能（0.160～0.350mm）。在放射外科领域的应用中，Cyber Synchrony™ 是 CyberKnife™ 的实时图像引导系统，通过在患者皮肤上放置外部光学标记物进行目标检测和运动补偿（Ozhasoglu 等，2008）。系统使用光学 / 磁性位置换能器、惯性换能器、心电图信号等。To 和 Mahfouz（2013）开发了一种用于追踪人体运动的惯性测量系统，以满足生物医学应用中可靠性和高精度的要求。Li 等（2010）基于单一 X 线投影图像，开发了一种用于实时体积图像重建和三维肿瘤定位的算法，用于肺癌放射治疗。Arnold 等（2011）通过使用隔膜运动，开发了一种名为“笔形线束”的三维器官运动预测系统，用于 MRI 引导下的高强度聚焦超声。Brix 等（2014）开发了一种包含立体 MRI 的 3D 运动跟踪系统。

几种超声成像的指导方法已经被引入。Abolmaesumi 等（2002）开发了一种带有视觉伺服控制器的机器人辅助超声诊断系统。在该系统中，操作员、机器人控制器和超声图像处理器共同控制机器人定位超声换能器的运动。散斑去相关变化可以用于估计单个超声平面上的平面外运动（Krupa 等，2009）。引入目标身体位置的空间概率图来引导手术工具（Thienphrapa 等，2014）。超声探头与体表之间的接触力可以用来获得适当的超声图像（Aoki 等，2010）。Mura 等（2014）针对心血管手术开发了基于超声的内腔设备跟踪算法。Kubota 等（2014）提出了一种基于超声的跟踪方法，通过应用金字塔 LK 方法进行放射束治疗，它由在患者最大吸气或呼气时获得的多个模板组成。

（二）聚焦超声治疗中的身体运动补偿系统

移除肾结石的主要问题是由呼吸、心跳等引起的器官运动。人们提出并开发了一种 NIUTS，通过在 HIFU 暴露过程中使用双平面超声成像，利用局部损伤伺服（focal lesion servo，FLS）功能来补偿身体运动（图 7-10）（Koizumi 等，2013）。

诊疗学是由治疗和诊断组成的复合词。NIUTS 具有球形压电换能器和两个超声探头（图 7-10A），其中一个位于压电换能器的中心，另一个位于换能器的侧面。在中心探头拍摄的图像中，带有人造结石的肾脏模型的长轴与体轴平行。侧面探头拍摄的幻影图像平面与长轴垂直（图 7-10B）。然后使用这些图像来确定聚焦区域的 3D 定位数据，并移动 HIFU 的聚焦点到肾结石上。在对照组中，聚焦点使用 3D 定位数据跟踪和跟随目标肾结石。值得注意的是，由于超声探头视点的波动导致伺服误差，使超声图像发生变化。这种负面螺旋加剧了伺服性能的恶化。然而，如果可以通过某种方法改善伺服性能，并产生正向螺旋效应，将大大增强改进伺服性能的可能性。笔者采取两种方法来解决上述问题：方法 1，最小化伺服误差以减少视点变化；方法 2，减小伺服误差的影响。

关于第一种方法，笔者开发了两种解决方案，旨在提高伺服性能和患者安全性。其中一种解决方案是基于超声图像中的信息，实现对局灶性病变的鲁棒提取、跟踪和监测的方法（Koizumi 等，2009a，b，2013，2014）。另一种解决方案是通过控制器来补偿局灶性病变的准周期性呼吸运动（Koizumi 等，2009a，b）。关于第二种方法，笔者提出了两种解决方案。一种解决方案是基于确定的 HIFU 辐照模式（Seo 等，2010，2011；Koizumi 等，2011）根据伺服误差来控制 HIFU 辐照，另一种解决方案是使用鲁棒模板匹配方法和 3D 定位换能器数据自动跟踪状态的恢复算法（Koizumi 等，2014）。

因此，使用 NIUTS 技术在健康人类肾脏上实现了 2.5mm 内的跟踪精度（Koizumi 等，2013）。图 7-11 显示了实验结果，展示了 NIUTS 的 FLS 功能的有效性。图 7-11A 是带有 / 不带有 FLS 功能的伺服目标轨迹。伺服目标位置的标准差在使用 FLS 时为 1.92mm，而没有使用 FLS 时为 13.2mm。换句话说，使用 NIUTS 可以消 86% 的身体运动。如果没有笔者他们的 NIUTS 技术，HIFU 辐照可能会对局灶性病变周围的健康组织造成损伤，这意味着他们无法利用具有 C-C 波形的局部 HIFU 治疗来对抗传统 SWL。他们具有 FLS 功能的 NIUTS 技术可以有效地消除肾脏运动，通过具有 C-C 波形的局部 HIFU 治疗来清除肾结石，最大限度地减少对周围健康组织的损伤。

结论

冲击波碎石一直是去除肾结石的首选方法，并将继续成为金标准。然而，冲击波的焦点的大体积可能是一个不良反应和组织损伤的原因，更局部和受控的碎石是一种未来可能的碎石技术方向。而聚焦超声波因为其较短的波长和更局部的空化体积，所以相较于传统的冲击波脉冲，它的使用可能是减少副作用和更适合患者的肾结石治疗的替代方法。本章介绍的超声波碎石技术旨在通过 HIFU 最大限度地增加空化活性，以分解肾结石。空化活动是非常不可预测的，因此笔者提出了一个涉及三个受控步骤的肾结石治疗方法。笔者根据他们之前发表的文献概述了这种方法。

第一步是对结石上的局部高压波动进行控制。笔者提出了一种通过声空化坍缩来分解结石的方法。他们使用了两频率组合波（C-C 波形）来控制云空化坍缩。这种空化控制方法能够有效地将非常高的压力集中在结石表面和局部空化区域。体外的结石侵蚀测试表明，空化侵蚀是导致结石侵蚀的主要机制。使用空化进行碎石治疗可以实现天然和模型肾结石的碎片尺寸<2mm，大部分<1mm，这也是使用空化进行碎石治疗的优势之一。第二步是通过次谐波检测监测空化活动。这种方法似乎是优化临床使用 C-C 波形的好

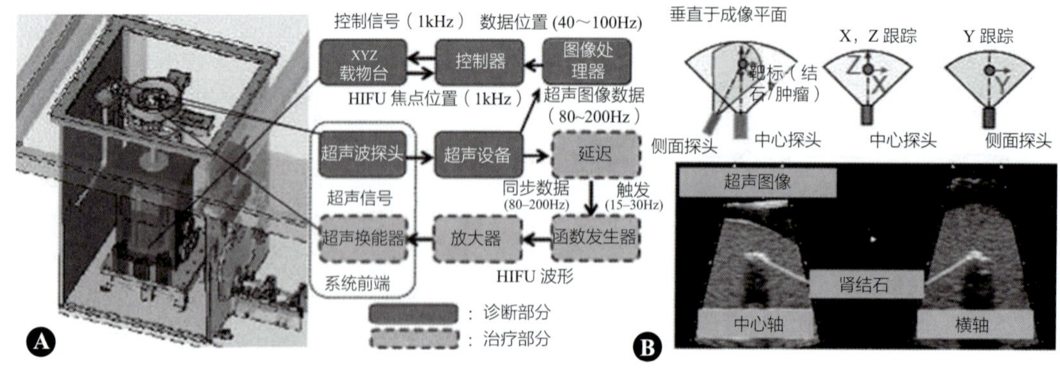

▲ 图 7-10　**NIUTS 系统配置（Koizumi 等，2013）**

A. NIUTS 的结构图；B. 超声双平面图像

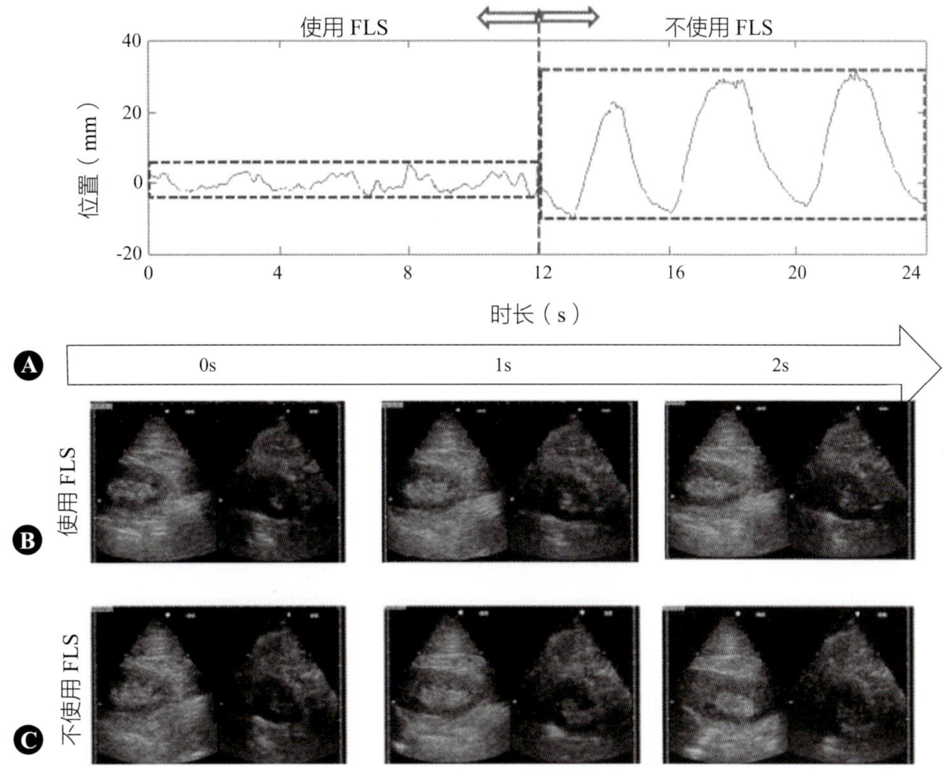

▲ 图 7-11　**NIUTS 的 FLS 功能对身体运动补偿性能的影响**

A. 超声图像中使用 / 不使用 FLS 功能的人肾移动轨迹；B. FLS 功能下超声图像中肾脏基本保持静止；C. 无 FLS 功能时，肾脏随呼吸运动

方向。第三步是用于追踪结石的运动补偿系统。肾脏中目标位置的标准差＜2mm。

笔者已经证明了空化现象与超声波频率和幅度有密切关系。进一步优化超声参数可以实现更高效的碎石。此外，还需要进行配套的体内研究，以调查 C-C 波形在组织环境方面的适用性。这项研究的最终目标是开发一种微创的碎石治疗方法，将结石碎成小碎片，以最小化组织损伤。

第 8 章 肿瘤热消融在免疫应答中的作用

Heat-Based Tumor Ablation: Role of the Immune Response

Feng Wu，著

摘要

理想的癌症治疗不仅应当有效消灭局部肿瘤细胞，同时尽量减少对周围正常组织的损伤，还应激活全身抗肿瘤免疫反应。基于加热的肿瘤消融技术具备这种潜力，它能够以微创方式清除皮下的肿瘤，同时有望增强宿主的抗肿瘤免疫力。本章主要介绍越来越多将抗肿瘤免疫应答与热性肿瘤消融联系起来的临床前证据和临床证据，并讨论消融增强宿主抗肿瘤免疫的潜在机制。迄今为止的关键研究表明，尽管目前尚不能对热消融与抗肿瘤免疫反应的关系下定论，但深入研究这一主题对于揭示其中的机制非常重要。

关键词

热；肿瘤；热消融；免疫；高强度聚集超声；射频；微波；激光；冷冻消融；抗原呈递细胞；细胞毒性 T 细胞；肿瘤浸润淋巴细胞；热休克蛋白；肿瘤疫苗

作为外科手术的替代方法，结合微创的热消融治疗技术在局部恶性肿瘤治疗中越来越受到广泛关注。它不是局部切除肿瘤，而是利用各种物理能量来在原位破坏目标肿瘤。这可以通过将温度升高至 56～100℃，或者使用极低的温度来实现。与外科手术相比，这种替代方法的主要优势是创伤性更小，从而减少了死亡率、发病率、住院时间和费用，并改善癌症患者的生活质量（Cabibbo 等，2009；Timmerman 等，2009；Liapi 和 Geschwind，2007；Hong 等，2006；Hafron 和 Kaouk，2007；Dacadt 和 Siriwardena，2004）。由于有各种能源来源，热消融技术包括高强度聚焦超声（HIFU）、射频、激光、微波和冷冻消融。所有这些方法都可以经皮或体外途径选择性地破坏目标肿瘤。作为治愈和姑息治疗手段，它们在临床治疗实体肿瘤的过程中部分取代了一些开放手术，包括肝脏、前列腺、肾脏、肺、乳房、胰腺、大脑、骨骼和软组织等部位的肿瘤。

长期以来，人们观察到在热消融之后，大量的肿瘤碎片会保留在原位。肿瘤碎片作为愈合反应的正常过程会逐渐被患者吸收，并被瘢痕组织替代。这通常需要几个月到几年的时间，具体时间取决于消融肿瘤的大小。然而，目前尚不清楚消融肿瘤的吸收可能具有的生物学意义。最近的一些研究表明，在热消融后机体可能会对治疗后的肿瘤产生主动的免疫，宿主免疫系统对肿瘤细胞变得更敏感（Wu 等，2007a，b；Gravante 等，2009；Fagnoni 等，2008；Sabel，2009）。这可能成为一种有望减少甚至消除肿瘤转移的治疗方法，从而防止在治疗前抗肿瘤免疫功能有缺陷的癌症患者出现局部复发。在本章中，笔者将介绍关于热消融后宿主免疫反应的研究，并提供可用于评估这种复杂现象的实验和临床数据，以了解其潜在的作用。

一、热消融技术的方法

当物理能量传递到肿瘤病灶，局部肿瘤消融是通过将物理能量传递至肿瘤病灶，从而彻底摧毁所有目标癌细胞的过程。微创热技术依赖于热作为主要的肿瘤消融方式。它们根据热产生和传递的过程而有所不同。由于能源来源的不同，这些热技术可分为以下五类：HIFU 消融、射频消融（radiofrequency ablation，RFA）、激光消融（laser ablation，LA）、微波消融（microwave ablation，MWA）和冷冻消融（cryoablation）。每种方法都有独特的肿瘤消融特性，包括通过皮肤进行能量传递的方法、能量传导和所需时间的长度、用于定位 / 监测的实时成像，以及其他一系列具体问题。比较不同方法的总结见表 8–1。

（一）高强度聚焦超声消融

在所有微创治疗方法中，HIFU 消融是迄今为止唯一的无创性方法（Kennedy，2005）。它利用体外超声能量在不插入任何针的情况下消融靶向肿瘤。因此，对皮肤和上层组织没有损伤。超声是一种高频压力波。当它在组织中传播时，它可以在距离源头一定距离处紧密聚焦。如果集中的能量足够，活体组织对能量的吸收会导致可测量的温度升高（56～100℃），从而在聚焦体积内引起凝固性坏死（Chaussy 等，2005）。此外，非热效应，如空化作用，也可以通过空化诱导的高压和高温来引起局部组织破坏（Wu，2006）。单次暴露消融区域（1～3s）呈小的椭圆形，根据正常曝光参数，在 1.0MHz 下大致为 1.5mm × 15mm。通过将多个单独的消融区域并排放置，可以实现临床相关尺寸的整合连续消融体积（ter Haar，2007）。另一方面，虽然 HIFU 消融每次只需 1～3s，但总时间可能相当长，比其他微创治疗方法更长。

（二）射频消融

射频消融（RFA）使用频率＜900kHz 的电磁能源来产生热量（Decadt 和 Siriwardena，2004）。一根电极探针经皮置入目标肿瘤中。通过探针

表 8–1　肿瘤的热消融方法比较

方　法	能量传导	消融量	能量输送	导航图像	消融时间（min）	消融费用
HIFU	热、空化	适形消融，无肿瘤大小限制	经皮，无探针插入	超声、MRI	30～120	设备昂贵，无探头收费
RFA	热	非适形消融有肿瘤大小限制	经皮电极探头	超声、CT	10～30	设备便宜，探头昂贵
LA	热	非适形消融有肿瘤大小限制	经皮光纤	超声、MRI	25～30	设备昂贵，探头收费
MWA	热	非适形消融有肿瘤大小限制	经皮电极天线	超声、CT/MRI	20～60	设备便宜，探头收费
冷冻消融	冷	非适形消融有肿瘤大小限制	经皮导管涂药器	超声、CT	15～30	设备便宜，导管涂药器昂贵

传输低电压交流，产生离子激动和加热（Lau 和 Lai，2009）。消融温度达到 50～100℃时，会导致目标肿瘤发生凝固性坏死（Curley，2001）。虽然探针末端周围组织温度超过 100℃时会发生汽化和炭化，但这降低了能量吸收，并减小了周围组织的消融范围（Goldberg 等，1996）。

（三）激光消融

激光消融（LA）也称为激光光凝或激光间质热疗（Goldberg 等，2005）。LA 利用红外光能产生热量并消融目标癌细胞。光能通过带有裸露末端的光纤传输，并在扩散穿过目标肿瘤时诱导凝固性坏死（Gough-Palmer 和 Gedroyc，2008）。用于实体肿瘤的激光消融中，最常使用的设备是具有 1064nm 波长的掺钕钇铝石榴石（Nd-YAG）激光和较短波长（800～980nm）的二极管激光。它们在低功率下可诱导组织光凝固，而在高功率输出下可引起汽化和空化。组织坏死范围通常受到能量沉积量的限制。因此，在临床应用中需要多个光纤探头来消融较大的病变（Sabharwal 等，2009）。

（四）微波消融

通过置于病灶内的电极天线，微波消融（MWA）利用电磁能量对目标肿瘤进行消融（Carrafiello 等，2008）。当电磁微波（900～3000kHz）穿过组织时，它们会引发细胞内水分子等离子分子的激发和振动。这些离子分子的快速运动导致摩擦加热，使得细胞环境中的局部温度升高到 60～100℃，从而导致组织凝固坏死（Simon 等，2005）。与射频消融相比，微波消融可以主动加热更大的区域，并对热散去产生较小的影响，但在消融过程中没有组织沸腾和烧焦（Beland 等，2007）

（五）冷冻消融

冷冻消融是一种替代技术，它使用极低温以“冰球”的形式冷冻目标肿瘤。它是最古老的消融方法之一，具有较小的围手术期和术后疼痛（Rybak，2009）。由于氩气冷冻治疗技术的使用，冷冻消融术最近获得了越来越多的关注，该技术通过将经皮导管应用器插入靶向病变来诱导受控组织冷冻（Dumot 和 Greenwald，2008）。典型的冷冻消融过程包括一个冷冻—解冻—再冷冻的周期。氩气和氦气交替输送以实现细胞内外冰晶形成和组织渗透。这个过程会导致蛋白质变性、细胞膜破裂和细胞死亡（Babaian 等，2008）。

二、热消融和免疫反应机制

热消融技术传递的物理能量被活体组织吸收后，会导致活组织中可测量的温度升高。热效应对组织的影响直接取决于热与组织的相互作用方式。当温度在 42～45℃升高并持续 30～60min 时，细胞更容易受到其他因子（如放射治疗和化学治疗）的损伤（Hill 和 ter Haar，1995）。增加温度可以明显缩短治疗效果的暴露时间。如果将温度再提高几度，达到 50～52℃并持续 4～6min，就会引起不可逆转的细胞损伤（Thomsen，1991）。在 60～100℃，蛋白质会瞬间凝固，导致关键线粒体酶和核酸—组蛋白复合物的永久性破坏（Goldberg 等，2000）。超过 105℃的温度会导致组织汽化和焦碳化（Goldberg 等，1996）。

热消融技术是一种与热疗不同的治疗方法，它通过物理加热技术将目标区域升温到 42～45℃。这种“传统”的热疗通常在 30～60min 内保持均匀的温度分布，每周进行 1～2 次（Diederich 和 Hynynen，1999）。然而，因为组织被血流冷却，所以在体内引起的温度分布通常是不均匀的，并且很难避免未达到所需治疗温度水平的局部冷点（Lubbe 和 Bergemann，1994）的出现。热疗的效果高度依赖于定位和控制成功温度分布的能力，这些温度分布通常受组织异质性和血流的影响。因此，热疗不能单独用于临床应用，而只能作为辅助方法与放射治疗或化学治疗结合在恶性肿瘤治疗中使用（Dewey，1994）。通常有两种机制用来解释这种联合治疗的原理。热能是辐射敏化剂，可以增加辐射损伤并防止后续修复。热疗还可以对靶向肿瘤产生生物学效应，包括直接的细胞毒性、缺氧、低 pH

和间接的肿瘤血液灌注减少（Overgaard，1989）。

热消融可以对目标肿瘤造成直接和间接的损伤。直接的热损伤发生在热沉积期间，主要取决于传递给目标肿瘤的总能量（Nikfarjam 等，2005a，b，c）。间接的热损伤通常发生在热消融后，它会导致组织损伤进一步发展。这可能涉及多个因素的平衡，包括微血管损伤、细胞凋亡、库普弗细胞激活和细胞因子释放的改变（Nikfarjam 等，2005a，b，c）。与次级间接效应相比，直接损伤通常被定义得更清楚。

（一）直接热效应和非热效应对肿瘤的影响

热消融对靶向肿瘤的影响取决于温度升高、热能沉积、散热速率及组织固有的热敏感性。随着组织温度的升高，不可逆细胞损伤所需的时间呈指数下降。在细胞培养中，在 50～55℃的温度范围内，细胞死亡发生得非常迅速（Wheatley 等，1989）。在 60～100℃，蛋白质变性、细胞膜破裂、细胞收缩、核固缩和核深染发生在体外，会导致立即的凝固性坏死（Wheatley 等，1989）。除了这种坏死现象外，当温度超过 105℃时，组织的汽化和沸腾也会发生。当温度超过 300℃时，会发生碳化、炭化和产生烟雾（Heisterkamp 等，1997）。

此外，声空化是由 HIFU 消融引起的机械效应之一，在超声领域中，它是组织破碎的最重要的非热机制（Germer 等，1998a，b）。亚细胞细胞器和组织中小气泡核的存在是空化的来源。这些气泡可以在声压的作用下膨胀和收缩。当气泡坍缩时，声压超过几千帕斯卡，并且温度可达几千摄氏度，这会导致局部组织的破坏（Maris 和 Balibar，2000）。

经过热消融后，在肿瘤组织中可以观察到明显的组织学改变（Clement，2004）。除了 HIFU 消融外，在热消融后的肝脏中，有四个细胞变化区域：应用区、中心区、过渡区和参考组织区（Ozaki 等，2003a，b；Germer 等，1998a，b；Ohno 等，2001）。应用区是热源与组织接触的区域。中心区环绕应用区，由受损组织构成。过渡区包含表面上未受损的组织，但表现出亚急性出血的迹象。参考区指的是环绕过渡区的正常组织。

（二）热消融对肿瘤血管的直接热效应

在热消融后，肿瘤血管的结构和功能发生直接观察到的变化。这些变化没有像对组织的热效应那样被描述得很清楚，但它们确实依赖于不同的温度。在 40～42℃，暴露 30～60min 后，肿瘤血流量没有显著变化（Ozaki 等，2003a，b）。超过 42～44℃后，肿瘤血流量会出现不可逆转的下降，导致血管瘀滞和血栓形成，从而引起热能积聚和进行性组织损伤（Emami 和 Song，1984）。当温度超过 60℃时，肿瘤微血管会立刻破裂（Tranberg，2004）。它通过烧灼肿瘤供血血管来直接切断肿瘤的血液供应，导致营养和氧气的缺乏。因此，热消融对肿瘤血管造成的损伤可以增强组织的破坏。

（三）热消融后的间接效应

间接损伤是在热消融刺激停止后对组织造成的继发性损伤（Muralidharan 等，2004）。它基于热消融后不同时间点组织损伤的组织学评估（Matsumoto 等，1992）。间接组织损伤的程度范围在热消融后 1～7 天变得明显，时间长短取决于所使用的模型和能源的来源（Wiersinga 等，2003；Bendorf 和 Bielka，1997）。目前，该过程的确切机制尚不清楚。然而，它可能代表了几种促进和抑制机制的平衡，包括细胞凋亡的诱导、库普弗细胞的活化和细胞因子的释放。

细胞凋亡可能导致热消融后的进行性组织损伤。已经确定的是凋亡呈现温度依赖性增加，40～45℃的温度会导致重要酶的失活，从而引发肿瘤细胞的凋亡（Bary 等，1990；Hori 等，1989）。热消融创建了一个温度梯度，温度从探针插入的位置向远离该位置的方向逐渐降低。在远离热源处诱导细胞凋亡可能会间接地促进损伤的进行。在微波消融 24h 后，肝脏中可以观察到细胞凋亡率的增加（Ohno 等，2001）。热消融后，温度的升高、组织微环境的变化及各种细胞因子的释放都可能直接诱导凋亡。kupffer 细胞的活性可能是热消融后进行性损伤的主要因素之一（Heisterkamp 等，1997）。热能可诱导库普弗细胞分泌 IL-1（Decker 等，1989）和肿瘤坏死因子（TNF-α）（Adams 和 Hamilton，1984），这些因子被认为在体内具有抗肿瘤活性，可以增加癌细胞的凋亡（Hori 等，1989）。库普弗细胞还可诱导干扰素的产生，从而增强与肝脏相关的自然杀伤细胞活性（Kim 等，1982）。

通过激活炎症细胞，热消融可能在局部和系统上诱导细胞因子的产生。与对照组相比，射频消融后，循环中 γ 干扰素和血管内皮生长因子水平显著增加（Napoletano 等，2008；Evrard 等，2007a，b）。IL-1 和 TNF-α 的水平也在射频消融后升高（Ali 等，2005）。这些细胞因子可能具有直接的细胞毒性作用，如诱导肿瘤内皮损伤，并使肿瘤细胞对热诱导损伤更加敏感（Watanabe 等，1988；Isbert 等，2004）。然而，对于 TNF-α 和 IL-1 水平的研究结果存在矛盾，其中两项研究发现 TNF-α 水平在热消融后保持不变（Evrard 等，2007a，b；Schell 等，2002），有一项研究发现 IL-1 水平在热消融后也保持不变（Schell 等，2002）。冷冻消融可能引起与内毒素注射后类似的病理生理变化（Chapman 等，2000a，b，c；Wudel 等，2003）。这些变化导致肺部毛细血管通透性显著增加，从而引起继发性损伤（Washington 等，2001）。普遍认为，所有的这些改变可能与冷冻手术后肺 NF-κB 和相关细胞因子（包括 TNF-α 和巨噬细胞炎性蛋白 -2）的激活，血清血栓素水平的增加有关（Seifert 等，2002；Sadikot 等，2002）。

三、热消融后的抗肿瘤免疫反应

（一）高强度聚焦超声消融

表 8–2 中，越来越多的动物研究证据表明，HIFU 可能调节肿瘤消融后宿主的抗肿瘤免疫。（Yang 等，1992）使用 HIFU 治疗植入在小鼠侧腹部的 C1300 神经母细胞瘤，随后再次植入相同的肿瘤细胞。与对照组相比，这些小鼠中再植肿瘤的生长显著减缓。经过 HIFU 治疗后，带 H22 肿瘤的小鼠的细胞毒性 T 细胞（cytotoxic T lymphocyte，CTL）的细胞毒作用和激活的肿瘤特异性 CTL 的数量明显增加。激活淋巴细胞的过继转移能够为再次植入相同肿瘤细胞的小鼠提供更好的长期生存率和较低的转移率，而 HIFU 假手术组和对照组则不具备这种效果。这表明 HIFU 消融可以激活肿瘤特异性 T 细胞，从而诱导小鼠产生抗肿瘤细胞免疫（Xia 等，2012）。类似的结果也在经过 HIFU 消融后植入 MC-38 结肠腺癌和黑色素瘤的小鼠中得到证实。

HIFU 治疗还能够引起体内 CTL 活性的增强，从而为随后肿瘤的再次攻击提供保护（Xing 等，2008）。此外，HIFU 还能够增强树突状细胞（dendritic cell，DC）在治疗的肿瘤中的浸润和随后向引流淋巴结的迁移。与热 HIFU 治疗相比，机械 HIFU 治疗（即脉冲式 HIFU 暴露，肿瘤组织无显著升高的温度和热坏死）诱导的抗肿瘤免疫中具有更加显著的 DC 和 CTL 激活，并且据报道这对肿瘤再次攻击有更好的保护作用（Hu 等，2007）。

HIFU 消融后，大量的肿瘤碎片仍留存在原位，并且作为正常愈合反应的一部分宿主会逐渐吸收这些碎片。Zhang 及其同事（Zhang 等，2010）在小鼠肝细胞癌模型中证明，HIFU 引起的剩余肿瘤碎片可能具有免疫原性，因此可以成为一种有效的疫苗，诱发肿瘤特异性的免疫反应。在这项研究中，这些免疫反应包括 CTL 细胞毒性活性的诱导、DC 的增强活化及保护幼稚小鼠免受致死性肿瘤攻击。在疫苗接种的小鼠中，当肿瘤碎片与未成熟的 DC 相互作用时，它能显著诱导 DC 成熟，增加细胞毒性和 CTL TNF-α 和 IFN-γ 的分泌，从而在 H22 植入后引发宿主特异性免疫应答（Deng 等，2010）。在体外 MC-38 结肠腺癌细胞受到 HIFU 照射后，损伤细胞立即释放出包括 HSP60 在内的内源性危险信号。这些信号随后可激活抗原呈递细胞（antigen-presenting

表 8–2 仅应用 HIFU 动物研究中的抗肿瘤免疫反应

文献	肿瘤细胞系 / 类型	HIFU 参数	终点	结果	额外的观察
Yang 等，1992	C1300 神经母细胞瘤 Ajax（A/J）小鼠	4MHz 550W/cm^2	再挑战抗性	与未治疗的对照组相比，治疗性 HIFU 治疗小鼠对肿瘤生长的显著抑制作用	单次和多次 HIFU 可延长带瘤小鼠的生存率
Xia 等，2012	H22 肝癌 C57BL/6J 小鼠	9.5MHz 5W 180～240s	过继转移活化淋巴细胞后 CTL 细胞毒性和再挑战抗性的测定	CTL 细胞毒性显著增加对过继免疫疗法后的保护作用显著	显著增加了活化的肿瘤特异性 CTL 的数量
Xing 等，2008	B16F10–LucG5 黑色素瘤 C57Bl/6 小鼠	3.3MHz	CTL 细胞毒性测定	与未治疗的对照组相比，治疗性 HIFU 治疗小鼠的 CTL 细胞毒性显著增加	HIFU 不能增加远处转移的风险
Hu 等，2007	MC-38 结肠腺癌 C57Bl/6 小鼠	3.3MHz	脾淋巴细胞对再挑战抗性及细胞毒性测定	热和机械 HIFU 治疗后更好的保护肿瘤特异性淋巴细胞介导的细胞毒性，与热 HIFU 相比，基于空化的 HIFU 诱导的抗肿瘤免疫更强	HIFU 可以增强树突状细胞在治疗肿瘤中的浸润及随后向引流淋巴结的迁移
Zhang 等，2010	H22 肝癌 C57BL/6J	9.5MHz 5W 180～240s	HIFU 合并肿瘤免疫治疗后，对 DC 活化和 CTL 细胞毒性及再挑战抗性测定	对照组相比，使用 HIFU 生成的肿瘤疫苗免疫小鼠能够显著提高 CTL 的杀伤力和 DC 的活化，并为小鼠提供更优的保护效果	HIFU 单独治疗可增强 CTL 的细胞毒性和对再挑战的抵抗力
Deng 等，2010	H22 肝癌 C57BL/6J 小鼠	9.5MHz 5W 180～240s	经 HIFU 及肿瘤免疫治疗后的 DC 的活化和 CTL 细胞毒性的测定	与对照组相比，负载 HIFU 处理的肿瘤的 DC 免疫小鼠的 DC 活化和 CTL 细胞毒性显著增加，并抑制肿瘤生长	
Hu 等，2005	MC-38 小鼠结肠腺癌的体外研究	1.1MHz $P^+12/P^-6.7MPa$ $P^+31.7/P^-10.7MPa$ DC30 或 3% 5s 或 30s	经 HIFU 治疗 APC 的激活细胞释放的内源性危险信号的测量	高强度聚焦超声治疗肿瘤细胞释放 ATP 和 HSP-60 对 DC 和巨噬细胞的激活	
Kruse 等，2008	HSP70-Luc2AeGFP 转基因报告基因小鼠	1.5MHz 53～353W/cm^2	HIFU 治疗 1s 后皮肤 HSP-70 的表达	HIFU 治疗后 HSP-70 表达上调	

（续表）

文　献	肿瘤细胞系 / 类型	HIFU 参数	终　点	结　果	额外的观察
Hundt 等，2007	体外转染 HSP-70–LucM21 黑色素瘤 NIH-3T3 小鼠纤维瘤 SCCVⅡ小鼠鳞状细胞癌细胞	1MHz 28～179W/cm^2	热应激或 HIFU 治疗后肿瘤细胞中 HSP-70 的表达	热应激和 HIFU 治疗后 HSP-70 表达增加在 HIFU 诱导的较低温度下观察到的表达高于单独的热应激	
Liu 等，2010	B16 黑色素瘤 C57BL/6 小鼠	3.3MHz P$^+$19.5/P$^-$7.2MPa 4s	HIFU 治疗肿瘤中 DC 浸润和进展的测量	与对照组相比，HIFU 治疗后局部 DC 浸润和成熟显著增加	稀疏扫描 HIFU 在增强 DC 原位浸润和成熟方面比密集扫描 HIFU 更有效
Zhou 等，2007	H22 肝癌中国昆明小鼠	9.5MHz 5W 180～240s	HIFU 治疗并肿瘤免疫治疗后对再挑战的耐药性	与热处理肿瘤组相比，HIFU 处理肿瘤免疫小鼠的保护作用显著 DC 和巨噬细胞的激活	HIFU 和热疗组 CD4$^+$ 水平和 CD4$^+$/CD8$^+$ 均显著升高

cell，APC），导致共刺激分子的表达增加，DC 分泌 IL-12 和巨噬细胞分泌 TNF-α 增加（Hu 等，2005）。此外，HIFU 还可以上调 HSP70 的体内外分子表达（Kruse 等，2008；Hundt 等，2007）。HSP70 是一种细胞内分子伴侣蛋白，可以增强肿瘤细胞的免疫原性，从而产生强效的细胞免疫反应。

机械裂解和稀疏扫描 HIFU 后，DC 浸润和激活的效力要远强于热坏死和密集扫描 HIFU 暴露，这表明优化 HIFU 消融策略可能有助于增强治疗后的免疫应答（Liu 等，2010）。热和声空化是 HIFU 诱导组织损伤的两个主要机制，而与其他热消融技术相比声空化是 HIFU 独有的效应。它会导致包括线粒体、内质网在内的细胞膜系统崩塌，细胞和核膜的崩溃。这使肿瘤细胞分解成小块，其中肿瘤抗原可以保持完整，或者可能导致通常隐藏在肿瘤抗原中的免疫原性基团的暴露。Zhou 及其同事（Zhou 等，2007）使用经过加热或经过 HIFU 处理的 H22 肿瘤疫苗接种未经相应免疫刺激的小鼠。疫苗接种时间为连续 4 个星期，每周 1 次，每只小鼠在最后一次疫苗接种后的 1 周内用 H22 肿瘤细胞进行攻击。他们发现，经过 HIFU 处理的肿瘤疫苗能显著抑制肿瘤生长并提高接种小鼠的存活率，这表明声空化可能在刺激宿主抗肿瘤免疫系统方面发挥着重要作用。

新出现的临床结果显示，在 HIFU 治疗后，癌症患者出现了全身细胞免疫应答，见表 8–3。Rosberger 及其同事（Rosberger 等，1994）报道了连续 5 例接受 HIFU 治疗的后脉络膜黑色素瘤。3 例患者在治疗前 CD4$^+$/CD8$^+$ 异常，2 例患者正常。治疗后 1 周，2 例患者的比值恢复正常，而第 3 例患者的 CD4$^+$ T 细胞相对于 CD8$^+$ 细胞增加了 37%。Wang 和 Sun（2002）使用多次 HIFU 治疗 15 例晚期胰腺癌患者。虽然 10 例患者在 HIFU 治疗后 NK 细胞、T 细胞和亚群的平均数增加，但只有 NK 细胞活性在 HIFU 治疗前后存在统计学显著差异（$P<0.05$）。Wu 等及其同事（Wu 等，2004）观察了 16 例实体恶性肿瘤患者在接受 HIFU 治疗前后循环 NK 细胞、T 细胞和亚群的变化。结果显示，在 HIFU 治疗后 CD4$^+$ T 细胞数量显著增加（$P<0.01$），CD4$^+$ 与 CD8$^+$ 细胞比值也显著增加（$P<0.05$）。与对照组相比，2 例

表 8-3 仅应用 HIFU 临床研究中的抗肿瘤免疫反应

文 献	肿瘤细胞系 / 类型	HIFU 参数	端 点	结 果	额外的观察
Rosberger 等，1994	脉络膜黑色素瘤 /5	4.6MHz 2W/cm²	外周血 T 细胞及亚群的测定	2/3 先前 $CD4^+/CD8^+$ 异常的患者在 HIFU 后 $CD4^+/CD8^+$ 恢复正常	其余一名患者 $CD4^+$ 相对于 $CD8^+$ 增加 37%
Wang 和 Sun，2002	胰腺癌 /15	0.5～1.6kW 30～80s	外周血 T 细胞、亚群和 NK 细胞活性的测定	HIFU 治疗后 NK 细胞活性显著增加	HIFU 治疗后 10 例患者 $CD3^+$、$CD4^+$ 和 $CD4^+/CD8^+$ 增加，但无统计学意义
Wu 等，2004	骨肉瘤 /6 肝癌 /5 肾细胞癌 /5	0.8MHz 5～20kW/cm²	循环 NK、T 细胞和亚群的测量	HIFU 治疗后 $CD4^+$ 和 $CD4^+/CD8^+$ 显著增加	$CD3^+$ 异常水平 2 例恢复正常，$CD4^+/CD8^+$ 有 3 例，$CD19^+$ 有 1 例，NK 细胞有 1 例
Zhou等，2008	肝癌 /13 肉瘤 /3	0.8MHz 5～20kW/cm²	外周血中血清免疫抑制细胞因子的测定	HIFU 治疗后血清 VEGF、TGF-β_1 和 β_2 水平显著下降	
Madersbacher 等，1998	前列腺癌 /5 膀胱癌 /4	4MHz 1.26～2.2kW/cm²	HSP-27 在 HIFU 治疗的肿瘤和前列腺组织中的表达测定	与对照组相比，HIFU 治疗后 HSP-27 表达显著增加	
Kramer 等，2004	前列腺癌 /6	4MHz 1.26～2.2kW/cm²	HIFU 治疗肿瘤中 TIL HSP 表达及 Th1 和 Th2 细胞因子释放的测定	HSP-72、HSP-73、葡萄糖 GRP-75 和 GRP-78 的表达显著上调 HIFU 治疗后 TIL 释放 IL-2、IFN-γ 和 TNF-α 的显著增加	HIFU 治疗后 TIL 释放的 Th2 细胞因子（IL-4、IL-5、IL-10）显著降低
Wu等，2007a，b	乳腺癌 /23	4MHz 1.26～2.2kW/cm²	包括 HSP 在内的 13 种蛋白质在肿瘤细胞上的表达测定	与对照相比，经 HIFU 治疗的癌症细胞中 HSP70 的阳性率为 100%	ER、PR、CA15-3、VEGF、TGF-β_1、TGFβ_2、IL-6、IL-10 和 EMA 在 HIFU 治疗的肿瘤中的不同表达，而 PCNA、MMP-9 和 CD44v6 不表达
Xu 等，2009	乳腺癌 /23	4MHz 1.26～2.2kW/cm²	HIFU 治疗肿瘤中 APC 浸润和活化的测定	与对照组相比，DC 和巨噬细胞的局部浸润和活化显著增加	
Liu 等，2010	乳腺癌 /23	4MHz 1.26～2.2kW/cm²	HIFU 治疗肿瘤中 TIL 渗透和活化的测定	与对照组相比，肿瘤浸润 $CD3^+$、$CD4^+$、$CD8^+$、$CD4^+/CD8^+$、B 细胞、NK 细胞、$FasL^+$、颗粒酶 $^+$ 和穿孔素 $^+$TIL 显著减少	

患者的 $CD3^+$ 淋巴细胞水平恢复正常，3 例患者的 $CD4^+/CD8^+$ 恢复正常，1 例患者的 $CD19^+$ 淋巴细胞和 1 例患者的 NK 细胞水平恢复正常。此外，癌症患者外周血清中免疫抑制因子（包括 VEGF、TGF-β_1 和 TGF-β_2）水平在 HIFU 治疗后明显降低，表明 HIFU 可能减少肿瘤诱导的免疫抑制并恢复机体的抗肿瘤免疫力（Zhou 等，2008）。

临床证据表明，HIFU 治疗可能还能增强癌症患者的局部抗肿瘤免疫力。Kramer 及其同事（Madersbacher 等，1998；Kramer 等，2004）发现，HIFU 治疗可以改变前列腺癌患者肿瘤抗原的表达，这很可能是刺激性作用。组织学检查显示，在 HIFU 治疗后的前列腺癌的边缘区域，HSP72、HSP73 和葡萄糖调节蛋白（glucose regulated protein，GRP）75、78 的表达显著上调。热处理后的前列腺癌细胞 Th1 型细胞因子（IL-2、IFN-γ、TNF-α）的释放增加，但肿瘤浸润淋巴细胞中 Th2 型细胞因子（IL-4、IL-5、IL-10）的释放减少。在 HIFU 消融后乳腺癌的肿瘤碎片中证实了 HSP70 的上调表达，表明 HIFU 可能改变肿瘤的抗原特性从而宿主发生免疫应答。

Xu 及其同事（2009）发现，经过 HIFU 治疗的人类乳腺癌边缘区域肿瘤浸润的 APC（包括树突状细胞和巨噬细胞）数量显著增加，并且 HLA-DR、CD80 和 CD86 分子的表达也增加。活化的 APC 可以摄取在肿瘤碎片中的 HSP– 肿瘤肽复合物，并将这些复合物高效地直接呈递给肿瘤特异性 T 细胞，从而在 HIFU 治疗后产生针对肿瘤细胞的强有力的细胞免疫应答。

此外，HIFU 还能够引起人类乳腺癌组织中 TIL 的显著浸润，包括 $CD3^+$、$CD4^+$、$CD8^+$、B 细胞和 NK 细胞。经过 HIIFU 治疗的肿瘤中，表达 $FasL^+$、颗粒酶 $^+$ 和穿孔素 $^+$ 的活化 CTL 数量显著增加，表明 HIFU 治疗后可在局部触发特异性细胞抗肿瘤免疫（Lu 等，2010）。

（二）射频消融

在微创治疗方面，RFA 是唯一一种广泛应用于实体肿瘤临床管理的技术，特别是在肝细胞癌（hepatocellular carcinoma，HCC）中。根据 Matzinger 提出的免疫“危险”模型（Gallucci 等，1999；Matzinger，2002），热消融后立即诱导靶向肿瘤中的凝固性坏死，因免疫系统可以识别出危险事件导致的坏死细胞死亡。同时，热应激细胞还会释放“危险信号”，如急性期蛋白、促炎细胞因子和热休克蛋白（heat shock protein，HSP），从而引发暂时性的炎症应激反应。这种应激可能与类似于损伤组织愈合的积极过程相关联，但也可能导致刺激肿瘤生长（Gravante 等，2009）。经过 RFA 治疗后，在癌症患者中观察到中度和暂时性的全身炎症反应，如血浆中促炎细胞因子和急性期反应物水平的升高（Evrard 等，2007a，b；Schell 等，2002；Meredith 等，2007；Schueller 等，2003；Fietta 等，2009）。

HSP 是参与细胞修复机制的高度保守的蛋白质家族。它们是细胞内的分子伴侣蛋白，可在生理上结合肿瘤肽抗原，并增强肿瘤细胞的免疫原性（Pockley，2003）。APC 摄取 HSP 肿瘤肽复合物，并高效地将结合肿瘤抗原的肽段直接呈递给肿瘤特异性 T 细胞，从而产生针对肿瘤细胞的有效细胞免疫应答（Todryk 等，2003）。在坏死消融区域周围，RFA 在过渡区产生亚致死性损伤，显示出细胞凋亡，并增加了正常猪肝脏中的 HSP70 表达（Schueller 等，2004）。Schueller 及其同事发现，在携带人类肝细胞癌的裸鼠中进行 RFA 后，HSP（HSP70、90）的合成和细胞表面表达增加（Rai 等，2005）。此外，大量的肿瘤碎片可以诱导活化 DC 的局部浸润，活化的 DC 是诱导抗癌适应性免疫的最有效的 APC（Melief，2008）。包括坏死肿瘤细胞和 HSP 在内的激活信号可以诱导浸润的 DC 从未成熟阶段发展到成熟阶段，从而使成熟 DC 可以以 MHC 限制方式向未经刺激的 T 细胞呈递肿瘤抗原（Lutz 和 Schuler，2002）。Ali 及其同事证明，在 RFA 后的 7～14d，HCC 患者髓样 DC 的瞬时功能可被激活，刺激 $CD4^+$ T 细胞的能力增加（Ali 等，2005）。在 RFA 后消融的肿瘤中，引流淋巴结中高达 7% 的 DC 含有肿瘤抗原。与未经处理的 HCC 和正常肝组织相比，经过 RFA 处理的 HCC 培养后表达共刺激分子（如 CD80 和 CD86）的水平显著增强（den Brok 等，2006）。Zerbini 及其同事（2008）在 HCC 患者中也得出了类似的结果，表明局部肿瘤消融可以导致 APC（包括 DC 和单核细胞）高效的抗原负载、迁移和成熟，最近有直接证据表明 RFA 可以在小鼠肿瘤模型中诱导弱肿瘤免疫应答，其特点是 APC 浸润和扩增，并且增强的全身抗肿瘤 T 细胞免疫反应和肿瘤消退与小计射频消融后 DC 浸润增加有关（Dromi 等，2009）。这些结果表明，通过产生热改变的肿瘤抗原，结合“危险信号”，可能有助于克服对剩余肿瘤的免疫耐受或过敏情况。

RFA 对肿瘤 T 细胞反应的影响已经在动物模型中进行了研究。在未携带肿瘤的家猪和植入上皮性肿瘤家兔肝脏中，观察到了 RFA 后免疫细胞的局部浸润（Hänsler 等，2002）。后者位于凝固区域周围，由淋巴细胞和浆细胞浸润组成。同时，在接受 RFA 治疗的动物的外周血液中，还检测到了特异性 T 细胞对肿瘤细胞的增殖反应（Wissniowski 等，2003）。Den Brok 及其同事（2004）发现，在携带卵清蛋白转染的黑色素瘤的小鼠中，RFA 后存在一种微弱但可检测的免疫反应。这种抗肿瘤免疫作用通过抗原特异性 $CD8^+$ T 细胞介导，过继转移的脾细胞可以在同基因小鼠中诱导部分对抗肿瘤攻击的保护。与手术切除组和对照组相比，RFA 能够有效刺激携带 H22 肿瘤的小鼠中脾细胞的活化和增殖，同时 RFA 处理的动物中脾细胞对肿瘤细胞的细胞毒性也显著增强，伴有 IL-2 和 IFN-γ 的分泌增加（Zhang 等，2006）。在对肝脏肿瘤进行原位 RFA 后，携带 CC531 结肠癌的小鼠再次对抗局部和全身肿瘤的能力增加（van Duijnhoven 等，2005），但是在附近未处理的肝肿瘤中未观察到对肿瘤生长的抑制作用。

在接受射频消融治疗的癌症患者中也观察到了类似的结果。Zerbini 及其同事（2006）展示了 RFA 可以激活 20 例肝细胞癌患者体内系统性抗肿瘤 T 细胞反应的有力证据。他们使用 ELISPOT 检测法，在 RFA 治疗前后评估了循环 T 细胞对自体 HCC 裂解物的反应性。他们发现，与治疗前没有患者呈现特异性 T 细胞反应相比，三名患者在 RFA 后立即出现了增强的特异性 T 细胞反应。重要的是，这种增强效应在 RFA 后的 4 周仍然持续存在，并且呈现出相同 T 细胞反应的患者数量增加到九名。另一项研究对 HCC 和结直肠癌肝转移均进行了 RFA 治疗，证实了这些数据（Hänsler 等，2006）。在 RFA 治疗后，无论是 HCC 还是结直肠癌细胞都能够显著刺激特异性免疫反应，导致循环 $CD4^+$ 和 $CD8^+$ T 细胞及细胞毒性活性的增加。但是另一项研究观察到转移癌患者在接受 RFA 治疗后循环 $CD3^+$ 和 $CD4^+$ T 细胞数量减少，而 HCC 患者则没有变化。然而，RFA 诱导了初始和记忆性 $CD62L^+$ T 细胞从循环迁移到组织，并增强了 T 细胞的功能，包括对植物血凝素（phytohaemagglutinin，PHA）和肿瘤相关 MUC1 抗原的体外应答（Napoletano 等，2008）。

为了改善 RFA 引起的免疫反应较弱的问题，研究人员在实验室环境中对 RFA 与免疫疗法的联合应用进行了探索。RFA 可以有效地与抗 CTLA-4 抗体或调节性 T 细胞耗竭等免疫调节相结合。这些联合治疗可以保护小鼠免受肿瘤增长的攻击，并促使体内肿瘤特异性 T 细胞数量的增加，导致在激活时产生更多的 IFN-γ（den Brok 等，2006）。Saji 及其同事（2006）证明，在小鼠肿瘤模型中，RFA 加上肿瘤内注射幼稚 DC，可以诱导 DC 迁移到区域淋巴结并诱导过继性免疫。与单一治疗组和对照组相比，RFA 与 IFN 联合的注射治疗可显著增加鳞状细胞癌原位小鼠模型的抗肿瘤效应（Saito 等，2005）。在这项研究中，RFA 治疗刺激了肿瘤特异性 T 细胞向肿瘤部位移动，而 IFN 则激活了 DC 并增强了抗原呈递。在联合治疗组中，所有小鼠都存活了 50 天。在使用过表达 neu 的 FVBN202 转基因小鼠乳腺癌和

Balb/c 小鼠 4T1 肿瘤的模型中，RFA 治疗后进行了肿瘤内注射 IL-7 和 IL-15。这诱导了免疫反应来对抗肿瘤，抑制了肿瘤的发展和肺转移，并减少了骨髓源性抑制细胞（Habibi 等，2009）。

（三）激光消融

除了利用热能对局部组织进行破坏外，LA 还可以在动物肿瘤模型和癌症患者中诱导对癌症的免疫原性作用。与手术切除组相比，LA 可以减少携带肝腺癌的大鼠转移性肝肿瘤的扩散（Möller 等，1998）。此外，LA 处理后的肝癌细胞中随着 HSP70 从细胞质转移到细胞核，可以观察到肿瘤中 HSP70 免疫反应性的增加，导致肿瘤浸润性巨噬细胞的数量增加，并且这些巨噬细胞的膜和细胞质中 HSP70 的存在增加（Ivarsson 等，2003）。LA 还可以诱导结直肠肝转移小鼠模型（Nikfarjam 等，2005a，b，c）和前列腺癌（Paulus 等，1993；Rylander 等，2006）中 HSP70 表达显著增加。在大鼠肝叶内分别植入两个独立的腺癌（一个作为对照在右侧，一个在左侧用 LA 处理），与肝切除组相比，LA 组的对照肿瘤体积显著较小（Isbert 等，2004）。此外，在肿瘤植入后第 48 天观察到 LA 组重植肿瘤完全消除及 ED1 巨噬细胞和 CD8 淋巴细胞的局部浸润明显增加（Ivarsson 等，2005）。总之，这表明 LA 可以增强抗肿瘤免疫反应以消灭挑战性肿瘤，这可能与肿瘤浸润性巨噬细胞和 $CD8^+$ 淋巴细胞的数量增加有关。

在临床上，癌症患者 LA 手术后的免疫学测定仍然受到限制。在患有恶性肝肿瘤的患者中观察到 LA 后早期全身性炎症反应（Kallio 等，2006）。LA 术后 72h 血清中的 IL-6、TNFRI 和 CRP 水平显著升高，而 TNF-α、IL-1β 和 IL-10 水平保持不变。Vogl 及其同事（2009）使用 IFN-γ 分泌测定和流式细胞术研究了自体肿瘤组织对外周 T 细胞（$CD3^+$、$CD4^+$、$CD8^+$）的激活及对 T 细胞对同种异体结直肠癌（colorectal cancer，CaCo）细胞的细胞毒性。这项研究在肝转移结直肠癌患者中进行了 LA 前后的比较。他们发现，在 LA 治疗后，检测到肿瘤特异性细胞毒性 T 细胞的刺激，对 CaCo 细胞的溶解活性显著增加，表明 LA 可能触发由 T 细胞介导的抗自体肿瘤组织的抗肿瘤免疫应答。

（四）冷冻消融

在将冷冻消融技术引入临床实践的早期，偶尔有报道，在原发肿瘤消融后，转移肿瘤自发消退，这表明局部治疗可能存在潜在的全身益处（Sabel，2009）。然而冷冻免疫反应存在的背后机制尚不清楚，因为当时的免疫学测定受到限制。随后，人们利用各种动物肿瘤模型研究了冷冻消融诱导的免疫反应。结果显示，与手术切除或未经处理的动物相比，冷冻消融治疗动物的肿瘤特异性免疫（通过对原发性肿瘤进行冷冻消融的荷瘤动物的再挑战抗性测量）明显增强（Redondo 等，2007；den Brok 等，2006；Sabel 等，2005）。此外，冷冻消融还可以显著抑制对侧肿瘤的生长（Joosten 等，2001；Shibata 等，1998），并减少荷瘤动物肺部和肝脏的转移灶（Miller 等，1985；Urano 等，2003）。

相反，一些研究发现冷冻消融无法诱导抗肿瘤免疫反应。在接受冷冻处理的大鼠中，再植入后未观察到对继发性肿瘤生长有显著抑制作用（Hoffmann 等，2001）。与冷冻治疗后原位注射不成熟 DC 相比，单独的冷冻消融不能直接引起肿瘤特异性 CTL 反应，也不能产生保护性的抗转移作用（Udagawa 等，2006；Machlenkin 等，2005）。此外，冷冻消融还会在携带肿瘤的动物中诱导免疫抑制效应，导致对继发性肿瘤的抵抗力降低并增加肺转移（Shibata 等，1998；Hanawa1993；Miya 等，1987）。这引发了一个争议，即对恶性组织进行冷冻消融后是否会出现冷冻免疫反应。

最近，由于对免疫应答的先天性和适应性之间的关系有了更好的理解，对冷冻免疫学背后的机制进行了更详细的研究，从而深入了解了为什么冷冻消融可能在免疫增强和免疫抑制之间交替。很明显，冷冻消融诱导的几种变化 [细胞因子谱、APC 处理的肿瘤抗原的可用性、细胞死亡机制（凋亡或坏死）] 和负责消融细胞清除的吞噬细胞亚群（DC 或巨噬细胞）可能对免疫应答产生积极或消极影响（Sabel，2009）。例如，尽管细胞凋亡和坏死是肿瘤细胞死亡的主要机制，但它们对免疫应答具有显著不同的影响（Viorritto 等，2007）。细胞凋亡导致细胞碎片的摄取而不引起炎症或释放细胞内内容物。摄取凋亡细胞的 APC 不仅不产生免疫应答，还可能导致克隆消除和无能（Viorritto 等，2007；Peng 等，2007；Savill 等，2002；Liu 等，2002）。相比之下，坏死性细胞死亡的特征在于细胞破裂和细胞内内容物的释放，其中许多是危险信号。这些信号促进 DC 的交叉呈递、成熟及最终抗原特异性 T 细胞的激活（Gallucci 等，1999；Sauter 等，2000；Skoberne 等，2004）。由于在冷冻消融后，坏死和凋亡都在肿瘤细胞死亡中发挥作用，坏死和凋亡在肿瘤细胞死亡中的相对贡献可能会将免疫应答从刺激性转变为抑制性。冷冻消融技术导致大面积的凋亡细胞死亡，而不是坏死，可能导致免疫抑制。然而，一些研究表明，凋亡的肿瘤细胞可能在刺激抗肿瘤免疫应答方面更优于坏死细胞（Rock 等，2006；Scheffer 等，2003；Schnurr 等，2002）。

除了动物模型外，最近一些临床研究试图揭示冷冻消融如何对癌症患者的免疫系统产生深远影响。Osada 等（2007）测定了 13 例无法手术切除肝肿瘤患者冷冻消融前后的血清中 IL-2、IL-4、IL-6、IL-10、TNF-α 和 IFN-γ 的水平。所有患者的血清肿瘤标志物水平均降低，CT 发现局部肿瘤坏死，其中 5 例患者在远离治疗病灶的转移瘤中出现坏死。冷冻消融后所有患者血清 IL-6 水平均升高，但 IL-2 水平无变化。继发性肿瘤坏死患者血清 TNF-α 水平及 Th1/Th2 明显升高。Ravindranath 及其同事（2002）还在 35 例结肠癌肝转移患者中分析了冷冻消融对体液免疫区室的影响。他们发现抗肿瘤的神经节苷脂的 IgM 抗体的产生增加。有趣的是，这些抗体在接受 RFA 或常规手术的患者中没有显著增加。Si 等及其同事（2008）在 20 例高危前列腺癌患者中观察到了冷冻消融诱导的特异性细胞毒性 T 细胞应答。冷冻消融后 4 周，血清 TNF-α、IFN-γ 水平及 Th1/Th2 较冷冻消融前显著升高。然而，没有观察到 IL-4 或 IL-10 的血清水平的变化。冷冻消融后 4 周，肿瘤特异性 T 细胞反应显著增强，而外周血单个核细胞与人前列腺癌细胞（human prostate cancer cell，LNCaP）共孵育，表明冷冻消融可提高前列腺癌患者 CTL 的肿瘤特异性细胞溶解活性。这种免疫应答只能持续 4 周。然而，当冷冻消融联合粒细胞巨噬细胞集落刺激因子（granulocyte macrophage colony-stimulating factor，GM-CSF）给药治疗转移性激素难治性前列腺癌时，该反应可持续至少 8 周（Si 等，2009）。

对于冷冻大肿瘤的情况，冷冻消融可能导致一种称为“冷冻休克”的严重并发症，这是一种凝血障碍、弥散性血管内凝血和多器官衰竭综合征（Seifert 和 Junginger，2004）。由于与内毒素注射和其他系统性炎症刺激后观察到的情况相似，人们认为冷冻休克是由冷冻消融后全身释放炎症细胞因子（包括 IL-1、IL-6 和 TNF-α）引起的（Chapman 等，2000a，b，c；Sadikot 等，2002；Seifert 等，2002）。这与 RFA 处理的肝组织不同，在 RFA 处理的肝组织中，肝细胞器在完整的质膜内发生凝固性破坏（Chapman 等，2000a，b，c）。冷冻休克在肾脏和前列腺肿瘤冷冻消融中仍然很少见，但却是肝脏冷冻消融中更常见的副作用。

（五）微波消融

最初在小鼠 B16 黑色素瘤模型中研究了微波对免疫细胞的影响。微波热疗联合乙醇注射可显著延长荷瘤小鼠的存活时间，并增加在消融的黑色素瘤中浸润的 T 细胞和 NK 细胞(Nakayama 等，1997a，b）。全身微波热疗可导致小鼠腹腔巨噬细胞和脾 T 细胞中 TNF-α 分泌显著增加(Fesenko 等，1999）。Yao 和 Yang（2007）发现用微波消融处理的小鼠 CT-26 肿瘤可以使未成熟 DC 敏化，随后诱导T细胞的体外增殖并激活CTL细胞毒性。此外，这些敏化的DC能显著抑制肿瘤的生长，延长小鼠的生存期。

与免疫反应相关的临床研究最初是在使用微波能量治疗的前列腺癌的患者上进行的。在15例前列腺癌患者中，微波热疗后观察到$CD4^+/CD8^+$、PHA和Con-A转化指数短暂但显著增加，并且在2个月时观察到该免疫应答的峰值效应，随后降低（Szmigielski等，1991）。Fan及其同事（1996）采用手术结合微波热疗和辅助免疫治疗恶性骨肿瘤58例。观察了治疗后3～38个月（平均19个月）T细胞亚群、IL-2和sIL-2的变化。虽然肿瘤学结果与保肢手术相似，但大多数患者的免疫功能明显改善。

Dong医生及其同事在78例肝细胞癌患者中研究了MWA诱导的免疫应答。治疗后进行超声引导下针穿活检，以确定治疗病灶内免疫细胞的局部浸润情况。结果表明，消融肿瘤中T细胞、记忆T细胞、NK细胞和单核细胞的浸润显著增加，而B细胞无变化，表明MWA仅能增强HCC患者的细胞免疫应答（Zhang等，2002；Dong等，2002，2003）。这种反应在热消融后第三天达到最大值，且持续到第30天。浸润程度与血清甲胎蛋白和肿瘤大小呈负相关（Dong等，2002）。然而，有趣的是，在治疗的肿瘤中具有高度免疫细胞浸润的患者比具有低水平浸润的患者具有更低的复发率，并且存活结果与免疫细胞浸润程度之间存在统计学显著相关性（Dong等，2003）。此外，腹腔镜MWA后1天，IL-6血清水平、IL-1受体拮抗物和C反应蛋白显著升高，并在术后第7天恢复至术前水平（Sadamori等，2003）。此外，与对照组相比，MWA联合局部注射葡萄球菌或口服参芪混合物可增强细胞免疫应答，延长HCC患者的生存时间并减少局部复发（Lin等，2005；Han等，2009）。

结论

作为一种微创治疗方法，热消融在临床实践中越来越多地被用于实体恶性肿瘤的局部治疗。显然，除了优化技术和生理参数外，在进行热消融时不仅要准确了解病变的数量和位置，还要了解肿瘤的生物学特征和自然发展过程历史，这是非常重要的。肿瘤治疗的目标是将患者体内的所有癌细胞完全杀死。在实体恶性肿瘤的治疗中，包括其他方式的类似多学科的方法是很重要的。对于癌症患者，疾病的治疗策略应该是一个多重治疗方案，包括局部治疗如手术和放射治疗，以及全身治疗如化学治疗和免疫治疗。因此，在热消融应用中取得的成功不仅取决于消融技术，还取决于对肿瘤自然特性的更好理解。

一篇文献综述从学术方面强烈支持热消融可能引起系统性抗肿瘤免疫反应。它可能导致消融后手术，减少或消除远端转移疾病，并通过免疫系统预防消融后抗肿瘤免疫功能低下的癌症患者的局部复发。这一证据包括了临床环境中的个案观察、各种动物模型及接受热消融治疗的患者相关免疫研究。人们对热消融与抗肿瘤免疫反应之间的密切关系非常关注是并不奇怪的，因为热消融可能同时具有局部和全身治疗的潜力。然而，抗肿瘤免疫反应的产生是复杂的，有几个因素不仅会阻止积极反应的发展，还可以使该反应倾向于免疫抑制，这在冷冻消融中有所体现。随着热消融在临床上应用的不断扩大，我们更好地理解热消融如何调节癌症患者的免疫系统更加重要。

尽管消融引起的免疫学变化的机制尚不清楚，但基于先前的研究结果已经假设了几种可能性。首先，由肿瘤细胞诱导的宿主免疫抑制可以在热消融后随着肿瘤被完全消融而降低或缓解，从而导致宿主抗肿瘤免疫的恢复。其次，热消融可能改变肿瘤抗原性并上调热休克蛋白的表达，热休克蛋白可以作为肿瘤疫苗产生强效的细胞免疫应答。再次，细胞因子由消融治疗区域的炎症边缘处的免疫细胞分泌，为成熟CTL的发展提供环境。最后，大量的细胞碎片逐渐被巨噬细胞和其他可以充当 APC 的细胞吞噬。

越来越明显的是，单独的热消融可能不足在临床上产生效用可见的免疫反应并持续刺激宿主免疫系统。如果肿瘤破坏释放肿瘤抗原或提高肿瘤免疫原性，则将联合热消融与主动免疫刺激（如免疫佐剂）的策略可以增强消融诱导的针对靶向肿瘤的抗肿瘤免疫的效力。这种联合方法可能成为实体恶性肿瘤热消融治疗的重要组成部分。

中篇

采用气泡辅助超声的给药与基因递送

Drug and Gene Delivery Using Bubble-Assisted Ultrasound

第 9 章 液滴、气泡和超声波的相互作用

Droplets, Bubbles and Ultrasound Interactions

Oleksandr Shpak Martin Verweij Nico de Jong Michel Versluis 著

摘要

在过去的 25 年中，人们对液滴和气泡与超声波的相互作用进行了广泛的研究。微气泡广泛应用于诊断和治疗性医学应用，例如，作为超声造影剂。它们的大小与红细胞相似，因此能够在血管内循环。全氟化碳液滴可能是潜在的新一代微泡剂，因为超声波可以触发它们转化为气泡。在激活之前，它们的直径至少比产生的气泡小 5 倍。再加上相变的剧烈性质，这些液滴可用于局部药物输送、栓塞治疗、HIFU 增强和肿瘤成像。在这里，笔者解释气泡动力学的基础知识，通过 Rayleigh-Plesset 方程、气泡共振频率、阻尼和质量因子来描述。笔者通过对方程进行线性化，展示了对小振幅振荡情况下上述特征的计算。还讨论了气泡涂层和有效表面张力的作用和重要性，给出了气泡振荡功率谱的主要特征。在气泡动力学之前，介绍了超声波的传播。笔者解释了声速、非线性和衰减项。研究了气泡超声散射，以及它如何依赖于入射波的波形。最后，介绍了液滴与超声波的相互作用。阐明了液滴球内的超声聚焦概念，由于介质压缩性引起的液滴振动和液滴相变动力学。

关键词

液滴；微泡；超声

医学超声广泛用于成像目的（Szabo，2004）。它是一种有效的、可移动的、廉价的方法，能够提供高分辨率的组织实时图像（Shung，2006）。超声成像是通过在组织中传播波并评估返回的回声来完成的。由于不同组织的散射特性不同，超声波接收器可以评估回波并构建声图像。

超声波通过超声波换能器传输。它由压电晶体组成，当施加电压时，压电晶体具有改变体积的特性。在压电晶体上施加交流电会使其在特定频率（约 MHz）下发生体积振荡，从而对周围介质产生机械应力，从而将电能转化为机械波，然后将其传输到体内。类似地，在接收到回声后，换能器将力学声波转换回电能，可以测量和显示。发射信号由一个短的超声波爆发组成。每次爆发后，电子设备在一个小的时间窗口内测量返回信号，该时间窗口与能量通过组织所需的时间

相对应。

血液对超声的散射能力较弱，单个血管在超声波下几乎不可见。为了增加血池的对比度，可以在血液中注入微泡。微泡更有效地散射超声波，使回声图像具有非常好的对比度。这种对比能力是在40多年前一次静脉注射生理盐水时偶然发现的（Gramick 和 Shah，1968）。当注射生理盐水在患者血管内产生微小的气泡，从而在声学图像上产生回声。此后，第二代、第三代超声造影剂相继问世。如今，市售的微气泡是小球体（典型的直接是1～5μm）被包裹在一个生物相容的外壳中。这种大小与红细胞相似，使它们能够在血液中循环。共振频率与气体的大小(1～5μm）直接相关，与医用超声的最佳成像频率一致，1～10MHz。

微气泡也被广泛用于治疗。它们可以增强高强度聚焦超声波治疗（Ungeretal，2004）。这些气泡增加了组织对热量的吸收，可以减少超声治疗过程所需的时间。它们在注射后大约15min的时间内足够稳定（Klibanov，2006）。靠近细胞的气泡在细胞膜内振荡并破裂产生可逆的孔隙，可以增强药物摄取（Karshafianetal，2009）。微气泡也可用作选择性药物递送的潜在载体和无创性分子影像（Lindner，2004；Klibanov，2006）。它们可以被靶向配体覆盖（如抗体），它可以特异性地结合到血管壁的靶细胞上。

一种新颖的方法是使用基于液体的药剂而不是气泡。超声波可以将这些液滴相变为气泡；这个过程被称为声波液滴汽化。多普勒是由挥发性氟碳化合物组成的，如全氟辛烷（PFP，沸点29℃）。PFP乳液在37℃下体内注射时不会自发汽化。然而，当暴露在超过一定声压振幅的超声下时，乳液内的PFP就会汽化。这为各种诊断和治疗应用开辟了可能性，如栓塞治疗（Zhang等，2010）、像差校正（Carneal 等，2011）和药物递送（Carneal 等，2010a，b）。例如，制备水包PFC（PFC-in-water）的单乳液和水包PFC包油（oil-in-PFC-in-water）的双乳液，用于包封油溶性药物（图9-1）。

PFC液体因其生物相容性和惰性而在医学上的应用而闻名（Biro 等，2011）。PFC纳米液滴乳剂可用于肿瘤区选择性外渗（Long 等，1978）。

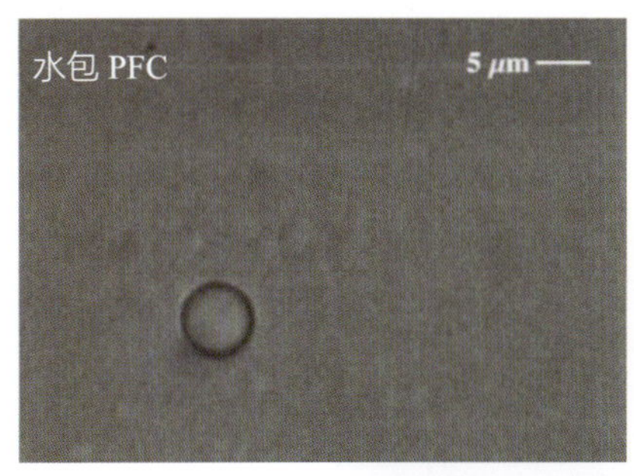

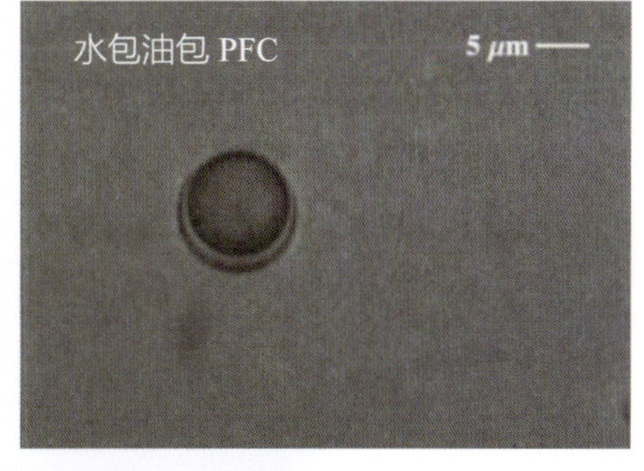

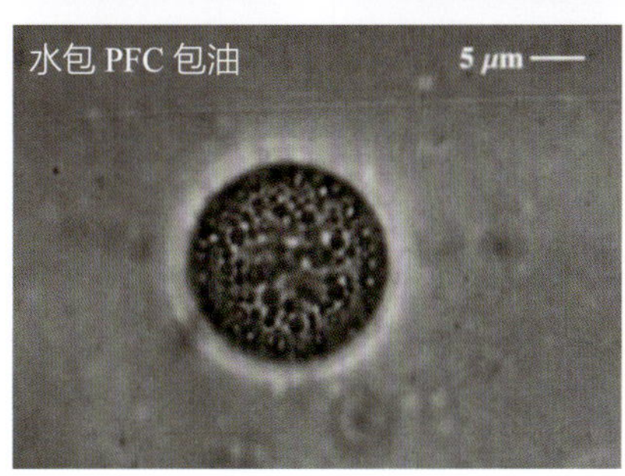

▲ 图9-1 显微镜下的水包 PFC，水包油包 PFC 和水包 PFC 包油乳液

由于其生物相容性和可能能够被动靶向到肿瘤生长区的特性，PFC 液滴代表了一种有吸引力的癌症诊断工具。由于肿瘤中高渗透性和滞留效应，PFC 液滴也可能外渗并滞留在血管外空间（Rapoportetal，2007；Zhang 和 Porter，2010）。渗出的液滴可能在声学上转化为气泡，允许超声肿瘤成像。同时，PFC 液滴富含氟，这使它们成为 MRI 造影剂的潜在方案候选人。血管内对比剂（微泡）和肿瘤特异性血管外造影剂（纳米液滴）的可用性将显著提高诊断和治疗能力。此外，液滴可用于将化疗药物输送到肿瘤区域，并可在触发的超声作用下局部释放药物（Rapoportetal，2009）。

一、非线性传播

在 ADV 中形成液滴所需的声压振幅是非常高的（Kripfgans 等，2009）。为了获得在足够高的压力，施加聚焦超声换能器，并将液滴放置在发射光束的焦点区域。而且，发射的超声波的频率为几兆赫。在一个典型的 ADV 实验中，超声波在撞击液滴之前先传播几厘米（Kripfgans 等，2000；Reznik 等，2013；Shpak 等，2013a，b；Giesecke 和 Hynynen，2003；Schad 和 Hynynen，2010；Williams 等，2013）。高压、高频、应用聚焦和长距离传播都是加强超音波非线性行为的因素（Blackstock，1964；Bacon，1984）。因此，撞击液滴的波将是换能器发出的波的高度变形版本（图 9–2）。这对液滴内部的聚焦有重要的影响，将在本章后面部分演示（见第 9 章“情况 2：液滴尺寸与波长相似或小于波长）。

（一）非线性超声束的基本方程

与大多数涉及非线性医学超声的情况类似，对击中液滴的光束的描述可以基于 Westervelt 方程（Westervelt，1963；Hamilton 和 Morfey，2008）

$$\nabla^2 p-\frac{1}{c_0^2}\frac{\partial^2 p}{\partial t^2}+\frac{d}{c_0^4}\frac{\partial^3 p}{\partial t^3}=-\frac{b}{r_0 c_0^4}\frac{\partial^2 p^2}{\partial t^2} \quad （公式 9–1）$$

其中$\nabla^2=\partial^2/\partial x^2+\partial^2/\partial y^2+\partial^2/\partial z^2$ 是拉普拉斯算子公式，$p=p(x, y, z, t)$ 表示声压。超声波传播

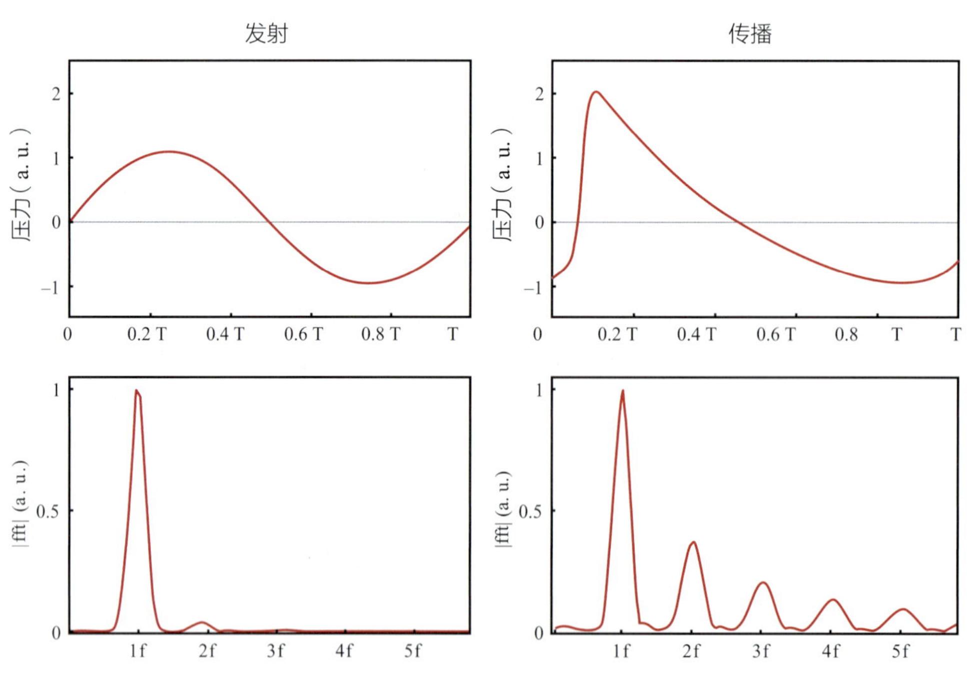

▲ 图 9–2　声波非线性传播的示意

T 和 f 分别表示超声波的振动周期和频率。上方 2 张图分别为传输波形和传播波形，下方 2 张图是其对应的频域表示。nfftn. 快速傅里叶变换

的介质的特征是声音的环境速度 c_0、质量的环境密度 p_0、声音的扩散率 δ 和非线性系数 β。遗憾的是，该方程的闭形式解析解并不存在，其数值解一般需要相当大的计算量。然而，在目前的窄聚焦光束和均匀介质的情况下，可以做出一些简化的假设。首先，可以假设传播的主要方向是沿着换能器轴，这是在 z 方向。在这种情况下，我们可以将普通时间坐标 t 替换为延迟时间坐标 $\tau=(t-t_0)-(z-z_0)/c_0$，它在随波传播时保持相同的值。这里，t_0 是换能器发出压力波的时间，z_0 是换能器的轴向位置。公式 9–1 在共动时间框架内的等价为

$$\nabla^2\bar{p}-\frac{2}{c_0}\frac{\partial^2\bar{p}}{\partial z\partial\tau}+\frac{\delta}{c_0^3}\frac{\partial^3\bar{p}}{\partial\tau^3}=-\frac{\beta}{\rho_0c_0^4}\frac{\partial^2\bar{p}^2}{\partial\tau^2}$$

（公式 9–2）

其中 $\bar{p}=\bar{p}(x, y, z, t)$ 表示同动时间框架内的声压。其次，可以假设在延迟时间框架中，轴向导数 $\partial^2\bar{p}/\partial z^2$ 比横向导数 $\partial^2\bar{p}/\partial x^2$ 和 $\partial^2\bar{p}/\partial y^2$ 要小得多。这激发了抛物线近似 $\nabla^2\bar{p}\approx\nabla^2_\perp\bar{p}$ 的使用，其中 $\nabla^2_\perp=\partial^2/\partial x^2+\partial^2/\partial y^2$ 是横向平面的拉普拉斯算子公式。该近似适用于沿换能器轴线传播不超过 20° 的波（Lee 和 Pierce，1995）。将抛物线近似应用于公式 9–2 并重新排列项形成 Khokhlov-Zabolotskaya-Kuznetsov（KZK）公式（Zabolotskaya 和 Khokhlov，1969；Kuznetsov，1971）。

$$\frac{\partial^2\bar{p}}{\partial z\partial\tau}=\frac{c_0}{2}\nabla^2_\perp\bar{p}+\frac{\delta}{2c_0^3}\frac{\partial^3\bar{p}}{\partial\tau^3}+\frac{\beta}{2\rho_0c_0^3}\frac{\partial^2\bar{p}^2}{\partial\tau^2}$$（公式 9–3）

可以应用专用坐标变换来改进远场的数值解（Hamilton 等，1985；Hart 和 Hamilton，1988）中的数值解或者适应特定形式的聚焦光束（Kumakura 等，2000），但这些将不在这里讨论。

（二）非线性超声束的数值解

我们将遵循著名的数值解决策略（Lee 和 Hamiton，1995；Cleveland 等，1996），其基于公式 9–3 的时间积分版本

$$\frac{\partial\bar{p}}{\partial z}=\frac{c_0}{2}\int_{-\infty}^{\tau}\nabla^2_\perp\bar{p}(\tau')\,d\tau'+\frac{\delta}{2c_0^3}\frac{\partial^2\bar{p}}{\partial\tau^2}+\frac{\beta\bar{p}}{\rho_0c_0^3}\frac{\partial\bar{p}}{\partial\tau}$$

（公式 9–4）

该方程右侧的第一项说明声束的衍射，第二项说明声束的衰减，第三项说明声束的非线性失真。进一步，求解策略基于分步法。这意味着 $\bar{p}$ 在一系列平行平面上向前推进，每个平面之间的间隔为 Δz，在换能器平面中 $\bar{p}(x, y, z_0, \tau)$ 充当起始平面。步长 Δz 取得足够小，允许上述每种现象都可以在单独的子步骤中解释（Varslot 和 Taraldsen，2005）。因此，总步长 $z\rightarrow z+\Delta z$ 涉及单独方程的数值解

$$\frac{\partial\bar{p}}{\partial z}=\frac{c_0}{2}\int_{-\infty}^{\tau}\nabla^2_\perp\bar{p}(\tau')\,d\tau'$$ （公式 9–5）

$$\frac{\partial\bar{p}}{\partial z}=\frac{\delta}{2c_0^3}\frac{\partial^2\bar{p}}{\partial\tau^2}$$ （公式 9–6）

$$\frac{\partial\bar{p}}{\partial z}=\frac{\beta\bar{p}}{\rho_0c_0^3}\frac{\partial\bar{p}}{\partial\tau}$$ （公式 9–7）

在相同的区间内，求解一个方程的结果被用作求解下一个方程的输入。使用上述过程的数值实现将声压从换能器转移到光束的焦点，即液滴的位置。为方便起见，现在假设液滴位于坐标系的原点，并且声源在 $t_0=z_0/c_0$ 处发射声压波。这使 $\tau=t$ 在液滴的位置。为便于记法，将液滴的条形和坐标进行抑制，由 KZK 方程的数值解得到的液滴位置处的压力将简单地用 $p_{KZK}(t)$ 表示。

（三）光束焦点处的非线性压力场

光束焦点处的非线性压力场可以展开为傅里叶级数

$$p_{\mathrm{KZK}}(t)=\sum_{n=0}^{\infty}a_n\cos(n\omega t+\phi_n)=\mathrm{Re}\left[\sum_{n=0}^{\infty}a_ne^{i(n\omega t+\phi_n)}\right]$$ （公式 9–8）

其中 a_n 和 φ_n 为超声波的 n 次谐波分量的幅值和相位。为方便起见，所有后续的推导都将以复表示形式给出，因此我们将省略取实部，简单地写为

$$p_{\mathrm{KZK}}(t)=\sum_{n=0}^{\infty}a_n e^{i(n\omega t+\phi_n)} \qquad （公式 9-9）$$

考虑到波形的非线性变形随着距离的增加而增加，并且液滴的尺寸比到换能器的距离小 4 个数量级，液滴内部额外的非线性畸变可以忽略不计。这意味着波在液滴内部的传播被认为是线性的，因此叠加定理成立，液滴中每个谐波分量的聚焦可以在单个的基础上进行分析，这将在本章后面章节进行。

二、气泡动力学

（一）气泡的动力学

气泡径向振荡由 Rayleigh-Plesset 方程控制。

$$\ddot{R}R+\frac{3}{2}\dot{R}^2=\frac{\Delta P}{\rho} \qquad （公式 9-10）$$

其中 R、$\dot{R}$ 和 $\ddot{R}$ 分别为泡壁半径、速度和加速度，ρ 为液体密度。$\Delta P=P_L(R)-P_\infty$ 为气泡壁处液体 $P_L(R)$ 与距离气泡无限远的外部压力 P_∞ 之间的压差。公式 9-10 首先由 Lord Rayleigh(1917）描述为 $\Delta P=0$ 的情况，后来被改进（Plesset，1949；Noltingk 和 Neppiras，1950；Neppiras 和 Noltingk，1951；Poritsky，1952。它是为球对称气泡导出的，由伯努利方程和连续性方程（Leighton，1994）推导而来。公式 9-10 假定气泡为球对称，液体在气泡周围的运动被认为是球对称的。液体是不可压缩的。

假设气泡和假定的环境压力比声波波长小得多，因此声压被认为是均匀的。因此，在无穷远处的压力是声波 $P(t)$ 和环境压力 P_0 的和。

$$p_\infty=P(t)+P_0 \qquad （公式 9-11）$$

作用于液体的界面压力为：位置压力 $2\sigma/R_0$，黏性压力 $4\mu\dot{R}/R$ 和气体压力 P_g。忽略液体的蒸气压，气泡内气体压力作为气泡半径 R 的函数可以用理想气体关系 $P_gV^\gamma=const$ 来描述，其中 γ 为多向常数，$V\propto R^3$ 为气泡体积。对于这个推导，我们首先忽略气体的扩散。因此，气泡内气体分子的总数是恒定的。在平衡状态下，气泡内的压力等于环境压力 P_{eq} 和局部压力 P_0 的总和，即 Laplace 压力。

$$P_{eq}=P_0+\frac{2\sigma}{R_0} \qquad （公式 9-12）$$

其中 σ 和 R_0 分别为表面张力和平衡半径。结合理想气体定律，气体压力随气泡半径变化的关系可以为写为$P_g=\left(P_0+\frac{2\sigma}{R_0}\right)\left(\frac{R_0}{R}\right)^{3\gamma}$。然后，公式 9-10 的右手边可以写成如下格式。

$$\Delta P=\left(P_0+\frac{2\sigma}{R_0}\right)\left(\frac{R_0}{R}\right)^{3\gamma}-P_0-\frac{2\sigma}{R}-4\mu\frac{\dot{R}}{R}-P(t) \qquad （公式 9-13）$$

给出了气泡动力学方程的最终形式。

$$\rho\left(\ddot{R}R+\frac{3}{2}\dot{R}^2\right)=\left(P_0+\frac{2\sigma}{R_0}\right)\left(\frac{R_0}{R}\right)^{3\gamma}-P_0-\frac{2\sigma}{R}-4\mu\frac{\dot{R}}{R}-P(t) \qquad （公式 9-14）$$

超声造影剂中的微泡可以用磷脂、蛋白质或聚合物涂层包裹，从而防止气泡溶解。更多详情请参见（Marmottant 等，2005；de Jong 等，2007；Church，1995）。黏弹性涂层也有助于增加刚度和额外的黏性阻尼（Overvelde 等，2010）。

（二）线性化

声压通常呈现正弦振荡 $P(t)=P_A\sin(\omega t)$，其中 P 为驱动，P_A 为压力幅值，ω 为驱动压力角频率。在振荡幅度相对较小的情况下，公式 9-10 可以线性化。为了将公式 9-10 重新写成线性形式，我们将气泡半径 R 表示如下。

$$R=R_0(1+x) \quad （公式 9–15）$$

与之前一样 R_0 是平衡半径，$x \ll 1$ 是对半径的一个小的无量纲扰动。将公式 9–15 代入公式 9–10，只保留一阶项，给出 x、$\dot{x}$ 和 $\ddot{x}$。

$$\ddot{x}+2\beta\dot{x}+\omega_0^2 x=\frac{P_A}{\rho R_0^2}\sin(\omega t) \quad （公式 9–16）$$

此处

$$\omega_0=\sqrt{\frac{1}{\rho R_0^2}\left[3\gamma\left(P_0+\frac{2\sigma}{R_0}\right)-\frac{2\sigma}{R_0}\right]} \quad （公式 9–17）$$

为气泡振荡的特征频率，如下公式。

$$\beta=\frac{2\mu}{\rho R_0^2} \quad （公式 9–18）$$

为由黏度引起的阻尼。阻尼具有反向时间的维度 $[s^{-1}]$，表示振荡振幅由于能量损失而随时间衰减的速度。

公式 9–16 的解为如下所示。

$$x(t)=X_t e^{-\beta t}\cos(\omega_1 t)+X_S\cos(\omega t+\phi_1) \quad （公式 9–19）$$

其中 ϕ_1 为两项之间的相移。

$$\phi_1=\arctan\left(\frac{\omega_0^2-\omega^2}{2\beta\omega}\right) \quad （公式 9–20）$$

公式 9–19 的第一项是暂态解。其振幅随时间衰减为 $X_t e^{-\beta t}$。其中 X_t 是时间 $t_0=0$ 时暂态振荡的幅度。不仅水的黏度会影响阻尼，声辐射和涂层壳的黏度及热阻尼也会影响阻尼。有关详细信息，请参阅（Overvelde 等，2010）。暂态解的频率等于 $\omega_1=\sqrt{\omega_0^2-\beta^2}$ 暂态解 X_t 的振幅很大程度上取决于初始条件。公式 9–19 的第二项是稳态解。稳态响应的幅度取决于驱动频率，如下。

$$X_S=\frac{P_A}{\rho R_0^2}\frac{1}{\sqrt{(\omega_0^2-\omega^2)^2+4\omega^2\beta^2}} \quad （公式 9–21）$$

根据定义，系统的共振频率 ω_{res} 对应于稳态解的最大振幅。当公式 9–21 中的分母最小时，X_s 最大。因此，共振频率与特征频率 ω_0 的关系如下。

$$\omega_{\mathrm{res}}=\sqrt{\omega_0^2-2\beta^2} \quad （公式 9–22）$$

阻尼 β 越小，谐振频率越接近气泡振荡的本征频率。另外，对于大气泡，拉普拉斯压力相对于环境压力较小，公式 9–17 可简化如下。

$$\omega_M=2\pi f_M=\sqrt{3\gamma\frac{P_0}{\rho R_0^2}} \quad （公式 9–23）$$

f_M Minnaert 本征频率表示气泡的共振频率（Minnaert，1933）。公式 9–23 告诉我们，共振频率可以直接由气泡半径 R_0 来估计。对于标准压力（P_0=100kPa，ρ=1000kg/m³）下的水中气泡，公式变为 $f_M R_0 \approx 3.26\mu m \cdot MHz$。气泡半径越小，共振频率就变得越高。

将其与经典的质量弹簧系统进行类比，颇有见地。经典质量弹簧系统的动力学由以下公式控制。

$$\ddot{x}+2\frac{\beta'}{m}\dot{x}+\omega_0'^2 x=\frac{F_0}{m}\sin(\omega t) \quad （公式 9–24）$$

其中 $\omega'_0=\sqrt{k/m}$ 为本征频率，β' 为阻尼常数，k 为弹簧刚度，F_0 为驱动力，m 为质量。公式 9–24 与公式 9–16 形式相同。由此可见，气泡内的气体，由多态常数 γ 表示，充当恢复力，气泡周围的液体充当质量（$4\pi R_0^3 r$），超声波充当驱动力（$12\pi\gamma R_0 P_0$）。

（三）气泡发出的压力

在远离气泡壁的距离 r 处，液体的速度 vr 可由连续公式计算（Prosperetti，2011）。

$$4\pi r^2 v_r=4\pi R^2\dot{R} \quad （公式 9–25）$$

$$v_r=\frac{R^2}{r^2}\dot{R} \quad （公式 9–26）$$

液体是不可压缩的，气泡壁和围绕气泡的液体运动是球对称的。是气泡壁在径向上的速度，和之前一样。

径向气泡壁振荡产生的压力场可由 Euler 公式计算得到（Prosperetti，2011）。

$$\rho\frac{\partial v}{\partial t}+\frac{\partial p}{\partial r}=0 \quad（公式 9-27）$$

式中，p 为气泡发出的压力。在公式 9-27 中，我们省略了非线性对流项。将速度场的表达式（公式 9-26）代入公式 9-27，得到压力梯度。

$$\frac{\partial p}{\partial r}=-\frac{\rho}{r^2}\frac{d}{dt}(R^2\dot{R}) \quad（公式 9-28）$$

而气泡发出的压力为

$$p=\frac{\rho}{r}\frac{d}{dt}(R^2\dot{R})=\rho\left(\frac{R^2\ddot{R}+2R\dot{R}^2}{r}\right) \quad（公式 9-29）$$

（四）次 Bjerknes 力

我们现在考虑两个相互作用的气泡，间隔距离为 l。气泡 1 和 2 之间的距离比它们的半径 R_1（t）和 R_2（t）大得多。因此，我们可以认为液体围绕气泡的运动是球对称的。体积为 $V_2=\frac{4}{3}\pi R_2^3$ 的气泡 2 由于气泡 1 释放的压力即 p_1 而产生了一个力 F_{12}，p_1（Leighton，1994）如下。

$$F_{12}=-V_2\nabla p_1 \quad（公式 9-30）$$

力的方向是连接两个相互作用的气泡中心的那条线。将公式 9-28（第一个气泡产生的压力梯度表达式）代入公式 9-30，得到第一个气泡在距离 l 处作用于第二个气泡的力，如下所示。

$$F_{12}=-V_2\left.\frac{\partial p_1}{\partial r}\right|_{r=l}=V_2\frac{\rho}{l^2}\frac{d}{dt}(R_1^2\dot{R}_1)=\frac{\rho}{4\pi l^2}V_2\frac{d^2V_1}{dt^2} \quad（公式 9-31）$$

其中 $V_1=\frac{4}{3}\pi R_1^3$ 为气泡 1 的体积。

作用在邻近气泡上的净辐射力被 Bjerknes 称为次 Bjerknes 力 F_B（Bjerknes，1906）。对公式 9-31 在体积振荡周期内进行部分积分，得到时间平均方程 $\langle F_{12}\rangle$。

$$F_B=\langle F_{12}\rangle=-\frac{\rho}{4\pi d^2}\langle\dot{V}_1\dot{V}_2\rangle \quad（公式 9-32）$$

$\langle\dot{V}_1\dot{V}_2\rangle$ 的正值对应于气泡的吸引力，负的值对应斥力。这意味着同相位振荡的气泡会相互吸引。要注意公式 9-32 的对称性。为了计算第二个气泡对第一个气泡的作用力 $\langle F_{21}\rangle$：需要交换索引 1 ⟷ 2。$\langle F_{21}\rangle$ 与 $\langle F_{12}\rangle$ 有相同的大小，但方向相反。

三、液滴动力学

（一）振荡平移

用于激活全氟化碳液滴的典型压力幅值比用于驱动超声造影剂的压力幅值高两个数量级。水本身总是由于超声波强迫而经历周期性的压缩（Leighton，1994），我们将这种振荡表达如下。

$$\epsilon=\epsilon_0\sin(\omega t-kx) \quad（公式 9-33）$$

其中，ε 为流体粒子位移。根据定义，声阻抗是驱动压力与流体粒子速度之比（Leighton，1994）。

$$Z=P_A/\dot{\epsilon}_0 \quad（公式 9-34）$$

这里 $\dot{\varepsilon}_0$ 为颗粒位移速度幅值，P_A 为声压幅值。$\dot{\varepsilon}_0$ 粒子速度幅值与粒子位移幅值 ε_0 有关，为 $\dot{\varepsilon}=\omega\varepsilon_0$，从公式 9-33 推导出它的时间导数。$dP$ 压力相对于平衡值的变化与 dV 体积变化有关，体积模量 B，通过如下（Leighton，1994）定义。

$$dP=-B\frac{dV}{V} \quad（公式 9-35）$$

公式 9-35 可用于计算任意给定空间点 x_0 处的声压 P 为 P（x_0）$=P(x_0)=-B\left.\frac{\partial\epsilon}{\partial x}\right|_{x=x_a}$。将这一关系应用于公式 9-33 给出 $P_A=Bk\varepsilon_0$，或$P_A=-B\frac{k}{\omega}\dot{\epsilon}_0^2$。声阻抗公式 9-34 则可以写成如下形式。

$$Z=B\frac{k}{\omega} \quad （公式 9-36）$$

或者用波速方程 $c=\omega/k=\sqrt{B/\rho}$ 表示如下。

$$Z=\rho c \quad （公式 9-37）$$

利用上面给出的关系，现在可以估计振荡平移幅度。在 f=3.5MHz，P_A=8MPa，c_ω=1522m/s 的情况下，37 ℃水中的声速为 $\varepsilon_0=P_A/2\pi\rho f c_\omega$=210nm。

声阻抗 $Z=\rho c$ 与光学中的折射率 n 有相似之处。超声波在两种具有不同声阻抗 Z_1 和 Z_2 的物质的界面处将经历反射和折射，类似于光在具有两个不同折射率 n_1 和 n_2 界面处的经历。

现在用 θ_I、θ_R 和 θ_T 分别表示入射角、平移角和反射角（图 9-3）。通过考虑界面处法向位移的连续性，可以推导出这些角度之间的关系。

这就给出了斯涅尔反射定律 sin（θ_I）=$sin\theta_R$ 和 $c_2\sin\theta_I=c_1\sin\theta_T$，其中 c_1 和 c_2 分别是第一个及第二个介质的速度（Leighton，1994）。

（二）在球形液滴内部聚焦

当两种声介质之间的界面具有有限曲率 R 时，如球形液滴的情况，就会观察到声聚焦。这与光学透镜对光聚焦的效果类似。首先，考虑大液滴的情况，即当声波波长 λ 远小于液滴半径 R 时，接下来，考虑 λ 为 R 数量级，甚至更大的情况。

1. 情形 1：液滴的尺寸远远大于波长

当 $\lambda \ll R$ 时，适用几何散射理论提供的折射公式。当一束平行光在折射率为 n_1 的介质中传播，遇到该介质与折射率为 n_2 的第二介质之间的球面界面时，透射波或反射波都会聚焦在一定距离处的一点上。

$$f=R\frac{n_2}{n_2-n_1} \quad （公式 9-38）$$

这个距离是从界面与声束轴的交点测量的，该交点穿过曲率的中心（图 9-4）。

与光学焦点类似，可以计算出 $\lambda \ll R$ 情况时的声焦点，只需将上面方程中的 n_1/n_2 替换为 c_1/c_2 即可。这就给出了如下公式。

$$f=R\frac{c_1}{c_1-c_2} \quad （公式 9-39）$$

例如，当一个 c_2=406m/s 的大球形全氟戊烷液滴浸入 c_1=1522m/s 的 37℃水中时声焦点在 $f=1.36R$ 处。这意味着声波聚焦在远端，距离几何液滴中心 0.36R。

2. 情况 2：液滴尺寸与波长相似或小于波长

当液滴的半径与波长具有相同的数量级，甚至更小，即当 $\lambda\approx R$ 或 $\lambda \gg R$。用小液滴获得的实验数据表明，超声波束聚焦在液滴的近端，这与上面的预测不一致。显然，在这种情况下，不能再应用几何学考虑，而必须应用全波理论。图

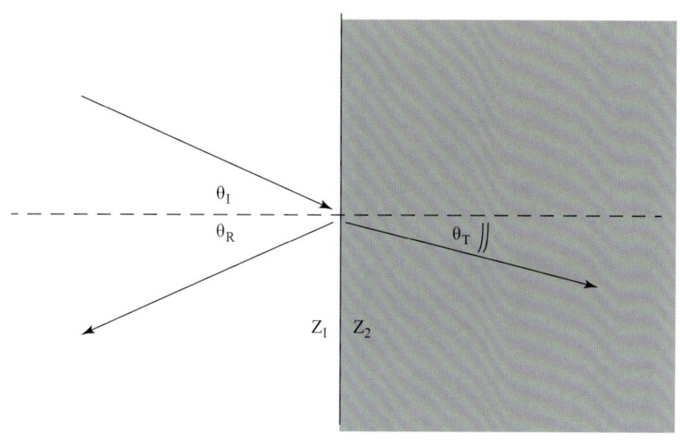

▲ 图 9-3　位移波的反射和透射原理

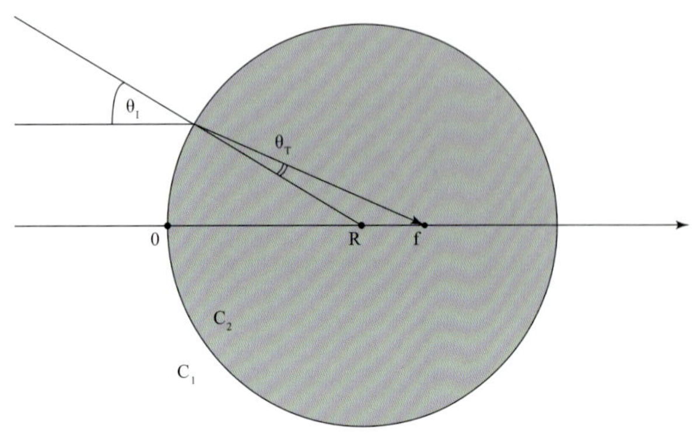

▲ 图 9-4 当声波波长远大于液滴半径时，声波在液滴球体上聚焦的示意

9-5 展示了将在此解决的声学衍射问题的配置。在整个推导过程中，将周围介质的参数标注为下标 1，将液滴内部介质的参数标注为下标 2。

在液滴的位置，入射的超声波被认为是平面的。鉴于公式 9-9，可写成下方公式。

$$p_i(x,y,z,t)=\sum_{n=0}^{\infty} a_n e^{i(n\omega t-nk_1z+\phi_n)} \quad （公式 9-40）$$

式中 $k_1=\omega/c_1$ 为液滴外波数。为使推导简单，衍射问题将首先解决一个光谱分量。

$$p_i(x,y,z,t)=ae^{i(\omega t-k_1z+\phi)} \quad （公式 9-41）$$

鉴于该构造的球面性对称，可以将应用坐标从笛卡儿坐标（x,y,z）变换到球坐标（r,θ,φ），其中 φ 相对于是正 z 轴测量的方位角，φ 是在 xy 平面上的仰角。由于波相对于 z 轴具有旋转对称性，因此将不依赖于 φ，此坐标将被省略。在球坐标中，入射压力波可以写成球面谐波之和。

$$p_i(r,\theta,t)=ae^{i(\omega t+\phi)}\sum_{m=0}^{\infty}\gamma_m j_m(k_1r)P_m(\cos\theta) \quad （公式 9-42）$$

这里，$\gamma_m=(2m+1)(-i)^m$，j_m 是第一类 m 阶的球面贝塞尔函数，P_m 是 m 阶的勒让德多项式。球面贝塞尔函数 j_m 与普通贝塞尔函数 J_m 是根据关系式 $j_m(x)=\sqrt{(\pi/2x)}j_{m+1/2}(x)$ 相关联的。

当入射波遇到液滴时，在液滴内部产生透射波。

$$p_t(r,\theta,t)=ae^{i(\omega t+\phi)}\alpha_m j_m(k_2r)P_m(\cos\theta) \quad （公式 9-43）$$

并在液滴外部产生反射波。

$$p_r(r,\theta,t)=ae^{i(\omega t+\phi)}\beta_m h_m^{(2)}(k_1r)P_m(\cos\theta) \quad （公式 9-44）$$

在这些方程中，$k_2=\omega/c_2$ 是液滴内部的波数，$h_m^{(2)}$ 是第二类球面汉克尔函数和阶数为 m。球面汉克尔函数 $h_m^{(2)}$ 与普通汉克尔函数 $H_m^{(2)}$ 的关系为 $h_m^{(2)}(x)=\sqrt{(\pi/2x)}H_{m+1/2}^{(2)}(x)$。液滴内外之间的球面界面，压力和径向粒子速度应该是连续的。后一种要求可以转化为压力径向导数的一个条件。用

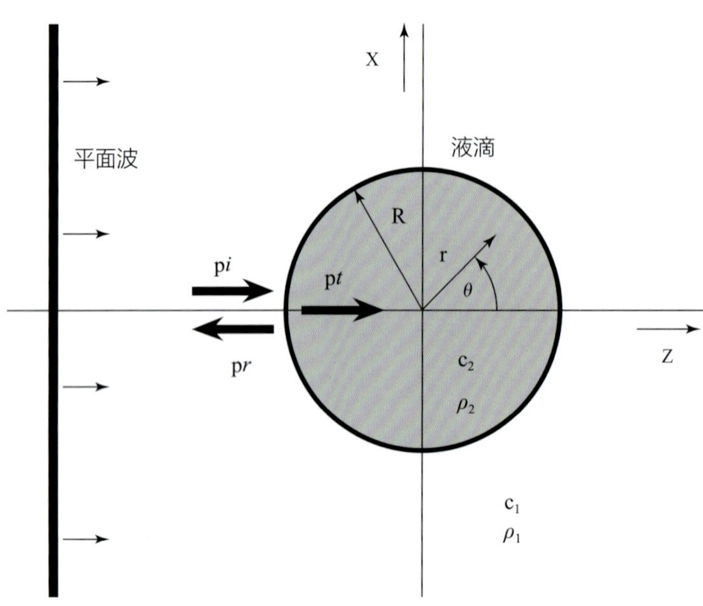

▲ 图 9-5 液滴的配置和入射、透射、反射的超声波

数学形式表示，界面处的边界条件如下所示。

$$\lim_{r\downarrow R}[p_i(r,\theta,t)+p_r(r,\theta,t)]=\lim_{r\uparrow R}p_t(r,\theta,t) \quad （公式 9-45）$$

$$\lim_{r\downarrow R}\frac{1}{\rho_1}\frac{\partial}{\partial r}[p_i(r,\theta,t)+p_r(r,\theta,t)] =\lim_{r\uparrow R}\frac{1}{\rho_2}\frac{\partial}{\partial r}p_t(r,\theta,t) \quad （公式 9-46）$$

这应该对所有 θ 和 t 都成立。将公式 9-42、9-43 和 9-44 代入这些边界条件，得到 α_m 和 β_m 的两个方程的系统。该系统的解得到如下所示。

$$\alpha_m=\gamma_m\frac{Z_2j_m(k_1R)h_m^{(2)'}(k_1R)-Z_2h_m^{(2)}(k_1R)j'_m(k_1R)}{Z_2j_m(k_2R)h_m^{(2)'}(k_1R)-Z_1h_m^{(2)}(k_1R)j'_m(k_2R)} \quad （公式 9-47）$$

$$\beta_m=\gamma_m\frac{Z_1j_m(k_1R)j'_m(k_2R)-Z_2j_m(k_2R)j'_m(k_1R)}{Z_2j_m(k_2R)h_m^{(2)'}(k_1R)-Z_1h_m^{(2)}(k_1R)j'_m(k_2R)} \quad （公式 9-48）$$

其中 $Z_1=\rho_1c_1$ 和 $Z_2=\rho_2c_2$ 分别为液滴外部和内部介质的声阻抗。其中的 $'$ 表示函数的导数。常数 α_m 可以认为是 m 阶球面谐波的液滴界面的透射系数，常数 β_m 可以认为是相应的反射系数。在这阶段，能够确定入射波单一正弦分量在液滴内产生的波。

为了找到由非线性入射波在液滴内部形成的波，必须将入射波的各个分量引起的所有透射波加起来。得到的结果是下方公式。

$$p_{inside}(r,\theta,t)=p_t(r,\theta,t)=\sum_{n=0}^{\infty}\sum_{m=0}^{\infty}a_ne^{i(n\omega t+\phi_n)}\alpha_{n,m}j_m(nk_1r)P_m(\cos\theta) \quad （公式 9-49）$$

其中由公式 9-47 中的 $\alpha_{m,n}$ 推导，用 nk_1 代替 k_1，用 nk_2 代替 k_2。这个方程可以用于计算任意时刻 t 的压力（r，θ，φ）。数值实现要求两个求和都包含有限个数的项。这不会形成明显的限制，因为在实践中，只有有限数量的 N 个谐波会对液滴内部的超声场做出显著贡献，并且只需要有限数量的 M 个球面谐波就可以准确地表示这个场。然而，当液滴的半径比波长小得多时，另一个数值问题就出现了。在这种情况下，球面贝塞尔函数和汉克尔函数的数值结果可能包含较大的误差。这个问题可以通过首先用它们在零点附近的级数展开来近似这些函数来解决。在空间和时间上确定了完整的压力场后，我们现在可以找到焦点压力的局部最大值。

聚焦点的压力放大系数及其位置取决于输入参数值，即压力振幅、频率和换能器的几何形状和尺寸，这些参数值规定了聚焦强度和到焦点的传播距离。例如，如果一个 R=10μm 的全氟戊烷液滴浸入水中，并受到一个来自焦距为 3.81cm 的换能器的入射超声波的冲击，该波具有峰值负压 P_i^-=−4.5Mpa，频率 f=3.5MHz（在 37℃水中，λ=430μm），在液滴内实现了 P^-_{inside}=−26MPa 的聚焦峰值负压（图 9-6）。因此，在 z=−0.4R 附近的近端集中区域，观察到峰值负压幅度增加了近 6 倍。

从公式 9-47 可以得出，由于单个入射波分量，液滴内部的压力取决于无因次积 ωR。对于半径为 R_1 和 R_2 的两个不同的液滴，当 $\omega_1R_1=\omega_2R_2$ 的关系成立时，频率为 f_1 的入射波遇到半径为 R_1 的液滴时，与频率为 f_2 的入射波遇到半径为 R_2 的液滴时聚焦在液滴内相同的相对位置。这意味着，当较大的液滴在相同频率下比较小的液滴更容易汽化，同时也可以得出，对于相同半径的液滴，高频率下比低频率下更容易

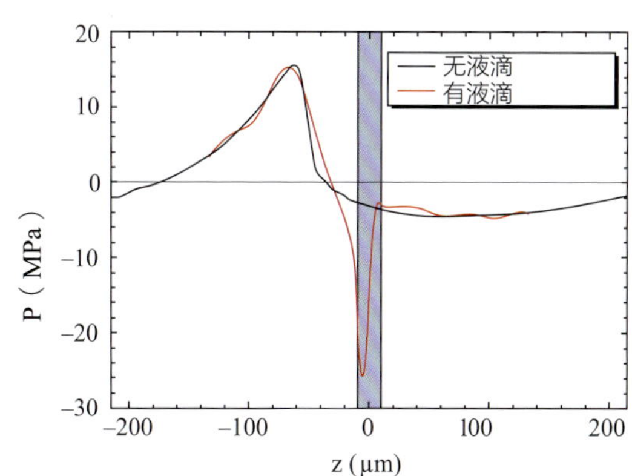

▲ **图 9-6 全氟戊烷球形液滴内的超谐波聚焦效应示意**
黑线表示在没有液滴的情况下，对称轴上的声压波形（θ=0）与 z 坐标的关系；红色实线表示液滴存在时的聚焦压力；快照表示时间和空间上最小聚焦压力的时刻；蓝色阴影区域表示液滴的位置

汽化，反之亦然。

然而，非线性传播使这幅图更加复杂。首先，声压振幅越高，波的非线性就越强，因为高次谐波的振幅大致按照 $(P_{surface})^{n-1}$ 增加，其中 $P_{surface}$ 是换能器表面的压力幅值，n 是特定谐波的个数。其次，非线性传播依赖于频率。此外，非线性光束的聚焦与线性光束不同，每个谐波的压力放大因子和聚焦位置都不同。最后，非线性畸变波的形状强烈依赖于传播介质的参数。对于人体组织，戈德堡比值低于水（Szabo 等，1999）。这表明，与组织相比，非线性失真在水中更容易实现。因此，在体内进行的实验有望具有不同的成核模式，与体外实验相比具有更高的成核阈值。

小液滴中声学聚焦的物理知识对于优化用于治疗应用的声学液滴汽化非常重要。在低声压下获得激活，从而最大限度地减少与使用高强度超声相关的负面生物效应的案例。此外，它有助于液滴的设计：通过混合具有不同物理性质的液体，可以通过改变质量密度和（或）声速来调节声阻抗。使用专用波形，可以优化光束焦点处非线性波的振幅和相位，从而在液滴内获得最大的建设性干涉，并在任何特定的声输入压力下获得最大的聚焦强度。此外，关于连续液滴汽化动力学的知识很重要，因为它会影响周围组织并可能造成损伤。不仅液滴与周围介质之间的声阻抗不匹配决定了内部压力，液滴的外部也决定了内部压力。这里我们只考虑了单个液滴，但液滴云可能会导致复杂的压力散射模式，并可能导致不同的聚焦点。人们还可以考虑单分散液滴的周期性排列，以观察类似于光通过晶体时的衍射关系。

（三）径向气泡膨胀

控制气泡生长过程的主要物理机制有三种：相变、传热和惯性。还有两种现象，可以限制气泡的生长。首先，蒸汽泡在成长过程中会推动周围的液体。推动液体的力是由作用在气泡壁上的压力决定的。周围的液体具有惯性，蒸汽泡的生长速度将受到这种惯性的限制。其次，从液体到蒸汽的相变是吸热过程，需要吸收热量。汽化所需的热量是通过冷却周围液体将热量从液体转移到气泡的。这个过程的速率受到热传递的限制。

让我们现在先来仔细看看惯性增长限制。在这里，我们假设传热足够高，可以提供吸热相变所需的能量。在这种情况下，Rayleigh-Plesset 方程可以写成下方公式。

$$\ddot{R}R+\frac{3}{2}\dot{R}^2=\frac{P_v-P_\infty}{\rho} \qquad \text{（公式 9-50）}$$

公式中，P_v 为蒸汽压，P_∞ 为远离气泡壁的压力。我们忽略表面张力，声再辐射和黏度。液体的沸点温度为 T_b，环境温度为 T_∞，液体过热（$T_\infty > T_b$），使 $P_v > P_\infty$，蒸汽压 P_v 是温度的函数，在气泡生长过程中假设为恒定。最初泡壁的速度 $\dot{R}$ 很小，公式 9-50 左侧的第一项占主导地位。在 $P_v=1.4P_\infty$ 处大约几纳秒后，泡壁速度达到终点值，公式 9-50 右侧的第二项占主导地位。

在 $\ddot{R}\to 0$ 时达到终端速度。将其代入公式 9-50，并与初始条件 $R(t=0)=0$ 积分，得到惯性限制气泡生长的半径—时间依赖关系。

$$R(t)=\left(\frac{2}{3}\frac{(P_v-P_\infty)}{\rho}\right)^{1/2}t \qquad \text{（公式 9-51）}$$

公式 9-51 与时间呈线性关系，在更高的蒸汽压 P_v 下，因此在更高的环境温度 T_∞ 下，速度更快。

现在让我们看一下第二种情况，我们关注的是热传递，而惯性限制被忽略了。与惯性问题的解相反，蒸汽泡外的温度分布使传热变得复杂（图 9-7）。

由于热扩散，温度分布随时间变化。此外，它还受到气泡膨胀的影响，如连续性方程所述。蒸汽泡周围的有效热边界层由下方公式（Prosperetti，2011）确定。

$$\delta_{eff}=\sqrt{Dt} \qquad \text{（公式 9-52）}$$

公式中 D 为液体的热扩散系数。这个估计是从热扩散方程得出的，并表明热边界层随时间的

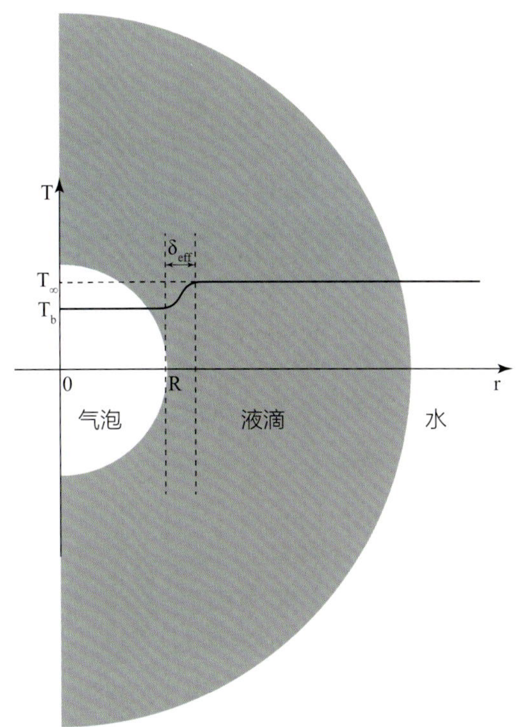

▲ 图 9-7 浸入水中的过热全氟化碳液滴汽化过程中的温度分布示意；T_b 为全氟化碳的沸腾温度，T_∞ 为环境温度，δ_{eff} 为半径为 **R** 的气泡周围的有效热边界层

扩散为$\sqrt{t}$。在热边界层的蒸汽侧温度为 T_b，在热边界层的液体侧温度为 T_∞。热边界层上的有效温度梯度为 $\Delta T/\delta_{eff}$，其中 $\Delta T=T_\infty-T_b$ 为温度的差异。由于温度不匹配，从周围液体流向蒸汽气泡内部的热量 W_1 可估算如下。

$$W_1=4\pi R^2 k\frac{\Delta T}{\sqrt{Dt}} \quad \text{（公式 9-53）}$$

式中 k 为换热系数，$4\pi R^2$ 为界面面积。

供气泡生长所需的单位时间潜热能量 W_2 如下所示。

$$W_2=4\pi R^2 L\rho_v\frac{dR}{dt} \quad \text{（公式 9-54）}$$

其中 L 为潜热，$4\pi R^2\rho_v\frac{dR}{dt}$为质量的导数，$\rho_v$ 为蒸汽的密度。使公式 9-53 和公式 9-54 相等，并与初始条件 $R(t=0)=0$ 积分，得到传热有限气泡生长的径向动力学。

$$R(t)=2\frac{k\Delta T}{L\rho_v\sqrt{D}}\sqrt{t} \quad \text{（公式 9-55）}$$

它受时间 t 的平方根影响，最终将比公式 9-51 线性依赖所表示的惯性有限气泡增长慢。因此，最初蒸汽泡的生长受到惯性的限制，然后蒸汽泡的生长受到传热的限制。我们可以通过计算公式 9-51 和公式 9-55 所表示的两条曲线的交点来估计两种状态发生转变的半径和时间。对于声学全氟化碳液滴汽化的典型参数，在超过 1μs 的典型时间尺度内，蒸汽泡的生长是受到传热限制的（图 9-8）。

在气泡生长的同时，由于超声波的强迫作用，气泡振荡，我们可以观察到一种叫作整流换热的现象。整流换热是在超声波半周期内，当蒸汽气泡表面收缩时热传递减少的净效应，并且这个减少量小于在第 2 个半周期内气泡表面扩张时热传递增加的量。在这里，有两个效应在起作用：膨胀周期中泡壁面积的增量和温度梯度的增量。温度梯度的增量可以用下面的方式来理解，设想气泡的半径从 R_0 到 R 的变化。然后由连续性计算薄热边界层从 δ_0 到 δ 的变化：$4\pi R^2\delta=4\pi R_0^2\delta_0$。公式如下（Prosperetti，2011）。

$$\delta=\delta_0\frac{R_0^2}{R^2} \quad \text{（公式 9-56）}$$

由温度梯度的倒数关系可知如下公式。

$$\frac{\Delta T}{\delta}=\frac{\Delta T}{\delta_0}\frac{R^2}{R_0^2} \quad \text{（公式 9-57）}$$

可以看出，温度梯度随半径的平方 R^2 增大而增大，即随泡壁面积 $4\pi R^2$ 增大。因此，当半径减小时，气泡壁面积和温度梯度都随 R^2 减小。然而，净效应通常是有利的，这意味着由于与超声波的相互作用而产生的气泡壁振荡将把额外的热量泵入气泡中，从而促进相变过程；气泡振荡幅度越大，则额外热量的泵送作用越强。

（四）沸点以下活化

在聚焦超声脉冲开始汽化液滴后，由于全氟戊烷液滴比水溶解空气多一个数量级，气体在

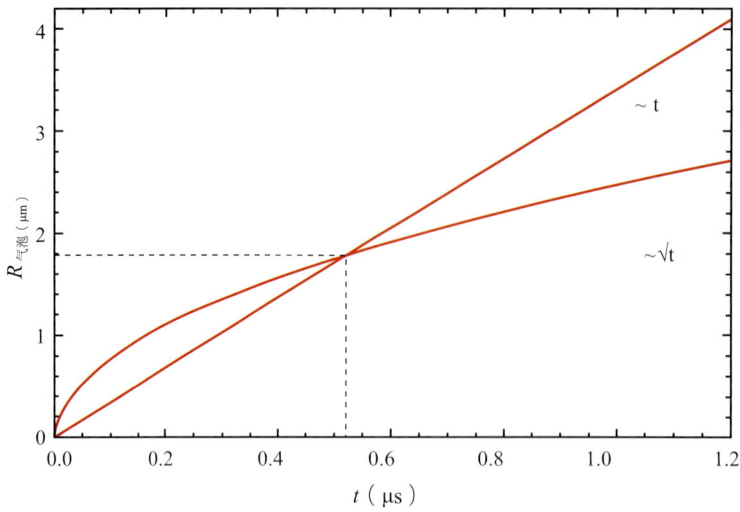

▲ **图 9-8 惯性和传热的半径时间动力学限制了过热液体中蒸气泡的生长；曲线计算为全氟戊烷液体（加油点温度 T_b=29℃）在35℃采用公式9-51和公式9-55的环境温度；在 t=0.52μs 时，由于生长速度比惯性限制的生长速度慢，因此生长受到传热的限制**

气泡生长过程中扩散到核 / 气泡中。如前所述，气泡生长强烈依赖于温度。从公式 9-51 和公式 9-55 可以得出，当环境温度较低时，气泡的增长速度较慢，而空气扩散对温度的依赖性则要小得多。这意味着在较低的环境温度下（$T_\infty \leq Tb$），空气扩散动力学变得与汽化过程相当。

在这里，为了简单起见，笔者只显示由于气体扩散而产生的气泡生长动力学，忽略了由于超声波强迫而产生的气泡的汽化过程和振荡。气体的分压 P_g 与溶解在液体中的饱和气体浓度 c_s 处于平衡状态，由亨利定律给出如下公式。

$$P_g=Hc_s \qquad \text{（公式 9-58）}$$

我们假设液体处于均匀的过饱和浓度 i。单位时间内气体流入气泡的质量为下方公式。

$$\frac{dm}{dt}=4\pi R^2\kappa\left.\frac{\partial c}{\partial r}\right|_{r=R} \qquad \text{（公式 9-59）}$$

其中 κ 是气体在液体中的扩散系数。若取气泡中 ρ_g 气体的密度，则质量流可写成下方公式。

$$\frac{dm}{dt}=4\pi R^2\rho\frac{dR}{dt} \qquad \text{（公式 9-60）}$$

可以使用合理的物理近似来计算气泡界面随扩散时间变化的浓度梯度（Epstein 和 Plesset，1950）。

$$\left.\frac{\partial c}{\partial r}\right|_{r=R}=(c_i-c_s)\left(\frac{1}{R}+\frac{1}{\sqrt{\pi\kappa t}}\right) \qquad \text{（公式 9-61）}$$

将公式 9-60 和 9-61 代入公式 9-59，得到气体扩散的径向时间动力学方程。

$$\frac{dR}{dt}=\frac{\kappa(c_i-c_s)}{\rho}\left(\frac{1}{R}+\frac{1}{\sqrt{\pi\kappa t}}\right) \qquad \text{（公式 9-62）}$$

当 $c_i<c_s$ 时，气泡收缩，当 $c_i>c_s$ 时，气泡增大，与整流传热问题类似，由于与超声波的相互作用，可以促进气体向气泡内扩散。这种现象被称为整流扩散，可以推导出类似的关系，如前文所示。

第 10 章　声孔效应的概念与机制

Sonoporation: Concept and Mechanisms

Ayache Bouakaz　Aya Zeghimi　Alexander A. Doinikov　著

摘要

超声造影剂现在常规用于诊断和成像。近年来，人们提出了利用微泡组成超声造影剂来实现靶向给药的新可能。微泡可以携带药物，并选择性地黏附在人体的特定部位。这种能力，结合称为声孔效应，为局部药物递送提供了巨大的可能性。声孔作用是一种促进外部物质外渗的过程，其中超声激活的超声造影剂在生物屏障（如细胞膜或内皮层）附近脉动，增加其通透性。通过这种方式，药物和基因可以在单个细胞内传递，且不会对细胞活力造成严重后果。声孔效应已经通过体外使用细胞培养和体内临床前研究得到了验证。然而，目前尽管提出了许多理论，分子跨越生物屏障的机制仍然未被揭示。本章将概述目前关于药物进入细胞或穿过内皮层的途径及可能相关的微泡声学现象的各种假设的研究。

关键词

声孔效应；超声；微泡；机制

靶向给药是现代药理学和治疗最重要的目标之一。将药物的药理活性严格定位到作用部位将导致药物毒性的显著降低，减少药物剂量，提高治疗效果。目前，世界范围内大量的工作集中在各种靶向给药系统的研究上。然而，这一目标仍然无法实现。

近年来，利用超声造影剂（ultrasound contrast agent，UCA）可以实现靶向给药和基因递送的新可能性被发现。超声造影剂是微米大小的封装气泡，由制药公司生产，用于医学超声应用（Goldberg 等，2001；Szabo，2004）。包封是必要的，以防止微泡在血液中快速溶解和聚结。目前，造影剂被用于超声诊断。在这种情况下，它们被注射到患者的血液中，以便在超声检查期间增加血液（微循环）和组织之间的对比度，从而提高超声图像的质量和诊断的可信度。最近，已经设计了特定的造影剂，能够选择性地黏附在人体所需的目标部位（Bloch 等，2004；Klibanov，2006）。这种靶向药物黏附在特定的部位或组织上，可以增强器官正常和异常部位之间的声学差异，从而提高对病变、炎症过程和血栓等异常的可检测性。而且，靶向造影剂可以在包封壳上携带药物或基因。这种能力与被称为声孔效应的现象相结合，为高度选择性的治疗作用提供了前所未有的可能性。“声孔效应”一词指的是超声激活造影剂微泡，使附近的细胞或生物屏障脉动，增加其渗透性，从而增强外部物质的渗透和外渗的过程（Ferrara 等，2007；Kaddur 等，2007）。这导致血管通透性增加，从而促进药物向目标组织外渗，提高药物的生物利用度，且不会对细胞活力造成严重后果（图 10–1）。此外，这种输送系统有望成为一种低成本技术，这是所有超声技术的显著特点。

第一个超声实验可以追溯到 20 世纪 80 年代，在千赫到兆赫的频率范围内，对各种超声波（ultrasound, US）暴露条件进行盲测（Ferrara 等，2007；Escoffre 等，2013）。使用高压振幅超声波也对声波效应进行了评估。从那时起，随着造影剂的引入，高频超声波与空化相结合使用，已被用来在细胞上诱导一系列效应。已经进行了广泛的检查，以评估超声与造影剂微泡结合诱导细胞摄取的效率。尽管这些结果和发现是在受控的体外环境中获得的，但诊断性超声扫描仪对于声孔效应的治疗应用也很有用，特别是在成像模式提供的治疗指导下。

最早描述超声和超声造影剂使用声孔效应的论文之一可以追溯到 1997 年（Bao 等，1997）。从那时起，关于这一主题的几项研究已经被报道，但到目前为止，负责渗透的声穿孔的确切机制仍未被揭示。现有的假设表明，观察到的渗透序列涉及稳定和惯性空化、微流、微射流和冲击波等声学现象。所有这些声学现象都是由超声波激活的微气泡振荡或破坏引起的。尽管从这些研究中获得的结果证明了声孔效应作为一种治疗策略的潜力，但它们仍然提供了相互矛盾的结论。一些研究表明，惯性空化是诱导药物摄取所必需的；而另一些研究表明，稳定的空化就足够了。在细胞层附近观察到微泡喷射，但其对药物摄取的影响尚未真正研究过。在使用封装造影剂微泡的实验中很少研究微流的影响，但有各种各样的

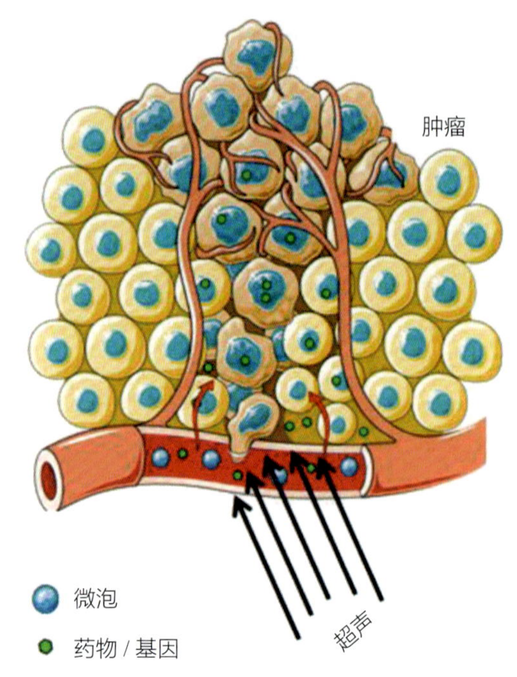

▲ 图 10–1 声孔效应用于给药和基因递送的图文说明
改编自 Servier Medical Art，www.servier.fr

理论方法。其他研究表明，驻波是药物摄取所必需的。最近的一些报告表明，振荡的微泡可以使细胞变形，这可能是药物摄取的触发因素。这表明药物摄取可以通过几种声学机制诱导。据报道，尽管有许多论文使用了各种细胞系模型、超声系统和实验环境，但关于细胞膜透性机制的结论并不直截了当。目前的研究仅报道了药物摄取、电子显微镜观察或细胞电生理测量，但没有解决微泡声学行为与药物摄取之间的关系。

在本章中，首先我们将介绍各种声学现象，这些现象源于超声波和微泡的相互作用，并且很可能与细胞膜的渗透有关。在第二部分，我们将讨论声孔效应后分子或药物透过细胞膜并进入细胞质的各种假设机制。最后，我们将给出一些声孔效应在体内应用的例子。

一、屏障渗透和分子传递的机制

声孔效应在 20 世纪 80 年代末首次被证实，千赫频率的超声波被用于分子摄取的情形，得到评估，尽管这种方法的效率并没有得到充分证

明，但这是一种原创方法。随着 20 世纪 90 年代末超声造影剂的引入，人们认为微泡与更高的分子摄取有关。事实上，众所周知，微泡是一种纯粹的血管内示踪剂，它不会穿过内皮屏障。然而，它们在内皮层附近的振荡可能会诱导血管壁的通透性。在细胞水平上，造影剂会短暂地增加细胞膜的通透性。不同对比和各种方案的可用性导致分子摄取和效率的结果差异很大，使得它们之间的比较几乎不可能。人们认为，造影剂微泡可以用作核触发器，以增强药物和分子通过生物屏障的递送。然而，各种实验条件之间的超声参数的多种多样无法提供精确的结论和比较。

虽然超声对细胞膜的渗透效率已得到证实，但超声和微泡作用的机制尚不清楚，因此有几个研究小组致力于阐明超声和微泡对细胞膜渗透的机制。目前的研究只报道了药物摄取、电子显微镜观察或细胞电生理测量，而没有解决微泡声学行为与药物摄取之间的关系。

（一）声学现象

人们对各种微泡声学现象进行了探索和研究，以确定它们与声孔效应机制的关系。微流、微射流、稳定空化和惯性空化已被提出作为细胞膜瞬时或永久渗透的可能候选者。所有这些声学现象都是由超声波激活的微气泡振荡或破坏引起的。

其中一种可能对细胞膜产生机械冲击使其可渗透的声学现象是声微流。当一个气泡被声学驱动时，它会在周围的液体中产生稳定的涡旋流动。有人提出，这种被称为声微流的现象在超声波的各种生物效应中起着重要作用，如溶血、声溶栓和声穿孔。对这一现象的早期实验研究可以追溯到 Kolb 和 Nyborg（1956）及 Elder（1959）的研究，他们确定了声学微流对某些参数（例如，声音的振幅）的依赖，并观察了不同振幅和黏度的微流模式。Hughes 和 Nyborg（1962）首先证明了气泡诱导的涡旋流可以用于对悬浮细胞的破坏。Pritchard 等（1966）确立了 DNA 分子中发生断裂的次数与声学微流的速度梯度直接相关。这些影响归因于微流对细胞和大分子施加的剪应力。Rooney（1970，1972）对红细胞悬浮液中单个气泡产生的溶血进行了实验，进一步深入了解了这一机制。

Nyborg（1978）、Liu 等（2002）、Tho 等（2007）、Wu 和 Nyborg（2008）、Collis 等（2010）和 Wang 等（2012）的研究都可以追溯到微流媒体实验研究的进展。Wu 等（2002）使用了一个带有 0.4mm 探头尖端的梅森探针，以 21.4kHz 振动。横向位移幅值为大于 7.8μm，并且由于微流在 Jurkat 细胞悬浮液上产生剪应力。作者认为，在探针尖端周围产生的微流是细胞可修复的声穿孔的主要原因，诱导了荧光葡聚糖分子的摄取。在长达 7min 的暴露时间内，阈值估计为 12Pa（Ross 等，2002）。

使用粒子成像速度系统记录相对较大的气泡产生的剪切应力。粒子成像速度测量是针对 200～400μm 不同尺寸的气泡进行的（Novell 等，2011）。结果表明，在气泡共振附近，流速出现了第一个峰值。对于这个气泡，剪切应力也是最大的。实验测量还揭示了大于共振尺寸但振幅较低的气泡的第二个峰值。图 10-2 展示了一个 PIV 图像示例，显示了在 28kHz 和 7kPa 声压下，直径为 200μm 的气泡周围产生的微流。

Nyborg（1958）首先对气泡诱导的微流进行了理论研究。特别是，他的理论给出了静止在

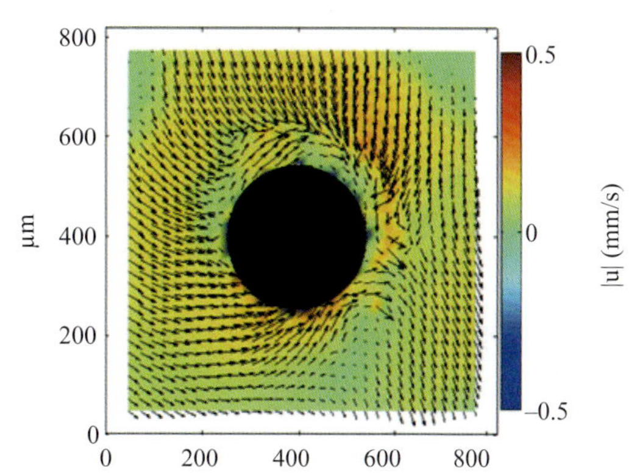

▲ 图 10-2 使用 28kHz 和 7kPa 的超声波，用 PIV 记录气泡周围的声微流

刚性平面上的脉动半球形气泡施加在该平面上的剪切应力的公式。这个公式被 Rooney（1972）用来估计脉动气泡附近的细胞所经历的剪切应力。为了将 Nyborg 的公式应用于非线性气泡振荡，Lewin 和 Bjørnø（1982）建议将两者结合起来 Nyborg 公式和 Rayleigh-Plesset 方程。Wu（2002）将 Nyborg 公式与 de Jong 壳模型相结合，用于估计造影剂微泡产生的剪切应力。Doinikov 和 Bouakaz（2010c）指出：使用 Nyborg 公式来描述被包裹的微泡是不正确的，因为该公式最初是为半球形气泡推导的。为了解决这个问题，他们重新计算了 Nyborg 公式，用于球形气泡与刚性平面有一定距离的情况。Yu 和 Chen（2014）在一个简化的公式中得到了同样的结果。Krasovitski 和 Kimmel（2004）使用边界积分法对刚性壁面上自由气泡和封装气泡产生的剪切应力进行了数值模拟。他们得出的结论是，气泡产生的剪切应力比流动的血液在血管壁上产生的生理剪切应力要大几个数量级。

对于无界液体中围绕气泡形成的声微流的速度场和应力场，有许多理论模型。Davidson 和 Riley（1971）推导了气泡经历平移谐波振荡产生的微流的方程。Wu 和 Du（1997）和 Longuet-Higgins（1998）考虑了气泡经历平动和径向振荡的情况。Maksimov（2007）对 Longuet-Higgins（1998）的结果进行了推广，纳入了高阶参数化激发表面模的影响。Liu 和 Wu（2009）采用 Wu 和 Du（1997）的方法计算了封装气泡产生的微流。Doinikov 和 Bouakaz（2010a,b）对 Wu 和 Du（1997）和 Liu 和 Wu（2009）的结果进行了扩展，考虑了形状振荡，并消除了气泡周围黏性边界层厚度远小于气泡半径的假设等限制条件。Doinikov 和 Bouakaz（2010b）还推导出了由气泡在远处刚性壁上产生的声微流的方程。他们表明，壁面的存在可以改变气泡振荡的幅度和相位，从而使与同样的气泡在无限大的液体中产生的强度相比，声学微流的强度大大增加。

剪切机制也在光学上进行了研究。用高速摄像机观察了振荡微泡与细胞的相互作用（van Wamel 等，2004）。利用内皮细胞观察发现，在 1MHz 和 0.9MPa 声压下，单次超声爆发对声诺维（SonoVue）微泡有很强的机械作用。这种作用诱导振荡应力拉动和推动细胞膜，这里称为细胞按摩，并可能引发各种细胞和细胞内反应。

除了微流和剪应力外，与微泡振荡有关的其他声学现象被认为可能是超声穿孔机制的原因或一部分，并且在兆赫频率和低至几兆帕的声压下有效地渗透细胞膜。惯性空化过程中产生的激波和液体微射流就是这类现象之一。

虽然现在主流的假设是声孔效应是由声微流对细胞膜施加的剪切应力引起的，但也有人认为，由空化气泡产生的压力冲击波和液体微射流也有贡献。对上述现象的兴趣可以追溯到应用流体动力学问题，如船舶螺旋桨和水轮机叶片的空化损伤及污染表面的超声波清洗。关于这一主题的文献非常宝贵。有许多综述，写于不同的年份，详细描述了可用的实验观察：Plesset 和 Prosperetti（1977）、Mørch（1979）、Blake 和 Gibson（1987）、Leighton（1994）、Brennen（1995）及 Lauterborn 和 Kurz（2010）。实验估计表明，由坍缩的气泡产生的球形激波的振幅可能高达 1GPa，但这种激波很快就会消失，以至于它的影响可能不仅在大约初始气泡半径的距离上是显著的。然而，在一个集合的气泡团中，来自许多坍缩气泡的联合冲击波可以在更远的距离造成伤害。这一过程的可行性得到了 Brunton（1967）、Vyas 和 Preece（1976）及 Shima 等（1983）的实验观察的支持。

Kornfeld 和 Suvorov（1944）首先提出了气泡不对称坍缩可能产生液体微射流的假设。这一现象的第一个实验和理论证据是由 Naudé 和 Ellis（1961）及后来的 Benjamin 和 Ellis（1966）提供的。现代实验技术达到了可以以每秒 1 亿帧的帧率拍摄崩溃气泡的阶段：参见 Lauterborn（1972）、Vogel 等（1989）、Field（1991）、Ohl 等（1999）及 Lindau 和 Lauterborn（2003）。尤其令人印象深刻的实验是由 Lindau 和 Lauterborn（2003）进行的。显示，在 255kHz 超声波作用下，HL-69 细胞悬浮液中存在光敏药物时，细胞的孔隙度会增加，在细胞膜上可以观察到凹坑。Brujan 等（2001a，b）在实验中研究了柔性弹性边界对气泡坍缩的影响。特别是，Brujan 等观察到，坍缩的气泡与由 80% 水浓度的聚丙烯酰胺凝胶组成的边界的相互作用可能导致气泡分裂，这取决于条件，形成远离或朝向边界的液体射流，并将边界物质喷射到周围的液体中。

在气泡坍缩和射流形成的数值模拟方面已经做了大量的工作。大多数数值研究都是基于对边界积分法的各种修改，并着重于模拟气泡在刚性边界附近的非球面坍缩和液体射流的形成。测量结果和模拟结果的比较，例如，Lauterborn 和 Bolle（1972）对崩溃初始阶段的气泡形状和 Vogel 等（1989）对喷射过程中液体流动速度的比较，显示出很好的一致性。

生物医学的应用为空化气泡产生的激波和微射流的研究提供了新的动力。Kudo 等（2009）报道液体微射流的产生会导致细胞膜穿孔。Ohl 等（2006）先前也报道了类似的结果。他们通过实验研究了培养皿中细胞单层在峰值负声压（4MPa）下与超声的相互作用，并观察到高强度超声导致细胞在病灶深度处脱离。通过光学观察，他们观察到细胞的脱落，并显示该区域边缘的细胞永久性地穿孔，周围的细胞加入了荧光标记物钙黄素。这些观察结果与大空腔的坍缩有关，这产生了强大的流体流场。在另一项研究中，按照 Le Gac 等（2007）的描述，这些空腔被假定为几十微米的数量级。

Koshiyama 等（2006，2008）对冲击波作用下的细胞膜模型（脂质双层）进行了一系列全原子分子动力学模拟。他们观察到，激波脉冲引起脂质双分子层的压缩和反弹，在此过程中水分子渗透到膜的疏水核心内部。然而，在所有这些模拟中，都没有在膜中发生瞬态亲水孔的形成。目前尚不清楚这是否是由于模拟中考虑的斑块尺寸相当小，但在最近的一项研究中，Koshiyama 等（2010）表明，在浸水的双分子层重组过程中可能形成这样的孔隙。这种效应被认为是声波效应作用的一种可能机制，前提是冲击波导致大量水快速（亚纳秒）渗透到脂质疏水区域。然而，应该提到的是，他们的模拟并没有考虑气体微泡的存在。

（二）声学现象对细胞膜和分子摄取的假设影响

声孔效应过程和细胞膜透性所涉及的机制仍然不太清楚，尽管没有达成共识，已经假设了几种情况，如孔隙的形成，进一步刺激内吞途径和膜伤口的发生。阐明化合物向细胞输送的机制和渗透动力学对于改善和控制这种治疗策略至关重要。

1. 孔隙形成

关于超声照射后细胞膜上孔隙形成的最早报道之一可以追溯到 1999 年。该研究显示，在 255kHz 超声波作用下，HL-69 细胞悬浮液中存在光敏药物时，细胞的孔隙度会增加，在细胞膜上可以观察到凹坑。作者得出结论，这种孔洞或凹坑是杀死细胞的原因。

2005 年，来自 Bracco 的研究小组报道了 MAT B Ⅲ细胞在纳米范围内形成的小孔隙（2005）。他们使用不同大小的葡聚糖标记物作为药物模拟物，得出的结论是，直径在 11～37nm 的分子通过形成的小孔隙穿过细胞膜并进入细胞。根特大学的研究小组（Geers 等，2011）研究了以腺相关病毒（adeno-associated virus，AAV）为载体的细胞转导，该载体完全依赖于受体介导的内吞作用，利用 BLM 黑色素瘤细胞成功转导细胞。他们使用聚乙二醇化的 AAV，这大大减少了 AAV 的内吞作用。然后使用 BacMam™2.0 技术（GFP- 靶向 Rab5a 的报告基因）转导细胞。他们观察到这些红色标记的载体与绿色标记的内吞体没有明显的共定位，因为在细胞内没有观察到合并的绿色和红色（橙色）信号，这意味着从 20～30nm 的分子只通过孔进入。这些结果与荷兰团队早前报道的结果（Meijering

等，2009）相矛盾。通过研究荧光右旋糖酐在超声处理后的细胞定位，他们发现4.4和70kDa的较小右旋糖酐分子均匀分布在细胞质中。这与将3～70kDa（3～8nm）的葡聚糖分子微注射到细胞质后发现细胞分布相似，表明在声孔效应过程中，葡聚糖小分子通过细胞膜上的瞬时孔进入细胞。相比之下，155和500kDa（＞17nm）的葡聚糖分子在声孔效应后主要定位在囊泡状结构中，这表明较大的葡聚糖可能通过内吞作用被吸收。当这些葡聚糖分子通过孔隙进入后，预计会出现均匀的细胞质分布，与微注射后这些葡聚糖分子的分布相当。他们得出结论，尺寸＜17nm的分子通过孔隙进入，而＞17nm的分子通过内吞途径进入。然而，他们并没有指出哪条内吞作用途径可能参与其中。

Zhou等（2012）使用受控操作技术将超声产生的气泡活动与非洲爪蟾卵母细胞的细胞膜穿孔联系起来。他们将膜通透性的变化归因于亚微米孔，这是由气泡破裂或气泡压缩形成的局部膜破裂引起的，这取决于超声振幅和持续时间。该研究被扩展到研究声孔效应，并使用细胞附着的微泡来量化单个细胞上孔隙的大小和再密封率（2012）。

最近，Hu等（2013）通过使用1∶1的细胞与微泡比例表明，在施加10周期超声波脉冲后，细胞膜的局部穿孔立即发生。研究还证明，孔的产生（5.3μm长轴径）与气泡破裂的时间同步。这种膜破坏是短暂的，在声孔效应发生后5s内开放释放膜，需要6～20s才能完全恢复。相比之下，声孔效应后出现了大孔隙（12～32.6μm），且没有重新封闭。

2. 内吞作用

内吞作用途径被假设作为一种声孔效应后分子进入细胞的潜在合理途径的机制。超声活化后观察到的许多细胞反应归因于分子摄取，包括离子交换、过氧化氢和细胞内钙离子浓度。

荧光（Lionetti等，2009；Meijering等，2009；Paula等，2011）和电子显微镜（Saito等，1999；Mehier-Humbert等，2005；Duvshani-Eshet等，2006；Yang等，2008；Hauser等，2009）的研究表明，超声细胞组中存在大量的内吞囊泡和网格蛋白包覆的凹坑，而对照细胞切片显示单个内吞囊泡。人们认为，Ca^{2+}控制着网格蛋白包被的凹坑的脱包，因此认为细胞质中高浓度的钙触发了内吞囊泡的脱包。因此，Ca^{2+}可能在网格蛋白包被囊泡的周转中起着至关重要的作用（Hauser等，2009）。

Tran等（2007）研究了内吞作用途径在声孔效应机制中的意义。破裂膜片钳全细胞技术被用于测量在声诺维微泡存在时单个细胞在1MHz超声波作用下的膜电位变化。在超声暴露期间，同时对微泡和细胞进行视频监测。图10–3显示的结果为在超声作用期间，在＞150kPa的负压振幅下发生显著的细胞膜超极化，表明特定离子通道被激活，而细胞和微泡保持活力。只要微泡与细胞直接接触且在超声波作用，超极化就会持续下去。较小的声振幅只会引起轻度的超极化，而关闭超声波则会使细胞膜电位达到静息值。然而，单独使用超声并不会影响细胞膜电位。

当通过玻璃探针对细胞施加机械压力时，观察到类似的细胞膜超极化现象（图10–4）。细胞膜电位的变化表明特定离子通道的激活，并取决于微泡黏附细胞膜的质量。使用IbTx表明微泡诱导机械拉伸激活BK_{ca}通道。同时Ca^{2+}测量表明缓慢而渐进的增加，这可能是BK_{ca}通道开放的结果，而不是原因。总之，这些结果表明，超声激活下的微泡振荡通过触发通过细胞膜的离子转运的调节来调节细胞功能和信号传导。细胞对由温和的微气泡振荡引起的机械拉伸的反应的特征是BK_{ca}拉伸通道的打开和Ca^{2+}通量，这可能潜在地触发负责膜透声的其他细胞反应。

Juffermans等（2006）通过诱导自由基的形成观察到化学应激。与单独使用超声相比，超声暴露的微泡能够显着增加过氧化氢（H_2O_2）的产生，此现象引发Ca^{2+}的内流，从而导致细胞膜通透性增加。在生理$[Ca^{2+}]_0$方面，超声应用在一些细胞中立即引起$[Ca^{2+}]_i$瞬变，随后在其他周围

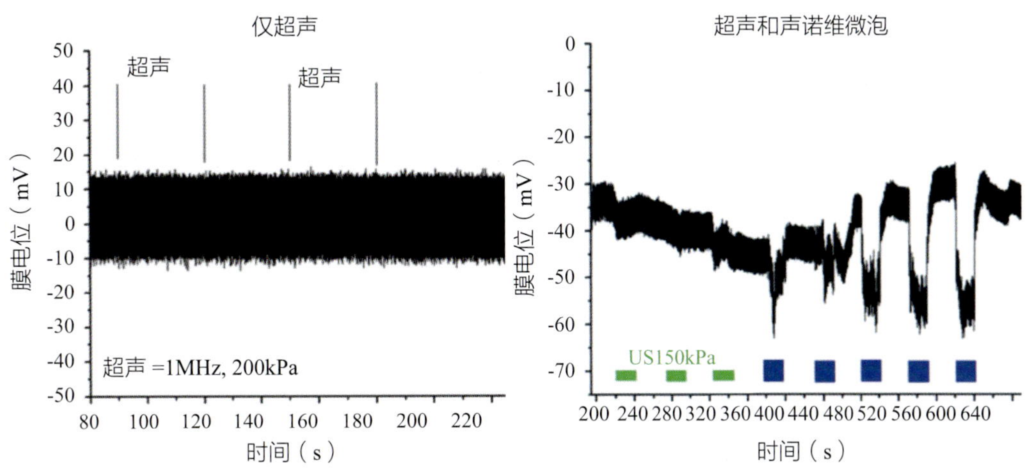

▲ 图 10-3 超声照射（左）及超声和声诺维微泡（右）的细胞膜电位

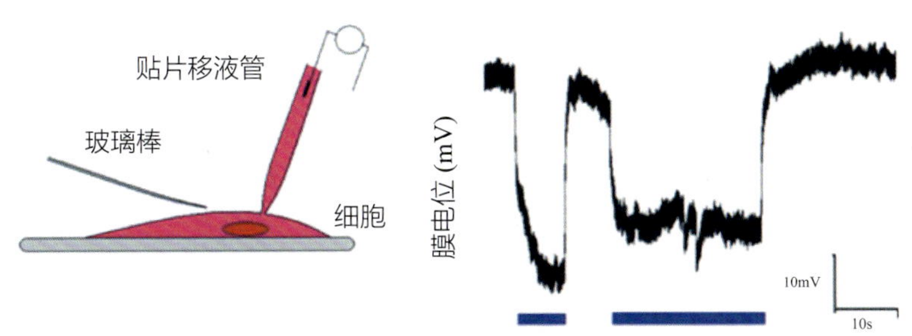

▲ 图 10-4 施加手动力学压力后的细胞膜电位

细胞中延迟启动 $[Ca^{2+}]_i$ 瞬变（Kumon 等，2009；Fan 等，2010），延迟时间可达 1min 或更长。此外，显著的钙瞬态和波在空间和时间上与超声波的应用具有明显的相关性，并且只发生在微泡存在的情况下。而且，细胞间的接触并不总是钙波发生的必要条件（Sauer 等，2000）。

Juffermans 等（2008）也报道了类似的结果，他们证明暴露于超声波的微泡会导致大鼠成心肌细胞钙离子的注入和细胞膜的局部超极化。同一研究小组在 2009 年报道（Juffermans 等，2009），使用相同的细胞，振荡微泡对许多细胞参数的影响。他们证明了 Ca^{2+} 的膜通透性增加，过氧化氢发挥了重要作用。ROS 稳态的进一步变化涉及细胞内 H_2O_2 水平的增加、蛋白质亚硝基化和总内源性谷胱甘肽水平的降低。

长期以来有报道称，在微泡破裂过程中，气泡内部的蒸汽相中会产生极高的压力，达到数百个大气压，以及极高的温度，达到数千开尔文。这些过程在一定条件下会产生高活性的自由基。自旋捕获和电子自旋共振研究的结果为水溶液声分解过程中羟自由基 $OH^{\cdot}$ 和氢原子 $H^{\cdot}$ 的形成提供了证据（Makino 等，1982；Didenko 和 Suslick，2002）。声化学实际上报告了几种被认为在超声过程中发生的主要反应机制

$$H_2O \Leftrightarrow H^{\cdot}+OH^{\cdot}$$

$$H^{\cdot}+H^{\cdot} \Leftrightarrow H_2$$

$$OH^{\cdot}+OH^{\cdot} \Leftrightarrow H_2O_2$$

$$H^{\cdot}+O_2 \Leftrightarrow HO^{\cdot}_2$$

$$H^{\cdot}+HO_2 \Leftrightarrow H_2O_2$$

$$HO^{\cdot}_2+HO^{\cdot}_2 \Leftrightarrow H_2O_2+O_2$$

$$H_2O^{\cdot}+OH^{\cdot} \Leftrightarrow H_2O_2+H^{\cdot}$$

这些反应已被考虑在复杂的模型中，以解释实验观察到的声化学现象（Didenko 和 Suslick，2002）。Hassan 等（2010）比较了三种临床使用

的美国超声造影剂，表明壳弹性和反应性都在调节超声诱导自由基形成的程度方面发挥了作用。自由基在细胞膜渗透现象中的作用也被单独使用超声进行评估（Lionetti 等，2009）。笔者发现，高强度超声（机械指标>1）能够增强重组 EGFP 融合蛋白的内皮腔泡内化，而自由基生成抑制剂，如过氧化氢酶和超氧化物歧化酶，以 49.29% 的因子降低了诱导内化。

综上所述，这些结果表明，声孔效应诱导离子通道的激活、过氧化氢的形成和钙离子的注入。已知这些细胞反应与内吞作用直接相关。最近，利用超声和微泡对细胞膜渗透的机制中，小泡—内吞作用途径的含义已经被假设。在这项研究中，使用扫描电子显微镜（scanning electron microscopy，SEM）研究了声孔效应诱导细胞膜的动态超结构修饰（Zeghimi 等，2012）。该研究表明，存在微泡的声孔效应诱导了膜水平上大量渗透结构（permeant structure，TPS）的形成。这些结构是短暂的，半衰期为 15min，并且具有从几纳米到 150nm 不等的尺寸分布（图 10–5）。这些结构的数量和大小与细胞内非渗透分子摄取的增强呈正相关（Sytox Green）。

透射电子显微镜（transmission electron microscopy，TEM）图像显示，在细胞的质膜水平有大量无被膜的凹坑，这表明声孔效应可能通过小囊泡依赖的内吞作用途径增加了质膜的天然通透性（图 10–6A、B）。当细胞与染料木黄酮（一种特定的小囊泡内吞作用途径抑制药）孵育时，这一点得到了证实。与未经染料木黄酮孵育的声孔效应细胞相比，经染料木黄酮预处理的声孔效应细胞的无被膜凹坑数量显著减少，这表明声孔效应刺激了依赖于小窝的内吞作用。

3. 膜损伤

Tachibana 等,（1999）用扫描电子显微镜研究了低频（255kHz）连续波超声波暴露后细胞表面的结构。他们发现，在光敏药物存在的情况下，超声细胞的细胞质似乎被挤出了细胞表面，这可能是由于广泛的细胞膜破坏。这些细胞似乎不再具有活力了。

其他使用显微成像和物理方法的研究，如剪切力，机械地在质膜上创造了亚微米半径的伤口，通过它发生分子负载（Fechheimer 等，1987；Zarnitsyn 等，2008）。通过活跃的细胞修复过程，脂质囊泡的聚集和融合被运输到损伤部位，这些损伤及时被重新密封（McNeil 和 Terasaki，2001）。理论模型预测，膜损伤最初的半径为 300nm，然后收缩，半衰期为 20～50s，然后在超声处理后 900s 内完全重新密封（Zarnitsyn 等，

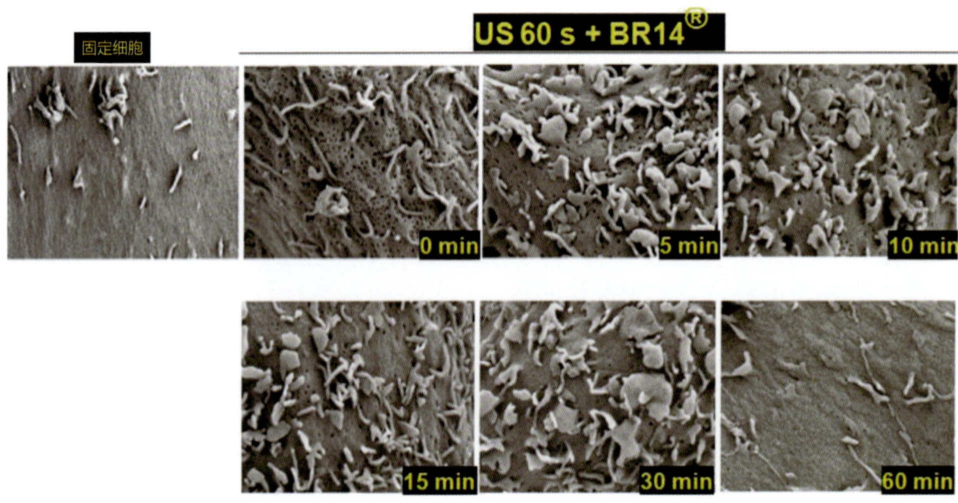

▲ 图 10–5　微泡 BR14 存在下超声处理 U-87 MG 细胞的电子显微镜观察；将细胞立即固定，然后在声孔效应后的不同时间点进行固定

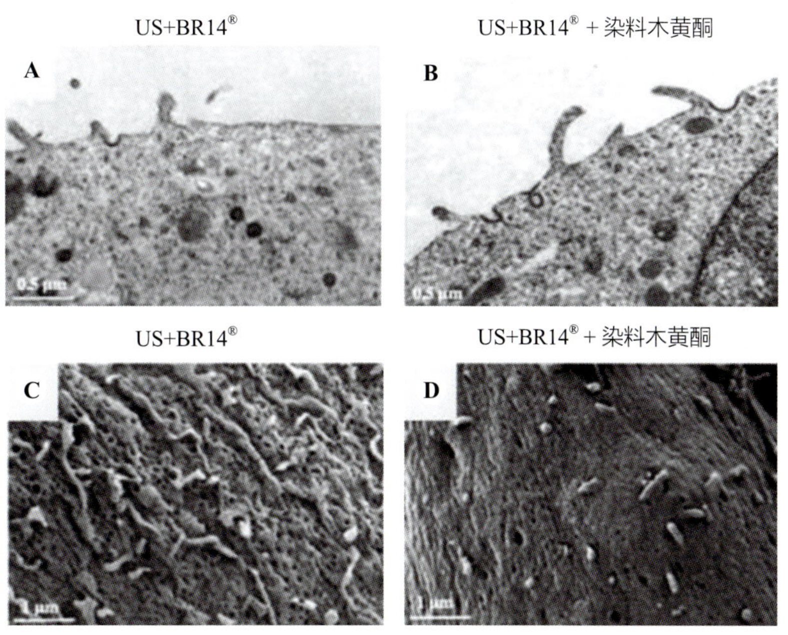

▲ **图 10-6 U-87 MG 细胞声孔效应后的透射电镜图像（A、B）和扫描电镜图像（C、D）；A、C. 染料木黄酮未孵育；B、D. 染料木黄酮孵育**

2008）。他们假设①在细胞受伤的第一秒之后，在秒和分钟的尺度上控制转运的唯一机制是通过质膜中长寿命损伤的被动扩散；②损伤中存在“足够大”数量的纳米孔；③伤口表面的运输速率受到限制；相对较快，因为通过 5nm 厚的纳米孔的扩散相对于本体溶液和损伤区域之间的扩散应该是较快的。

此外，Schlicher 等（2010）利用扫描电镜（SEM）、冷冻扫描电镜（Cryo-SEM）和激光扫描共聚焦显微镜（LSCM）对 DU145 前列腺癌细胞进行了观察，发现损伤细胞产生球形突出的“气球”和“水泡”。“气泡状”突起和“水疱状”突起，在质膜破裂处脱落并释放到细胞外环境中。

结论

超声激活的微泡对细胞和组织的声孔效应是一种迷人的现象，在过去的 15 年里，它引起了全世界许多研究实验室的兴趣。关于体外声孔效应的论文已经发表了 150 多篇。利用低频超声（几十千赫）、冲击波光谱仪、医学治疗甚至诊断超声系统及在低兆赫频率范围内建造的各种专用实验室系统来实现声孔效应。声波穿透活性可以通过预先存在的空化核产生，但通过在介质中添加稳定的微泡（如超声造影剂）可以更好地控制该过程。

在造影剂微泡存在的情况下，超声波和细胞的相互作用诱导了细胞膜通透性的调节，结果，通常不会穿过屏障（细胞膜、内皮层）的分子确实渗透进了细胞。这些分子的转移似乎与各种声学现象有关，如微流、剪切应力、冲击波和微射流或它们的组合。

尽管在过去几年中，在理解细胞—超声和微泡相互作用方面取得了重大的科学进展，但分子在超声作用后跨越生物屏障进入细胞质的机制仍然没有得到解管，也没有达成共识。今天，已经提出了各种假设，包括细胞膜的非选择性穿孔、内吞作用刺激和大细胞膜损伤的形成。此外，关于声孔效应后渗透过程的持续时间也有各种不同的报道。一些研究表明，短暂的渗透过程为几秒到几分钟，而另一些报告则提到了更长的渗透持续时间，长达 24h。

利用声孔效应能使得多种分子进入细胞内部，包括荧光小分子、RNA、质粒 DNA、质粒脂质体、纳米颗粒、抗癌药、抗体和病毒。声孔效应细胞的类型从悬浮或贴壁结构的初始细胞到细菌和癌细胞不等。声孔作用已在多种应用中得到评估，用于基因和药物递送，且多数应用针对的是肿瘤、心脏、大脑和骨骼肌等器官。

总之，声孔作用作为一种用于递送治疗性化合物和治疗多种疾病的技术，已经得到了广泛的研究。然而，超声波与气体微泡与细胞之间的相互作用具有一定不确定性，有时甚至可能导致细胞死亡，我们因此须持以谨慎态度。

已有研究表明，声孔效应细胞可能会发生凋亡、克隆效率较差或可能出现功能障碍。因此，在将目前的结果和技术应用于临床之前，安全性仍然是一个需要解决的重要因素。

第 11 章　用于基因递送 / 给药的微泡设计

Design of Microbubbles for Gene/Drug Delivery

Thierry Bettinger　François Tranquart　著

摘要

超声造影剂（ultrasound contrast agent，UCA）最初设计用于诊断的作用已演变为治疗用途。超声用于触发给药有许多优点。特别是，它能够对药物释放进行高度的空间控制，从而可能只在目标区域激活给药，而不是在周围的健康组织中。此外，UCA 成像还可以首先对靶区进行精确定位，然后通过追踪释放发生的位置来监测给药过程。所有这些特点使 UCA 和超声成为介导给药的有吸引力的手段。药物 / 基因超声输运的三个主要潜在临床适应证是：心血管系统疾病，中枢神经系统的小分子递送，以及使用细胞毒性药物治疗肿瘤。尽管在各种动物模型的临床前研究中取得了令人鼓舞的结果，但临床应用的例子仍然很少。本章将讨论与超声造影剂配方（化学成分、制备方式、分析方法等）相关的方面，以及潜在转化为临床应用并获得监管机构批准的要求。

关键词

微泡；基因递送和给药

气体微泡作为 UCA 使用已久。这些微泡可以由磷脂、白蛋白、表面活性剂或充满气体的合成聚合物外壳制成，这些气体在水中的溶解度低，如氟化气体（如六氟化硫或全氟丁烷）。它们的尺寸通常为 2～8μm（即小于红细胞的直径），因此被视为纯粹的血池造影剂。这些稳定的气泡在多种需要灌注成像的临床情境中被证明是有用的，例如，用于肝病的特征描述（Burns 等，2000；Tranquart 等，2008）、左心室显影（Senior 等，2000；Kitzman 等，2000）或恶性肿瘤对治疗的反应（Lassau 等，2007）。

近年来，这些微泡的作用已经超越了它们在诊断中的主要作用，为治疗目的提供了潜在的新选择。药物 / 基因超声输运的三个主要临床适应证是：心血管系统（Unger 等，2014）、中枢神经系统的小分子递送（Aryal 等，2014；Liu 等，2014），以及使用细胞毒性药治疗肿瘤（Ibsen 等，2013a）。所有这些应用都依赖于 UCA 暴露于超声波时的机械性能。事实上，当在特定的超声方案下进行超声照射时，UCA 会发生振荡，引起声空化，从而增加UCA附近的细胞膜通透性。这使得药物能够穿过细胞膜，从而进入细胞并最终产生治疗效果。基于同样的原理，UCA也可以作用于血管通透性，促进药物进入细胞外空间。有希望的是，最近利用这一特性的研究表明，UCA能够短暂地打开血脑屏障（blood brain barrier，BBB）将药物输运到大脑组织（Ibsen等，2013a）。另一个新兴应用是超声溶栓（sonothrombolysis，STL），其中UCA用于促进血凝块溶解，导致先前闭塞的血管再通，最终改善长期预后。这将会是在缺血性脑卒中或心肌缺血的临床研究中一个有趣的研究方向。

除了UCA，使用超声触发给药有很多优点。特别是，它可以实现药物释放的高空间控制；因为超声波束可以被聚焦，使其只需要几立方毫米的体积。因此，它可以允许激活药物仅在目标区域递送，而不是在周围的健康组织。此外，造影剂的成像可以先精确地定位目标区域，然后用来通过追踪释放发生的位置来监控给药过程。所有这些特性使得造影剂和超声波成为介导给药的一个有吸引力的手段。

显而易见的是，在所有这些发展过程中，基于造影剂的有效治疗剂的要求可能与成像剂的要求不同。特别是已知造影剂的局限性包括有效载荷有限，半衰期短，尺寸限制了其仅限于血管床中作用，以及由于多分散直径而对超声波暴露的反应不佳。虽然这些特性对于成像目的通常不太重要，因为成像系统的灵敏度很高，所以容易影响UCA用于给药/基因递送的效力。这促使不同的团队专注于为治疗用途设计造影剂。使用微泡辅助超声给药的主题在最近的几篇综述中得到了讨论（Lentacker等，2014；Sirsi 和 Borden，2014；Rychak 和 Klibanov，2014）。这也在本书的不同章节中也有详细的论述。

本章的目的是更多地关注UCA制剂的各个方面（化学成分、制备方式、分析方法等）及在监管机构批准后可能转化为临床的要求。

一、配方

（一）总体考虑

1. 外壳组件

外壳组件的选择很重要。半合成脂类因其非动物来源而受到青睐。添加脂质聚合物分子（如聚乙二醇化脂质）将提高血液循环寿命，但也可能损害通过非共价吸附介导的药物负载，如疏水或静电关联。值得注意的是，制造工艺和壳组分的性质也会影响壳膜的均匀性。事实上，这很好地说明了微结构域，由于一些脂质的隔离，可以增加UCA外壳的异质性（Kim等，2003）。在同样的趋势下，最近有研究表明，使用荧光标记的链霉亲和素进行探测得出（Kooiman等，2014），在DSPEPEG2000–生物素微泡中用二磷脂酰磷脂酰胆碱(diphosphoryl phosphatidyl choline，DPPC）取代二硬脂酰磷脂酰胆碱（distearoyl phosphatidyl choline，DSPC）可产生更均匀的生物素配体分布。因此，这可能会通过将药物负载限制在UCA表面的有限表面积来影响制备的UCA的实际负载效率。可以研究特定的脂类混合物或制造条件（加热）以改变这种异质性。

2. UCA 稳定性和寿命

在过去的几年里，UCA在血流中的残留时间显著提高，现在可以在几分钟内提供良好的成像时间。然而，对于给药，这个残留时间可能不是允许治疗剂释放的最佳时间，从而调节所需的生物学效应。从这个意义上说，聚合物UCA可能提供改善循环时间，但是必须仔细评估从聚合物外壳释放的药物负荷。事实上，在当UCA破坏时，大部分外壳仍然完好无损（详见下文）。此外，具有厚而坚硬外壳（如蛋白质或聚合物外壳）的UCA，具有较差的振荡行为，不同于脂质外壳的UCA。这可能会对超声诱导的空化效应产生影响，从而影响其促进治疗效果的效力。还有研究还表明，与软壳剂相比，厚壳剂可能具有更高的承载能力。

气体性质对UCA的寿命和稳定性起着重要

的作用，全碳和全氮的混合物可以更好地限制由于与生物流体中存在的可溶性氮交换而导致的UCA尺寸改变的风险。因此，这些尺寸的变化可能会对相同驱动的声波频率产生不同的反应，从而可能变得对超声波激活的敏感度降低。

由于需要多途径才能破坏足够的UCA以增加治疗剂的积累，因此可能需要考虑给药方式。例如，使用连续输注代替团注UCA有助于在更长时间内保持恒定浓度，即使这个浓度比团注的浓度低。应根据所选适应证仔细调整UCA量和US脉冲特性的组合。这可能需要瞬间的高浓度，或更长时间的低浓度。这可以明显提高给药效率，同时解决可能存在的安全问题。

（二）允许给药的条件

通常，装载药物的造影剂或与循环治疗剂结合的造影剂可以通过两种方式激活以进行递送：稳定空化或惯性空化。稳定空化通常在相对较低的声压下实现，并且在UCA反复振荡时产生。这些膨胀和收缩产生的剪应力作用于细胞膜，影响其渗透性（van Bavel，2007）。相比之下，惯性空化是在更高的声压下获得的，是由UCA剧烈的破坏引起的，在直接周围环境中引起强烈的生物物理效应、微射流和微流（Husseini 等，2005）。这种行为对于软壳UCA是有效的。在硬壳剂的情况下，由于其固有的壳层刚性，需要更高水平的能量来产生空化。

因此，在这些高声压下，这些UCA经历剧烈破裂，通过壳层中的小缺陷释放出自由气体微泡，或所谓的“声波裂纹”（Bloch 等，2003）（图11-1）。超声波、微泡和组织之间复杂的相互作用将不会在本章中详细描述，但它是另一个专门章节的内容（见第9章）。

（三）UCA联合超声给药

1. 含有游离药物的单纯UCA

有几份报道描述了将造影剂和药物混合用于治疗目的。这是一种非常方便的方法，因为微泡

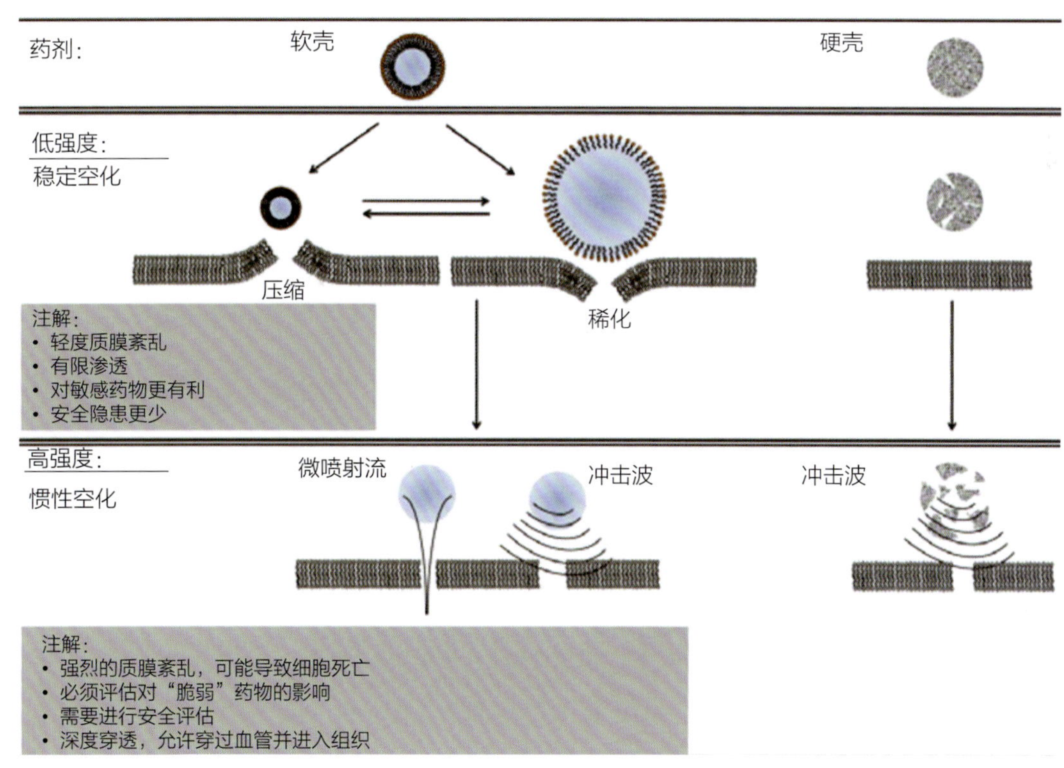

▲ 图 11-1　软壳或硬壳超声造影剂生物效应的物理机制示意
经授权改编自 Kiessling 等，2014

和药物制剂都是即时可用的。它也被视为目前临床批准的药物诊断使用的直接延续。因此，这些报道中的多数都使用了上市的 UCA（Definity®、SonoVue®、Optison®……），并且大多数先进的临床研究是以溶栓为目的进行的，即所谓的超声溶栓（de Saint Victor 等，2014），且最近用于胰腺癌（Kotopoulis 等，2014）。描述的条件是在有或没有纤溶酶原激活剂 r-tPa 的情况下，以及在不同超声波设置（不同频率、声学压力、脉冲重复频率等）下进行。一些临床试验显示了这种方法治疗脑卒中患者的潜力，使患者获得更快更全面地再通（Molina 等，2006）。然而，当前的实验在治疗后 3 个月并没有在患者状况上提供显著改善，部分原因是参与的患者数量有限。此外，从这些研究中得到的主要教训之一是关于造影剂增强的 STL 的机制仍然知之甚少，在某些情况下，这种新的治疗方法的生物效应缺乏控制，引发了一些安全问题。笔者认为，针对 STL 适应证设计特异性 UCA 不仅有可能进一步提高其作为治疗增强剂的效果，而且还可能提高其安全性。

将 UCA 和药物混合使用的方法也被用于其他治疗应用，如细胞毒性药的递送（Ibsen 等，2013a;Escoffre 等，2013）、血脑屏障打开（Aryal 等，2014）或基因传递（Rychak 和 Klibanov，2014；Newman 和 Bettinger，2007）。最近关于通过使用超声和 UCA 治疗胰腺癌实现成功化疗改进的报道凸显了这种方法的临床可行性，尽管这仅在有限数量的患者中进行（Kotopoulis 等，2013）。

在游离药物和 UCA 联合给药的同时，一些研究小组也通过制备载药 UCA 研究了药物和空化活性共定位对治疗效率的潜力。事实上，据推测，在靠近 UCA 外壳的地方掺入治疗药会更有利，因为空化可能会推动给药递送。

2. 载药 UCA

载药 UCA 有多种制备方法，见图 11–2。在 UCA 中掺入治疗剂的方法有化学耦联、在外表面的静电吸附和嵌入外壳。最佳装药方法的选择主要取决于药物的性质。

将 UCA 装载治疗药物的另一个优点是它可以作为保护性药物载体。因此，不稳定的药物可以被保护防止在生物液体中降解，从而延长其半衰期。DNA 分子很好地说明了这一点，因为它增强了对核酸酶降解的抵抗力（Lentacker 等，2006）。最重要的是，由于外围微气泡破坏程度相对较低，因此在声波激发区域外的释放有限，这有助于防止与药物本身有关的重大不良反应发生。

(1) 壳内 / 壳上药物。一些研究表明，药物的共价附着更有利于产生治疗效果。例如，与未耦联的声敏剂相比，将玫瑰苯胺耦联到 UCA 上被证明具有更强的细胞毒性（Nomikou 等，2012），即所谓的声动力疗法（sonodynamic therapy，SDT）。这种方法可能对癌症损伤的治疗很有潜力，并且由于相对良好的超声组织穿透力，它似乎比在光动力疗法（photodynamic therapy，PDT）中使用的典型光激发更好。

然而，需要仔细评估来测量装载对实际药物活性的影响。例如，r-tPA 被证明是一种相当复杂的分子，需要使用特定的条件来维持生物活性（天然蛋白质聚集的风险，针对个人的结果）。此外，如果采用化学耦联，则需要仔细控制耦联过程，以确保药物的生物活性不被改变。而且，装载过程也会影响药物的实际生物利用度。因此，尽管载药效率显然很重要，也同样应该考虑配方优化，以确保有效药物正确递送到治疗部位。

受到用于非病毒基因递送的阳离子脂质或聚合物（分别称为脂质和多聚体）的启发，一些研究人员制备了在外壳表面携带阳离子的 UCA。对于磷脂质壳层，这可以通过插入阳离子脂质（如 DSTAP）来触发微泡的正 Zeta 电位来实现。这显著增加了核酸的负载量，一些报道已经证明了这些 UCA 结构对促进体外和体内基因传递的有效性（Wang 等，2012；Rychak 和 Klibanov，2014）。

由于有效装载能力受限于 UCA 外壳，因此

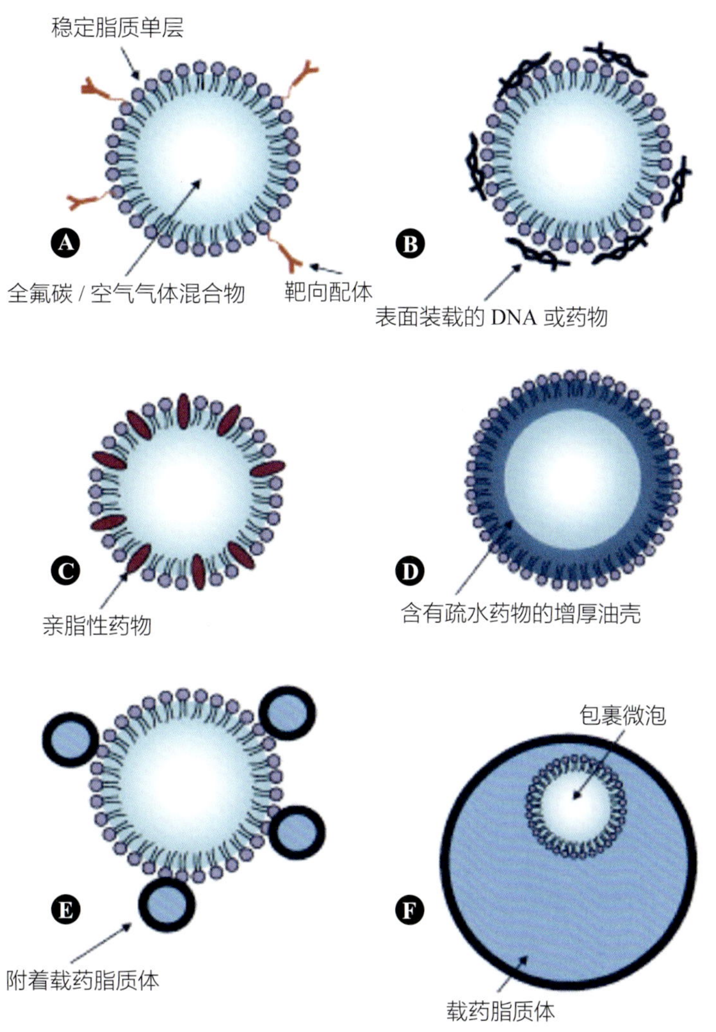

▲ 图 11-2 设计药物超声造影剂的多种选择

A. 基本的微泡设计，具有稳定气芯的脂质单层；可将靶向配体连接到表面，以帮助微泡在所需组织中聚集；这些配体可以是抗体或短肽序列；B. 微泡本身也可作为载体，通过静电吸引作用将药物甚至 DNA 吸附在表面；C. 亲脂性药物可融入微泡的单层脂质外壳中；D. 可以用油层增厚稳定外壳，使疏水性药物能够在其中被携带；E. 含有药物的脂质体可附着在微泡表面，当微泡暴露于超声波时，脂质体会因药物释放的力学作用而被破坏；F. 微泡可与药物一起封装在脂质体中，当暴露于超声波时，微泡会使外部脂质体破裂，释放出有效载荷（经授权转载自 Ibsen 等，2013a）

药物装载载体主要是为高效药物（如核酸）开发的，一般装载能力以微克范围描述。据估计，UCA 核酸络合的平均负载能力通常在 0.01pg/μm^2 范围内。对于直径为 2μm 的 UCA，这相当于每个微泡约 0.12pg。因此，携带 1μg 核酸需要近 1000 万个 UCA，说明了常规阳离子 UCA 的承载能力有限。例如，与化学治疗期间通常的循环药物浓度相比，药物的情况也是类似。这就是为什么一些研究小组在将药物耦合到 UCA 壳表面之前，使用了将药物预加载到纳米颗粒中的方法（Mullin 等，2013）。

(2) UCA 上的纳米颗粒。这些纳米颗粒可以具有不同的性质，如脂质体（Kheirolomoom 等，2007）或聚乳酸 - 羟基乙酸共聚物 [poly（lactic-co-glycolic acid），PLGA]（Chappell 等，2008）。特别是，由于 FDA 批准的产品（如 Doxil®）的可用性，多柔比星的脂质体制剂非常受欢迎。要配制的药物的性质当然是非常重要的，因为它将对装载效率有直接影响。例如，高度亲水的药物很难嵌入到外壳中。最重要的是，必须评估药物负荷对 UCA 超声响应性的影响，因为在某些条件下可能会观察到 UCA 稳定性、聚集风险和壳性质（刚性增加）的改变。

有许多可能的方法将纳米颗粒与 UCA 联系起来。这可以通过生物素—亲和素的相互作用来实现，但是 T. Bettinger 和 F. Tranquart 表示该方法仅适用于研究或临床前评估，因为该蛋白可能产生免疫反应（Chinol 等，1998）。另一种能够实现强结合的方法是使用化学共轭，如酰胺、二硫醚或硫醚键的形成。静电附着是另一种可能便于制备的方法，但它确实存在缺乏可重复性和关联控制的风险，阻碍了该方法向临床应用的进一步发展。

(3) 载药脂质体中的 UCA。有趣的是，最近有一种方法被描述为增加 UCA 药物负荷。这是通过将 UCA 封装在药物脂质体的内部水空间中来实现的（Ibsen 等，2011）。对这种相当不寻常的结构必须进行评估，不仅要评估其与常规纳米粒子装载造影剂相比的给药潜力，还要评估其被封装的造影剂的超声波响应性。

(4) 硬壳。除了使用纳米颗粒中预先配制的药物外，厚壳 UCA 也可能是提高药物有效载荷的一种手段（Lensen 等，2011）。这些试剂通常由聚合物制成，外壳厚度为 20～100nm。这些药剂的壳刚度要求特定的超声参数来调节给药。事实上，这些药剂在低声压下不会振荡，需要更高的压力才能激活，从而导致外壳破裂和气体逸出。因此，这种配方可能面临的潜在问题是药物从聚合物壳体中释放；由于只观察到裂纹，壳体大部分保持完整。通过改变壳的厚度和组成来改变壳的性质，可以改善在超声暴露下的表现和给药效率。此外，必须考虑聚合物的性质，特别是在处理与生物相容性相关的安全性时。在同样的趋势下，有人推测使用由不同壳性质成分组成的 UCA 可以逐步释放药物。

(5) 纳米乳剂。另一种可能的方法是使用药物填充的纳米乳液（Rapoport 等，2009）。这些纳米颗粒是由液态全氟化碳（如全氟戊烷）制成的。暴露在超声中引发的加热会导致液滴到气泡的相变，从而导致原位形成药物载荷的 UCA，这种 UCA 可以通过特定的超声条件下激活。需要逐一解决相变的影响，因为它可以改变所载药物的化学完整性。这些颗粒显示出特别长的循环时间，在给药后 2h 仍有高达 50% 的注射剂量留在循环中（Rapoport 等，2011）。此外，由于其相对较小的尺寸（200～500nm），它们通过逃逸血液空间，即所谓的外渗，也有机会到达通常对超声造影剂不可达的部位。由于这个过渡阶段所需的温度范围很窄，当超声束聚焦在指定位置时，可以通过调制温度升高来精确调节治疗。这将在本书的第 14 章中详细描述。

(6) 单一粒径。最近，介绍了一种利用微流体技术在 UCA 中配制药物的新方法。事实上，使用流聚焦几何结构成功制备了多层气体脂质球（Hettiarachchi 等，2009）。这些相当复杂的结构由磷脂壳、含有细胞毒性药多柔比星的油层和内部气体核组成。此外，该技术还可以解决有效给药的另一个关键参数；控制 UCA 大小，使其与选定的超声频率很好地匹配。因此，专门设计了允许 UCA 制备显示窄尺寸分布的设备。通过确保所有暴露于超声的 UCA 以规定的频率被激活，从而最大化装载药物的递送，这些发展可能对进一步改善给药非常重要。使用单分散 UCA 还可能通过允许使用较低的声能来引发药物释放来改善效果 / 安全性平衡，因为所有 UCA 最终都会在选定频率下响应超声暴露。

在一些报道中描述了使用 UCA 打开血脑屏障（Liu 等，2014；Choi 等，2010），大多数被测试的药物都是被批准为 UCA。然而，具有限定直径的 UCA 制剂可能会改善药物向大脑的传递，因为在测试条件下，4～5μm 尺寸的 UCA 比 1～2μm 尺寸的 UCA 更有效（Choi 等，2010）。这再次强化了开发能够制备单分散 UCA 的制造工艺的必要性。然而，目前主要的限制是这种制造的产量，无法实现大量的 UCA 制备，这意味着声学表征和体内测试仍然具有挑战性。

（四）给药的优化

UCA 与靶组织的密切接触应直观地有利于给药、血管通透或凝块溶解。因此，进一步提高给药效率的一个聪明方法可能是使用定向策略，如被动或主动积累。被动定位可能源于某些壳体成分与特定颗粒的清除系统的相互作用。含磷脂酰丝氨酸的 UCA（如 Sonazoid®）清楚地说明了这一点，据报道，库普弗细胞可以有效地吸收这些 UCA。

通过采用针对性的定向策略，可以增加这种 UCA 的特异性。这些 UCA 不同于最初为血池成像而开发的 UCA，因为它存在一个靶向片段，能够将气泡与选定的细胞生物标志物连接起来。一般策略是将分子实体连接到磷脂稳定单层，使气泡能够附着在血管腔内的选定部位。一旦附着，这些气泡就像血池剂一样作为回声增强剂，因为信号是由气泡本身产生的，而不是配体。这引出了一些重要的问题。

由于气泡严格地停留在血管腔内，因此必须选择它们可以接近的靶标，即内皮细胞的管腔侧（Bettinger 等，2012；Pochon 等，2010）。两个应用领域都具有明确特征：新生血管生成和炎症，因为两者都涉及内皮细胞。肿瘤新生血管生成（Deshpande 等，2010；Willmann 等，2010），即新血管的形成是肿瘤进展过程中发生的一个基本过程，由缺氧触发。在炎症过程中，各种细胞表面标记物在内皮腔侧表达或上调，因此靶向微泡可以接近。定位微泡也可用于脑卒中相关血栓的可视化。

气泡附着在内皮细胞表面必须足够牢固，以承受由于高血流速度和高黏度而产生的高剪应力的血管区域。通过增加辐射力可以增强附着力。这改善了微泡本身及其与内皮细胞之间的相互作用。否则，在磁芯的外壳中加入磁性粒子可以增强附着力。通过采用这样的策略，我们不仅可以获得高度特定的区域来驱动所需的治疗效果，而且我们还可以通过限制与未受影响区域的相互作用来大幅限制不良事件的发生。

有效的配体—靶标相互作用可以通过使用柔性间隔剂以最有效的方式呈现靶配体，或者通过在 UCA 表面微调配体密度来实现。为了改善循环时间和结合特异性，最近还提出了一种“埋藏配体”的巧妙方法（Borden 等，2006，2008）。通过物理手段也可以实现主动积累，例如使用声辐射力（Kheirolomoom 等，2007；Frinking 等，2012）或磁力将 UCA 集中在治疗部位（Stride 等，2009）。

（五）UCA 的表征

UCA 制备的一个重要方面是质量控制评估（图 11–3）。这在这些相当复杂的 UCA– 药物结构的情况下尤为重要。对于常规的 UCA，可以通过使用所谓的库尔特粒度仪（coulter counter）的电区域感应来确定尺寸。这是一种快速准确的方法，可以同时测量 UCA 浓度、气体体积、尺寸分布（体积和数量）和 UCA 表面。也有其他方法，但由于 UCA 在液体中的自然浮力行为带来的技术限制，迄今为止，它们被证明不如电区域感应更适用。

Zeta 电位也是一个重要的评估参数，因为它提供了 UCA 表面电荷的信息。它依赖于电泳光散射技术。Zeta 电位的大小表明了形成的 UCA 的电位稳定性。如果悬浮液中所有的 UCA 粒子具有较大的负或正 Zeta 电位，则它们将倾向于相互排斥。另一方面，如果 UCA 粒子的 Zeta 电位值较低，则粒子有聚集的倾向，促进聚集行为。该方法还可用于监测核酸分子在带正电的 UCA 上的吸附情况。

除了这些物理表征外，壳脂质含量的化学分析是强制性的，以确保 UCA 制备过程的稳健性和可重复性。为此，必须开发特定的分析方法，从而可以定量每个 UCA 成分，以及负载的药物。这些方法大多依赖于反相高效液相色谱（reverse phase high-performance liquid chromatography，RP-HPLC）。对于天然脂质（未衍生化），蒸发光

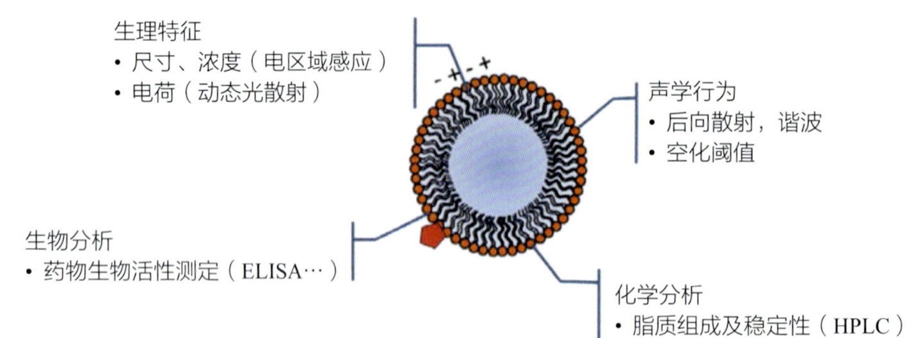

▲ 图 11-3 UCA 质量控制评价方法（红色五边形代表一个药物分子）

散射检测器（evaporative light scattering detector，ELSD）比常用的紫外（ultraviolet，UV）检测器对脂质定量更有用。了解形成这些稳定气体微泡所需的微量材料，这可能是一项具有挑战性的任务，并且通常需要使用强大且经过验证的分析方法进行大量开发。这些方法还有助于控制装载的药物是否受到生产过程的影响。事实上，药物可能对特定的配方条件敏感，例如加热和搅拌（特别是对于探针超声技术的情况）。这就是为什么评估药物的生物活性是否不受制剂过程的影响也很重要。这是通过特定的方法完成的，如酶联免疫吸附测定（enzyme-linked immunosorbent assay，ELISA），或对具有酶活性的药物（如 r-tPa）进行显色测定。

除了这些物理化学分析外，声学表征是必要的，以确保配制的 UCA（含或不含药物）对超声有反应。这可以通过进行后向散射测量或确定空化阈值来实现。此外，其中一些方法也将有助于研究 UCA 制剂的稳定性。例如，可以评估长期存储在如温度等应力条件下对 UCA 浓度、壳体成分的化学完整性、药物生物活性和声学性质的影响。

最后，为了在临床前研究中筛选载药 UCA 制剂，需要开发用于评估药物递送效率的分析方法。在这一趋势下，最近的一份报告描述了一种 LC-MS/MS 分析方法，可以定量肿瘤中的多柔比星组织提取物的检出限为 7.8pg（Ibsen 等，2013b）。除了所有这些考虑和推测之外，关于药物和 UCA 混合物的相对优势与药物载荷 UCA 的相对优势，仍有一些争议。第二种方法可能更容易，特别是在准备化学、制造和控制（chemistry，manufacturing and control，CMC）档案提交给监管机构时。这将在本章的最后一段更详细地讨论。

二、临床转化和监管问题

UCA 的一个主要优点是它们能够通过无创性超声刺激选择性破坏 UCA 来实现特定部位的给药。然而，在进入临床之前，这项技术仍然存在许多需要解决的障碍。

第一，有必要更好地了解这种方法的潜在机制，以确保安全交付给患者。这在第 9 章中介绍，迄今为止，已经提出了许多并行或具有挑战性的假设，但尚未形成统一的理论。尽管这不是进行体外或临床前实验的先决条件，但缺乏明确的机制是面临的一个重大障碍。通过观察 UCA、药物或超声束可能导致的不良事件，这一点得到了加强，这意味着每种成分的作用都得到了证实。由于在一些研究中已经观察到生物效应，这一点至关重要（Vancraeynest 等，2006）。治疗应用的安全性评估必须不同于诊断应用。事实上，对于诊断用途来说，没有生物效应或只有少量生物效应，但对于治疗用途来说，情况可能会有一定程度的不同。第二，UCA 的主要限制之一是循环时间相对较短，通常在 5～15min，从而限制了它们的输送潜力。第三，UCA 会被肝脏和脾脏等器官有效地捕获，从而在非靶向器官 / 组织中产生不必要的积累问题，这可能对患者有害。

制备装载有治疗剂（可能还有配体）的 UCA 用于靶向，对于 CMC 档案的制备来说管理可能很复杂的。特别是，很难精确测量载药到 UCA 上的药物量，也很难开发出一种可重复制备这种载药 UCA 的工艺。从这个意义上说，必须彻底评估将药物装载到 UCA 上比同时注射游离药物和 UCA 的优势。制备药物载体 UCA 将产生一种新的化学实体，这意味着需要开发符合 GMP 法规的完整生产流程。相比之下，在临床前研究中证明，与药物—UCA 复合物相比，使用已批准的药物和 UCA 在开发时间和成本方面具有一定优势。然而，获得有关当局对这种方法的指导也很重要，因为使用靶向程序来增加局部给药将改变已批准药物的自然代谢。因此，在这种新的治疗方法的发展过程中，必须从局部和循环浓度、代谢途径的变化和治疗剂量等方面仔细解决这一点。

在载药 UCA 化学耦联的质量控制方面，如果在制备 UCA 之前进行耦联，将更容易进行质量控制。这将能够对耦联物进行彻底的化学表征，并确保耦联过程不会改变治疗剂的生物活性。联合使用治疗剂和 UCA 的一个优点是药物剂量没有限制，这与载药 UCA 不同。

从监管的角度来看，气体微泡被视为活性实体，这意味着每个微泡成分都应充分表征。此外，临床材料的生产应符合《药品生产质量管理规范》。关于配方特性，成分的选择是最重要的，因为特定成分的使用应该为这些新的肠外给药系统进行验证。从这个角度来看，T. Bettinger 和 F. Tranquart 临床试验保留的配方必须在最终确定之前提出质疑，因为在后期阶段改变任何成分可能是困难的，甚至是不可能的，而且代价高昂。

一旦配方确定，在任何临床使用之前必须完成一些步骤：制造工艺的稳健性、产品的稳定性和测试方法的验证。另一项要求是遵循国际协调会议（International Conference on Harmonization，ICH）指导方针的药物毒理学软件组包。尽管发生的不良事件不能被认为是超声成像中使用 UCA 的限制因素，但在气泡中引入治疗药物及其他材料需要进行特定的毒理学评估。对于传统药物，人们普遍承认这些事件的发生率（根据上市后安全性数据，严重不良事件发生率约为 0.01%，各药物之间无显著差异）低于碘化合物和 MRI 药物的报道。尽管由于与组织相互作用的内在特点，治疗领域的不良事件发生率较高，但至关重要的是必须证明风险 / 效益比保持正值，并且高于未引入 UCA 和超声的情况。需要研究一些关键点，如对外来物质的变态反应、动物的最大耐受剂量，以确定患者的最大剂量，以及注射后由于 UCA 黏附在治疗区外的内皮细胞上而不会导致血流受损。这些不同的步骤既耗时又昂贵，可以总结为图 11–4。

最后，当上述步骤完成后，药物适合临床试验，等待研究新药申请和机构审查委员会（Institutional Review Board，IRB）或伦理委员会对所选适应证的批准。监管部门的批准必须仔细考虑，因为三个组成部分密切相互作用；微泡、治疗药物和超声波。我们能否准确描述微泡的成分和声学参数，仍然是各种治疗药物使用的障碍。事实上，不论我们将要使用哪种药物，我们是否需要为这个设备获得批准（而这种批准是否只适用于游离药物的注射），还是需要为每种具体使用的药物分别获得批准? 使用装载药物的系统将使我们面临不同的监管途径，必须针对具体药物。

本章未讨论的一个关键部分是声学对预期效果的贡献。因此，有必要调整机器以适应这种新的模式，但同时这也在改变设备的性质，即从纯粹的诊断领域转向治疗领域。这意味着不同的要求和更高的监管限制。

从这个角度看，需要建立强有力的合作伙伴关系，以开发这种治疗方法的潜力，并加强 UCA 在诊断领域的地位，使医生能够根据具体需求使用这些设备。

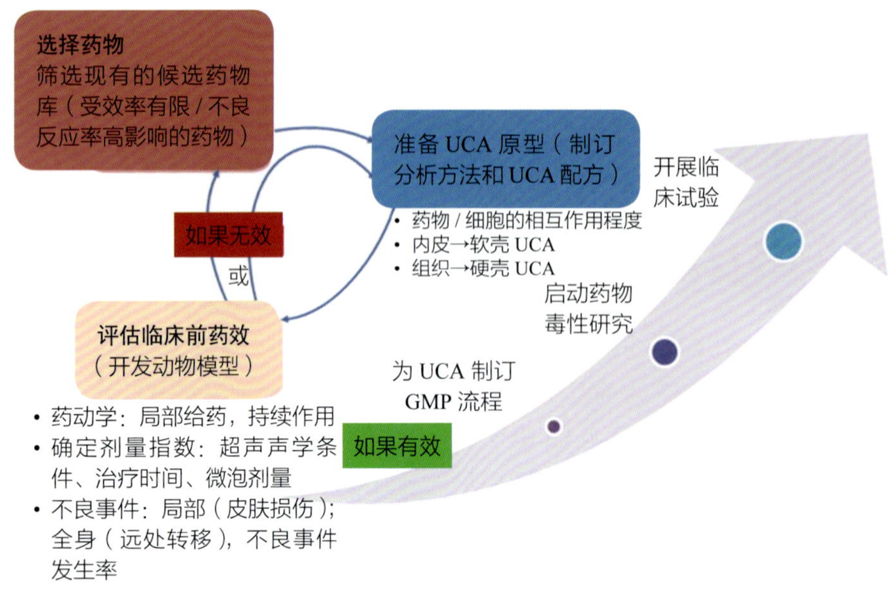

▲ 图 11-4 临床前步骤，用于治疗用途的 UCA 临床开发

结论

利用微泡辅助超声介导给药是一种很有前途的治疗方法。事实上，超声波是一种无创技术，可以将能量传输到组织或器官的特定区域，这是实现局部给药的关键特征。除了给药能力之外，必须记住 UCA 也是显像剂，这就产生了使用单一药物进行治疗和诊断的概念，即所谓的“治疗学”。

未来需要改进的地方包括：①生产循环时间更长、负载能力更强的 UCA；②制订专门的超声方案；③解决监管障碍，以便在安全条件下用于临床。这就需要采用多学科方法，与超声波和制药公司密切合作，以临床目标为导向，依次解决不同的挑战。在这些条件下进行测试的药物数量有限，而且缺乏临床结果，这是一个重大缺陷，表明这种方法的临床批准至少还需要 5 年时间。基于微流体技术的新兴制剂可能会成为一项颠覆性技术，因为它允许使用美国食品药品监督管理局批准的设备现场生产 UCA。这将彻底改变 UCA 领域的游戏规则，因为使用常规生产工艺时被认为非常重要的一些特性（如长期稳定性）可能会因基于微液体的制剂而过时。

第 12 章　超声辅助给药中微泡与药物联合给药及其与载药颗粒的比较

Co-administration of Microbubbles and Drugs in Ultrasound-Assisted Drug Delivery: Comparison with Drug-Carrying Particles

Ryo Suzuki　Alexander L. Klibanov　著

摘要

超声辅助给药有两种方法。首先，药物可以被包裹在或附着在超声反应的颗粒上，并在血管中给药，以实现超声触发的药物从颗粒中释放和局部组织沉积，以响应超声治疗靶区。其次，药物可以与微泡或其他声敏颗粒共同施用。在这种情况下，超声波作用于微粒（充当空化核），使生理屏障的通透性瞬间提高，使循环中的药物能够离开血液，进入靶组织和细胞。笔者讨论并比较了这两种方法，以及它们在特定给药场景下的优势和劣势。显然，基于现有批准的微泡和药物（或药物载体）的标签外使用的系统将有机会更快地进入临床试验，并花费更少的资源。然而，如果超声敏感药物载体的优越治疗潜力得到证实，并且配方稳定性问题得到适当解决，这种方法可能会找到实际应用的方式，特别是在核酸递送场景中。

关键词

微气泡；载药颗粒；给药；超声波

超声辅助给药领域正稳步向临床迈进。这里有两种相互竞争的策略。其中一种方法是设计一种超声敏感的药物载体粒子，它可以在超声作用下释放药物，并有助给药至目标组织和细胞，跨越生理障碍。另一种方法是简单地共同施用药物和气体微泡并进行超声治疗，期望微泡在超声压力场中压缩和膨胀引起的局部能量沉积有助于给药。这一“辩论”章节的目的是评估和比较这两种方法的优缺点。在简短的回顾中，我们无法全面评估文献；所提供的参考文献被用作趋势的例子。由于笔者的研究兴趣的重点，他们不讨论热敏脂质体：毕竟，这些颗粒对超声波不是直接敏感的。总体目的是展示哪一种技术对给药这一首要任务（即改善治疗指数）的成功是最有效和有用的。

一、联合给药方法：不携带药物的微泡

药物不能总是有效地穿透药物与其靶标之间存在的多种物理和生理障碍。这是给药的一个主要问题，可以通过受控靶向超声场作用的局部能量沉积来解决，并通过药物进入屏障处的气体空化来增强。

（一）细胞膜作为跨越的屏障

微泡与原料药（包括核酸物质）共同给药历来是评估超声辅助细胞内给药的第一种方法（考虑到实际药物载体系统的配方复杂性，尤其是基于微泡的颗粒，这并不奇怪）（Greenleaf 等，1998；Unger 等，1997）。一般最初的想法是利用由于微泡振动［和（或）惯性空化］引起的焦点能量沉积在膜上形成孔，使药物渗透到细胞中，如果药物本身不能穿过细胞膜，这尤其有利。这个想法被证明是相当富有成效的：许多随后的研究探索了模型药物（主要是荧光染料）在体外进入细胞（对机制研究特别有用），并最终进入体内组织。

核酸是这些早期研究中药物测试的一个例子，因此，超声辅助转染已被提出，最初作为细胞培养基因传递的工具，最终作为体内超声辅助转染工具。微泡不直接携带核酸的问题已经变得很明显：如果它不附着在微泡上，核酸就不能免受核酸酶的降解（Wang 等，2012），因此转染可能不像期望的那样有效。另一种选择是保护核酸，并将其与传统的非微泡转染试剂结合（Unger 等，1997；Burke 等，2012），甚至包装成病毒（Muller 等，2008），因此超声波微泡空化将发挥其最擅长的作用——在细胞膜上形成瞬时孔隙，允许物质转移到细胞和组织中。

因此，利用超声场中的微泡空化来帮助药物穿透屏障的一般想法来自早期超声辅助细胞内递送的体外实验（Greenleaf 等，1998；Unger 等，1997）。微泡空化形成的孔隙不宜太大（如果超过 30μm^2，不易密封，可能对超声细胞有害），而狭窄的孔隙密封迅速，在 20～30s 内即可密封（Hu 等，2013）。因此，细胞孔不太可能非常有效地将药物装载到质膜上——瞬时孔只占细胞总表面的一小部分，因此药物从外部扩散到细胞内的效率不高。因此，对于细胞内递送，基于微泡的药物载体系统可能比药物和气泡共同给药更有效，因为超声波触发的作用正好发生在载药颗粒存在的地方，如果复合物以静电方式黏附在靶细胞表面，它可能特别有效（Panje 等，2012；Wang 等，2012；Tlaxca 等，2010；McCreery 等，2004）或通过配体介导靶向（Tlaxca 等，2013；Phillips 等，2012）。也有迹象表明，超声 / 微泡增强细胞内递送的其他机制不同于孔的形成，如内吞作用的激活（Meijering 等，2009；DeCock 等，2015）。最近，这种替代机制正在被评估为一种工具，可以从超声 / 微泡处理培养细胞中提供长达数小时的细胞内递送，并且是细胞类型依赖的（Lammertink 等，2014）。

（二）血管壁：从血流给药的第一道体内屏障

细胞膜不是实现给药需要克服的唯一障碍，微泡空化（稳定或惯性）可能在增强传递中发挥重要作用。在大多数组织中，内皮层是致密的，不允许血液和间质空间之间的物质（包括药物）快速交换（见第 12 章）。通过血管内皮细胞的胞吞作用是适当控制和隔离血管外组织和细胞的营养物质输送的重要机制。另外，如果内皮细胞不允许特定药物的转移，给药可能无效。最初，超声与微血管中微泡的相互作用是以一种相当突然的方式观察到的：超声场中微泡的破坏性空化导致微血管破裂，红细胞从血液中进入间隙（Skyba 等，1998）。超声作用于肾脉管系统中的微泡时，也观察到瞬间点状出血的形成，这是大实体（红细胞）外渗的标志（Wible 等，2002）。有人认为，这种方法可能导致药物进入组织的增强（Skyba 等，1998）；后来，这一建议被荧光纳米颗粒间质传递的活体显微镜观察证实（Price 等，1998）：当足够声压的超声（如 MI0.7）静脉注射于微泡和纳米颗粒后，将微泡和纳米颗粒应用于

组织，可在间隙中检测到颗粒，并伴有红细胞。相对较快地（Hynynen 等，2003）提出了一种更“温和”、能量更低的方法：血管中微泡的稳定（非破坏性）空化导致身体最强大的 BBB 的“软化”，从而产生小分子（Hynynen 等，2006）（图 12–1）和大分子（Hynynen 等，2005；Raymond 等，2008），甚至纳米颗粒（Treat 等，2012）穿过屏障，在间隙中积聚。据报道，与细胞膜超声穿孔不同，细胞膜孔的开放时间不到 1 分钟（Hu 等，2013），血脑屏障在超声治疗后可能会保持开放数小时（Samiotaki 和 Konofagou，2013）。这种方法应该更容易用于临床转化，因为它意味着将药物的血管内给药与现有临床微泡制剂的（标签外）使用相结合，因此不需要复杂、漫长和昂贵的新药实体审批程序，如携带药物的微泡。在神经胶质瘤脑肿瘤啮齿动物模型中，将血管内微泡和加载多柔比星的长循环脂质体（Doxil）与聚焦超声治疗相结合，可使相当一部分实验动物长期（长达 140 天）治愈（Aryal 等，2013），这是一项了不起的成就。

这种方法已经从血脑屏障开放扩展到在其他组织中，例如后肢肌肉和肿瘤（Bohmer 等，2010），从染料到病毒（Muller 等，2008）增强穿过血管壁的递送；有多种用途用于改善多种药物的组织输送。更令人兴奋的是，它能够增强超声治疗区域的组织输送，同时最大限度地减少药物在正常非病变组织中的沉积。这种延长血管通透性增强的确切机制仍存在争议：从短暂的间隙连接降解（Alonso 等，2010）到内吞作用（DeCock 等，2015）和胞吞作用（Sheikov 等，2004）的增强。

在胰腺癌原发肿瘤环境中，已经报道了一个令人兴奋的联合给药方法的早期临床试验的例子（Kotopoulis 等，2013）。众所周知，胰腺癌的血运分布普遍较低（Rodallec 等，2006），因此药物从血液输运到肿瘤肿块受到限制。选择的药物，吉西他滨，在静脉给药后在血液中停留至少 1h（Gemzar，1996）。因此，通过多次注射 SonoVue

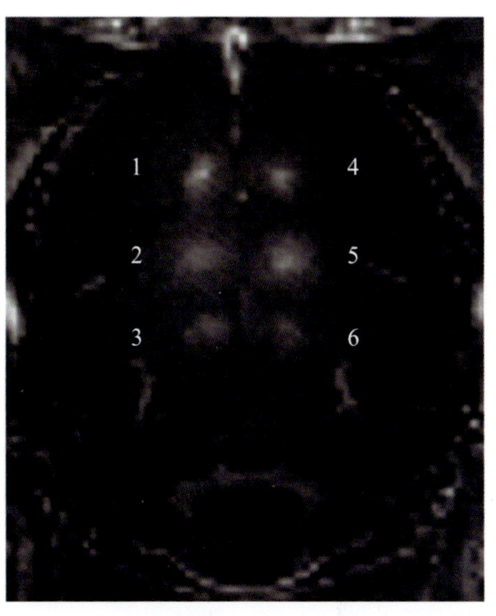

▲ **图 12–1　超声辅助打开大鼠血脑屏障模型；静脉注射全氟丁烷微泡（DSPC/PEG 硬脂酸酯外壳）后，对大鼠大脑进行 1MHz 聚焦超声（IGT，1Hz，20ms 脉冲，1～2min）治疗；T_1 MRI 增强观察到 Gd DTPA 外渗和积聚的焦点区域 1～6 的成像 [UVA Molecular Imaging Center（7T MRI Clinscan，Brukerl/Siemens）©Max Wintermark，2014，经许可转载]**

微泡和相应的成像 / 超声周期（图 12–2），反复对胰腺和癌结节进行超声成像时，药物进入肿瘤组织的血管屏障被“软化”。

因此，再循环药物可能有更好的机会从血液进入肿瘤，提供治疗；在这项首次人体实验中，与标准治疗患者的历史队列相比，接受超声和微泡治疗的患者肿瘤生长减慢（图 12–3）。来自同一组作者的持续扩展研究可能会指向令人兴奋的延长寿命的证据（Dimcevski 等，提交的手稿）。

（三）组织几何特征、力学特性和距离是给药的障碍

我们已经在上文中讨论了微泡在超声场中的惯性（破坏性）及稳定的空化增强了向细胞和穿过内皮衬里的递送。然而，在细胞膜和内皮之外，药物可能还需要跨越许多其他障碍。首先，在内皮层的外侧有一层周细胞，包裹在毛细血管和毛细血管后小静脉周围。在较大的血管中，有多层平滑肌细胞；大血管相当厚，有明显的力学

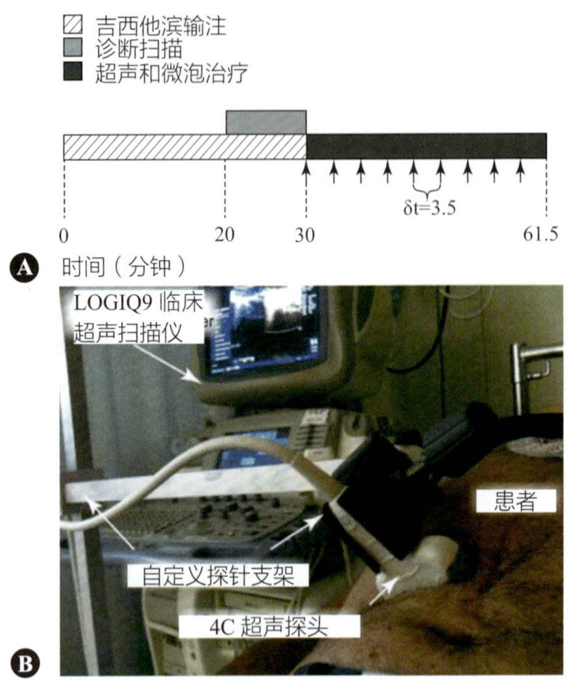

▲ 图 12-2　每个化学治疗周期的时间框架（A）和患者使用微泡超声治疗胰腺癌期间探头和定制探头支架的照片（B）；图 A 显示了从注射吉西他滨开始的每个治疗周期的时间框架，箭表示静脉注射时间为 0.5ml SonoVue，随后静脉注射 5ml 生理盐水；每次注射间隔时间（dt）为 3.5min© 美国医学物理学家协会，2013[经 Kotopoulis 等（2013）许可转载]

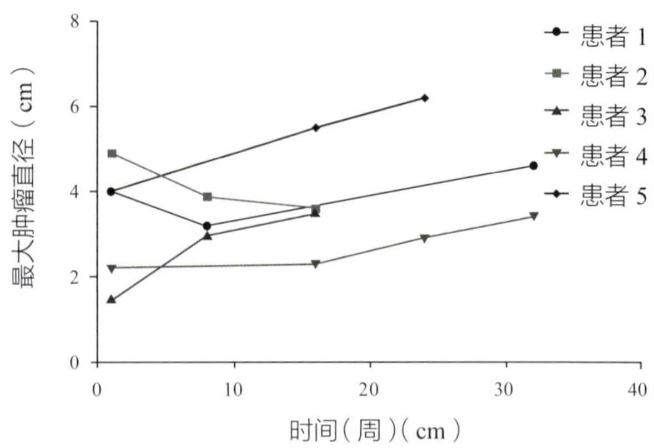

▲ 图 12-3　胰腺恶性肿瘤患者 CT 图像中肿瘤直径随时间的变化© 美国医学物理学家协会，2013[经 Kotopoulis et al（2013）许可转载]

上坚韧的内膜、中膜和外膜层。血管壁的力学特性可能会限制药物通过，即使在内皮衬里被超声“软化”后也是如此，因此在大血管中，人们可能更喜欢将药物仅输送到内膜，如抗再狭窄药（Phillips 等，2011）。如果药物应该输送到大体积间质空间，也许在毛细血管或毛细血管后水平通过超声辅助输送穿过血管壁可能更有效。下一个屏障是组织本身：从血管到组织主体的空间可能延伸超过几十微米，这使得药物分子很难通过扩散穿过拥挤的间质空间而渗透。然后可以应用专门的药物或核酸载体系统，例如，Hanes 等提出的，可以快速穿透组织的高度聚乙二醇化的纳米颗粒（Nance 等，2014b）。聚焦超声和静脉微泡与 PEG-PEI 质粒的结合产生了优异的递送和转染效果（Burke 等，2012），以及深层组织渗透（Nance 等，2014a）。声辐射力对微泡的作用也可能有帮助：超声场可以改善微气泡从大部分血管输送到目标表面，减少所需的微泡剂量（Dayton 等，1999）；超声诱导的微流也可以帮助给药。

二、载药声敏粒子

（一）载药纳米 / 微泡

纳米 / 微泡超声给药的驱动力是稳定（或惯性）空化，这使得隔离的药物从颗粒中释放出来，同时增加了邻近细胞膜的通透性。为了有效地给药，当气泡作用于细胞膜时，药物应该存在。这就是载药气泡可能被证明是有益的地方。

近年来，许多研究小组一直在开发携带药物的气泡，包括微泡、纳米泡、纳米滴、脂质体、乳液和胶束的药物复合物。测试药物的范围相当广泛，从小分子到大分子，从无机到有机再到生物分子。各种类型的药物已经与气泡联系在一起，从抗癌药（Gao 等，2008；Rapoport 等，2009a）、小干扰 RNA（Negishi 等，2008；Endo-Takahashi 等，2012）、micro-RNA（Hatakeyama 等，2014；Endo-Takahashi 等，2014）、反义寡核苷酸（Koebis 等，2013）、质粒 DNA（EndoTakahashi 等，2013）到蛋白质（Bioley 等，2012a，b，2013）。本章主要介绍载药超声敏感颗粒的研究进展，讨论载药超声敏感颗粒的配方、性质、存在的问题及临床应用前景。

（二）配方及性质

配方通常基于全氟化碳（perfluorocarbon，PFC）核心（气体或液体），由外壳来稳定。PFC是疏水性的。为了在生理介质中悬浮和稳定它们，如生理盐水或等渗糖溶液（如5%葡萄糖），我们需要使用由两性材料制成的外壳，这些材料可以是蛋白质、表面活性剂和（或）脂质。在市售的微泡中，白蛋白或脂质被用作壳稳定剂。这些分子在结构上有疏水和亲水基团。疏水性基团（如变性白蛋白的暴露核心）面向PFC（气体或液体）核心，亲水基团面向水相以抑制颗粒聚集和融合。还研究了具有两亲性聚合物外壳的充气颗粒。在药物加载实验的早期阶段，选择疏水药物并通过疏水相互作用将其加载到泡壳中。气泡壳表面电荷可以通过静电相互作用修饰以附着药物（主要是核酸）。作为提高药物负荷的一种选择，药物可以共价附着在微泡壳上。最近，新型气泡被开发出来，其中纳米气泡被封装在脂质体内（Suzuki等，2007；Javadi等，2012）。这些脂质体气泡可以将药物包封在脂质体的内水相中。在本节中，我们将介绍载药气泡的配方。

1. 通过疏水相互作用（非共价结合）的药物颗粒配方

在过去的10年中，许多研究小组已经报道了载药微泡配方。最初，研究人员测试了一种疏水抗肿瘤药紫杉醇与微泡壳结合并保持的能力（Unger等，1998；Tartis等，2006）。疏水药物与微泡壳材料简单混合，并与壳的疏水层结合（方案图12-4A）。当超声波作用和气泡被破坏时，这些药物可能与外壳碎片结合释放出来。就像传统的超声造影剂微泡一样，载药微泡也可以通过超声成像实现可视化，为图像引导给药应用提供额外的信息。

正常组织血管中的内皮间隙连接孔直径<7nm（Rapoport等，2009b），这可能会限制纳米颗粒和生物药物从血管中输送出去。在肿瘤组织中，血管有缺陷和渗漏。此外，与正常组织相比，肿瘤组织的淋巴引流较差（Matsumura和Maeda，1986）。这些特征允许所谓的“被动靶向”来实现药物和基因在肿瘤中的传递和积累。这种现象被称为高渗透性和滞留（enhanced permeability and retention，EPR）效应（Matsumura和Maeda，1986）。微米尺寸的微泡是血管内显像剂的最佳选择，但其尺寸太大，无法穿透肿瘤血管内皮：通常情况下，颗粒的直径必须明显小于1μm，才能渗出到肿瘤间质空间（Yuan等，1995）。因此，为了将药物输送到血管床外的组织，开发了尺寸<1μm的纳米气泡（气芯）和纳米液滴（液芯）。这些通常是用超声波准备的。简而言之，壳材料的水溶液或纳米分散体（如胶束）在全氟化碳气体或液体的存在下进行超声处理。疏水药物可以通过疏水相互作用装载在这些

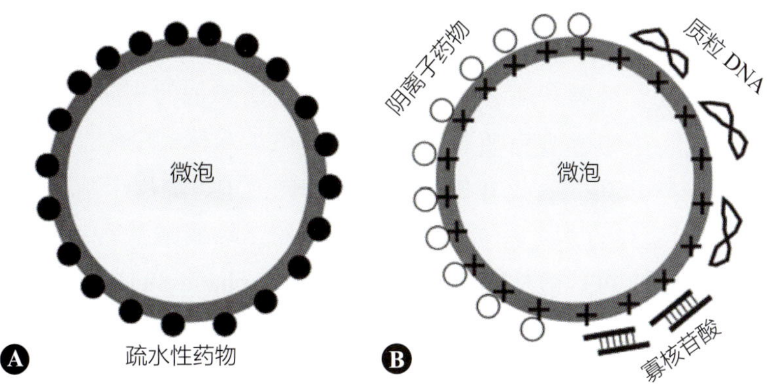

▲ 图12-4　载药微泡的结构

A. 药物通过疏水相互作用保留在微泡壳内；B. 药物和核酸通过静电相互作用附着在微泡壳上

粒子的外壳中。纳米液滴通常由液体全氟戊烷和全氟己烷制备，并使用聚合物涂层或脂质单层外壳稳定（Rapoport 等，2009a，2011；Mohan 和 Rapoport，2010）。纳米液滴的尺寸为亚微米级，经静脉注射后可从肿瘤血管中流出，并通过 EPR 机制在肿瘤间质中积累。作为纳米液滴液芯的全氟戊烷和全氟己烷的沸点分别为 29℃和 56℃。由于表面张力，全氟戊烷纳米液滴即使在 37℃时也可能保持液态，处于过热状态。然而，在超声波的作用下，它们可以迅速转化为气泡（图 12–5）。

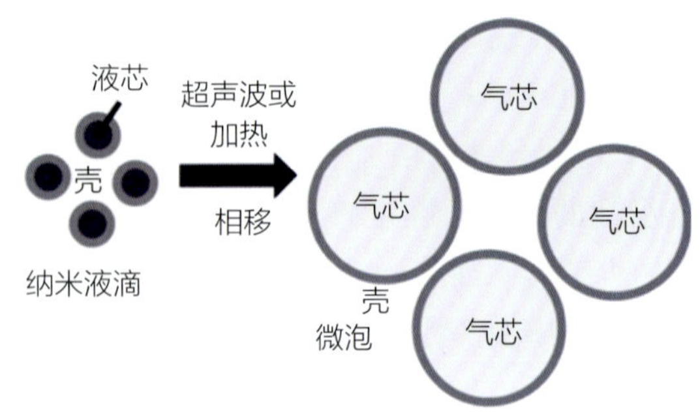

▲ 图 12–5　纳米液滴的结构及其相移向微泡的转变；纳米液滴含有液态全氟化碳核心（如 C_5F_{12}），用脂质或聚合物外壳稳定；超声波照射和（或）加热刺激导致液芯相转化为气相，形成微泡

因此，这些颗粒有时被称为相移纳米液滴或纳米乳液（Marin 等，2001）。这种相移可以通过靶向聚焦超声在体内诱导，例如，通过静脉注射后的 EPR 效应将积累在肿瘤组织中的纳米液滴转化。因此，药物只能通过超声暴露在其相移的部位从颗粒中释放出来。由此产生的气泡可以通过超声成像观察到。因此，该系统可用于触发给药的成像控制。

气芯微气泡和纳米气泡及液芯纳米液滴由于芯损失通常表现出相对较短的体内寿命（Shiraishi 等，2011）。低分子量的全氟化碳化合物（通常是气体）更易溶于水和血液；PFC 核心从外壳中丢失，粒子对超声波变得不敏感。纳米气泡和纳米液滴在超声照射下的行为（伴随快速坍缩的惯性空化）可能变得不受控制。因此，如果声压高于超声造影机械指数（mechanical index，MI）限制，可能会引起细胞和组织的损伤。Zhang 等（2014）开发了一种有趣的相移“固—液—气”相变粒子，作为一种“更软”的替代方案。它是以天然的“固—液—气”三相过渡介质为基础，L- 薄荷醇为内核；中空介孔二氧化硅作为外壳。纳米颗粒可以以相对温和的方式连续产生挥发性气体，而不是由过热的 PFC 液体沸腾引起的传统的突然相变。L- 薄荷醇在远低于其沸点（212℃）时由液态逐渐转变为挥发性气相。L- 薄荷醇气体的产生允许在单次团注后延长增强给药。在本文中，他们报道了血液循环时间延长（$T_{1/2}$=130min），24h 内肿瘤内持续积累。这些颗粒具有多孔结构，因此它们可以同时装载疏水和亲水药物。高强度聚集超声治疗和化学治疗与这些颗粒的协同作用是可以预期的。

2. 静电复合物

这种装载方式主要应用于带负电荷的分子，如核酸和某些蛋白质。使用带有阳离子壳的微泡或纳米泡（阳离子脂质或聚合物）。这种方法已经应用了近 30 年来制备脂质体—核酸复合物用于脂肪感染。粒子与带负电荷的分子（如质粒 DNA 或寡核苷酸）在低或中等离子强度介质中简单混合，并通过静电相互作用形成复合物（图 12–4B）。静电吸附在气泡壳上已被证明可以保护核酸免受核酸酶的降解，并提高装载效率。配合物的净正电荷也有助于气泡附着在细胞膜上，进一步提高了输送效率。这种设计首先由 Unger 等于 1997 年报道，他们制备了带正电的微泡作为 MRX-115 微泡的改性（原始配方的脂质壳是基于两性离子双棕榈酰磷脂酰胆碱）。在用于基因传递的微泡中，在用于基因传递的微泡中，使用带正电的二棕榈酰基乙基磷脂酰胆碱（dipalmitoyl ethylphosphatidyl choline，DPEPC）和两性离子二油酰基磷脂酰乙醇胺的 1 : 1 混合物。这些微泡结合了编码氯霉素乙酰转移酶的质粒 DNA，在 1MHz 连续波超声作用 5～30s 时，能促进质粒 DNA 转染到培养细胞中。

许多研究小组不仅将静电结合用于质粒DNA，而且还将其用于反义、小干扰RNA（siRNA）、微RNA、mRNA和微环（minicircle）等寡核苷酸。微泡和纳米泡的各种组成已被开发和测试在体外和体内作为基因传递系统。为了提高微泡配方的稳定性，建议使用具有较高相变温度的长链脂质（Christiansen等，2003）。在该研究中，使用阳离子二硬脂酰三甲基丙烷铵(distearoyl trimethylammonium propane，DSTAP）和中性二硬脂酰磷脂酰胆碱（distearoyl phosphatidylcholine，DSPC）和聚乙二醇硬脂酸酯的混合物，具有长链硬脂酰（C_{18}acyl）基团，用于气泡制备。所制得的壳可作为微米级全氟丁烷气芯的有效稳定剂。这些微泡在密封的小瓶中，在全氟环境下与质粒一起冷藏数月后，它们在体外受热的骨骼肌或心肌中提供了高效的转染（Christiansen，2003）。微泡制剂的稳定性可能是影响基因传递效率的主要因素（Alter等，2009）。

阳离子分子的类型对有效转染很重要，阳离子脂质和核酸之间的比例也很重要。后者通常被描述为N/P比值。N为气泡中脂质衍生的氨基(氮原子，带正电荷）总数；P表示来自核酸的磷酸基团（磷原子，负电荷）的总数。优化N/P比值对于超声穿孔和基于阳离子分子的传统基因传递方法（如脂肪转染或复合）同样重要。Takahashi等报道，与DSTAP或二甲基二十八烷基溴化铵（dimethyldioctadecylammonium bromide，DDAB）等其他阳离子脂质制剂相比，以二硬脂酰基二甲基铵丙烷（distearoyl dimetylammonium propane，DSDAP）为基础的阳离子脂质体纳米泡具有最高的基因传递效率（Endo-Takahashi等，2013）。基于DSDAP的质粒DNA负载纳米泡经超声转*bFGF*基因治疗小鼠后肢缺血达到治疗效果。近年来，核酸传递主要集中在siRNA和微RNA等新型基因治疗技术上。为了实现基因抑制，需要将siRNA分子递送到大多数靶细胞中，以抑制所需基因的表达。然而，简单地将微泡和游离核酸共同注射导致转染效率很低。然而，即使用装载核酸的气泡进行超声处理，也不足以达到期望的转染水平。为了克服这一问题，Un等（2010a，b，2011）开发了装载核酸的纳米气泡、甘露糖修饰的阳离子脂质体气泡的主动靶向，利用甘露糖修饰的PEG脂质靶向巨噬细胞。在他们最初的报道中，装载甘露糖修饰的质粒DNA脂质体泡比非靶向脂质体泡具有更高的转染效率（Un等，2010a，b）。类似的靶向肝内皮的甘露糖化声敏siRNA脂质体抑制细胞内黏附分子-1（intracellular adhesion molecule-1，ICAM-1）的表达（Un等，2012）。此外，该研究小组还报道了脂质体复合气泡，该气泡是质粒DNA和阳离子聚合物与阴离子脂质体纳米气泡的静电复合物（Kurosaki等，2014）。这些气泡脂质复合物可以降低细胞毒性、红细胞聚集和炎症反应，这些都是阳离子基因传递工具的常见问题。还有另一种优雅的基因传递系统。Chen等通过超声和载质粒DNA的微泡相结合，在胰岛中建立了β细胞特异性基因表达系统（Chen等，2006；Chai等，2009）。在本研究中，将大鼠胰岛素启动子驱动的人胰岛素质粒DNA和脂质体2000（市售的用于基因传递的阳离子脂质体）混合，将静电配合物加入到全氟丙烷充气密封小瓶中的磷脂悬浮液中，并在混合器中振荡制备微泡。静脉输注这些微泡-脂质体-质粒复合物后，超声对准胰腺破坏胰腺微循环中的微泡，观察胰岛特异性转基因在胰腺中的表达。表达在第4天达到高峰，然后在单次处理后的4周内稳定衰退。随后，这些研究人员将研究范围扩大到声孔效应基因传递再生治疗（Chen等，2007，2012，2014）。总之，静电药物微泡配合物在核酸超声递送系统的发展中起着重要的作用。

3. 药物与微泡的共价耦联

还有其他基于药物与气泡之间的共价耦联的药物装载方法。生物分子与微泡的共价耦联已被评估和优化用于靶向分子超声成像近20年，见其他的描述和综述（Villanueva等，1998；Klibanov，2005）。对于治疗性蛋白质递送应用

（图 12–6），Bioley 等开发了抗原修饰的微泡配方（Bioley 等，2012a，b，2013），并证明微泡可以作为一种有效的抗原递送系统，即使在没有超声暴露的情况下，也可以促进模型抗原卵清蛋白（ovalbumin，OVA）的吞噬：在小鼠体内给药 OVA 加载微泡导致诱导 OVA 特异性抗体和 T 细胞反应。

4. 颗粒修饰微泡

有专门的装载方法来保护核酸不受核酸酶的影响并提高每颗粒装载效率。带正电荷的脂质体、脂质复合物和聚合物复合物，它们能够包裹和（或）稳定核酸或药物载纳米颗粒，可以通过链霉亲和素—生物素键（Vandenbroucke 等，2008；Yang，2013）或共价耦联（Sirsi 等，2012）被放置在微泡的表面。此外，也有报道描述了病毒包被的微泡。Porter，Bamber 等（Taylor 等，2007）开发了一种具有进入缺陷反转录病毒的微泡复合物，其中带正电的微泡携带静电附着的病毒颗粒。如上所述，这些载有颗粒的微泡是通过将预先配制的微泡与颗粒结合而形成的。替代方法也是可能的：Bekeredjian 等通过将病毒颗粒与水—甘油溶液中的脂质共融合，通过 Capmix/Vialmix 汞合金的快速（45s）力学活化，制备了腺相关病毒（adeno-associated virus，AAV）载体负载的微泡，并成功地在心脏环境中开发了超声基因递送系统（Muller 等，2008）。Lentacker 及其同事（Geers 等，2011）开发了一种原位微泡脂质体复合物制备方法，其中将载药脂质体（Doxil）添加到含有 DSPE-PEG- 马来酰亚胺的甘油：丙二醇：水介质中，DPPC 和二硬脂酰 – 甘油 –3– 磷酸乙酰胺 –*N*–(聚乙二醇 –2000) 在具有全氟丁烷顶部空间的密封小瓶中，随后进行相同的融合步骤。这种机械活化产生了用脂质体修饰的 C_4F_{10} 脂质壳微泡。脂质体通过共价巯基马来酰亚胺键连接到微泡壳上；将缀合物末端上的相应 DSPE 脂质锚固件包埋在脂质体双层和气泡单层壳中。最后，据报道，即使使用计量非常低的多柔比星，多柔比星脂质体微泡也允许超声触发体外杀死黑色素瘤细胞（Escofre 等，2013）。这种方法的优点在于合并器的体积小、价格低且可用。易于使用且制备时间短，确保了在床旁产生无菌微泡颗粒复合物的能力。

5. 脂质体气泡

脂质体是一种智能的药物 / 基因传递工具，因其生物相容性高，组成灵活且易于在颗粒内外装载各种类型的药物（包括核酸）。靶向分子可以放置在脂质体表面，选择性地给药到携带受体的细胞和表面。近年来，脂质体基纳米气泡被开发出来。Suzuki，Maruyama 和 Negishi 等报道了一种超声敏感脂质体颗粒，其中封装了全氟丙烷纳米泡（图 12–7）。这种脂质体气泡被称为“气泡脂质体”（Suzuki 等，2007，2008；Kodama 等，2010）。对于质粒 DNA、siRNA 和 miRNA 的传递，他们利用了携带这些核酸的阳离子泡脂质体。作为 siRNA 装载的替代方法，他们使用疏水锚定，胆固醇修饰的 siRNA（Negishi 等，2011）。用特

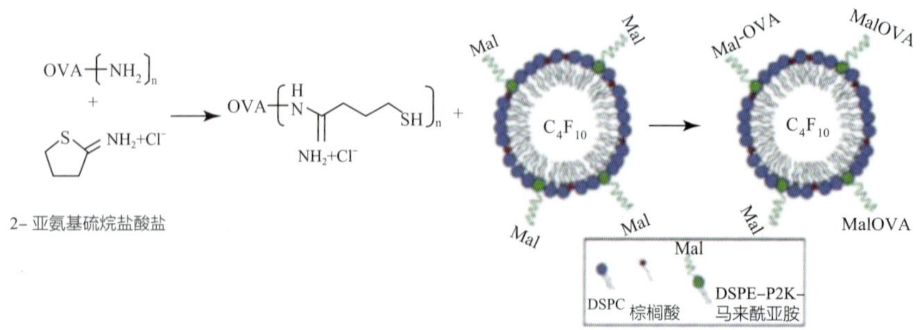

▲ 图 12–6 巯基化 OVA 通过锚定在微泡壳上的马来酰亚胺脂与微泡连接的示意
©Elsevier Ltd，2012[经 Bioley 等（2012b）许可转载]

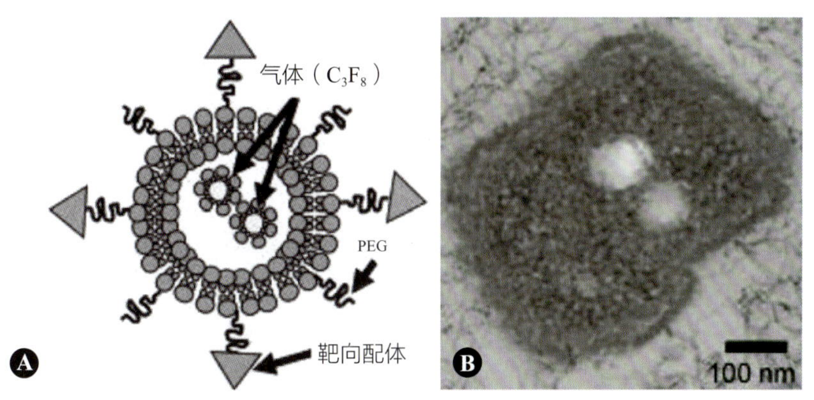

▲ 图 12-7　气泡脂质体的结构

A. 气泡脂质体示意；B. 气泡脂质体透射电镜图，原来的放大倍数，×50 000；JEOL JEM2000EX 的工作电压为 100kV；©Elsevier B.V.［经 Suzuki 等（2008）许可转载］

异性配体靶向气泡脂质体进一步提高了基因传递效率。

Pitt 等最近开发了一种具有类似结构的类似制剂，名为“eLiposome”（图 12-8）。该颗粒将全氟戊烷和（或）全氟己烷纳米液滴包裹在脂质体内（Javadi 等，2012；Lattin 等，2012a）。首先，制备了全氟戊烷和（或）全氟己烷纳米乳液。然后将纳米微滴与脂质体混合，或将干燥的脂膜与纳米微滴的水分散体水化，将纳米微滴包裹在脂质体中。最后，采用分级密度梯度离心纯化纳米液滴包封脂质体（Javadi 等，2012）。该脂质体颗粒对超声暴露敏感：证实了钙黄绿素的共包覆释放（Lattin 等，2012b）。超声有助于将液态氟碳转化为气体，导致体积急剧增加和周围膜的破裂。研究人员开发了靶向叶酸修饰的 eLiposome，并证明了利用超声波靶向增强钙黄绿素和质粒 DNA 进入 HeLa 细胞的能力（Javadi 等，2013）。同样，也开发了叶酸修饰的多柔比星包封的脂质体；它可以有效地将多柔比星输送到 HeLa 细胞中并增强细胞毒性（Lin 等，2014）。

（三）需要解决的问题：药物载体颗粒的配方和稳定性

药物载体脂质体制剂以其优异的稳定性而闻名，如 Doxil 所证明的。然而，对于更复杂的声敏药物载体制剂，稳定性可能会成为一个问题（Shiraishi 等，2011）。虽然微泡表现出合理的稳定性，但纳米气泡在储存时不是很稳定，尤其是与传统药物相比。一些市售的微泡（超声成像造影剂）以冻干制剂的形式提供，或在使用前立即通过密封小瓶合并混合制备。如前一节所述，Geers 等（2011 年）通过 Vialmix/Capmix 混合器（与 Definity/Luminity 临床微泡配方使用的相同）制备了微泡脂质体 - 多柔比星复合物——目的是在床边完成最终的制备，立即在治疗前使用。预成形的纳米气泡 / 纳米液滴复合物的扩展稳定性也可能受到限制，显然冷冻干燥可能没有帮助。将全氟化碳纳米液滴水性乳液返回到冻干颗粒前体滤饼中并期望在重构后得到均匀的制剂可能过于乐观。全氟戊烷（Echogen）/Zonyl 纳米颗粒乳液的例子，也提示我们在应用时需要采取谨慎的态度：该配方已获得 EMEA 的批准，但在没有广泛临床应用的情况下就退出了市场。总的来说，在考虑临床使用之前，优化基于纳米液滴的制剂的储存和体内稳定性是一个至关重要的问题。

三、最佳技术的选择：特定任务的最佳方法

总的来说，在超声给药方法：微泡药物载体颗粒和药物与气泡的联合给药方面，已经做出了巨大的努力，发表了数十篇论文。在这一点上，我们目前还不能对“最佳”策略做出最终判断，

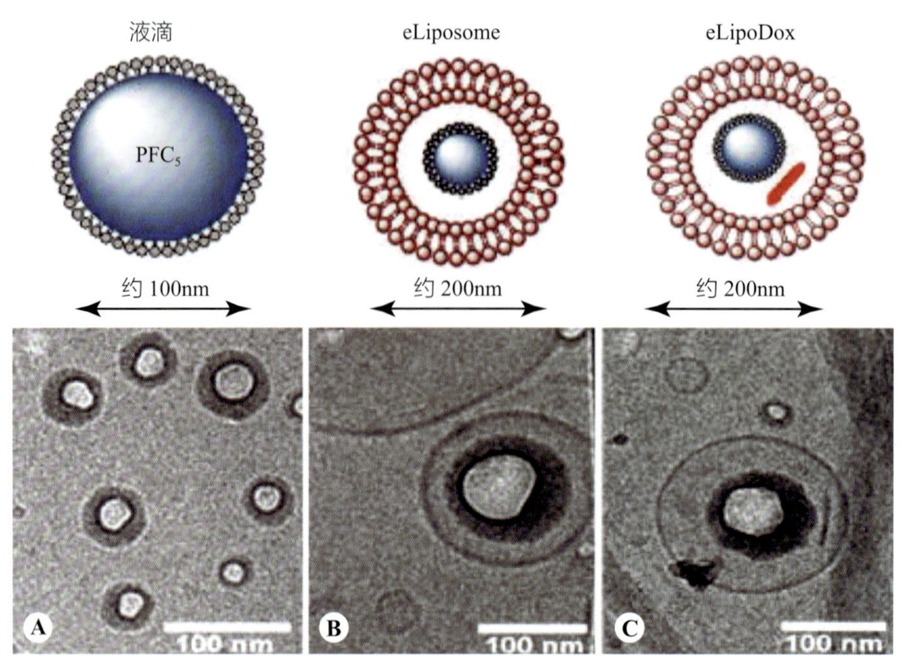

▲ 图 12-8 本研究中使用的脂质体纳米颗粒的冷冻透射电镜和插图；C_5F_{12} 纳米液滴（A）、eLiposome（B）和 eLipolDox（C）的实例；©Elsevier，Inc，2014（经 Lin 等许可转载）

但可以根据上述分析，对特定任务的优缺点提供一般性的考虑。

任何给药项目的主要原因都是为了提高治疗指标，即治疗剂量与药物产生毒性的剂量之比。因此，如果药物是无毒的，并且可以很容易地到达靶组织，附着在目标细胞上并进入其中，那么就没有理由将药物附着在微泡上，甚至没有理由增强药物外渗或细胞内递送。然而，如果药物具有低毒性（如核酸物质）但没有活性（也没有毒性），除非它进入所需的组织、细胞甚至特定的细胞内区室，那么为了达到任何药物功效，就需要增强给药（如通过声孔）到靶点。更“传统”的情况是，当药物对特定的关键器官或组织（如心脏和骨髓中的多柔比星）具有特别毒性时。在这种情况下，将药物包裹在药物载体中可以最大限度地减少药物在关键毒性组织中的沉积，而对靶组织的选择性超声将增强药物在该器官中的传递和沉积。显然，微泡与药物载体脂质体的共同注射（如 Aryal 等，2013）及超声反应性药物载体颗粒的给药（如脂质体修饰的微泡）（Klibanov 等，2010；Geers 等，2011；Yan 等，2013）可以应用，但效率可能会有所不同。

载体和药物本身的药动学参数对治疗指标的改善起着重要的作用。如果药物（如吉西他滨）或药物载体（如聚乙二醇脂质体）在血液中停留数小时，那么通过超声治疗(如血脑屏障)“软化”内皮内膜屏障后，再循环的药物有更好的机会进入目标组织（Treat 等，2012），而药物载体气泡在血液中几分钟后就会失去气体。因此，在药物载体循环时间较长的情况下，在超声治疗期间，如果药物能够靠近细胞表面，可能会带来显着的优势——而药物与气泡载体的结合就能提供这样的距离。然而，如果期望的药物靶点是内皮细胞本身，并且药物不能进入靶细胞，除非应用声孔效应（如核酸），更多的药物（如多柔比星）会在经过超声 / 微泡处理后的组织中积累，尤其是屏障在之后数小时内保持开放，允许药物高效递送到间质空间。(Christiansen 等，2003；Panje 等，2012)，特别是如果颗粒通过特定配体（如抗体）锚定内皮细胞（Tlaxca 等，2013）。

从现实角度考虑，超声作用与现有药物的结合（如用于诊断成像的微气泡、载药脂质体或缓释性药物），比任何新的超声触发制剂药物载体系统更容易获得临床试验的批准（Kotopoulis 等，2013）——后者显然会受到监管机构的严格审查。

结论

超声触发给药的两种方法都在体外和体内临床前动物实验中得到了积极评估。超声敏感载体颗粒方法进入临床试验阶段的速度将较慢，微泡和药物的联合注射方法已经开始。这两种方法都有各自的优点和缺点。新型药物载体颗粒的开发成本将是一个重要因素（尤其是微泡和单独的药物载体系统已经可在全球范围内用于临床）。然而，如果一种新型的超声波敏感药物载体颗粒能够提供优势，例如，具有最小副作用的治疗潜力，那么将有充分的理由开发该颗粒制剂并最终用于临床实践。

致谢

这项研究部分得到了美国国立卫生研究院 NIH R21 EB016752 项目的支持。

第 13 章　载有药物的全氟化碳纳米微滴，用于超声介导的给药

Drug-Loaded Perfluorocarbon Nanodroplets for Ultrasound-Mediated Drug Delivery

Natalya Rapoport　著

摘要

纳米粒子与定向能的相互作用是靶向给药的新应用。本章重点介绍全氟化碳纳米乳剂，其在给药中的作用取决于超声触发的从液态到气态的相移。这些纳米乳剂具有很大的潜力，能够在响应定向超声时，在体内特定时间和位置释放封装药物。此外，它们积极改变其纳米环境，以增强药物通过各种生物屏障到达作用位点的运输，从而显著提高治疗效果。

关键词

全氟化碳纳米微滴；超声；药物装载

化学治疗仍然是许多癌症类型的治疗选择。然而仅针对肿瘤组织而回避正常组织的“灵丹妙药”的梦想一直没有实现，且一直保持着难以捉摸和鼓舞人心的广泛研究。在过去 10 年中，纳米医学的进步已经实现了抗癌药的肿瘤靶向给药，从而减少了不良反应，提高了药物在肿瘤组织中的浓度。纳米技术的进步使得分子或超分子结构中的各种功能得以结合，即纳米颗粒。纳米粒子家族包括聚合物、胶束、脂质体、纳米或微乳液液滴、聚合体、空心颗粒等。各种化学治疗药物、成像剂和靶向分子可封装在同一个纳米容器中。将药物封装在纳米载体中还有许多优点。首先，它可以大大增加有效的水溶性，而不再是以前因溶解度低而废弃的高效化合物。封装还可以防止体液作用导致的药物降解，减少副作用，并允许药物运输到所需的目标。然而，当包被的药物到达其作用部位后，它应该从载体中释放出来。这可以通过开发刺激反应性药物载体来实现。肿瘤积累后，被包膜的药物局部释放到肿瘤组织中，可由各种内部（如 pH、缺氧、酶降解）或外部物理刺激（如超声波或光）触发（Rapoport，2007）。下面讨论超声在靶向药物递送中的应用，特别强调注射纳米颗粒内触发相变的作用。

与肿瘤治疗中使用的其他物理方法相比，超

声有许多优点。超声波是最经济、最容易获得的，而且不产生离子辐射。超声可以直接定位到身体的深层部位，并且可以定位毫米级的肿瘤。超声可通过腔内、腹腔镜或经皮方式进行无创或微创检查。对于体外超声，换能器与水基凝胶或皮肤上的水层接触，不需要侵入或手术。超声波既有热机制（即组织局部加热至高温或崩解温度），也有非热机制（即空化和辐射力）。这些机制有望协同作用，触发药物从载体中释放，增加载体和药物的外渗和内化，增加药物在肿瘤组织中的扩散，最终提高治疗效果。此外，实时成像方法的发展，如 MRI 或超声成像，可以精确地控制聚焦超声（focused ultrasound，FUS）介导的药物输送。事实上，成像有助于识别目标，指导超声作用和评估治疗效果。此外，在处理过程中使用 MRI 测温仪进行实时温度测量，提供的数据可用于反馈控制器，从而更好地控制能量输送。超声作为一种成像方式已经被广泛应用了几十年。在过去的 20 年中，超声的治疗应用随着肿瘤消融技术的发展而发展（Lubner 等，2010；Manthe 等，2010；Mc Williams 等，2010）。

肿瘤通常是高度异质的，有坏死的核心和灌注的外壳。虽然热诱导的核心消融相对有效，但对其外壳的消融仍存在问题，这是因为循环的血液带走了热量。然而，阻碍脱落的灌注增强有利于给药到肿瘤周围，而肿瘤周围是肿瘤生长活跃的区域。见下图，在非消融能量下，超声波可以增强肿瘤定向给药和整体治疗反应。

肿瘤组织的特点是血管结构不良，血流不规则，淋巴引流减少。渗漏的血管和淋巴系统的缺乏导致间质液压力升高，这阻碍了药物载体通过血管壁的对流运输。然而，在肿瘤微血管缺陷的基础上，通过增强 EPR 效应（Iyer 等，2006），适当大小的氮化氢颗粒在肿瘤组织中积累。在多种肿瘤中都显示出特征性的孔径截止尺寸，范围在 380～780nm；虽然在某些肿瘤中，其大小可增加到 2μm。这允许载药纳米颗粒通过大的内皮间隙外渗（Campbell，2006；Hobbs 等，1998；Iyer 等，2006），而肿瘤淋巴引流不良导致外渗颗粒在肿瘤组织中滞留时间较长。与肿瘤相比，正常组织中的血管具有紧密的内皮间连接，不允许纳米颗粒外渗（图 13-1）。纳米颗粒通过 EPR 效应在肿瘤中有效积聚需要颗粒在循环中停留足够长的时间；为此，纳米粒子通常被聚（环氧乙烷）链包裹，从而减少网状内皮系统细胞对血液蛋白的吸附和颗粒识别。

超声作为给药系统的一个组成部分，可以与多种药物载体耦合。超声介导给药的理想药物载体应满足以下几个要求：在流通中具有良好的稳定性；药物保留直至激活；允许通过肿瘤血管缺陷渗出的尺寸；超声波的响应能力。

一、超声在给药中的作用：预期的机制

超声在给药的几种作用机制中已经被讨论过（Dalecki，2004；Deckers 和 Moonen，2010；Ferrara，2008；Frulio 等，2010；Miller 等，1996；Rapoport 等，2009a，b，Rapoport 等，2011，2013）；超声触发的药物从载体的局部释放和超声对生物组织的影响都应考虑在内。

（一）热效应

超声波导致局部组织加热。组织加热取决于组织对能量的吸收及热扩散和对流的速率。超声能量的吸收与频率有关，并随频率单调增加。即使是适度的温度升高也可能产生严重的生物学后果，如显著增加毛细血管通透性（Dreher 等，2006；Kong 等，2000b，2001）和（或）导致

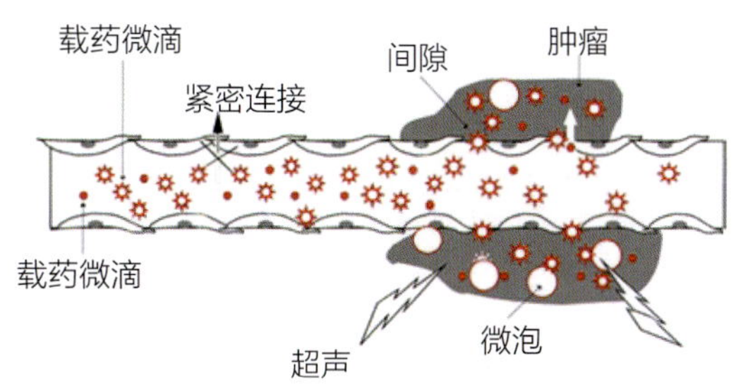

▲ 图 13-1 **EPR 效应的示意**

纳米颗粒不能穿过正常组织的紧密连接，而是通过肿瘤微血管缺陷的内皮间隙外渗到肿瘤组织中

细胞膜流化（Hayat 和 Friedberg，1986；Krupka 等，2009）。超声的热效应已被应用于该方法的研究中，该方法可在生理耐受的组织温度下快速释放其内容物（Dewhirst 等，2005；Gaber 等，1996；Hauck 等，2006；Kong 等，2000a，b；Kong 和 Dewhirst，1999；Needham 等，2000；Negussie 等，2011；Vujaskovic 等，2010；Yarmolenko 等，2010）。加热可以在磷脂膜中产生凝胶—流体相变，从而增强药物在目标区域的释放和扩散。多柔比星负载脂质体已被商业化（ThermoDox®，Celsion Corp），且目前正在与射频（radiofrequency，RF）热消融联合进行临床试验（Hauck 等，2006；Poon 和 Borys，2009）。超声作为一种加热方式也被研究用于从装载的脂质体和其他类似的温度敏感脂质体中释放药物（Deckers 和 Moonen，2010；Dromi 等，2007；Negussie 等，2011；Staruch 等，2011；Stone 等，2007）。

（二）超声的力学作用：空化

空化现象可能对生物组织和药物载体产生重大影响。引入充满气体的微泡可以增强空化作用。在临床实践中，微泡已被用作心血管成像的超声造影剂（Becher 和 Bums，2000；Becher 等，2005）和分子成像（Klibanov，2007）。

在过去的 10 年中，微泡作为药物载体与给药和基因递送的增强剂引起了人们的注意（见第 11 章）。在超声场中，微泡的生长和破裂是一个惯性空化过程。微泡的惯性空化会产生微射流和冲击波，从而在血管和细胞膜上形成孔洞（声孔效应），从而增加药物、基因及其载体的生物屏障的渗透性（见第 9 章和第 10 章）。在不引起惯性空化的超声能量下，微泡在超声场中稳定振荡。全身注射微泡的稳定空化可诱导血管壁的交替内陷和扩张，进而可损伤内皮内膜并暂时增加血管通透性（Chen 等，2010；Chen 等，2011；Gaitan 等，2010；Matula 和 Guan，2011）。对于与微泡大小相比较大的血管，内陷似乎是主要的血管损伤因素；对于毛细血管，内陷和扩张都会导致内皮损伤和通透性增加（Chen 等，2011）。

几个研究小组已经集中精力开发基于微泡的给药系统（见第 11 章和第 12 章）。微泡空化已被用于增强从脂质体给药（Frulio 等，2010；Hernot 和 Klibanov，2008；Klibanov 等，2010）。微泡联合低占空比超声对皮下生长的胶质瘤异种移植物的有效治疗作用被报道（Burke 等，2011）。

微泡空化被成功地用于打开血脑屏障，从而使药物有效地输送到大脑中（见第 16 章）。载药微泡也被开发用于靶向血管内靶点（见第 18 章和第 19 章），载组织型纤溶酶原激活物（tPA）微泡结合超声被开发用于溶栓（Hitchcock 和 Holland,2010；Hitchcock 等，2011；Laing 等，2011；Shaw 等，2009；Smith 等，2010；Sutton 等，2013a，b）。微泡的生物学效应是基于各种纳米粒子或药物通过生物屏障的增强渗透（Mohan 和 Rapoport，2010；Thakkar 等，2013）。

（三）无空化时超声的机械效应

超声最常被讨论的非热非空化机制与声流和超声辐射力有关。声音在介质中传播时，对介质（声流）和悬浮在介质中的粒子（辐射力）产生作用力（Dayton 等，1999，2006）。声流和辐射力都在声场中产生粒子平移，它们的作用可以结合起来。研究表明，声流和（或）辐射力提供了一种定位和集中血管壁附近颗粒的方法，这可能有助于靶向药物的递送。辐射力脉冲可以使药物载体靠近细胞，这将促进载体或其片段与细胞膜的黏附（Shortencarier 等，2004）。这对于增强基于配体 / 受体相互作用的主动靶向尤其有效。主动靶向声活性脂球被用于将紫杉醇（paclitaxel，PTX）递送到过表达 $\alpha_v\beta_3$ 整合素的 HUVEC 细胞中（Tartis 等，2006）。循环的载药颗粒首先被辐射力偏转到血管壁上，随后被更强的脉冲粉碎（Dayton 等，1999）。类似的策略被用于增强靶向脂质包被的全氟辛基溴（perfluorooctylbromide，PFOB）纳米颗粒与黑色素瘤细胞的细胞相互作用（Soman 等，2006）。作者假设超声波促进了药物从全氟化碳纳米颗粒向细胞的转运，这是由于直接的细胞 / 纳米颗粒相互作用刺激了脂质交换和药物传递。声流似乎在大血管中占主导地位（粒子位移速度为每秒数百微米），而辐射力预计在微血管中占主导地位，因为声流随着血管直径的减小而减少（Dayton 等，2006）。声流和辐射力可以推动纳米颗粒穿过毛细血管壁，从而增强药物载体或大分子药物的外渗（Dayton 等，1999，2006；Ferrara，2008；Holland 和 McPherson，2009；Stieger 等，2007；Thakkar 等，2013）。

除了空化外，非空化机制可能对微泡的作用有效。对于全氟化碳纳米微泡，水或组织的声阻抗（1.4MRayl）与全氟化碳的声阻抗（约 0.3MRayl）之间的不匹配可能促进剪切应力的产生。这反过来又会增加内皮间隙和细胞外间隙，从而导致药物载体和药物在超声组织中的外渗和扩散增加（Frenkel 等，2000a，b，2006；Hancock 等，2009a，b；O'Neill 等，2009；Yuh 等，2005）。在一个有趣的新应用中，超声辐射力被用来调节主动靶向造影剂表面的配体（Lum 等，2006）。

超声触发的局部药物释放可以使用对机械因素、热因素或两者都敏感的载体来激活（Borden 等，2005，2008；Dayton 等，2006；Ferrara 等，2007；Ferrara，2008；Gao 等，2004；Kheirolomoom 等，2007，2010；O'Neill 和 Rapoport，2011；Qin 等，2009；Rapoport，2012a，b；Schroeder 等，2007；Schroeder 等，2009；Unger 等，2004；Wheatley 等，2006；Zheng 等，2008）。最终，超声对药物载体和生物组织的热、机械联合作用增强了灌注，增加了药物载体和药物的外渗，促进了药物穿透其他生物屏障。因此，这增强了药物在整个肿瘤组织中的扩散，从而常规药物的治疗效果显著提高（见下文）（McDannold 等，2008；McDannold 等，2006；Rapoport 等，2009b，2010b，2011；Treat 等，2007；Vykhodtseva 等，2006，2008）。

开发基于微泡的药物输送系统的最直接和最具成本效益的方法是将药物装载到 FDA 批准的超声造影剂中，如 Optison®（Amersham Inc.）或 Definity®（Lanteus Medical Imaging Inc.）。虽然这种方法可能非常有利于靶向血管内目标，但目前使用的超声造影剂作为间质靶向药物载体存在许多固有问题。市面上可买到的药的循环时间很短（分钟），但它们的大小很大（2～10μm），不能有效地外渗到肿瘤组织中，从而阻碍了有效的药物靶向。这个问题可以通过开发纳米级相移微泡前体来解决，该前体在超声作用下转化为微泡，正如下文所述。

二、相移全氟化碳纳米微滴作为超声介导给药的药物载体

如上所述，作为药物载体的微泡在肿瘤间质递送中存在固有的问题。为了解决这一问题，研究人员开发了药物填充的纳米微泡前体，通过被动或主动靶向在肿瘤中积累，然后在超声作用下原位转化为微泡。微泡前体是 PFC 纳米乳。

（一）全氟化碳纳米乳的产生

1. 一般方法

全氟化碳微液滴和纳米液滴是由水 / 表面活性剂 / 全氟化碳混合物乳化制成的。各种表面活性剂、全氟化碳化合物和乳化手段已被探索。在 Fowlkes 小组的工作中，十二氟戊烷［也称为全氟戊烷（perfluoropentane，PFP）］被用作液滴核心，白蛋白被用作液滴外壳；乳化在高速振动筛中进行（Kripfgans 等，2000）。Ferrara 组使用沸腾温度高于 PFC 的 PFP 混合物，并使用脂质混合物来稳定液滴（Dayton 等，2006）。用于制备聚合物包被 PFOB“纳米胶囊”是一种聚乳酸—乙醇酸共聚物与 PFOB 在有机溶剂中共溶。然后将混合物在高速振动筛中预乳化，再用超声波乳化；有机溶剂通过蒸发被去除（Reznik 等，2011）。这些纳米液滴的声学特性表明，诊断用的 7.5Hz 超声波在诊断范围内的机械指数（MI<1）下可能能诱导蒸汽化（Reznik 等，2011）。为了减少液滴的杂质，通常对粗乳进行微流化处理

（Reznik 等，2014）。为了传递水溶性化合物（荧光素或凝血酶），双乳技术已经开发完全（Fabiilli 等，2010b）。

最近提出了一种产生高声学活性全氟化碳液滴的新方法（Matsunaga 等，2012；Sheeran 等，2011）。作者用高度挥发的全氟丁烷（沸点约为 -2℃）配制了纳米液滴。纳米液滴在生理温度下是稳定的，但在 FDA 诊断成像指南的指导下，可通过超声在体内使用压力激活（Matsunaga 等，2012）。Rapoport 的研究小组提出了一种不同的方法来生成药物填充的 PFC 纳米液滴。在这里，载药的聚合物胶束被用作生成纳米乳液的起点（Gao 等，2008；Rapoport 等，2010a；Rapoport 等，2007;Rapoport 等，2009a，b，2007，2010b，2011）。制造简单、不含有毒溶剂和增加载药量是该技术的吸引人的特点。此外，两亲性嵌段共聚物胶束（如果它们保存在配方中）可以通过防止耐药性的发展发挥极其重要的生物效应（Alakhov 等，1996；Alakhova 等，2010；Batrakova 等，1999，2001，2003）。

2. 聚合物胶束作为载药 PFC 纳米液滴生成的起点

聚合物胶束是由单个两亲嵌段共聚物分子（单体）在水溶液中自组装形成的。疏水块形成胶束核，而亲水块（通常为聚乙二醇）形成胶束电晕（或壳）。聚乙二醇壳对抑制网状内皮系统细胞对纳米液滴的摄取很重要。亲脂性药物溶解在胶束核中。现在已经设计出了许多不同的聚合物胶束体系。可生物降解的、pH 敏感的胶束，如聚（环氧乙烷）—共聚（D,L- 丙交酯）或聚（环氧乙烷）—共聚（己内酯）胶束的应用尤其明显。当胶束通过内吞作用被肿瘤细胞内化时，胶束移动到酸性环境的核内体和溶酶体中，在低 pH 下发生水解导致药物释放。嵌段共聚物胶束的两亲性、尺寸（20～100nm）和表面特性提供了相对较高的载药能力和较长的血管系统循环时间，这对有效靶向肿瘤至关重要。然而，胶束作为药物载体有很大的缺点。胶束的形成是由热力学驱动的，这意味着当共聚物浓度降至一个称为临界胶束浓度（critical micelle concentration，CMC）的临界值以下时，胶束会解离成单体。全身注射胶束制剂与循环系统中的大量稀释有关。这可能导致药物在到达目标之前过早释放到循环中，这种情况可能在临床试验中发生过。聚合物载体要么太不稳定，从而过早地释放到肿瘤细胞，要么相反，太稳定，因此不能在肿瘤部位提供足够的药物释放。

克服这些并发症的可行方法包括开发稳定的胶束系统，该系统可以使用外部触发器（如超声波）激活，在目标的身体位置诱导药物释放（Rapoport，2007）。这可以通过引入一些油剂来实现，如 PFC 化合物。在合适的 PFC/ 共聚物比例下，可以形成 PFC 纳米液滴。对于稀释纳米液滴比胶束更稳定，并且在超声介导的药物传递中具有其他重要优势（见下文）。为了产生纳米液滴，PFC 化合物被引入到由两亲嵌段共聚物如聚（环氧乙烷）- 共聚 L- 丙交酯，聚（环氧乙烷）- 共聚 D- 丙交酯，或聚（环氧乙烷）—共聚己内酯。在低频超声作用下，将混合物在冰上乳化。化学治疗药（多柔比星或紫杉醇）已预先引入胶束溶液中（Gao 等，2008；Rapoport 等，2007，2009b，2011）。测试的全氟化碳化合物是 PFP 或全氟 -15- 冠 -5- 醚（permuoro-15-crown-5-ether，PFCE），但任何 PFC 化合物或其混合物都可以通过这种方式乳化。与 PFP 相比，PFCE 生成的纳米乳更稳定、更易于处理；此外，由于 PFCE 分子中的 20 个等效氟核在 MR 光谱中产生尖峰，因此它提供了使用 ^{19}F-MRI 监测体内纳米液滴生物分布的可能性。全氟化碳 / 共聚物配方的相态取决于 PFC 与共聚物的浓度比，见图 13-2（Gao 等，2008）。低浓度时，PFC 溶解在胶束核中（图 13-2，区域 1）。当 PFC 浓度超过胶束核心的溶解度限制时，纳米液滴演变成一个单独的相。在这个过程中，原先的胶束核变成了液滴壳。

一个纳米液滴外壳包含两层：内层由嵌段共聚物（如聚乳酸或聚己内酯）的疏水嵌段组成，

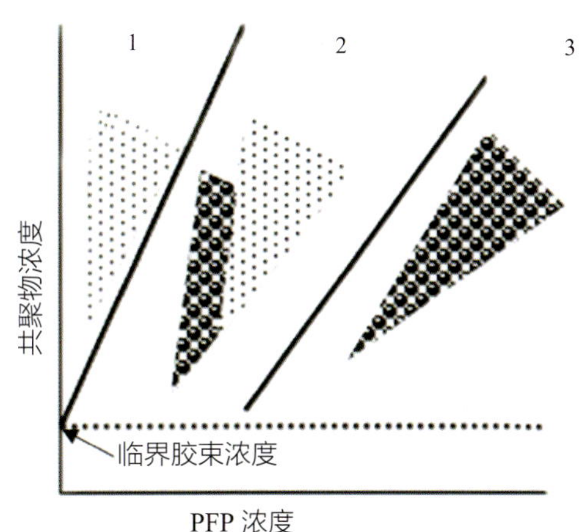

▲ 图 13-2 水溶液中全氟化碳 / 嵌段共聚物配方的相图示意

经许可转载自 Gao et al，2008

外层由亲水性嵌段通常为 PEG 组成，见图 13-3A。最初包封在胶束核中的一种药物，随着疏水块移动到液滴外壳的内层，如多柔比星包封液滴的激光共聚焦成像（图 13-3B）所示。

在 PFC 与共聚物浓度比的某些范围内，胶束与纳米液滴共存（图 13-2，区域 2）。随着 PFC 浓度的增加，所有嵌段共聚物用于液滴稳定及胶束消失；在区域 3 只观察到液滴。PFC 纳米乳中的液滴尺寸为 200～750nm，这取决于稳定共聚物的类型、全氟化碳与共聚物的浓度比和乳化条件（Gao 等，2008）。图 13-4 给出了 1% PFCE/5% PEG-PDLA 配方的尺寸分布图示例，显示了共存的胶束和纳米液滴（对应于相图区域 2）。

（二）PFP 纳米乳中微滴到微泡的转变

从 Apfel 的开创性工作开始，研究表明，在超声辐射下，全氟化碳微滴可以转化为微泡（Apfel，1998）。这种效应被称为声滴汽化（acoustic droplet vaporization，ADV），已经被 Fowlkes 研究组（Fabiilli 等，2009，2010a，b；Kripfgans 等，2000，2002，2004，2005；Lo 等，2006，2007；Miller 等，2000；Wong 等，2011；Zhang 等，2010）、DeJong 和 Versluis 研究组（Chen 等，2013；Faez 等，2013；Kokhuis 等，2013；Kooiman 等，2014；Maresca 等，2013；Reznik 等，2013，2014；Segers 和 Versluis，2014；Shpak 等，2013，2014；Ten Kate 等，2013；Thomas 等，2013）及 Rapoport 研究组（Gao 等，2008；Nam 等，2009；O'Neill 和 Rapoport，2011；Rapopolt 等，2009a，b，2010a，2012a）彻底研究过了。在医学应用中，声滴汽化测试用于组织阻塞的时间和空间控制（Kripfgans 等，2002；Kripfgans 等，2005；Zhang 等，2010）、非热超声治疗的空化成核剂（Miller 等，2000；Miller 和 Song，2002）、用于增强基因转染、相位畸变校正（Kripfgans 等，2002），以及超声增强的药物递送。想要详阅更多的应用，请参见（Rapoport，2012a，b）。

1. PFP 液滴的汽化：机制和治疗应用

研究表明，在诊断频率为 1.5～8MHz 短脉冲

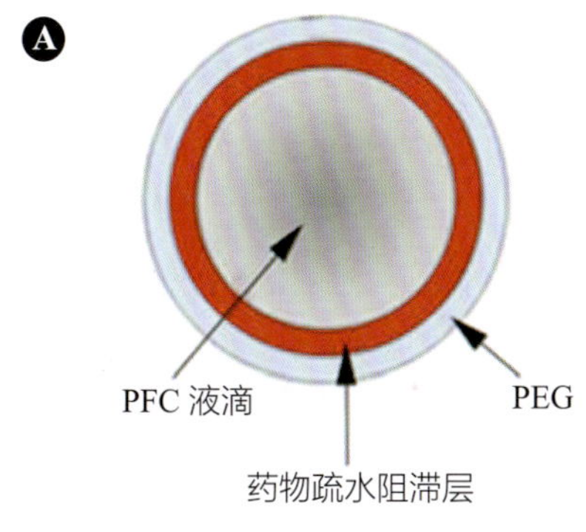

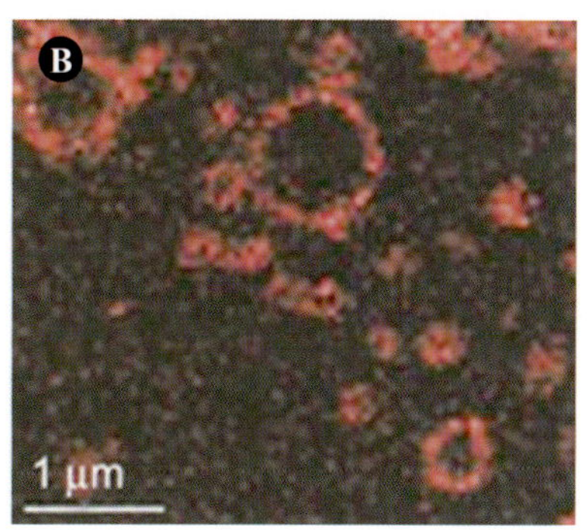

▲ 图 13-3 载药纳米液滴的示意

A. 载多柔比星的 PFP/PEG-PLLA 液滴激光共聚焦图像；B. 比例尺为 1μm；为了更好地显示药物在液滴表面的位置，产生了微米液滴

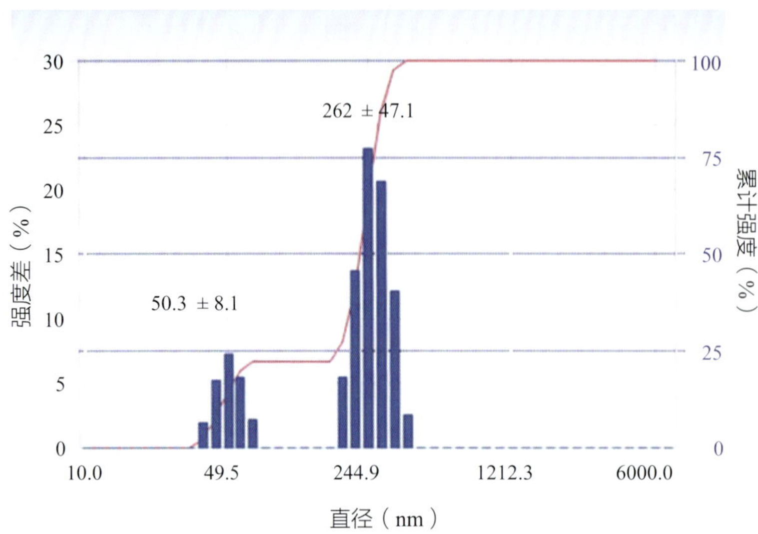

▲ 图 13-4　**1% PECE/5% PEG-PDLA 结构中的粒径分布（相图区域 2，见图 13-2）；左峰——含溶解 PFP 的 PEGPDLA 胶束；右峰——PFCE 纳米液滴；在区域 3(即在较高的 PFP 浓度下）只观察到一个（纳米液滴）峰；所有区域的颗粒大小取决于 PFCE 和 PEG-PDLA 的浓度和浓度比；经许可转载自 Rapoport 等，2013**

的作用下，微米级的白蛋白包被下的 PFP 液滴会汽化成微泡（Kripfgans 等，2000），所得气泡直径为 20～80μm。微泡作为成核剂存在的情况下，随着超声频率和超声时间的增加，汽化阈值降低（Kripfgans 等，2000；Lo 等，2007）。液滴越小，汽化阈值越高（Kripfgans 等，2004）。在实验的基础上，利用超高速成像相机对液滴到气泡的转变过程进行了光学成像（Wong 等，2011）。

Rapoport 等（2009a，b，2010a）讨论了 PFP 液滴汽化的物化原理。PFP 在大气压下的沸腾温度为 29℃，因此在加热下表现出高度的汽化倾向。然而，对于被弹性共聚物壳稳定的小液滴，拉普拉斯压力（即液滴内部和外部的压差）可能会大大提高沸腾温度。这种效应是由液滴和游离水的表面张力引起的。拉普拉斯压力公式如下

$$\Delta P=P_{inside}-P_{outside}=\frac{2\sigma}{r} \qquad \text{（公式 13-1）}$$

P_{inside} 是指液滴内部的压力，$P_{outside}$ 是指液滴外部的压力，σ 是表面张力，r 是液滴半径

液滴内部压力过大导致 PFP 沸腾温度升高。这种现象对给药有重要影响。根据公式 13-1，拉普拉斯压力与液滴大小成反比，这意味着较小的液滴比较大的液滴具有更高的沸腾温度。“裸”时（即非表面活性剂涂层）PFP/ 水界面的表面张力 PFP 液滴为（56 ± 1）mN/m。利用已知参数的安托因方程可求出 PFP 汽化温度与压力的关系（Barber 和 Cady，1956），可在界面张力为 30mN/m 和 50mN/m（对 PEG 涂层胶体颗粒而言的典型值）时计算 PFP 液滴汽化温度与液滴尺寸的关系（Alexandridis 等，1994）（图 13-5）（Rapoport 等，2009a）。图 13-5 所示，直径<4μm 的液滴中 PFP 的沸腾温度高于生理温度。这些液滴在生理温度下保持液态，而直径>4μm 的液滴会汽化。因此，直径>4μm 的液滴应从药用 PFP 乳液配方中排除，因为它们会在全身注射时过早汽化。微米大小的液滴不会溢出的事实也同样重要。因此，在 Rapoport 的工作中，制备了多柔比星负载的 PFP 纳米液滴，其平均尺寸为 250～300nm，具有相对较低的多分散性（见图 13-4）。这些纳米液滴以液态纳米液滴的形式循环并逐渐外渗到肿瘤组织中，然后由肿瘤定向超声触发其转化为

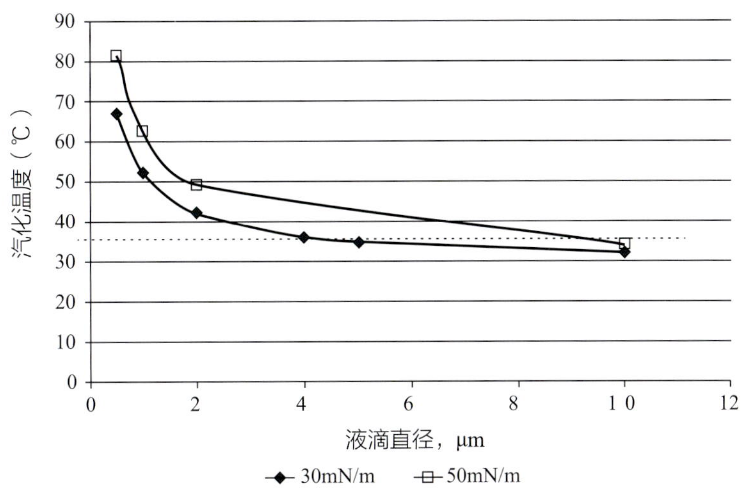

▲ 图 13-5　**在界面能为 30 和 50mN/m 两个特征值时，计算了纳米液滴中 PFP 沸腾温度与液滴尺寸的关系**

经授权转载自 Rapoport 等，2013

微泡，从而导致局部药物释放。

注意：在注射 PFP 纳米乳时，小直径（高规格）针头注射过程中产生的剪应力可能会引起微滴到微泡的转变（Rapoport 等，2009a，b）。这种现象首先在 Echogen 微乳中观察到；其临床意义在参考文献（Becher 和 Burns，2000）中已讨论过。尽管在血管床上产生一些微泡可能有利于增加超声诱导的血管通透性（Caskey 等，2007，2009a，b；Chen 等，2010；Chen 等，2011；Kinoshita 等，2006；Matula 和 Guan，2011；Stieger 等，2007），除非已考虑栓塞疗法，应避免纳米颗粒在血管内转变为微泡。出于安全考虑，PFP 纳米乳应该通过输注或通过低速针头注射。

当 PFP 液滴在共聚物壁内完全汽化后，由于液态和气态 PFP 相之间的密度差为 125 倍，颗粒直径增加了 5 倍（Gao 等，2008；Kripfgans 等，2000；Rapoport 等，2007）。因此，直径 500nm 的液滴在完全汽化后会产生 2.5μm 的气泡。然而，在超声诱导的 PFP 液滴汽化时，观察到了更大尺寸的气泡（Kripfgans 等，2000；Lo 等，2007；Rapoport 等，2009a，b）。这些气泡是由 2.5μm 的原生气泡形成的次生气泡。超过原生气泡大小的气泡增长至少有两种不同的机制：气泡与液滴凝聚或气泡之间的凝聚；溶解空气和（或）全氟化碳化合物从小气泡扩散到大气泡（即 Oswald 熟化）。在凝胶或固体基质中，液滴和微泡的扩散和碰撞受到限制或停止，Oswald 熟化也可能起主要作用。

在栓塞疗法中测试了超声诱导汽化后气泡大小的增加。使用初始直径<6μm 的涂有白蛋白的全氟辛烷磺酸微滴在外化兔肾脏上进行的实验表明，在 ADV 之后，灌注量减少了 70% 以上（Kripfgans 等，2005）。作者推测，这种效应可能足以导致细胞死亡和通过缺血性坏死进行肿瘤治疗。研究还表明，由于灌注和热损失减少，射频消融肿瘤也可能从 ADV 中受益。这些实验后来扩展到外化犬肾（Zhang 等，2010），在一些病例中，皮质灌注显著减少。

为了阐明 PFP 液滴声滴汽化的物理机制，研究了 ADV 与惯性空化阈值之间的关系（Fabiilli 等，2009；Giesecke 和 Hynynen，2003；Kawabata 等，2006；Lo 等，2007；Schad 和 Hynynen，2010）。这些实验大多是用白蛋白或脂质包裹的微气泡进行的，结果表明，ADV 阈值低于惯性空化阈值，这表明液滴到气泡的转变先于惯性空化。对含有各种全氟化碳化合物内核的微米级白蛋白外壳液滴进行了惯性空化阈值测量，包括沸点温度高于全氟化碳化合物的液滴（即全氟己烷和全氟甲基环己烷）（Giesecke 和 Hynynen，2003）。作者发现惯性空化阈值与全氟化碳化合物分子量和沸腾温度的关系并不明显，因此，液滴不需要处于过热状态就能被超声波爆发空化。这一点后来在纳米级 PFCE 液滴的实验中得到了证实（Rapoport 等，2011）。高沸点全氟化碳化合物的液滴到气泡的转化机制很可能与真正的蒸发有着根本的不同（见下文）。研究还发现，含有 DDFP 和 2H，3H- 全氟戊烷混合物的纳米级液滴可以在诊断超声频率（4～7.8MHz）下汽化，并且可以通过改变液滴中两种 PFC 的相对浓度来改变蒸发阈值（Kawabata 等，2005）。作者推测，沸点温度较高的 2H，3H- 全氟戊烷的汽化可能不仅是由直接传递的超声波能量引起的，而且也是由超声波诱导的全氟丙烷气泡沉积的能量引起的。研究表明，全氟辛烷磺酸纳米液滴中液滴到气泡的转变是由预先存在的较大液滴或微泡催化的。超声频率越低，催化作用越强（Rapoport 等，2009a，b）。这表明，不仅可以通过混合不同沸点温度的全氟化碳化合物来有效催化纳米级液滴转变，还可以通过在初始配方中使用双峰或宽液滴粒度分布来实现。这是因为在较低的功率水平下，较大液滴的转化会催化较小的液滴到气泡的转化。

鉴于超声波长和液滴尺寸之间存在很大的不匹配，液滴汽化的详细物理机制目前仍然难以捉摸。然而，最近提出了一种新的机制（Kooiman 等，2014；Reznik 等，2014；Shpak 等，2014）。作者得出结论，液滴汽化是由两种现象的结合引起的：声波在撞击液滴之前发生高度非线性畸变，液滴本身对畸变波进行聚焦。在高压冲击下，非线性畸变会产生明显的超谐波，其波长与液滴大小相当。这些超谐波极大地促进了聚焦效应；因此，所提出的这一机制也解释了所观察到的压力阈值效应。使用超高速照相机拍摄的成核点位置的实验数据验证了这一解释，结果与理论预测非常吻合。作者提出了一些降低液滴汽化所需的超声波压力的方法：混合不同的液体以改变声阻抗；使用双频率或多频率换能器来优化传输波的振幅和相位，以获得最大的建设性干扰，从而最大限度地聚焦在液滴上。不过，论文的结论并不看好利用 ADV 效应向肿瘤间质输送纳米液滴装载的药物，因为汽化成核强烈依赖于液滴尺寸，且纳米尺寸的液滴概率较低。小液滴需要更高的超声频率才能蒸发；而后者由于衰减增强，无法深入人体内部。另外，微米大小的液滴成核所需的超声频率较低，蒸发的概率较高，因此不会外渗。尽管存在这些明显的问题，但使用载药纳米液滴和超声波还是取得了很好的治疗效果（见下文）。请注意，液滴到气泡的转变并不一定与真正的全氟化碳汽化有关，这将在下一节中讨论。

2. 全氟 –15 冠 –5– 醚纳米乳中液滴到气泡的转化

PFCE 的沸腾温度远高于 PFP（常压下为 146℃）。然而，在 PFCE 纳米液滴中启动液滴到气泡的转变所需的超声波能量仅略高于 PFP（Rapoport 等，2011），这证实了之前报道的数据（Giesecke 和 Hynynen，2003）。PFCE 纳米液滴中的液滴到气泡的转变是由连续波或脉冲超声诱导的；后者引起的加热不显著（Rapoport 等，2011）。证实了 PFCE 纳米乳中微滴向气泡转变的机制是非热能性的。有人提出了 PFCE 中超声波诱导液滴变气泡的可能机制（Rapoport 等，2011）。全氟化碳乳剂与其他乳剂的不同之处在于它的气体溶解度非常高，特别是在氧气中。这一特性使得全氟化碳乳剂可以作为血液替代品（Cohn 和 Cushing，2009）。根据亨利定律，气体的溶解度随压力的增加而增加。据推测，在超声波的稀释相位期间，压力下降导致全氟化碳溶解氧在纳米液滴外壳内形成气相，随后溶解气体从周围的液体整流扩散到产生的纳米气泡中。根据这一假设，PFCE 气泡中应主要含有氧气和其他环境气体的混合物，而不是 PFCE 蒸汽（尽管气泡中也会含有少量与 PFCE 液相平衡的全氟聚醚蒸汽）。以这种方式形成的气泡是瞬态的；当关闭超声波时，纳米液滴和周围介质之间的平衡就会恢复；具有超平衡浓度的气体会从气泡中扩散出来，从而恢复 PFCE 纳米液滴。实验证实了这一点。将 PFCE 纳米乳液置于长试管中，只对试管下部进行超声处理。在超声场中形成的气泡由于浮力而向上移动，但离开超声场后又变回了重液滴。在向试管底部移动的过程中，液滴进入超声场，并重新变回气泡。最终，纳米粒子在超声场的边界“跳舞”。

对 PFCE 纳米乳液进行脱气会抑制液滴到气泡的转变，而在重新与空气接触后，这种转变又会恢复，这一事实证明了上述机制。上述气泡形成机制不同于纳米液滴的真正汽化，后者参与了全氟化碳化合物气泡的形成。由 PFP 或 PFCE 纳米液滴形成的气泡在超声场中会发生空化，表现为在散射超声束的快速傅立叶变换（fast Fourier transform，FFT）频谱中产生谐波频率（Rapoport 等，2009a，2010a，2011）。在水环境和用作组织模型的琼脂糖凝胶中都观察到了稳定的空化现象（图 13-6A）。但是，PFCE 液滴没有产生宽带噪声（惯性空化的特征）（图 13-6B）。最近有研究通过超声成像证实了体内液滴到气泡的转化（Matsunaga 等，2012；Wilson 等，2012）。上述材料表明，装载药物的纳米液滴可作为纳米微气泡前体，由于其纳米级尺寸，有望在肿瘤内积聚，然后在肿瘤导向超声波的作用下在原位转化为微泡。利用这种方法，在动物模型临床前研究中成功治疗了乳腺癌、卵巢癌和胰腺癌，详情如下。

三、以相移全氟化碳纳米微滴作为药物载体的超声介导给药的治疗效果和预期机制

本文报道了 ImaRx 公司研制的一种磷脂包被全氟己烷纳米乳，成功地在体外超声触发下将紫杉醇递送到前列腺癌细胞的单层膜（Dayton 等，2006）。在向黑瘤卵巢癌细胞输送化学治疗药喜树碱的体外实验中也取得了令人鼓舞的结果。直径为 220～420nm 的超声波活化全氟化碳化合物纳米液滴由磷脂和（或）Pluronic F68 稳定。共聚焦激光扫描显微镜证实了细胞对纳米乳的吸收（Zhou 等，2009）。有研究在体外测试了白蛋白 / 大豆油包裹的全氟酚聚氧乙烯醚微滴对亲脂性药物苯丁酸氮芥的输送作用（Fabiilli 等，2010a）。超声波的应用几乎使药物的细胞杀伤加倍。

载药全氟碳纳米乳联合超声治疗肿瘤也进行了体内研究。满载药物的脂质稳定全氟辛基溴

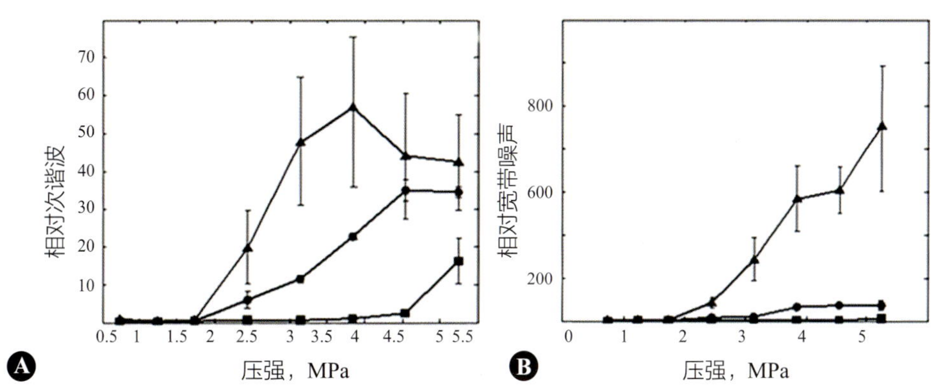

▲ 图 13-6　在室温和 1 MHz HIFU 的作用下，PFP 和 PFCE 纳米滴插入 0.6% 琼脂凝胶中产生的相对次谐波（A）和宽带噪声（B）水平；纳米液滴由 0.25% PEG-PLAA/0.25% PEG-PCL 共聚物混合物来稳定；三角形——PFP 液滴；圆形——PFCE 液滴；正方形——纯琼脂糖凝胶；经授权转载自 Rapoport 等，2010a （perfluorooctylbromide，PFOB）或 PFCE 纳米细胞取得了较强的治疗效果（Kaneda 等，2009；Soman 等，2009；Tran 等，2007；Winter 等，2007）。在 Lanza 和 Wickline 研究组的实验中，开发出了一种技术，可为脂质包裹的纳米微滴赋予活性靶向特性。整合蛋白靶向全氟化碳基纳米粒子（直径为 250nm）用于对肿瘤中 $\alpha_v\beta_3$ 整合蛋白受体的表达进行成像。研究发现，靶向纳米液滴的肿瘤—肌肉液滴积累比为 7，非靶向纳米液滴的肿瘤—肌肉液滴积累比仅为 3。研究小组还利用分子靶向脂质包被的全氟化碳纳米颗粒，在体内给荷瘤小鼠递送了一种剧毒的两亲性细胞溶解肽——蜂毒素。蜂毒素被加入到全氟化碳纳米颗粒的外脂质单层中，作者观察到肿瘤生长显著减少，没有任何明显的毒性迹象。此外，研究表明，分子靶向纳米载体选择性地将蜂毒素递送到多种肿瘤靶点，包括内皮细胞和癌细胞，可能是通过半灌注机制。脂质包被全氟碳纳米颗粒在心血管疾病及癌症 19F 分子成像和靶向药物递送剂中的应用综述（Kaneda 等，2009）。靶向纳米液滴也被用于动脉粥样硬化的诊断和治疗（Caruthers 等，2009；Wickline 等，2007；Winter 等，2008）。

这些出版物中提出的超声介导给药的机制是基于超声辐射力对液滴—细胞接触的增强作用。这促进了细胞膜和磷脂包裹的纳米液滴之间的融合，从而导致药物从纳米液滴转移到细胞内部。上述机制可能适用于脂质包覆颗粒。然而，对于表面暴露出 PEG 链的嵌段共聚物稳定的纳米液滴来说，这种方法几乎无法发挥作用。针对这些纳米液滴提出了另一种机制。该机制基于超声波诱导的液滴到气泡的转变，见图 13–7（Rapoport 等，2009b）。在从液滴到气泡的转变过程中，纳米颗粒的体积急剧增加，而液滴外壳的厚度及颗粒表面的嵌段共聚物浓度相应减少，这使得药物可以从液滴表面“脱落”。模型实验观察了超声作用下药物从气泡向细胞的转移（Rapoport 等，2007）。在体内实验中，PFP/PEG-PLLA 纳米液滴中紫杉醇被紧密保留，这在双侧卵巢癌肿瘤的实验中得到了证实（图 13–8）。

小鼠连续 2 周，每周 2 次，共接受了 4 次全身注射含紫杉醇的纳米液滴（紫杉醇 20mg/kg）；只有一个肿瘤（B 图）使用无聚焦的 1MHz 连续波（continuous wave，CW）超声，额定输出功率密度为 3.4W/cm^2，照射时间为 1min。未超声的肿瘤（A 图）与对照肿瘤的生长速度相同，表明药物未达到治疗浓度。而超声检查后的肿瘤体积明显减小，肿瘤似乎完全消解。这一数据表明，

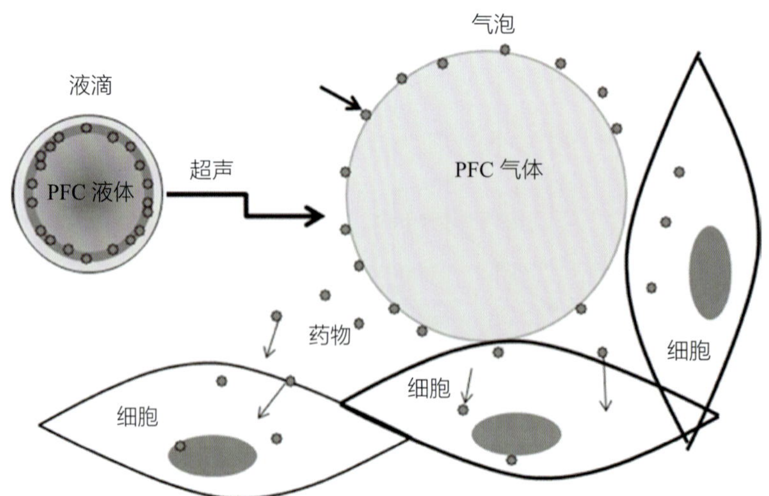

▲ 图 13–7 超声诱导相移触发全氟化碳纳米液滴释放药物的机制示意
经授权转载自 Rapoport 等，2009b

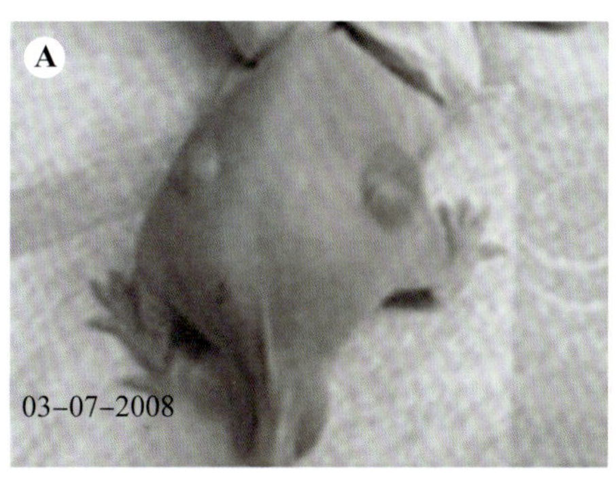

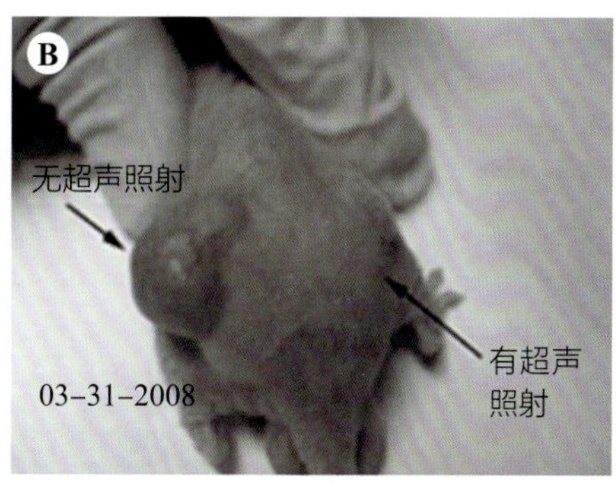

▲ 图 13-8　患有两个卵巢癌肿瘤的小鼠治疗前（A）和治疗后 3 周（B）的照片；小鼠经 4 次全身注射纳米微滴包封紫杉醇（紫杉醇 20mg/kg），每周 2 次；B 图肿瘤在药物制剂注射 4h 后，行 1MHz CW 超声（额定输出功率密度 3.4W/cm², 暴露时间 1min）；超声通过水袋传递，水袋通过 Aquasonic 耦合凝胶连接到传感器和小鼠皮肤上

经许可转载 Rapoport 等，2009b

在没有超声的情况下，紫杉醇被 PFP 液滴紧密保留，但在肿瘤定向治疗超声的作用下，被有效释放。通过纳米滴载体在体内紧密保留药物，为健康组织提供保护；另一方面，有效的超声诱导药物局部释放到肿瘤中使得肿瘤高效消退。

在乳腺和胰腺肿瘤实验中证实，药物负载的 PFP 或 PFCE 纳米乳与 1MHz 或 3MHz 超声波相结合，可产生非常有前景的治疗效果（Rapoport 等，2009b，2011）。胰腺导管腺癌（PDA）的有效治疗尤为重要，因为迄今为止，针对这种毁灭性疾病的其他治疗方法均被证明无效。在笔者的实验中，胰腺肿瘤细胞转染了红色荧光蛋白，以便通过活体荧光成像技术监测原位接种的 PDA 肿瘤的大小和细胞存活情况。在最初的实验中，肿瘤经过非聚焦 1MHz 超声波处理，紫杉醇被包裹在 PFP/PEG-PLLA 纳米液滴中（Rapoport 等，2010b，2011）。虽然在治疗过程中观察到了耐药性的产生，但其结果（延长寿命、减少转移和腹水）（Rapoport 等，2010b；Shea 等，2011）令人鼓舞，这促使研究者转向在 MRI 引导下进行的聚焦超声实验，这种技术被称为 MRgFUS。图 13-9，治疗过程中的温度升高是通过 MRI 热成像监测的（Rapoport 等，2013）。超声束在肿瘤内被控制在一个平面上；因此，治疗体积远小于整个肿瘤体积。在这些实验中，紫杉醇被封装在第二代嵌段共聚物包覆的全氟化碳纳米液滴中，即 PFCE/PEG-PDLA 纳米液滴，该纳米液滴比之前使用的 PFP/PEG-PLLA 纳米液滴有许多重要的改进。液滴芯的不同化合成分，以及外壳组分嵌段共聚物的不同结构带来了这些改进，使得外壳具有弹性而非固态。重要的是，可能由于与 PEG-POLA 胶束处于平衡状态的 PEG-POLA 单聚物的作用，防止了耐药性的产生（Alakhova 等，2010；Batrakova 等，1998，2001）。

PFCE 核心允许使用 ^{19}FI MRI 来监测纳米液滴的生物分布，因为 PFCE 含有 20 个等效氟核，可在 ^{19}FI 波谱中产生尖锐的单共振峰（Ahrens 等，2005；Noth 等，1997；Yu 等，2005）。研究结果揭示了药物负载全氟化碳纳米液滴和超声波联合疗法的一些重要方面。需要强调的是，本研究中使用的超声功率水平始终是次减的。单次治疗中，先注射载紫杉醇纳米滴，并于 6～8h 后应用 MRgFUS 治疗，28 只小鼠中有 4 只的 PDA 肿瘤完全消退且不再复发。此外，与其他接受相同配方但未进行超声治疗的小鼠相比，其他小鼠的寿命也得到了显著延长（表 13-1）。

在纳米液滴注射前或注射后 2h 使用超声波时，均未观察到 MRgFUS 的影响。接受脉冲超声治疗的小鼠的平均寿命明显低于接受 CW 超声治疗的小鼠。空液滴加超声或不加超声治疗均无

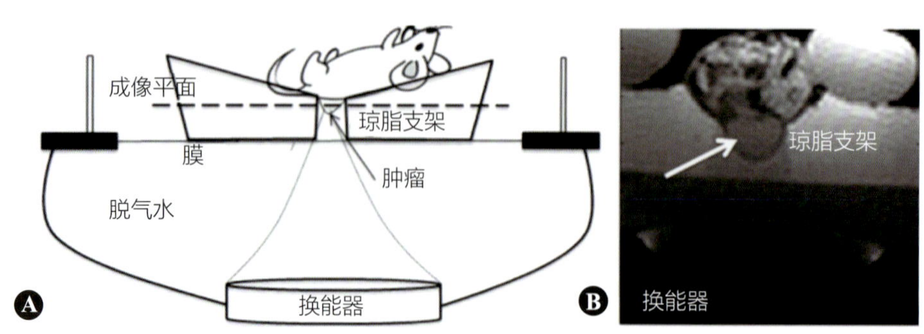

▲ 图 13-9 小动物 MRgFUS 设备上小鼠定位的示意

A. 小动物 MRgFUS 设备上小鼠的轴向图像；B 白箭指示肿瘤（初始大小 455mm^3）（经许可转载自 Rapoport et al，2013）

治疗效果；此外，空液滴联合 MRgFUS 治疗要么无效，要么有害。同时，当超声功率>4.6 声瓦时（但仍保持在亚消融功率水平），对肿瘤生长和动物存活产生不利影响。这些数据表明主要的治疗效果是由药物引起的，而不是由超声波引起的。即使没有超声波，紫杉醇负载的 PFCE/PEG-PDLA 纳米液滴也显著延长了小鼠的寿命（表 13-1）。尽管如此，对于超声参数的最佳组合，MRgFUS 显著增强了药物的作用。值得注意的是，尽管只有一小部分肿瘤通过超声治疗，但观察到肿瘤生长的实质性延迟，这表明药物通过增强对流或扩散有效地从超声区域扩散。本研究的数据表明，超声可能对生物组织产生积极和消极的影响。积极作用可能与超声增加药物载体和药物外渗、药物从载体释放和肿瘤细胞内吞有关。另外，超声和空化微泡引起的血管舒张或收缩可能导致炎症、水肿、出血等负面影响。

组织对超声诱导加热的反应是多方面的。在没有药物的情况下，对亚消融加热的反应可能是负面的，因为灌注增强会促进肿瘤生长。相反，在有药物存在的情况下，灌注增强是一个积极因素，可促进给药到肿瘤组织。此外，高热会增加血管壁和质膜的通透性，从而增加药物在肿瘤细胞内的内化。对超声的最终生物反应可能取决于积极或消极因素的普遍性，而这又取决于治疗方案。

综上所述，这些结果表明载药的全氟化碳纳米乳与超声治疗相结合可以为广泛的疾病提供有效的治疗。

四、结论及未来展望

自从 Paul Ehrlich 在一个多世纪前提出“神奇子弹”的概念以来，靶向给药一直是生物工程领域的一个目标。通过将载药纳米液滴的组织靶向性与主动释放机制相结合，这一昔日难以实现的目标正在变成医学现实。开发刺激响应性药物载体，特别是超声波响应相移全氟化碳纳米液滴，是实现局部给药的前所未有的机遇。它们的重要特性集药物携带、肿瘤靶向、细胞内药物传递及肿瘤的超声可见性增强于一身。这项新技术在小鼠癌症模型中显示出卓越的治疗潜力。

要将相移纳米粒子引入临床实践，还有许多临床前工作要做。过渡到在较大的动物模型上进行实验是一项关键任务。与小动物模型相比，纳米粒子在大型动物（和人类）中的被动靶向可能更具挑战性，因为在大型动物中肿瘤与机体的体积比要小得多。要实现有效的肿瘤积累，可能需要主动靶向相移纳米乳液。为此，确定肿瘤细胞上更具选择性的表面受体是一项至关重要的任务。

设计最佳的临床给药系统包括确定靶点、追踪给药系统的体内状况、指导治疗，以及监测即时和延迟的治疗反应。需要对纳米乳液配方的成分进行更多的生物分布和药代动力学研究，并优化超声参数和超声应用的时间。这些问题在今后的转化研究中有待进一步解决。

表 13-1　不同处理参数下小鼠平均寿命，MRgFUS 于药物注射后 8h 施用

治疗组别	平均寿命（周）
对照组	3.5 ± 0.5
未注射，MRgFUS（*N*=6）	4.8 ± 2.3
空液滴，MRgFUS（*N*=6）	3.5 ± 2.1
紫杉醇液滴，无 MRgFUS（*N*=7）	7 ± 0.8
紫杉醇液滴，MRgFUSCW（*N*=8）	10.3 ± 1.6
紫杉醇液滴，MRgFUS（*N*=4）	6 ± 1.4

第 14 章　气泡辅助超声在免疫疗法和疫苗接种中的应用

Bubble-Assisted Ultrasound: Application in Immunotherapy and Vaccination

Jean-Michel Escoffre　Roel Deckers　Clemens Bos　Chrit Moonen　著

摘要

气泡辅助超声是一种多功能技术，在免疫疗法和疫苗接种方面具有巨大潜力。这项技术是将体内的免疫细胞（如树突状细胞、淋巴细胞）或体内的病变组织（如脑部、肿瘤）暴露于运用气泡的超声波治疗中。气泡破坏会产生物理力，促使弱渗透性免疫刺激分子直接进入免疫细胞的细胞质，或穿过病变组织的内皮屏障。因此，治疗性抗体（即基于抗体的免疫疗法）和细胞因子编码核酸（即细胞因子基因疗法）可以成功地输送到病变组织，从而改善免疫反应。此外，蛋白质抗原和抗原编码核酸（pDNA、mRNA）可被递送至树突状细胞（即基于树突状细胞的疫苗），从而实现持久的预防性或治疗性免疫。本章将重点介绍气泡辅助超声技术在免疫疗法和疫苗接种领域的最新进展。

关键词

超声波；气泡；免疫疗法；疫苗接种

免疫治疗和疫苗接种是极具前景的策略，能够针对细菌和病毒感染，以及脑部疾病和癌症，诱导持久的治疗性或预防性免疫反应（图 14–1）。免疫疗法旨在通过向患者体内输送由免疫细胞自身产生的免疫刺激分子（即抗体、干扰素、白细胞介素）来刺激患者的免疫反应。在疫苗接种领域，有预防性和治疗性免疫接种的报道。预防性疫苗接种的目的是通过给健康患者注射与疾病相关的抗原（disease-associated antigen）来诱导免疫反应，从而预防疾病；而治疗性疫苗接种（也被定义为免疫疗法）的目的是刺激患病患者的免疫反应。预防性免疫可在疾病发生时产生快速有效的免疫反应。免疫刺激分子和抗原既可以以重组蛋白的形式传递，也可以通过核酸（即 pDNA、mRNA）编码传递。然而，电荷、亲水性、大小和分子量等物理、化学特性会降低它们进入生物

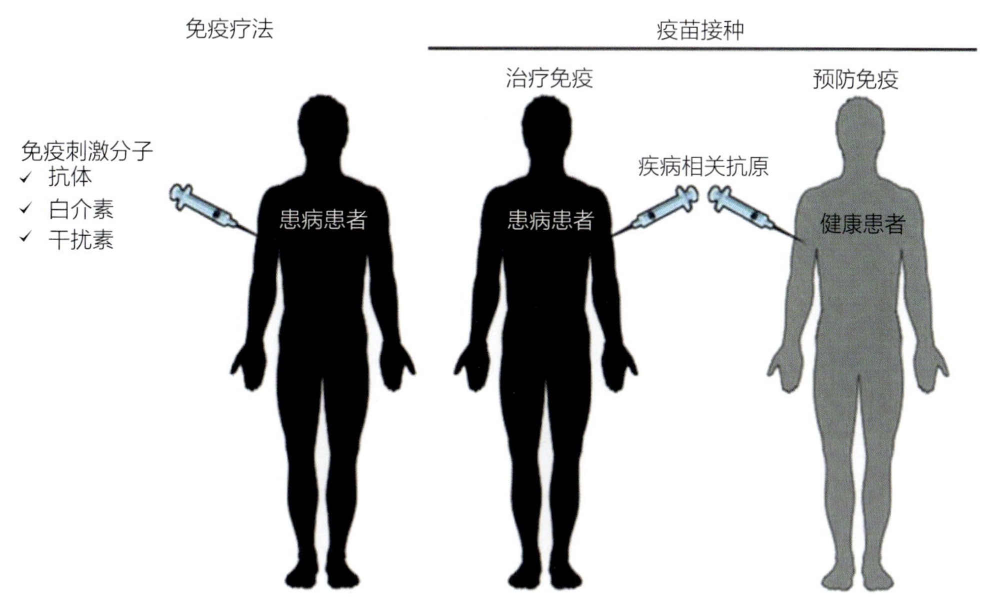

▲ 图 14-1 免疫疗法和疫苗接种

靶标（如免疫细胞、皮肤、骨骼肌）的能力，从而限制治疗效果。因此，这些疗法的临床开发需要使用安全有效的方法来递送免疫刺激分子和抗原。合适的递送方法必须克服几个生物学障碍：①它应保护重组蛋白和核酸不被血液或目标组织中的酶降解；②它应增加其通过生物屏障（即血管内皮、质膜）的能力；③它应改善其在组织间隙中的扩散。已提出的核酸和重组蛋白递送策略包括使用病毒、物理和化学方法。

在已经得到测试的传递方法中，高频超声（1～10MHz）和气泡（如微泡、纳米泡、脂质体泡）的结合作为一种物理的、非病毒的方法被引入，目前正在评估其在基因和药物传递方面的应用（见第 12 至 19 章）。气泡辅助超声技术是一种在超声处理过程中使用气泡治疗体外目标细胞或体内目标组织的方法。这些气泡被设计成脂质、白蛋白或聚合物外壳的微米级（如微气泡）或纳米级（即纳米气泡，脂质体气泡）气体颗粒，悬浮在水相溶液中（见第 11 章）。然后在体外将它们与细胞混合，或在体内通过血管内 / 组织内注射给药。在适当的声学条件下，气泡暴露于超声波会导致其周期性振荡（也称为稳定空化）和（或）坍缩（惯性空化）（见第 9 章）。现在人们已经知道，气泡振荡可以诱发物理现象（如冲击波、微流、微射流），从而扰乱生物屏障的完整性（Doinikov 和 Bouakaz，2010；Ohl 等，2006；Ohl 和 Wolfrum，2003）。在过去的 10 年里，利用气泡辅助超声将治疗分子输送到病变组织已经得到了广泛的探索。事实上，这项技术已经成功地用于将核酸转移到心脏、血管、肝脏、骨骼肌和肿瘤中（Escoffre 等，2013b）。此外，低分子量化学治疗药的体内局部给药也有报道（Escoffre 等，2013a；Iwanaga 等，2007），目前正在进行临床研究（Kotopoulis 等，2013）。在体外和体内应用中，该技术可在输送外源分子时尽量减少对细胞或组织的损伤、炎症反应和（或）免疫反应（Hauff 等，2005；Taylor 等，2007；Escoffre 等，2010a）。此外，超声波可以无创定向到特定体积的超微组织（如皮肤）和深埋器官（如肝脏）。总的来说，这些特性使得气泡辅助超声波成为一种创新的、令人信服的核酸、抗体（antibody，Ab）、细胞因子和抗原输送方法。

近年来，气泡辅助超声的应用已扩展到免疫治疗和疫苗接种，特别是脑部疾病和癌症的治疗。本章的重点是综述气泡辅助超声在这些领域的应用现状。本文将进一步讨论气泡辅助超声的局限性和未来发展。

一、基于抗体的免疫疗法

（一）在神经病学中的应用

对脑部疾病分子机制的深入了解，以及成功治疗方法的缺乏，促使了基于抗体的免疫疗法在治疗神经退行性疾病方面的兴起。然而，这种具有潜力的治疗选择受到生理屏障，血脑屏障（blood-brain barrier，BBB）的限制（Wong 等，2013）。这一屏障在大脑稳态中起着重要作用。BBB 由周细胞、星形胶质细胞、神经元、小胶质细胞和内皮细胞紧密接触组成。中枢神经系统（central nervous system，CNS）的内皮细胞是一种独特的细胞，它们通过称为紧密连接的细胞间附着物紧密融合在一起。BBB 限制了大多数分子（如核酸或抗体）从血液循环进入脑实质，从而阻碍了它们在神经退行性疾病和脑肿瘤治疗中的应用。决定分子外渗的因素是它们的分子电荷和大小（如抗体为 150kDa），它们的脂溶性（如抗体是亲水的），以及这些分子是否通过血脑屏障进行任何运输过程（如胞吞作用）。

为了克服这些限制，已经有研究评估了抗体在完整 BBB 中的不同递送策略。这些方法包括用阳离子化合物（即吸收介导的胞吞作用）或正常脑功能所需的内源性分子（即受体介导的胞吞作用）对抗体进行化学或遗传修饰（Chacko 等，2013）。然而，这些方法的主要的局限性是可能会丧失抗体功能。短暂性血脑屏障中断（BBB disruption，BBBD）是另一种改善脑内抗体递送的策略。事实上，动脉内注射高渗溶液（如 1.6M 甘露醇）或药理学药物（如缓激肽）已被用于诱导短暂性 BBBD，然而，这是非局灶性的，涉及由注射的动脉分支供应的整个脑组织。局部 BBBD 可以通过直接立体定向引导分子注射到靶脑部位来进行临床治疗，但这种方法仍然具有创伤性。

如今，人们正努力提高 BBB 的通透性，以促进治疗药物向大脑的局部输送。自 20 世纪 90 年代以来，在 MRI 引导下使用气泡辅助超声进行局部 BBBD 的研究正在进行中（Aryal 等，2014；Burgess 和 Hynynen，2014）。因此，BBB 附近的超声波驱动气泡振荡可促进抗体外渗并吸收到所需的脑区。MRI 可以确定目标位置，并根据 MRI 造影剂的外渗情况评估 BBBD 的功效。由于采用了这种方法，世界上已有多个研究小组成功报道了化学治疗药、基因、治疗性抗体及免疫细胞或干细胞外渗进入中枢神经系统的靶向输送（见第 16 章）。

举例——阿尔茨海默症

阿尔茨海默症（Alzheimer disease，AD）是一种进行性和无法治愈的神经退行性疾病，影响着全世界数千万人。人们认为阿尔茨海默病的发病机制与 β- 淀粉样蛋白（amyloid β-protein，Aβ）斑块的积累和过度磷酸化的 τ 蛋白缠结有关（Ittner 和 Gotz，2011）。由于对 AD 发病机制有了新的认识，因此出现了旨在检测和减少 Aβ 斑块的诊断和治疗策略。以抗体为基础的免疫疗法是清除 Aβ 斑块的一种很有前景的治疗方法，它可以通过 Aβ 肽或基因进行主动免疫，也可以在注射抗 Aβ 抗体后进行被动免疫（Liu 等，2012）。目前对 AD 患者的治疗需要长期静脉注射（intravenous，i.v.）高剂量的抗 Aβ 抗体，以清除大脑中的 Aβ 斑块（Opar，2008；Wilcock 和 Colton，2008）。在 AD 小鼠模型中，静脉注射和腹腔注射 500μg 的高剂量抗 β 抗体可清除 β 斑块并改善认知功能，但药动学分析显示，实际到达大脑的抗体不到 1%（Bard 等，2000；DeMattos 等，2001；Banks 等，2002）。然而，Thakker 等报道，脑内注射 40μg 抗 Aβ 抗体比腹腔注射 200μg 抗体更有效地清除 Aβ 斑块（Thakker 等，2009）。因此，靶向脑内递送抗 β 抗体可使有效量的抗体进入重斑块的解剖区域，从而改善 AD 小鼠模型的治疗效果。然而，实现这一目标所需的大多数技术都是侵入性的。在此背景下，

Raymond等利用MRIgFUS研究了抗Aβ抗体在AD小鼠模型中的传递（Raymond等，2008）。MRI引导能够选择性治疗和监测受影响的大脑区域（图14–2A、B）。

静脉注射抗Aβ抗体（53mg/ml全血清0.1ml）后，对小鼠进行超声处理（0.69MHz，脉冲重复频率为1Hz，占空比为1%，负压峰值为0.67～0.8MPa，持续时间为40～45s），同时静脉注射Definity®微泡（0.01ml 1：10稀释造影剂）。随后，在静脉注射Magnevist®（MRI造影剂；62.5μl/kg）后，用T_1加权快速自旋回波MRI监测BBB中断情况。结果显示，超声脑区与Aβ斑块结合的抗Aβ抗体增加了（2.7 ± 1.2）倍。未超声区域未检测到抗体外渗。此外，T_1加权快速自旋回波MRI和超声区域的抗Aβ抗体检测显示，MRI强度变化与抗体浓度呈正相关，从而表明BBBD是抗Aβ抗体脑内递送的原因。随后，在两个不同的转基因品系（即APPswe:PSEN1dE9和PDAPP）中成功地复制了这一过程，年龄跨度很大（即9～26个月）。在超声脑组织中几乎没有检测到组织损伤（即散在瘀斑），从而揭示了这种方法的安全性。该小组随后在转基因AD小鼠模型（即TgCRND8）中继续研究抗Aβ抗体对FUS介导的BBBD的治疗效果（Jordao等，2010）。按照类似的程序，在静脉注射后用超声波（0.558MHz，10ms burst/Hz，负压峰值为0.3MPa，持续时间120s）靶向小鼠大脑。联合给药Definity®（160μl/kg）、Gadovist®（MR造影剂；0.1ml/kg）和40μg的抗Aβ抗体（BAM-10）（图14–2A）。

超声处理后几分钟内，Gadovist®被目标脑组织吸收（图14–2B），随后检测到与Aβ斑块结合的抗Aβ抗体（图14–2C-E）。治疗4天后，小鼠右侧脑中Aβ斑块的数量和平均大小及Aβ的表面积与未超声的左侧脑相比明显减少（图14–2F-H）。总之，在MRI引导下，气泡辅助FUS是一种很有前景的无创性技术，可用于局部输送低剂量但有治疗作用的抗Aβ抗体。

（二）在肿瘤学中的应用

在过去的10年里，癌症治疗有了很大的发展，特别是在治疗性抗体领域（Scott等，2012）。与化学治疗不同，抗体能够区分健康组织和肿瘤组织，从而潜在地提供有效的治疗，同时最大限度地减少对健康组织的不良作用。抗体通过靶向参与肿瘤生长和传播的生物学途径的特定分子靶点，从而抑制肿瘤细胞的生长和播放，可能提供有效的治疗。在体内实验中，发现抗体的活性依赖于自然杀伤细胞的作用，确定抗体依赖性细胞毒性（antibody-dependent cellular cytotoxicity，ADCC）是抗体作用的主要机制。最近，FDA和EMA批准了几种基于抗体的免疫疗法，用于血液系统恶性肿瘤（如Zevalin®、Rituxan®）和实体肿瘤（如Erbitux®、Herceptin®）的临床治疗。在临床试验中，无论是单独治疗还是联合化学治疗，这些抗体都能降低转移性或早期癌症患者的死亡率。

然而，基于抗体的免疫疗法很少能治愈实体瘤。由于其瘤内（intratumoral，i.t.）生物利用度较低，必须全身注射大剂量抗体或频繁注射抗体才能达到治疗效果。因此，这些剂量的抗体会产生严重的不良反应，这种免疫疗法也就成了一种昂贵的选择。事实上，这种方法在实体瘤方面的成功率有限是由多种因素造成的，其中包括抗体的理化特性和肿瘤微环境的生物特性（Frenkel，2008）。一方面抗体体积大（150kDa）可提供较长的循环半衰期（人体中半衰期$t_{1/2}$>21天），但另一方面也会减少其在肿瘤组织中的渗透。与健康组织相反，肿瘤组织由于血管渗漏和缺乏功能性淋巴管而具有较高的组织间液压力（Boucher等，1990）。这些高压使液体从实体瘤外围向外运动，减少了液体在血管壁上的渗透。因此，抗体等依赖对流的大分子的外渗和肿瘤积聚受到严重限制。肿瘤细胞与血管之间平均距离的增加是导致抗原输送不足的另一个限制因素。事实上，细胞增殖高水平会导致肿瘤细胞迫使血管分开，从而导致血管密度降低，限制了抗体向远处肿瘤

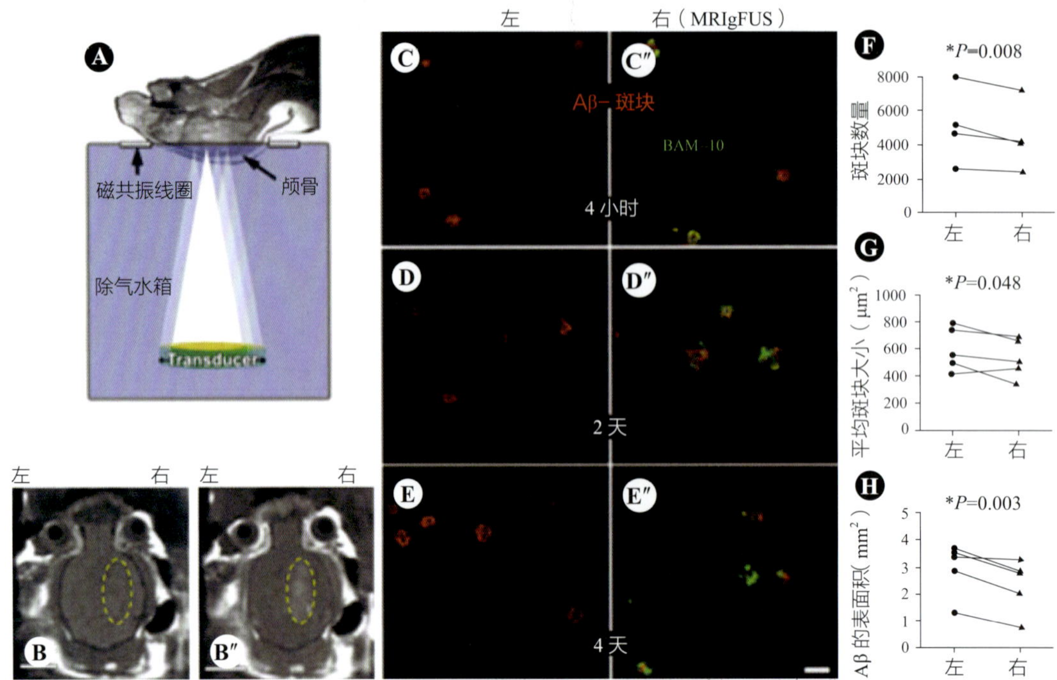

▲ 图 14-2 **在 MRI 引导下使用囊泡辅助 FUS（MRIgFUS）递送抗 Aβ 抗体（BAM-10）；将小鼠置于仰卧位（A）；联合静脉注射 Defi®、Gadovist® 和抗 Aβ 抗体（BAM-10）后，小鼠右侧脑被 FUS 靶向；在经颅 FUS 治疗之前（B）和之后（B″），使用 T_1 加权对比增强 MRI 扫描定位超声病灶在处理后 4 小时（C、C″）、2 天（D、D″）和 4d（E、E″）（标尺 50μm），采用免疫荧光法检测 BAM-10 抗体（绿色染色）和 Aβ 斑块（红色染色）；在 4 天内，测定小鼠右侧超声和左侧未超声侧 Aβ 斑块的平均计数（F）、大小（G）和表面积（H）**

经 Jordao 等，2010 许可转载

细胞的输送（Minchinton 和 Tannock，2006）。一旦进入肿瘤间质，细胞外基质和结合位点屏障分别通过非特异性和特异性相互作用限制抗体的间质转运。总之，这些限制阻碍了抗体在实体瘤中的充分和均匀分布。近年来，气泡辅助超声被用于改善肿瘤中抗体的输送。

例 1：西妥昔单抗和头颈部鳞状细胞癌

头颈部鳞状细胞癌（head and neck squamous cell carcinoma，HNSCC）是世界上第六大最常见的癌症，估计全球发病率为 50 万新病例，以其快速的临床进展而闻名。在过去的 25 年中，手术、放射治疗和化学治疗相结合的治疗方法改善了该疾病的预后，但这也与患者的高发病率和与治疗相关的死亡人数增加有关（Price 和 Cohen，2012）。随着对 HNSCC 发病机制认识的加深，人们发现了一个新的分子靶点——表皮生长因子受体（epidermal growth factor receptor，EGFR）（Bose 等，2013）。研究发现，EGFR 在 HNSCC 中过度表达，并与晚期疾病和不利预后有关。这些研究促成了新型靶向治疗药西妥昔单抗（Erbitux®）的开发，西妥昔单抗是一种针对表皮生长因子受体的嵌合人鼠 IgG_1 单克隆抗体。临床试验显示，使用这种抗体治疗 HNSCC 的疗效略有改善，尤其是在与放射治疗联合使用时（Bonner 等，2006）。此外，西妥昔单抗单独治疗或与其他疗法联合治疗的不良反应仍然是导致患者发病的重要原因（Logan，2009）。在这种情况下，任何既能提高西妥昔单抗在肿瘤内的生物利用度，同时又能最大限度地减少对健康组织不良反应的方法，都将成为治疗 HNSCC 的有吸引力的方法。

最近，Heath 等研究了通过微泡辅助超声输送西妥昔单抗治疗 HNSCC 的疗效（Heath 等，

2012）。体外结果显示，与单独使用西妥昔单抗治疗相比，这种方法（Definity® 微泡；1MHz，机械指数为 0.5，脉冲重复周期为 0.01s，占空比为 20%，持续时间为 5min）可使 HNSCC 细胞对西妥昔单抗的胞内吸收增加 30%。与之前的数据一致，这种抗体吸收的增强与细胞凋亡的显著增加呈正相关。在皮下 HNSCC 肿瘤异种移植中使用微泡辅助超声（Definity® 微泡；1MHz，机械指数为 0.5，脉冲重复周期 5s，占空比 20%，持续时间 5min）进行体内西妥昔单抗给药，与单独使用西妥昔单抗治疗相比，肿瘤体积缩小了 30%。肿瘤的组织病理学分析显示，肿瘤大小的减小与微血管密度的降低和细胞凋亡的增加呈正相关。此外，治疗后肿瘤周围组织未见损伤。总而言之，使用气泡辅助超声给药西妥昔单抗有治疗效果。

例 2：曲妥珠单抗与脑转移性乳腺癌

乳腺癌是全世界妇女中最常见的癌症，也是妇女癌症死亡的主要原因。此外，25%～30% 的人乳腺癌过度表达人表皮生长因子受体（human epidermal growth factor receptor-2，HER-2），这预示着不良的临床结果（Arteaga 等，2012）。HER-2 阳性乳腺癌比其他类型的乳腺癌更容易转移到中枢神经系统（Leyland-Jones，2009）。中枢神经系统转移患者的预后大多很差。标准的治疗方法是类固醇联合放射治疗、手术或立体定向放射手术（Chang 和 Lo，2003）。如前所述，由于血脑屏障的存在，化学治疗通常不被认为是一个有效的治疗选择。然而，在大多数原发性脑肿瘤和转移瘤中，肿瘤血管的通透性是不均匀的，因此有利于毒性浓度的化学治疗药自由进入一小部分高度灌注的转移瘤中（Eichler 等，2011）。然而，肿瘤转移的种子可能受到周围健康组织 BBB 的保护。因此，BBB 仍然是患者治愈的主要障碍之一。不幸的是，现在，由于缺乏有效的治疗选择，女性中枢神经系统转移和放射治疗后复发的人数仍在增加。

曲妥珠单抗（Herceptin®）是一种人源化单克隆抗体，靶向乳腺癌中 HER-2 过表达（Hudis，2007）。无论是作为单一疗法还是与化学治疗和（或）放射治疗联合使用，这种免疫疗法都可以降低早期和转移性乳腺癌患者的死亡率（Joensuu 等，2006；Horton 等，2010）。这种生存获益主要是由于全身性疾病得到控制，而中枢神经系统仍然是一个禁区。然而，有临床研究报告称，随着曲妥珠单抗使用量的增加，原发肿瘤脑转移的发生率也在增加（Bendell 等，2003）。

为了有效治疗中枢神经系统转移瘤，曲妥珠单抗需要克服 BBB 和肿瘤微环境带来的限制。最近，Kinoshita 等研究了使用气泡辅助超声波将曲妥珠单抗送入健康小鼠大脑的方法（Kinoshita 等，2006）。使用 0.69MHz 聚焦超声换能器，静脉注射曲妥珠单抗（20mg/kg）和 Optison® 微泡（1.6ml/kg）及 Magnevist®（1.6ml/kg），在 MRI 引导下无创性地打开 BBB。经过 0.6MPa 或 0.8MPa 超声处理（脉冲重复频率为 1Hz，占空比为 1%，持续时间为 40s）后，目标脑组织中的曲妥珠单抗含量分别增至 1.50ng/g 和 3.25ng/g。在未超声处理的脑组织中未检测到曲妥珠单抗。这种脑内给药与 T_1 加权快速自旋回波 MRI 监测到的 BBBD 呈正相关。此外，组织病理学分析表明，超声导致少量散在的外渗红细胞和凋亡细胞，其数量随着声压的增加而增加。不过，在超声脑组织中没有检测到缺血性神经元。总之，这项技术是提高曲妥珠单抗脑内生物利用度的一种可行方法。6 年后，Park 等在乳腺癌脑转移大鼠模型中评估了该方法的治疗效果（Park 等，2012）。为此，他们将 HER-2 阳性人乳腺癌细胞（即 BT-474）植入裸鼠脑内。在 MRI 引导下，结合静脉注射，每周进行 6 次超声治疗（0.69MHz，脉冲重复频率为 1Hz，占空比为 1%，负压峰值为 0.69MPa，持续时间 60s）。注射曲妥珠单抗（2mg/kg）、Magnevist®（0.2ml/kg）和 Definity® 微泡（10μl/kg）（图 14-3）。治疗后 7 周采用 MRI 监测肿瘤生长和生存率。与单独使用单抗治疗相比，使用微泡辅助超声给药曲妥珠单抗可显

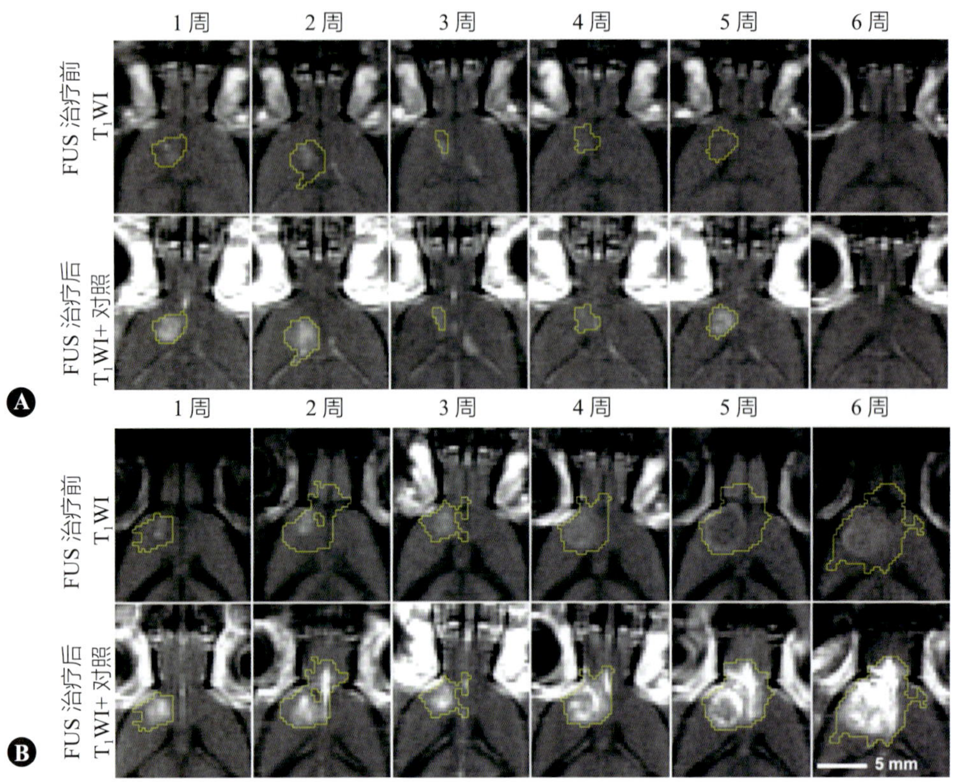

▲ 图 14-3 **MRgFUS 给药曲妥珠单抗；在微泡辅助 FUS 给予曲妥珠单抗治疗前和（6 次 FUS 治疗后）分别获得一系列 T_1 加权像（T_1WI）；人类 HER-2 阳性乳腺肿瘤在 6 周后消失（A），另一个没有表现出强烈的反应（B）；注射 Magnevist® 后获得治疗后图像；黄色的轮廓线显示了信号强度至少比非超声大脑区域高 5%**

经授权转载自 Park 等（2012）

著减少肿瘤体积（图 14-3A 和 B）。在研究终点，仅在气泡辅助超声联合曲妥珠单抗治疗的大鼠中观察到肿瘤根除。超过一半的治疗大鼠存活，导致中位生存时间超过 83 天（即，比单曲妥珠单抗治疗至少长 17%）。综上所述，与单独曲妥珠单抗治疗相比，使用气泡辅助超声给药曲妥珠单抗显示出显著的治疗效果。

二、基于树突状细胞的疫苗接种

DC 是最有效的抗原呈递细胞（APC），它们能够引发和激活细胞毒性 T 细胞（CTL 或 $CD8^+T$ 细胞）和辅助性 T 细胞（Th 或 $CD4^+T$ 细胞）反应（Abbas 和 Lichtman，2006）。$CD8^+T$ 细胞参与消除感染或转化细胞，而 $CD4^+T$ 细胞主要通过细胞因子产生和细胞间相互作用支持有效和持久的 T 和 B 细胞反应。游离抗原诱导 $CD4^+T$ 细胞反应，而 $CD8^+T$ 细胞反应的诱导是由于粒子耦联抗原的交叉呈现而有效实现的。此外，DC 还通过与 B 细胞的相互作用参与抗体反应的产生。未成熟的树突状细胞在整个机体外围充当哨兵细胞，在那里它们识别并吞噬抗原。这些抗原随后被加工，DC 迁移到传入 / 引流淋巴结（即次级淋巴器官），在那里局部启动免疫反应。DC 在迁移过程中成熟为 APC，这些成熟的 DC 通过主要组织相容性复合体（major histocompatibility complex，MHC）Ⅰ类分子和 MHC Ⅱ类分子呈现来自抗原的表位肽。同时，外源性抗原可能直接进入引流淋巴结，被常驻 DC 识别，并在环境介导信号的控制下产生适当的适应性免疫反应。虽然无害的抗原通常会激活耐受原细胞，但与有害病原体等危险信号相关的抗原最终会触发效应免疫细胞。

目前，使用减毒和灭活病原体疫苗的免疫技术已被证明能有效地诱导免疫反应，从而控制各种感染（Andre，2003）。然而，这类疫苗对预防或治疗癌症、自身免疫性疾病和过敏性疾病没有用处。此外，使用减毒活病原体进行疫苗接种引起了广泛的安全问题。为了克服这些局限性，基于重组或纯化抗原的亚单位疫苗已成为一种替代选择（Foged，2011）。然而，这些抗原的免疫原性很差。免疫调节分子 / 佐剂的加入已经成功地提高了重组抗原基疫苗的免疫原性。几十年来，研究的重点一直是开发高效、安全的方法，将菌体、肽、mRNA 和 pDNA 输送到 DC 中（Cintolo 等，2012）。这些方法包括将抗原吸收或共价连接到颗粒（如脂质或聚合物基纳米或微颗粒）、矿物盐（如明矾）和抗体上，以及将其封装在颗粒内。这些方法的有效性取决于它们防止抗原降解的能力，从而将有效浓度的抗体输送到 DC 中以激活它们。高效的抗原递送方法与免疫刺激分子的结合对于诱导高效持久的效应免疫和记忆免疫至关重要。最近，一些研究报告称气泡辅助超声是一种很有前景且有效地将抗原递送到 DC 中的方法（Lemmon 等，2011；Un 等，2010，2011；Oda 等，2012；De Temmerman 等，2011）。事实上，重组抗原、肽或核酸可以在组装过程中装载到气泡上。此外，气泡还能提供额外的保护，防止抗原降解。在下面的例子中，有报道称这些智能载体与超声波的结合成功地将抗原输送到 DC 中，用于治疗黑色素瘤的肺转移。

例 1：黑色素瘤源性抗原蛋白的递送

黑色素瘤是全球皮肤癌死亡的主要原因，并且具有早期转移倾向（Black 和 Brockway-Lunardi，2013；Ferlay 等，2013）。局部黑色素瘤（即局限于原发部位）患者的 5 年生存率在 80%～90%，而转移性黑色素瘤患者的 5 年生存率低于 20%。黑色素瘤的化学治疗耐药性，以及任何单一或联合化学治疗药的高度肿瘤异质性反应率，能够解释大多数黑色素瘤患者的死亡原因是转移性黑色素瘤。因此，开发有效的治疗方案，包括基于 DC 的免疫疗法，正成为治疗转移性黑色素瘤的挑战（Sanlorenzo 等，2014）。

最近，研究人员在气泡脂质体（bubble liposome，BL）辅助超声下对暴露于抗原的树突状细胞进行预防性免疫，以预防黑色素瘤肺转移（Oda 等，2012）。该方法从黑色素瘤细胞中提取抗原，利用 BL 辅助超声（2MHz，占空比为 10%，突发率为 2Hz，$2W/cm^2$，$3 \times 10s$，时间间隔为 10s；BL 量为 120μg）（图 14–4）。

输送效率约为 74%。与之前描述的依赖内吞途径的抗原递送方法不同，BL 辅助超声直接将黑色素瘤相关 Ag 抗原（melanoma-associated Ag，MAA）递送到细胞膜。因此，这种方法能诱导 MHC Ⅰ类受限的 MAA 呈递到 DC 上。为了评估体内预防性免疫的效果，C57BL/6 小鼠在静脉注射 B16/BL6 黑色素瘤细胞前用 DC 免疫两次。组织病理学分析表明，基于 DC 的免疫疗法使黑色素瘤肺转移的频率降低了 4 倍。这项研究表明，BL 辅助超声是向 DC 运送抗原蛋白的一种令人鼓舞的方法（图 14–5）。

例 2：传递编码抗原的 pDNA

要从使用肿瘤特异性抗原编码 pDNA 的 DNA 疫苗接种（也称为基因疫苗接种）中获得高疗效，关键是要将 pDNA 选择性地、有效地递送到 APC 中，包括 DC（脾 $CD11^+$ 细胞）和巨噬细胞（非肾实质肝细胞）（Aurisicchio 和 Ciliberto，2012）。然而，这种策略有两大局限性：①使用目前的递送方法，pDNA 在体外和体内转移到 APC 的效率较低；②器官 APC 数量较少，从而限制了 pDNA 的选择性递送。由于 APC 表达大量甘露糖受体，许多研究小组设计了甘露糖修饰的非病毒载体，用于将 pDNA 运送到 APC 中。

Un 等开发了甘露糖受体靶向气泡脂质体（BL），显示了其对 APC 的选择性和对超声波的响应（Un 等，2010）。他们使用荧光素酶报告基因证明，在体内静脉注射靶向气泡脂质体（400μl

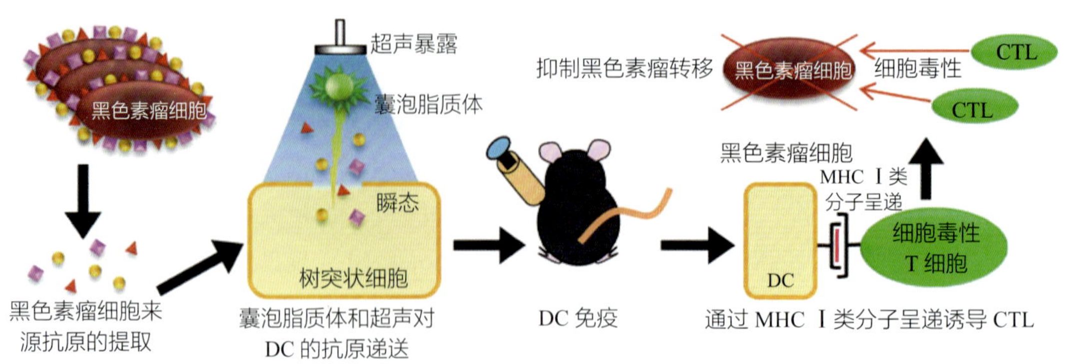

▲ 图 14–4 用 BL 和超声处理的树突状细胞进行预防性免疫
经授权转载自 Oda 等（2012）

BL 含 50μg pDNA），然后对腹部区域进行透皮超声照射（1MHz，占空率为 50%，爆发率为 10Hz，强度为 1W/cm^2，超声时间为 2min），诱导 APC（即脾 CD11$^+$ 细胞和非实质性肝细胞）的荧光素酶表达量选择性地增加 500～800 倍。基因表达的增强与 pDNA 向目标器官（即脾脏和肝脏）递送效率的提高呈正相关。作者没有观察到这种方法有任何严重的不良反应，如肝脏毒性。作者使用编码卵清蛋白的 pDNA 作为模型抗原，结果表明三次免疫可诱导脾脏 CD11$^+$ 细胞产生大量 γ 干扰素（interferon-γ，IFN-γ），从而显著增强辅助性 T 细胞向 Th1 细胞的分化。这导致了针对卵清蛋白表达细胞的具有高度特异性抗肿瘤活性的 CTL 激活。为了研究预防效果，在三次免疫后，将表达卵清蛋白的肿瘤细胞进行皮下移植。结果显示，与使用非靶向 BL 辅助超声或单独静脉注射靶向脂质体或裸脂质体的免疫接种相比，使用靶向 BL 和超声波进行 DNA 疫苗接种可使肿瘤体积缩小到 1/5～1/4.5。这种 DNA 免疫程序还显著延长了接种小鼠的存活时间。此外，将肿瘤重新移植到完全排斥肿瘤的小鼠身上的结果表明，这种给药方法获得的抗肿瘤效果至少可以维持 80 天。

一年后，同一作者研究了转移性和复发性小鼠黑色素瘤（即 B16BL6）的 DNA 疫苗接种方法（Un 等，2011）（图 14–6A）。使用携带 pDNA 的靶向 BL 进行 DNA 免疫，pDNA 表达泛素化的黑色素瘤特异性抗原（即 gp100，酪氨酸酶相关蛋白 2），在 B16BL6 黑色素瘤抗原存在的情况下，Th1 细胞因子（即 IFN-γ、肿瘤坏死因子 –α）的分泌和 CTL 活性特异性增强。此外，作者成功地获得了针对原发性和实体黑色素瘤肿瘤，以及黑色素瘤肺转移的有效和持久的 DNA 免疫（图 14–6B）。据报道，70% 的免疫小鼠有完全的肿瘤排斥反应。此外，与对照组相比，这些小鼠的存活率显著延长（肿瘤移植后 100 天存活率为 80%），对照组中没有小鼠在肿瘤接种后存活超过 60 天。

与 DNA 疫苗接种相比，基于 mRNA 的免疫具有以下几个优点：①不与宿主基因组整合，使其方法更加安全；②核膜是 pDNA 转移到细胞核的细胞屏障，特别是在非分裂细胞中；③ mRNA 只产生短暂的基因表达，这对于 DC 加工和呈递抗原是不可或缺的。基于 mRNA 的气泡辅助超声目前正在研究中（De Temmerman 等，2011）。

三、细胞因子基因治疗

通过局部或全身表达细胞因子来增加宿主抗肿瘤免疫似乎是影响所有类型肿瘤生长的有利治疗策略。几种 Th-1 细胞因子，包括 IL-2（Chi 等，2003）、IL-12（Suzuki 等，2010）、IL-27（Zolochevska 等，2011）、INF-γ（Sakakima 等，2005）和粒细胞巨噬细胞集落刺激因子（granulocyte macrophage colony stimulating factor，

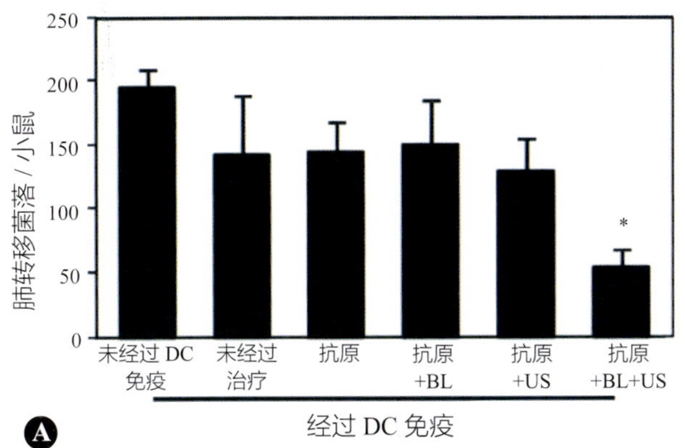

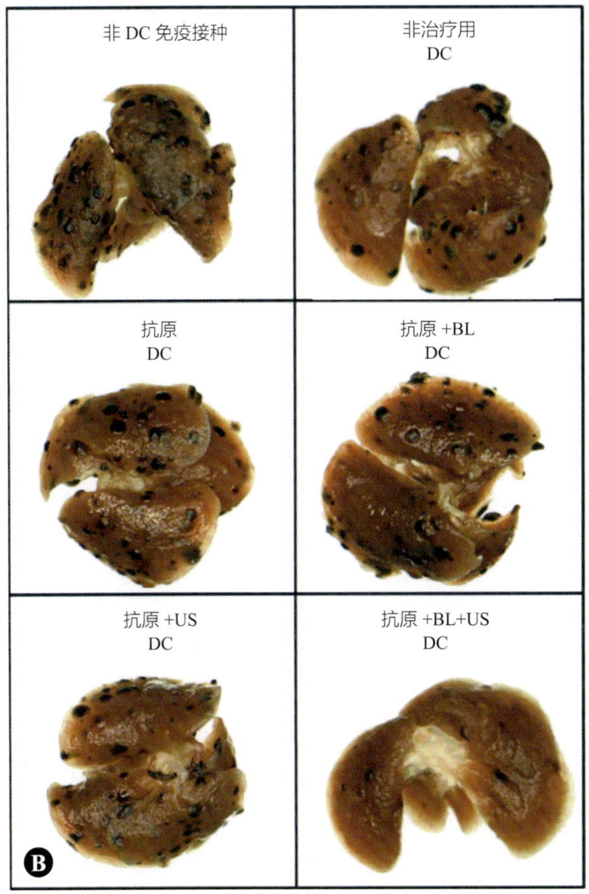

▲ **图 14-5 预防性免疫后黑色素瘤肺转移的减少；通过 BL 辅助超声将 MAA 输送到 DC 中；用 DC 免疫小鼠两次，每次间隔 1 周；1 周后，通过尾静脉注射黑色素瘤细胞；注射肿瘤细胞 2 周后，小鼠被安乐死；用体视显微镜观察肺部（A），并测定肺部转移瘤菌落的数量（B）**

经授权转载自 Oda et al（2012）

GM-CSF）（Chi 等，2003）可明显抑制肿瘤的生长和转移，并显著提高生存率。一般来说，细胞因子 pDNA 的瘤内递送和表达耐受性非常好，不会出现使用重组细胞因子时所报道的严重的全身不良反应。已有研究报告显示，针对编码 Th-1 细胞因子的 pDNA 可诱导肿瘤完全消退，并随之产生持久的抗肿瘤免疫力（Suzuki 等，2010；Zolochevska 等，2011）。有潜力的成果表明，只要能实现高效、安全和有针对性地递送 pDNA，基于局部细胞因子的 pDNA 免疫疗法就能激发宿主对原发性和转移性癌症的免疫力。

裸 pDNA 是共价封闭的环状双链 DNA，不能自由穿过生物屏障，如细胞膜或血管内皮（Escoffre 等，2010b）。与病毒载体相比，pDNA 可以携带更大的编码序列，并且更容易及更廉价地批量生产。pDNA 的低免疫原性和缺乏整合性使其成为极具吸引力的基因治疗分子，特别是免疫治疗分子。以前，将 pDNA 直接注射到靶组织中是一种简单而安全的技术，可用于实现 pDNA 的传递和表达。然而，这种方法的主要局限性在于基因表达水平低、组织内分布有限及个体间的异质性。为了提高 pDNA 的递送效率，人们研究了包括气泡辅助超声在内的物理方法（Escoffre 等，2013b）。这些方法可以避开与直接给药方法相关的许多不良反应，而且可以重复给药以达到治疗效果，因此受到特别关注。

利用气泡辅助超声波递送 pDNA，最简单的方法是将气泡与 pDNA 共同递送。两种成分在血管内或组织内注射前在体外混合。然后将目标组织暴露在超声波下。采用这种方法，气泡和 pDNA 在给药前可以独立处理，因此可以通过改变成分的相对比例、添加或替换一种成分来调整治疗方法。不过，这种方法有两个潜在的局限性：①裸 pDNA 对血清和组织 DNA 敏感，会被迅速清除；②气泡和 pDNA 在目标组织中的分布可能不尽相同。为克服这些影响，可使用阳离子脂质或聚合物来凝结 pDNA 并保护其不受 DNA 酶的影响。脂质复合物和聚合物复合物形成，并与微泡联合使用。pDNA 也可在气泡组装过程中或通过 pDNA 与阳离子气泡的孵育作用加载到气泡上。此外，脂质体和多聚体还可通过静电作

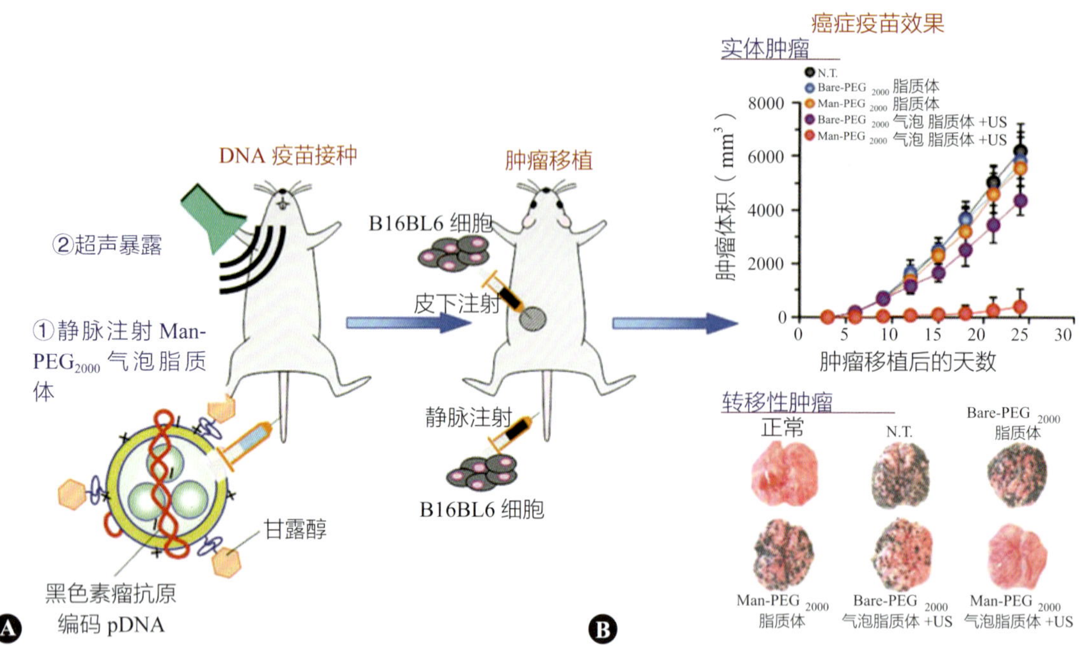

▲ 图 14-6 使用 ManPEG $_{2000}$ 气泡脂质体辅助超声抑制抗原编码 pDNA 后黑色素瘤原发肿瘤和肺转移；预防性免疫（A）可抑制实体瘤生长和肺转移（B）

经授权转载自 Un 等（2011）；Copyright© 2011 American Chemical Society

用或共价键连接加载到气泡上。因此，气泡为 pDNA 提供了额外的保护，使其不受 DNA 酶的影响，因此这两种成分的分布是相同的。据笔者所知，还没有研究支持将 pDNA 载体气泡用于基于细胞因子的免疫疗法。目前，基于细胞因子的免疫疗法中最常用的策略是在肿瘤内输送气泡和细胞因子 pDNA 的混合物。一些报道已经证明了这种方法在递送细胞因子 pDNA（包括 INF-γ 和 IL-27）方面的可行性和治疗效果（Sakakima 等，2005；Zolochevska 等，2011）。使用气泡辅助超声的基于 IL-12 的免疫治疗的例子将在下一段中描述。

例：基于 IL-12 的免疫疗法

IL-12 是一种异二聚体蛋白，由 DC 和巨噬细胞产生的 p35 和 p40 亚基组成（Abbas 和 Lichtman，2006）。这种细胞因子具有多种免疫调节和抗肿瘤作用，包括通过刺激 T 细胞和自然杀伤（NK）细胞诱导 IFN-γ 的分泌，以及增加 $CD8^+$T 和 NK 细胞的增殖和细胞毒性（即促进和发展 Th-1 反应）。此外，这种细胞因子主要通过 IFN-γ 依赖性干扰素诱导蛋白 -10 的产生诱导抗血管生成作用。IL-12 是一种多功能细胞因子，作为治疗癌症的免疫治疗剂具有巨大潜力。重组蛋白 rhIL-12 疗法取得了一定的成功，但不幸的是也存在毒性问题。事实上，临床Ⅰ期和Ⅱ期实验报告显示，全身给药 rhIL-12 会引起多种严重不良反应，包括肾毒性和全身毒性（Gollob 等，2000；Alatrash 等，2004）。高剂量水平与短暂的免疫抑制有关，这不利于有效的免疫疗法。然而，临床研究表明，将 IL-12 局部递送至肿瘤内似乎毒性较小，同时还能保持有效的免疫治疗效果（Heller 和 Heller，2010；Lucas 等，2002）。最近，又有报道称使用非病毒和病毒载体在肿瘤内传递 IL-12 基因进行了新的临床前和Ⅰ期实验（Daud 等，2008；Mahvi 等，2007；Ren 等，2003）。所有这些基于 IL-12 的免疫疗法耐受性良好。

在这些载体中，Suzuki 等使用气泡脂质体辅助超声在卵巢癌小鼠模型中评估了 IL-12 pDNA 的递送（Suzuki 等，2010）。在皮下接种小鼠卵巢癌 OV-HM 细胞 7 天后，在肿瘤间注射实验气泡（2.5μg）和 IL-12 pDNA（10μg）的混合物，并在肿瘤组织上经皮使用超声波（1MHz，0.7W/cm^2，60s）。此外，还研究了使用脂质体侵染胺的传统脂质转染方法，并与气泡辅助超声法进行了比较。将脂质体 –2000（20μg）与 IL-12 pDNA（10μg）混合 20min，形成多聚体。随后，将这些多聚物注入肿瘤。作者的研究表明，使用气泡辅助超声比使用脂质体感染更有效地在实体瘤中表达 IL-12。他们还研究了单次递送 IL-12 pDNA 的治疗效果。虽然仅使用气泡、超声波或脂质感染递送 pDNA 没有明显的抗肿瘤效果，但使用气泡辅助超声波对小鼠进行 IL-12 pDNA 直接递送治疗后，肿瘤生长明显受到抑制（图 14–7A）。

然而，没有观察到完全的肿瘤消退。因此，作者检查了重复 IL-12 免疫治疗的治疗效果。在 80% 的荷瘤小鼠中，6 次气泡辅助超声治疗均能抑制肿瘤并完全消退（图 14–7B）。此外，这些小鼠表现出更长的存活时间。未观察到与基于 IL-12 的免疫治疗相关的不良反应。

为了研究这种免疫疗法的抗肿瘤机制，作者检测了 CD8$^+$、CD4$^+$T 和 NK 细胞的个体贡献。通过对 CD8$^+$、CD4$^+$ 和 NK 细胞消耗的体内分析，他们证明 CD8$^+$ CTL 被 CD4$^+$ Th 细胞激活，是这种免疫治疗中的主要效应细胞（图 14–8）。这一结论得到了免疫组化分析的支持。事实上，与对照组相比，使用气泡辅助超声治疗 IL-12 pDNA 的肿瘤显示 CD8$^+$ CTL 的浸润增加。此外，在治疗的肿瘤中存在高水平的穿孔素（即活化 CD8$^+$ 细胞中的主要细胞毒性分子）支持活化 CD8$^+$ CTL 浸润到这些肿瘤中。总之，作者证明了气泡辅助超声有效地将 IL-12 pDNA 传递到肿瘤组织中。局部 IL-12 的产生诱导免疫应答导致肿瘤根除。

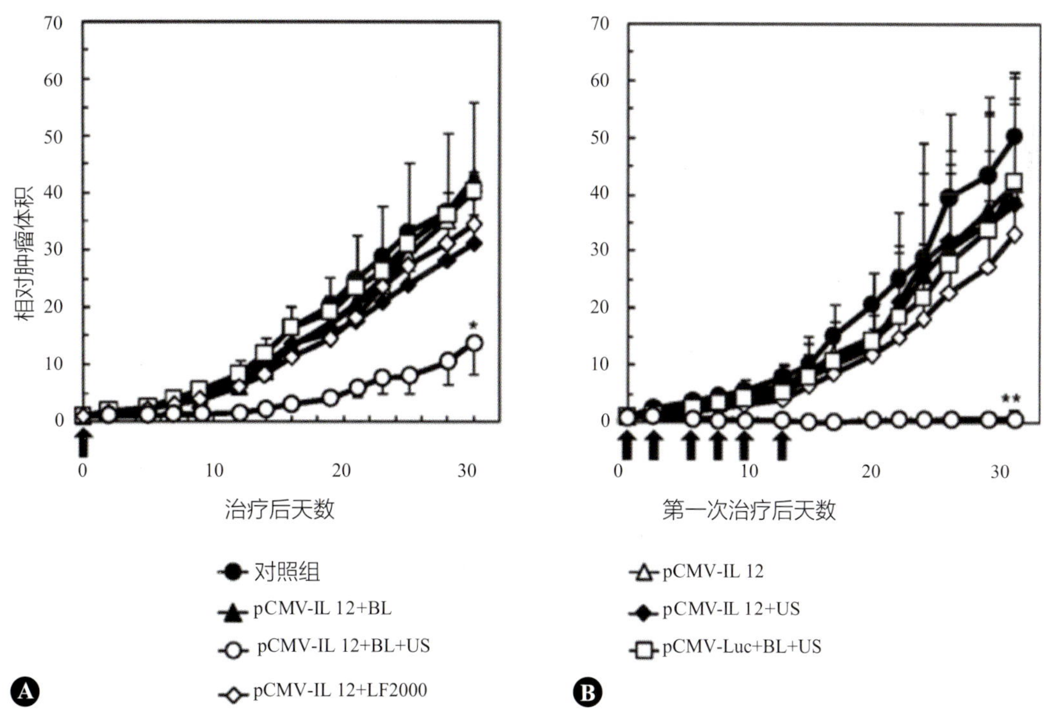

▲ 图 14–7 基于 **IL-12** 的免疫疗法；小鼠皮内接种小鼠卵巢癌细胞；**A.** 单一基因疗法；**B.** 重复基因治疗；每次治疗（箭）包括使用 **BL** 辅助超声或脂质体 **LF2000** 进行 **IL-12** 编码质粒 **DNA** 的单次肿瘤内递送；测量生长肿瘤的体积

经授权转载自 Suzuki 等（2010）

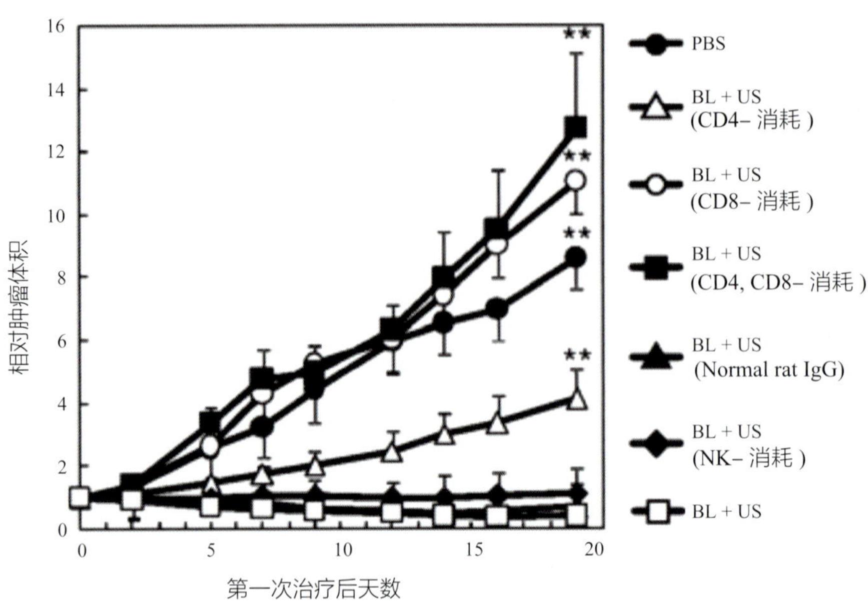

▲ 图 14-8 **确定 IL-12 免疫疗法诱导抗肿瘤效应的免疫细胞；小鼠皮内接种小鼠卵巢癌细胞；通过静脉注射特异性抗血清清除 $CD8^+$、$CD4^+$ 和 NK 细胞；使用 BL 辅助超声进行重复基因治疗；测量生长肿瘤的体积**

经授权转载自 Suzuki 等（2010）

四、结论及未来展望

气泡辅助超声作为一种有前途的非病毒输送方法目前还在研究过程中。该技术结合了气泡的使用和超声波的应用，通过超声波介导的气泡破坏诱导物理现象，瞬时增加生物屏障（即质膜、血管内皮）对渗透性差的分子的渗透性。尽管气泡辅助超声所涉及的精确分子和细胞机制尚不清楚，但这种方法在抗癌化学治疗、基因治疗、再生医学及最近的免疫治疗和疫苗接种领域受到了特别的关注。事实上，气泡辅助超声成功地在体内传递免疫刺激成分，如治疗性抗体（即基于抗体的免疫疗法）或细胞因子编码核酸（即细胞因子基因疗法），从而刺激和改善针对脑部疾病和癌症的免疫反应。此外，蛋白抗原或编码抗原的核酸可以有效地递送到树突状细胞中（例如基于树突状细胞的疫苗），从而导致对癌症的长期免疫。

有关气泡辅助超声波在免疫疗法和疫苗接种领域的最新数据显示，其原理证明主要用于可触及的肿瘤，如黑色素瘤或皮下异种移植肿瘤模型。然而，通过聚焦超声波，对深层肿瘤组织进行无创性和靶向治疗，超声波也是一种很有前途的技术。对于皮肤和皮下肿瘤来说，静脉注射气泡和免疫刺激分子及抗原似乎是最佳给药途径，而对于深部肿瘤来说，应优先选择静脉注射。事实上，可以在超声引导下进行注射给药，但在人类临床应用上，静脉注射是最廉价、最安全的给药途径。目前仅有在脑组织中使用气泡辅助超声波静脉注射治疗抗体的报道。因此，仍需进一步研究，以证明气泡辅助超声可通过静脉注射免疫刺激分子和抗原来改善免疫反应和实现持久免疫。

此外，大多数原理证明基本上都是通过小动物实现的，从而证明了该技术作为一种特定部位和无创性治疗方法的治疗优势。如前所述，在使用气泡辅助超声波进行基因治疗或化学治疗时，仍缺乏大型动物研究和人体概念验证，并可能面临挑战和意想不到的限制。疗效实验，尤其是大型动物的疗效实验，需要非常有效地输送治疗分子。这种方法的改进主要依赖于两种策略。

(1) 设计专用于治疗目的的气泡：在目前的研究中，商业 UCA（即 SonoVue®、Definity®）被用于传递免疫刺激分子和抗原。使用这些经临床批准的微泡可促进微泡辅助超声的临床转化，但任何不良反应都可能对这些 UCA 在超声诊断中的应用产生负面影响。此外，商业 UCA 的使用也限制了使用联合给药方法输送免疫刺激化合物和抗原。事实上，为治疗应用而对这些 UCA 进行改良会妨碍它们的临床应用，因此需要监管机构和健康机构重新进行验证。联合给药方法似乎对基于抗体的免疫疗法特别有意义，因为抗体的循环寿命很长。然而，负载气泡的开发应允许携带最适量的免疫刺激分子和抗体，并保护它们不被降解，以用于治疗应用，包括基于树突状细胞的疫苗接种和细胞因子基因治疗。

(2) 超声波治疗方案的开发：尽管声学参数对基因治疗和化疗中治疗分子输送效果的影响已有研究，但针对免疫刺激分子和抗原输送的声学参数尚未得到全面优化。需要注意的是，直接比较这些研究的结果并不简单，因为没有关于应用超声参数的通用单位，而且参数空间很大（超声频率、压力、脉冲持续时间、脉冲重复率、总持续时间、空间覆盖范围）。因此，仍需进一步研究这些参数对免疫反应的激活 / 刺激和持续时间的影响。此外，这些研究主要使用的是自制的超声设备和探头，而现在看来，使用诊断性超声成像系统（线性阵列）显然能促进该技术的临床转化。另外，专用超声探头（如二维阵列）应专门用于治疗应用。2D 超声阵列由数以千计的小型换能器组成，具有 3D 转向能力，因此可以高度均匀地传递治疗分子。未来的临床前研究应评估诊断性超声成像系统和 2D 超声阵列输送免疫刺激分子和抗原的有效性。

第 15 章　声孔效应在癌症治疗中的应用

Sonoporation: Applications for Cancer Therapy

Jiale Qin　Tzu-Yin Wang　Jürgen K. Willmann　著

摘要

传统化学治疗和基因治疗对癌症的治疗效果高度依赖于药物跨越自然屏障（如血管壁或肿瘤细胞膜）的能力。在这方面，由超声引导微泡（ultrasound-guided microbubble，USMB）破坏诱导的声孔效应在增强治疗性给药方面得到了广泛的研究，因为它可以帮助克服这些天然屏障，从而增加药物进入癌症的递送。在本章中，我们讨论了当前癌症治疗中的挑战，以及如何利用USMB 介导的给药的药物传递来克服这些挑战。我们特别关注为进一步提高各种癌症治疗的治疗效率和特异性而开发的输送方法的最新进展。还显示了 USMB 介导给药的临床转化示例。

关键词

声孔效应；给药；癌症

癌症已成为全球人类死亡的主要原因（Jemal 等，2011）。2012 年，约有 1410 万患者被诊断出癌症，约有 820 万患者死于癌症（Ferlay 等，2014）。这种高死亡率主要是由于许多癌症类型缺乏有效的治疗。目前的治疗方法包括手术切除伴或不伴辅助放射治疗和（或）全身化学治疗、原发性放射治疗或化学治疗（Minchinton 和 Tannock，2006；Jain，1998）。然而，大多数化学治疗药缺乏肿瘤特异性，导致全身高毒性。除化学治疗外，基因治疗已被研究作为一种替代治疗方法，因为它在临床前研究中显示出有希望的抗肿瘤作用。然而，这种治疗方法仍然存在主要障碍，包括安全的方法选择性地将治疗基因传递到肿瘤细胞中，以及足够高的基因表达水平以有效地在体内根除肿瘤（Shillitoe，2009；Tong 等，2009）。

在过去的 20 年中，已经开发了几种方法，通过外部应用的“触发器”将药物（包括基因）递送到肿瘤目标位置（Waite 和 Roth，2012；Guarneri 等，2012）。在这些方法中，USMB 破坏在肿瘤学的临床转化中具有巨大的潜力，因为它是一种安全、无创、成本效益和非电离的方式（Edelstein 等，2007）。重要的是，这种方法可以通过一种称为“声孔效应”的过程在血管壁和细胞膜上创造暂时的和可逆的开口，从而增强治疗剂在受热区域穿过这些生物屏障的输运（Tzu-Yin

等，2014；Kaneko 和 Willmann，2012）。

在这本书的前几章中可以找到对声波作用机制的深入描述。在这里，我们专注于 USMB 介导药物在各种肿瘤模型中的体外和体内研究，以改善癌症治疗。具体来说，我们讨论了 USMB 如何帮助克服药物进入肿瘤的挑战，一般治疗方案，临床前应用和临床应用的现状，以及该技术临床转化的未来方向。

一、肿瘤微环境与声孔介导给药途径

尽管许多抗癌药能有效杀死培养的单层肿瘤细胞，但由于体内肿瘤微环境对药物进入肿瘤细胞产生了一些障碍，它们在体内的治疗效果显著降低（Lozano 等，2012）。大多数实体瘤由增殖的肿瘤细胞、肿瘤间质（包括肿瘤细胞外基质）和血管组成，与正常组织不同。肿瘤的血管系统在空间分布、微血管长度和直径方面都是混乱的。血管也是弯曲的和囊状的，相互之间随意连接（Wang 和 Yuan，2006），并且它们显示漏孔，允许几百纳米的大颗粒通过（Hobbs 等，1998）。此外，肿瘤结构通常缺乏足够的淋巴引流。高血管通透性和淋巴引流不足的结合导致间质液压力增加，这严重限制了间质中药物对流依赖性运输（Boucher 等，1990）。此外，肿瘤的细胞外基质是蛋白聚糖、胶原和其他分子的组合（Mow 等，1984），可以限制间质运输，阻止抗癌药的充分和均匀分布（Wang 和 Yuan，2006）。最后，积极增殖的肿瘤细胞会迫使血管分离，导致肿瘤细胞与血管之间的距离增加。肿瘤细胞可以与血管分离 100μm 以上（Minchinton 和 Tannock，2006）。由于间质液压力高，细胞外基质的运输障碍，以及血管到细胞的距离增加，通常只有有限数量的治疗剂仅通过扩散到达肿瘤细胞。

据报道，在临床前小鼠模型中，与单独给药相比，USMB 介导的给药可使肿瘤对药物治疗的反应提高 20%～80%（Yu 等，2013；Sorace 等，2012；Pu 等，2014；Duvshani-Eshet 等，2007；Carson 等，2012）。在 USMB 输送系统中，由脂质、蛋白质或聚合物外壳稳定的疏水充气微泡暴露在超声波下（Sirsi 和 Borden，2014）。在暴露过程中，微泡会发生体积变化和（或）剧烈坍缩，这一过程被称为空化（Tzu-Yin 等，2014）。空化可以以两种形式发生：稳定的和惯性的。当微泡在低声强下围绕共振直径稳定振荡时，就会发生稳定空化。在更高的强度下，微泡经历更剧烈的膨胀、收缩和强力坍缩，在微泡附近产生激波，这一过程被称为惯性空化（Newman 和 Bettinger，2007）。两种形式的空化都可以在附近的细胞膜（Matsuo 等，2011；Zhang 等，2012）和血管壁（Bekeredjian 等，2007；Bohmer 等，2010）上形成孔隙，允许粒子的传输。此外，空化过程中诱导的流体运动可能会增强药物进入间质的运输，增加药物到达更远肿瘤细胞的数量（Eggen 等，2013）。

虽然多种新的治疗方法正在被探索，但在本章中，我们将重点关注目前正在研究的两种 USMB 介导的给药方法。第一种方法旨在通过将细胞毒性或细胞抑制性抗肿瘤药通过血管，通过间质，进入肿瘤细胞，即通过血管—间质—跨膜途径杀死肿瘤实质细胞。第二种方法旨在破坏肿瘤血管系统，通过杀死血管内皮细胞或机械性破坏肿瘤血管结构，切断其血液供应，从而抑制肿瘤生长。下面将讨论这两种方法。

（一）通过血管 - 间质 - 细胞内通路治疗肿瘤

通过这一途径将药物输送到肿瘤细胞的主要挑战是需要推动治疗剂跨越几个障碍：①穿过血管，②间质运输，③进入肿瘤细胞。

1. 通过调节血管完整性实现跨血管运输

肿瘤血管腔内微泡的惯性空化可能会因微泡破裂时的冲击波和射流破坏血管内皮的完整性（Qin 等，2009）。而且，稳定空化被认为是通过振荡微泡的体积变化暂时增加血管内皮细胞之间的间隙连接距离。在膨胀阶段，大微泡可能引起血管的周向位移，收缩阶段可能引起相互作用的血管内陷（Chen 等，2011；Caskey 等，2007）。两种形式的空化都会导致血管壁上出现孔隙，从而允许循环的治疗剂通过血管壁外渗进入肿瘤间质（图 15–1A）。

Bekeredjian 等（2007）注射 Evans 蓝染料［一种高电荷的低分子量标记物，与人血白蛋白（约 69kDa）结合，成为高分子量的血管内示踪蛋白］（Hoffmann 等，2011；Elodie Debeve 等，2013）和脂质微泡植入荷瘤大鼠，用超声（1.3MHz，机械指数 1.6，每 4 个心动周期爆破脉冲 15min）对肿瘤进行超声扫描。他们发现，与未经超声肿瘤相比，经超声肿瘤中 Evans 蓝染料的积累大约高出 5 倍。Evans 蓝染料外渗量也受到微泡类型和声学条件的影响。Bohmer 等（2010）表明，在小鼠皮下建立的小鼠结肠癌中，超声（在 2MPa 压力下进行 10 000 次 1.2MHz 超声脉冲，脉冲速率为 0.25Hz，持续 5min）使存在脂质微泡的 Evans 蓝外渗增加了 2.3 倍，而存在聚合物微泡的 Evans 蓝外渗增加了 1.6 倍。这种差异可能是因为脂质壳微泡的空化阈值较低。在同一项研究中，比较了两种声学条件：脉冲长为 100 和 10 000 周期。结果表明：在其他超声参数（1.2MHz，2MPa 压力，0.25Hz 脉冲 5min）和微泡类型（聚合物壳微泡）保持不变的情况下，100 次 / 脉冲时的外渗空间范围明显小于 1 万次 / 脉冲时的外渗空间范围（6～9mm vs. 18～20mm）。

由于与许多治疗药物相比，Evans 蓝染料与人血白蛋白的结合相对较小（7nm）（Elodie Debefve 等，2013），另一项研究评估了 USMB 是否也可以增加其他更大尺寸模型药物的肿瘤递送。Carlisle 等（2013）证明了在乳腺癌小鼠模型中，应用 USMB（超声参数：0.5 MHz 频率、50 000 个周期脉冲长度、0.5 Hz 脉冲重复频率、1.2 MPa 峰值稀疏压力，持续 4min；使用 SonoVueR 微泡），可以增加 130nm 荧光素酶标记的聚合物包被腺病毒的外渗及其瘤内分布。与未经超声照射的肿瘤相比，USMB 使血管周围 100μm 范围内腺病毒递送量增加了 5 倍，而超过 100μm 范围的递送量则增加了 40 倍。这提示 USMB 不仅增加了药物外渗量，而且增强了药物在肿瘤间质的渗透，如下文所示。

2. 间质运输

肿瘤内的高间质液压力可以减少药物和颗粒在细胞外基质中的对流运输，因此，只有一小部分靠近血管的肿瘤细胞通过扩散暴露于治疗剂（Bae，2009；Davies Cde 等，2004）。超声的应用已被证明可以促进药物穿透肿瘤血管，可能是通过超声引起的辐射力（图 15–1B）。辐射力是由波向衰减介质的动量转移所引起的压力梯度产生的，这种转移是由波的吸收或反射引起的。这种从超声波声束到粒子的动量转移导致了粒子在波传播方向上的传输。由于在较高的频率下组织吸收率较高，辐射力随着频率的增加而增加。

在 Eggen 等（2013）进行的一项研究中，在脂质体给药后 24h，将小鼠前列腺肿瘤暴露在超声波（1 或 0.3MHz，13.35W/cm^2，机械指数 2.2，5% 占空比，总暴露 10min）下。此时，脂质体已通过 EPR 作用被动外渗到肿瘤中，在循环中的残留浓度非常低（注射后 24h 循环中仅约 10% 的脂质体）。由于 24h 时血脂质体浓度较低，超声应用后脂质体肿瘤分布的变化被认为是由其对已外渗的脂质体的影响引起的，而非仍在循环中的脂质体。研究表明，与未经超声的肿瘤相比，经超声肿瘤中的脂质体在整个肿瘤体积中更加分散，并且从血管渗透的数量增加了两倍。当频率较高（1MHz）时，穿透距离更大。对这一现象的一种可能的解释是声辐射力增强了药物的运输。当超声频率从 0.3MHz 增加到 1MHz 时，可以增加辐射力，从而促进颗粒在间质中的运输。本研究表明，超声的辐射力可促进外渗的治疗剂在间质间隙内的间质转运。增加的穿透深度可使治疗剂作用于更深的肿瘤细胞，最终改善肿瘤药物治疗的结果。

然而，治疗剂在肿瘤内不同空间位置的渗透深度是不同的。Eggen 等（2014）发现，USMB 对肿瘤外周和核心的给药有不同的影响。在前列腺癌小鼠模型中，与肿瘤核心相比，USMB 导致肿瘤周围纳米颗粒穿透距离增加 0.5～1nm。这

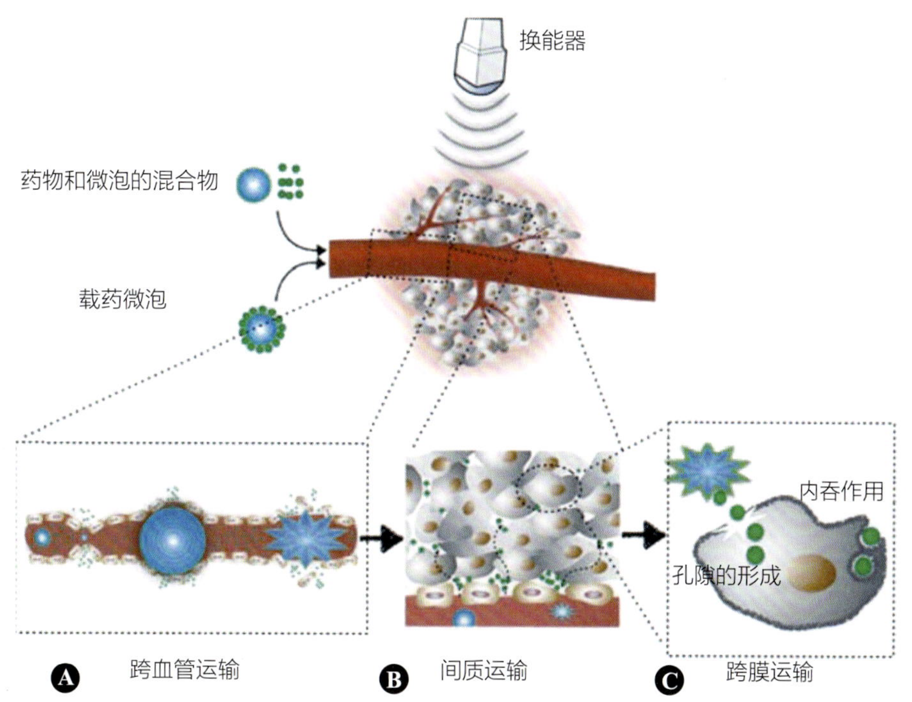

▲ **图 15-1　USMB 介导的给药中经血管—间质—跨膜途径的示意概述**

A. 导致药物通过血管的潜在机制包括通过振荡微泡的体积膨胀和收缩在血管内皮细胞之间产生临时间隙；此外，微泡的空化可能会在微泡剧烈坍缩时破坏血管内皮细胞的完整性，造成血管内皮层破裂；B. 超声辐射力可增强细胞外基质内药物 / 基因的间质转运；C. USMB 可诱导膜破坏和（或）增强主动运输，如内吞作用，从而增强细胞渗透性

种现象可能是由肿瘤间质液压力的不均匀分布引起的。事实上，在其他使用皮下大鼠乳腺癌模型（Boucher 等，1990）和皮下人骨肉瘤异种移植模型（Eikenes 等，2004）的研究中，在最初的 400μm 内，间质液压力随着从肿瘤周围到核心的距离的增加而升高，随后稳定下来。升高的间质液压力可能会阻碍外渗颗粒在间质空间的运输，导致在肿瘤核心的穿透时间缩短。

3. 肿瘤实质细胞的跨膜转运

USMB 介导的肿瘤细胞通透性增强可以通过孔的形成和（或）跨膜的主动转运来诱导（图 15-1C）。

在许多体外研究中，肿瘤细胞的孔隙形成已经被可视化，如黑色素瘤 C32 细胞（Matsuo 等，2011）和前列腺癌 DU145 细胞（Zhang 等，2012）。稳定和惯性空化已被证明会导致细胞膜位移和破坏，从而改善跨细胞膜的给药（Taniyama 等，2002；van Wamel 等，2004）。孔径在 100nm 到几微米之间已经被报道（Schlicher 等，2006）。这表明，小于孔径的外源性抗肿瘤药可以通过 USMB 形成的孔在体外被动扩散到细胞质中。然而，这些观察结果是在一个简单的体外环境中进行的，在液体环境中培养单层细胞。目前尚不清楚在肿瘤实质细胞位于密集实体组织环境中的情况下，USMB 是否也会引起体内孔隙的形成。

除了通过肿瘤细胞膜上的非特异性孔进行被动扩散外，USMB 还被证明有助于药物进入细胞质的主动转运机制，如内吞作用，特别是对于大分子量（>500kDa）。Meijering 等（2009）和 Juffermans 等（2014）证明，细胞对大分子的摄取仅依赖于内吞作用；而小分子的细胞摄取则涉及孔形成和内吞作用。Chuang 等（2014）使用显微镜显示了在声暴露的情况下，携带紫杉醇（1.91μm）的白蛋白壳微泡进入乳腺癌细胞的内吞过程（24h），导致白蛋白微泡进入肿瘤细胞的运输增加。USMB 诱导内吞作用的确切机制尚未被完全阐明。据推测，超声暴露和微泡空化触发了膜离子通道和细胞骨架排列的变化，导致细胞内 Ca^{2+} 增加（Parvizi 等，2002）和微管聚合（Hauser 等，2009）。这些变化可能导致内吞活性增强，从而导致经超声受热细胞细胞外药物摄取增加。关于微泡膜相互作用的详细描述可以在本书的前几章中找到。

事实上，微泡和细胞之间的相互作用发生在细胞附近（Tzu-Yin 等，2014）。在体内，由于微泡在血管内的空间限制，在血管中诱导的 USMB 可能只影响血管附近的极少数实质细胞（Ward 等，2000）。因此，成功地给药到远端实质细胞可能需要 USMB 和其他缓释治疗载体系统的结合。虽然 USMB 允许治疗性载体通过血管，但外渗的治疗性载体会扩散到肿瘤实质，并将有效药物缓慢释放到肿瘤细胞中（Cochran 等，2011a）。

（二）肿瘤血管的破坏

另一种治疗癌症的方法是用 USMB 破坏肿瘤血管。肿瘤血管暴露于振荡和内爆的微泡中，不仅可以增加血管内皮细胞膜的通透性，从而增强抗肿瘤或抗血管生成药在血管中的摄取，而且可以直接机械地破坏肿瘤血管。这两种现象都会导致血管关闭，减少肿瘤组织的营养供应（Molema 等，1998）。

1. 增强血管内皮细胞对药物的摄取

超声—微泡—细胞在肿瘤血管腔内的相互作用可以选择性地刺激血管内皮细胞摄取细胞毒性或抗血管生成药，导致细胞凋亡，随后破坏肿瘤血管系统（图 15-2A）。

在体外，这种增强的内皮细胞摄取已被证明使用染料，以及不同大小的荧光标记分子，如碘化丙啶（0.8nm）（van Wamel 等，2006），DiI（1nm）（Patil 等，2011），右旋糖酐（4.4kDa）（Meijering 等，2009），5- 羧基四甲基罗丹明标记的小干扰 RNA（siRNA 约 15kDa）（Juffermans 等，2014），异硫氰酸荧光素（fluorescein isothiocyanate，FITC）标记的葡聚糖（500kDa）（Taniyama 等，2002）和 cy3 标记的质粒 DNA（约 3500kDa）（van Wamel 等，2004）。在体内，Fujii 等（2013）在异位乳腺腺癌模型中证明了内皮细胞对质粒的摄取增强。在本研究中，血管内皮生长因子受体 -2（vascular endothelial growth factor receptor-2，VEGFR2）短发夹（short hairpin，sh）RNA 质粒通过 USMB 传递（1.3MHz，功率 0.9W，20min 脉冲间隔 10s；通过 PCR、免疫染色和蛋白质印记法检测，阳离子脂质壳微泡）导致 VEGFR2 的下调增加。体内超声造影进一步证实，与质粒单独治疗相比，质粒联合 USMB 治疗的肿瘤微血管血容量和血流量减少。

2. 肿瘤血管的力学破坏

除了提供抗血管生成疗法之外，未添加治疗剂的单独 USMB 已被证明对肿瘤具有直接的抗血管生成作用（图 15-2B）。Wood 等（2008）观察到，在使用 Definity® 微泡和低强度超声后，血流量（通过功率多普勒测量）发生急性中断，组织学观察到坏死和细胞凋亡增加（2.2W/cm² 下 1MHz 或 2.4W/cm² 下 3MHz；治疗 3min）。类似地，Todorova 等（2013）在体内乳腺癌模型中证明了单独使用 USMB（1MHz，0.1ms 脉冲长度，1.6MPa，Definity® 微泡）会导致血流量急剧下降。在这项研究中，肿瘤中心的血管比肿瘤外围的血管更容易被破坏。

二、临床前实验中的治疗方案

USMB 治疗需要在靶组织处积累足够的微泡和药物及适当的超声波（Panje 等，2012）。微泡和药物可以通过不同的途径 [静脉内（i.v.）、瘤内（i.t.）或腹膜内（i.p.）] 递送。药物可以在给药前混合在微泡溶液中，也可以装载在微泡上。一旦微泡和药物到达目标组织，就需要及时输送适当的超声波，以产生药物的最佳释放（Willmann 等，2008，图 15-3）。

一般来说，USMB 的治疗方案包括全身或局部给药微泡，以及治疗药物的组合，然后在成

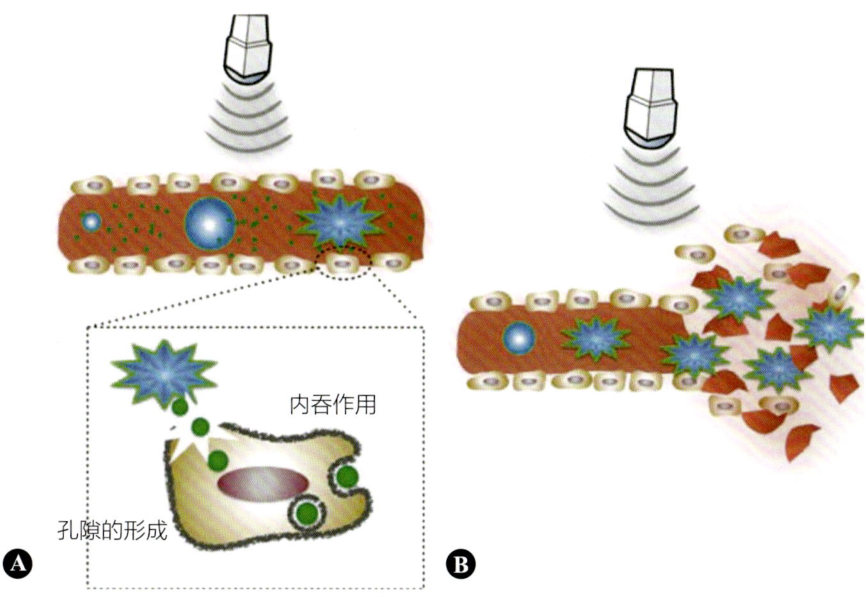

▲ 图 15-2　**USMB 治疗中肿瘤血管系统破坏的示意**

A. 肿瘤血管内腔中的超声—微泡—细胞相互作用可以通过在细胞膜上形成孔和（或）刺激主动转运（如内吞作用）来刺激血管内皮细胞对细胞毒性或抗血管生成药的摄取；B. USMB 单独可以通过力学破坏肿瘤血管系统直接产生抗血管生成作用

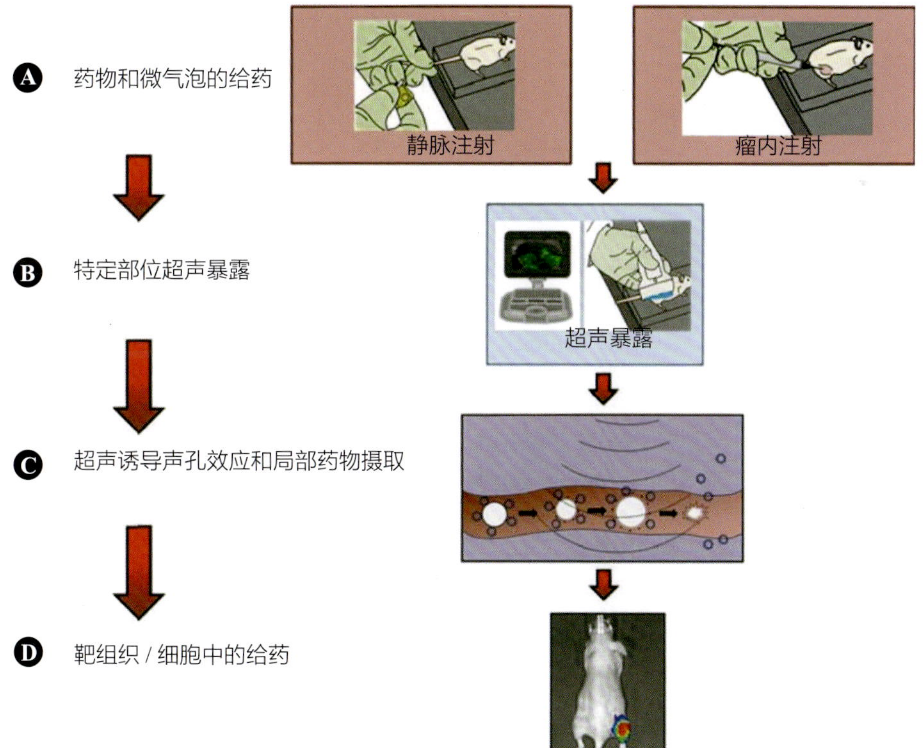

▲ 图 15-3　**临床前体内实验中 USMB 介导的给药的典型治疗方案**

A. 微泡和治疗剂通过静脉注射全身给药或通过肿瘤内注射局部给药；B 和 C. 存在微泡的位点特异性超声暴露触发声孔效应，促进治疗剂的摄取；D. 例如，可以使用本文所示的生物发光成像或其他成像模式对给药结果进行无创量化和监测，在这里，小鼠右后肢上的局灶性生物发光信号显示报告基因成功地传递到右后肢肿瘤，而在其他地方没有观察到成像信号，表明位点特异性传递仅限于传入区域；经 Panje 等（2013）许可改编像引导下应用体外声能在所需的递送部位启动超声。递送结果可能受到几个因素的影响，包括但不限于：①药物是否与微泡混合或装载在微泡上；②微泡和给药途径；③超声参数；④治疗的时间顺序。一些研究已经调查了这些因素对给药效率的影响，以优化癌症的治疗结果，并最终为临床转化准备这项技术。

（一）将药物与微泡混合与将药物装载到微泡上

1. 药物和微泡的混合物

USMB 介导给药的一种方法是注射微泡和治疗剂的混合物。这种方法的优点是临床上使用的商业级微气泡易于获取，如 Optison®、Definity® 和 Lumason®，所有这些都是 FDA 批准的用于临床对比增强超声成像。Sorace 等（2012）将紫杉醇（一种乳腺癌化学治疗药）与 Definity® 一起静脉注射到小鼠乳腺癌异种移植物中，然后进行超声（1.0MHz，5s 脉冲重复周期，机械指数 0.5，20% 占空比，5min）。在 3 周的治疗期间，这些肿瘤显示出与单独使用药物治疗的肿瘤相比，几乎增加了 40% 的抑制作用和更高程度的坏死。Wang 等（2013a）静脉注射 SonoVue® 和自杀基因，单纯疱疹病毒胸苷激酶基因（herpes simplex virus-thymidine kinase gene，HSV-TK），用于 USMB 治疗（机械指数 1.2，持续 10min）。他们观察到，USMB 导致小鼠卵巢癌模型中 TK mRNA 表达增加 47 倍，凋亡率增加 2 倍以上。更多的例子（Sorace 等，2012；Duvshani-Eshet 等，2007；Matsuo 等，2011；Carlisle 等，2013；Wang 等，2013a，b；Nie 等，2008；Liao 等，2012；Kotopoulis 等，2014；Zhao 等，2012；Suzuki 等，2010；Yamaguchi 等，2011；Heath 等，2012；Iwanaga 等，2007）的总结见表 15-1。

2. 载药微泡

与微泡一起自由注射药物的缺点是：①某些药物[核酸（Zhou 等，2010；Greco 等，2010；Haag 等，2006）和 RNA（Carson 等，2012）]降解更快，②可能增加对其他器官（通常清除微泡的肝脏和脾脏除外）的毒性。为了解决这些问题，微泡被用作给药载体，因为它们易于表面修饰。将治疗剂耦联到微泡载体上或插入微泡载体中，这在第 11 章中进一步详细介绍了。例如，药物可以嵌入微泡外壳内，溶解在气体核心和外壳之间的油层中，或连接到微泡表面。然而，使用这些方法的药物装载能力通常较低。为了改善这一点，已经报道了将载药脂质体或纳米颗粒耦联到微泡壳上的替代技术（Wang 等，2012；Sirsi SR 和 Borden MA，2014）超声触发给药的最新材料。高级给药审查。

（二）微泡途径与抗肿瘤药给药

已经探索了几种药物给药途径，包括静脉注射、瘤内注射和腹腔注射。直接瘤内和腹腔注射可使局部浓度较高，但具有创伤性。

1. 静脉注射

在大多数临床前动物模型中，USMB 介导的癌症治疗给药研究中，微泡和药物都是静脉给药。这种方法的潜在缺点是潜在的全身毒性，并且在基因传递的情况下，药物在循环中的快速降解。这两个缺点都可以通过将药物直接附着在微泡上或将其装载到纳米颗粒中来克服。

全身给药的另一个潜在缺点是，在血管不足的肿瘤（如胰腺癌）中，给药效率可能受到限制（Fukumura 和 Jain，2007），因为这种途径依赖于足够的肿瘤血管，使循环微泡和药物漂浮到目标病变。

2. 瘤内注射

几项早期的概念验证动物研究已经使用了这种方法，并证明了超声暴露后给药的改善（Duvshani-Eshet 等，2007；Iwanaga 等，2007；Haag 等，2006）。瘤内注射的主要优点是能够将高浓度的药物直接输送到所需的治疗部位，同时将全身毒性降至最低（Duvshani-Eshet 等，2007）。然而，这种给药方法是创伤性的，如果目标病变位于难以进入的区域，则可能具有挑战性。

3. 腹腔注射

这种方法可能对原发性腹膜癌或腹腔扩散的

表 15-1　使用超声波和微泡递送用于癌症治疗的药物 / 基因的动物研究实例

癌症类型	文　献	动物模型	药　物	MB	技　术	途　径	治疗结果
HCC	Cochran 等，（2011b）	sc 3924a 大鼠	DOX	载药聚合物 MB	1MHz，MI 0.4～0.45，20min	i.v.，MB，单一	与游离 DOX 给药相比，肝肿瘤中的药物浓度增加了 7 倍，而血浆和心肌中的药物剂量分别降至 1/5 和 1/2
	Nie 等，（2008）	sc Hepa1-6 小鼠	HSV-TK pDNA GCV	SonoVue®	1MHz，50% DC，$2W/cm^2$，5min	i.v.，MB，pDNA i.p.，GCV 每日 1 次，持续 10 天	在第 28 天，肿瘤体积约为用 TK 和 MB 治疗的对照组的 1/2;MST 明显长于对照组（第 100 天的存活率为 50% vs. 0%）
	Zhou 等，（2010）	sc H22 小鼠	HSV-TK pDNA GCV	负载 pDNA 的脂质 MB	1MHz，$2W/cm^2$，5min	i.v.，MB，pDNA i.p. GCV 每日 1 次，持续 14 天	与单独使用 HSV-TK pDNA 相比，肿瘤生长进一步受到 37% 的抑制；连续观察 80 天，MST 延长，生存质量提高
	Yu 等，（2013）	Sc HepG2 小鼠	HSV-TK pDNA Timp3 pDNA	脂质体 MB	1.3MHz，MI 1.3，1s 间隔时间持续 5min	i.v.，MB，pDNA i.p. GCV 每日 1 次，持续 4 天	与在相同的 USMB 环境下使用单基因治疗相比，pDNA 和 USMB 治疗进一步抑制了 30% 的肿瘤生长
PC	Kotonoulis 等，（2014）	Orthotonie MIAPaCa-2 小鼠	吉西他滨	SonoVue®	1MHz，MI 0.2，40% DC，10min	i.v.，MB i.p. 吉西他滨每周 1 次，持续 8 周	原发肿瘤的大小仅为单纯用药组的 1/3；观察到转移发展的发病较慢
HCC LC 胶质瘤	Liao 等，（2012）	sc/ 原位 BNL 小鼠 原位 LL/2 小鼠 原位 RT-2 小鼠	内皮抑素 钙网织蛋白 pDNA 用 DOX、GM-CSF 或 IL-12 多处理	SonoVue®	1MHz，$0.4W/cm^2$，20% DC，200Hz PRF	i.m.，MBs，pDNA，间歇使用（每周 1 次，持续 4 周）或连续使用（在最初 4 天里每天 1 次） i.p. DOX，2 次 i.t. GM-CSF &IL-12，1 次	各组肿瘤均明显消退；间歇治疗比连续治疗更有效；多药联用治疗效果优于单药联用
BC	Sorace 等，（2012）	sc 2LMP 小鼠	PTX	Definity®	1MHz，5s PRP，20% DC，5min，MI 0.1、0.5、1 或 2	i.v.，MB，PTX 每周 2 次，持续 3 周	所有 4 种压力水平均导致肿瘤生长下降；其中，MI 为 0.5 时，坏死率最高
	Yan 等，（2013）	sc4 T1 小鼠	PTX	载药脂质体 MB	2.25MHz，1% DC 1Hz PRF，10ms BL，1.9MPa，10min	i.v.，MB，每隔 3 天 3 次以上	药物在肿瘤中的蓄积比未使用 MB 或超声的组高 3.54 或 4.31 倍，而在肝脏和肾脏中的蓄积则较低
	Zhao 等，（2012）	scMDA-MB-435 小鼠	脂质体 DOX	脂质 MB	IMHz，$0.3W/cm^2$，50% DC，10s	i.v.，MB，每 2 天用药 1 次	使用三种治疗方案（USMB 在给药前 2h、给药后 2h 或与给药同时施用）中的任何一种都能抑制肿瘤生长，尽管在给药后 2h 施用 USMB 组的效果不如其他组

（续表）

癌症类型	文　献	动物模型	药　物	MB	技　术	途　径	治疗结果
BC	Carlisle 等，（2013）	sc ZR75-1 小鼠	溶瘤腺病毒（聚合物）	SonoVue®	0.5MHz，50 000 周期/脉冲长度，0.5Hz PRF，1.2MPa，4min	i.v.，MB 和聚合物，1 次	溶瘤腺病毒循环半衰期提高 50 倍以上；肿瘤感染增强 30 倍以上，肿瘤生长迟缓改善，MST 延长
OC	Suzuki 等，（2010）	sc OV-HM 小鼠	IL-12 pDNA	脂质体 MB	1MHz，0.7W/cm²，1min	i.t.，MB，pDNA 单次和持续 12 天治疗	两种治疗均抑制肿瘤生长；80% 接受重复治疗的小鼠肿瘤完全消退
	Pu 等，（2014）	原位 A2780/DDP 小鼠	PTX	LHRHa- 靶向载药 MB	0.3MHz，1W/cm²，50% DC，3min	i.p. MB，每 3 天 1 次，持续 15 天	与非靶向 PTX- 负载 MB+US 组相比，肿瘤细胞凋亡增加 38%，血管生成减少 39%
前列腺癌	Goertz 等，（2012）	sc PC3 小鼠	多烯紫杉醇	聚合物 MB	1MHz，50ms 脉冲，1.65MPa，3min	i.v.，MB 和药，单次和 4 周持续治疗	与单独用药相比，USMB 和药物单独治疗使坏死增加 4 倍，重复治疗使肿瘤生长延迟，倍增时间从 0.1 周延长至 6.9 周
	Duvshani-Eshet 等，（2007）	sc PC2 小鼠	血红素样结构域片段 pDNA	Optison®	1MHz，2W/cm²，30% DC，20min	i.t.，MB，pDNA，单次和 4 周持续治疗	肿瘤生长在单次治疗后被抑制 50%，在重复治疗后被抑制 80%
	Greco 等，（2010）	sc DU 145 DU-Bcl-xL 小鼠	癌症终结病毒	携带病毒的 targeson	MI 0.7m 1.8MPa，10min	i.v.，MB 每周 1 次，持续 4 周	原发性和转移性肿瘤及治疗抵抗性肿瘤被完全根除；停止治疗后 3 个月未见肿瘤再生
	Haag 等，（2006）	scLNCaPbl 小鼠	雄激素受体 AO	载 AO 的脂质 MB	1.5MHz，2.5MHz 或 7MHz MI 1.9，9min	i.t.，和 i.v.，MB 单次	与单纯的 MB 复合物相比，负载基因的 MB 注射和超声后在肿瘤组织中检测到更强的基因摄取（16%～49% vs. 2%～18%）
黑色素瘤	Matsuo 等，（2011）	sc C32 小鼠	美法仑	Sonazoid®	1.011MHz，0.064W/cm²，0.5Hz 脉冲频率，50% DC，2min	i.t.，MB，药；每 2 天 1 次，持续 2 周	与单独用药相比，肿瘤生长率显著降低至近 1/2.5
	Yamaguchi 等，（2011）	sc C32 小鼠	IFN-β pDNA	Sonazoid®	1.011MHz,0.22W/cm²，50% DC，3min	i.t.，MB，pDNA，每周 1 次，持续 4 周	与空白对照基因相比，肿瘤生长率分别显著降低至 1/2 和近 1/1.5
SCC	Heath 等，（2012）	sc SCC-5 小鼠	顺铂、西妥昔单抗	Definity®	1MHz，MI 0.5，5s PRP，20% DC，5min	i.v.,MB 和药，每周 2 次，持续 4 周	与单用药物治疗相比，USMB 联合药物治疗的肿瘤体积减小 21%～26%
	Iwanaga 等，（2007）	sc Ca9-22 小鼠	博来霉素 Cdt-B pDNA	Optison®	1MHz，2W/cm²，50% DC	i.t.，MB，pDNA；在第 1 周和第 3 周，每 2 天 1 次	在实验期结束时（56 天），cdtB-pDNA 和 USMB 组的肿瘤被完全抑制，博来霉素和 USMB 几乎消失
	Carson 等，（2012）	sc SCC- Ⅶ小鼠	EGFR-siRNA	载基因脂质 MB	1.3MHz，MI 1.6，30min	i.v.，MB，3 次	EGFR 敲落在整个治疗肿瘤中广泛分布（80%）；与单独基因相比，肿瘤倍增时间从 2.7 天延长至 8.5 天

（续表）

癌症类型	文　献	动物模型	药　物	MB	技　术	途　径	治疗结果
胶质瘤	Liu 等,（2010）	原位 C6 大鼠	卡莫司汀	SonoVue®	0.4MHz，0.62MPa，10ms 脉冲时长；1Hz PRF，30s	i.v.，MB 和药，单次	药物传递能力提高了两倍；肿瘤生长受到抑制；与单独用药相比，MST 从 33 天延长至 53 天
	Treat 等,（2012）	Orthotopic 9 L 大鼠	脂质体 DOX	Definity®	1.7MHz，1.2MPa，10ms 脉冲时长，1～2min 1Hz PRF 每 5 分钟重复 1 次	i.t.，MB，药，单次	与单独用药相比，肿瘤倍增时间由 2.7 天延长至 3.7 天；MST 得到改善
	Ting 等,（2012）	原位 C6 大鼠	卡莫司汀	载药 MB	0.7MPa，10ms 脉冲时长，5% DC，5Hz PRE 1min	i.v.，MB，2 次	循环药物半衰期延长了 4 倍；与单独用药相比，药物在肝脏中的积聚减少了 5 倍；与单独用药相比，肿瘤生长率从 117.4% 显著降低到 39.6%，MST 从 29.5 天提高到 32.5 天

PC. 胰腺癌；LC. 肺癌；BC. 乳腺癌；PTX. 紫杉醇；BL. 爆发时长；LNCaPbl. 雄激素超敏 LNCaP 亚系；AO. 反义寡核苷酸；IFN-β. 干扰素 –β；SCC. 鳞状细胞癌；Cdt-B. 细胞致死性膨胀毒素 B；HCC. 肝细胞癌；MB. 微泡；DOX. 多柔比星；DC. 占空比；MI. 机械指数；PRF. 脉冲重复频率；PRP. 脉冲重复周期；i.v.. 静脉内注射；i.t.. 瘤内注射；i.p.. 腹膜内注射；i.m.. 肌内注射；HSV-TK/GCV. 单纯疱疹胸苷激酶基因 / 更昔洛韦；LHRH-R. 促黄体生成素再密封激素受体；TIMP3. 金属蛋白酶组织抑制药 3；GM-CSF. 粒细胞 – 巨噬细胞集落刺激因子；IL-12. 白细胞介素 –12；pDNA. 质粒 DNA；MST. 平均生存时间

癌症有用，因为肿瘤部位的局部药物浓度可以增加（Pu 等，2014；Kotopoulis 等，2014）。研究表明，药物的腹腔注射可导致腹膜药物浓度比血浆药物浓度高 20～1000 倍（Zimm 等，1987；Markman 等，1992）。经腹腔注射的微米级微泡可以在腹腔内稳定存在，无需通过淋巴引流快速清除（Pu 等，2014；Kohane 等，2006；Tsai 等，2007）。最近，在卵巢癌转移性腹膜病变小鼠模型中，Pu 等（2014）将以促黄体素释放激素（luteinizing hormone releasing hormone，LHRH）受体为靶点的装载紫杉醇的微泡注入小鼠腹膜腔，并将腹部暴露于超声下进行声孔效应。这些微泡与表达 LHRH 的肿瘤细胞特异性结合，经超声暴露后，包封的药物可在肿瘤部位局部释放。与单独使用紫杉醇治疗相比，该方法导致细胞凋亡率提高约 2 倍，治疗小鼠的中位生存时间从 37 天延长至 47 天，肿瘤血管生成减少约 55%。然而，在患者中，癌症的腹膜扩散通常是弥漫性的，需要进一步的研究来评估这种方法在有效治疗弥漫性疾病过程中的临床实用性，如使用 USMB 治疗腹膜癌。

（三）超声参数

多数研究表明，使用现有的临床超声成像系统，USMB 引导给药是成功的；然而，报道的传递效率是不一致的（Newman 和 Bettinger，2007），可能是由于到现行的为止还没有标准化的声学参数。到目前为止，目前的临床超声系统还没有确定用于给药的标准化超声参数，可能是因为这些系统的可调声学参数有限。这使得在这些系统上进行系统性和参数化的最优药物递送研究变得困难。优化为给药而量身定制的超声参数有可能改善治疗结果（Yu 等，2013）。为了确定有效递送的最佳环境，一些研究比较了使用声学参数更灵活的定制超声系统的给药结果。更广泛的超声参数在体外给药细胞（Sonoda 等，2007；Ghoshal 等，2012）和体内实验（Sorace 等，2012；Wang 等，2013a，Haag 等，2006）中进行了测试。迄今为止，USMB 给药的标准超声参数尚未建立。目前文献建议的体内超声设置如下。

超声频率：0.4～3MHz。一般来说，较低的频率更可取，因为在低频范围内引起空化的压力阈值降低了（Apfel 和 Holland，1991）。

超声强度：0.3～3W/cm^2。该范围接近或高于诊断超声使用的水平（0.1～100mW/cm^2），但低于高强度聚焦超声（Dubinsky 等，2008；Leslie 和 Kennedy，2006）。这允许药物进入肿瘤，同时尽量减少对正常组织的损害。

机械指数：0.2～1.9。机械指数定义为峰值负压（MPa）与中心频率平方根（MHz）之比。该指标表示空化产生的可能性。超声强度越大、频率越低，空化的可能性越大，声场的机械指数被用作临床超声成像系统的安全指标。FDA 规定的临床诊断机械指数限制为 1.9。一般认为，在机械指数＜0.7 时，不太可能发生空化（Newman 和 Bettinger，2007）。然而，声场中微气泡的存在以相当不可预测的程度显著降低了这一阈值。这允许在低于 1.9 的机械指数下 USMB 增强给药（Newman 和 Bettinger，2007）。

占空比：＜1%～90%。占空比规定了脉冲超声传输发生的时间百分比（O'Brien，2007）。所应用的占空比在各种出版物之间有很大的差异，并且通常取决于所使用的超声强度。通常，长占空比与高强度相结合会对组织造成热损伤。为了避免不必要的热效应，当使用高强度时，占空比保持较低，反之亦然。

超声照射时间：10s 至 30min。暴露时间必须足够长，以完全破坏所施用的微泡。然而，出于安全考虑，暴露时间应缩短到所需的最小时间，以避免过度的组织损伤。大多数研究者应用超声持续 1～5min。

（四）治疗方案

治疗方案，包括给药时间顺序、USMB 治疗、重复治疗周期的长度和间隔时间对治疗效率有实质性影响。

考虑到 USMB 只能增加几秒到几个小时的渗透率（Tzu-Yin 等，2014；Fan 等，2012；Sheikov

等，2008；Park 等，2012a），正如 Zhao 等（2012）最近在体内模型中所证明的那样，在 USMB 治疗后的不同时间点施用治疗剂可能导致不同的显著治疗结果。在他们的实验中，在小鼠乳腺癌模型中测试了三种不同的治疗方案（USMB 在注射多柔比星脂质体前 2h、后 2h 或同时注射）。在给药后 2h 应用 USMB 治疗小鼠的肿瘤抑制最小，其他两个治疗组的肿瘤抑制效果相当。这表明 USMB 后给药的治疗窗口至少有 2h。了解特定 USMB 治疗后的治疗窗口期对于最大化癌症治疗效果至关重要。

Liao 等（2012）进一步评估了治疗间隔时间对 USMB 治疗结果的影响。两种不同的 USMB 治疗方案，结合使用内皮抑素和钙网蛋白进行抗血管生成基因治疗，在小鼠皮下肝癌模型中进行了评估。在第一组动物中，USMB 每周应用一次，持续 4 周。在第二组中，在前 4 天每天应用 USMB，并在 4 周内观察所有肿瘤。与第二组相比，第一组的治疗效果更为明显，这表明每周连续给予全身浓度的血管生成抑制药可能比短时间内给予高剂量更有效地抑制肿瘤生长（Grossman 等，2011；Kisker 等，2001）。

预计在未来，可能需要针对不同的肿瘤类型和不同的治疗剂评估优化的治疗方案，以实现最大的治疗效果

三、在癌症治疗中的应用

大量研究表明，USMB 介导的给药成功地用于多种不同类型的癌症（表 15–1）。该技术已显示出增强的全身化学治疗杀瘤作用，改善肿瘤组织中优先局部积累的生物分布，以及逆转某些癌症类型的耐药。它也被提议作为其他癌症治疗的辅助治疗，以及一种潜在的癌症疫苗接种方法。在下一节中，综述了 USMB 介导的给药在不同类型的癌症体外治疗和临床前动物模型中的现状。

（一）癌症治疗

1. 增强的杀肿瘤效果

多项体外和体内研究表明，USMB 改善了抑瘤作用，如通过减少肿瘤生长、增加肿瘤凋亡和坏死、减少血管生成和调节相关蛋白质表达来证明（图 15–4）。

例如，在携带前列腺肿瘤的小鼠模型中（Goertz 等，2012），静脉注射化学治疗药多西他赛，同时进行微泡和超声治疗，导致坏死在 24h 内比单独使用多西他赛治疗增加了 4 倍。在小鼠卵巢癌模型中，Xing 等（2008）研究了用紫杉醇微泡和超声治疗后肿瘤抑制因子 p53 的水平。他们发现 p53 的表达比紫杉醇单独治疗组下调了 33%。Greco 等（2010）使用 USMB 辅助递送癌症终止子病毒（cancer terminator virus，CTV）和装载 CTV 的微泡治疗前列腺癌异种移植小鼠。在几周的每周治疗后，他们表现出完全的肿瘤反应和完全的肿瘤根除。即使在治疗后随访 3 个月，也没有任何小鼠出现肿瘤复发或转移性扩散。在其他小鼠癌症模型中也报道了类似的完全缓解结果，包括头颈部鳞状细胞癌（2007）和卵巢癌（Greco 等，2010）。

使用 USMB 提供多种药物或多种治疗可以进一步增强肿瘤杀伤作用。Yu 等（2013）将两种治疗性质粒 HSV-TK/GCV 和组织金属蛋白酶抑制物 3（TIMP3）的混合物连同阳离子微泡一起施用于患有皮下肝细胞癌的小鼠，并用超声对肿瘤进行声波作用。与 USMB 介导的单独传递任一基因相比，观察到肿瘤抑制率提高 30%。Liao 等（2012）使用 USMB 辅助递送内皮抑制蛋白基因（一种抗血管生成基因）和白细胞介素 –12（一种促进免疫系统对抗癌症的免疫治疗药）的组合治疗小鼠正异性肝肿瘤。该治疗导致肿瘤体积平均缩小至原始大小的 7%，而 USMB 辅助单独输送内皮素或白细胞介素 –12 导致肿瘤体积分别缩小至 52% 和 56%。

不仅在原发肿瘤中有杀瘤作用，在转移瘤中也有。Park 等（2012b）研究了使用 USMB 治疗乳腺癌脑转移。化学治疗药曲妥珠单抗与 Definity® 微泡共同注射，经颅超声对脑转移灶进行声波作用。使用 USMB 和曲妥珠单抗治疗的

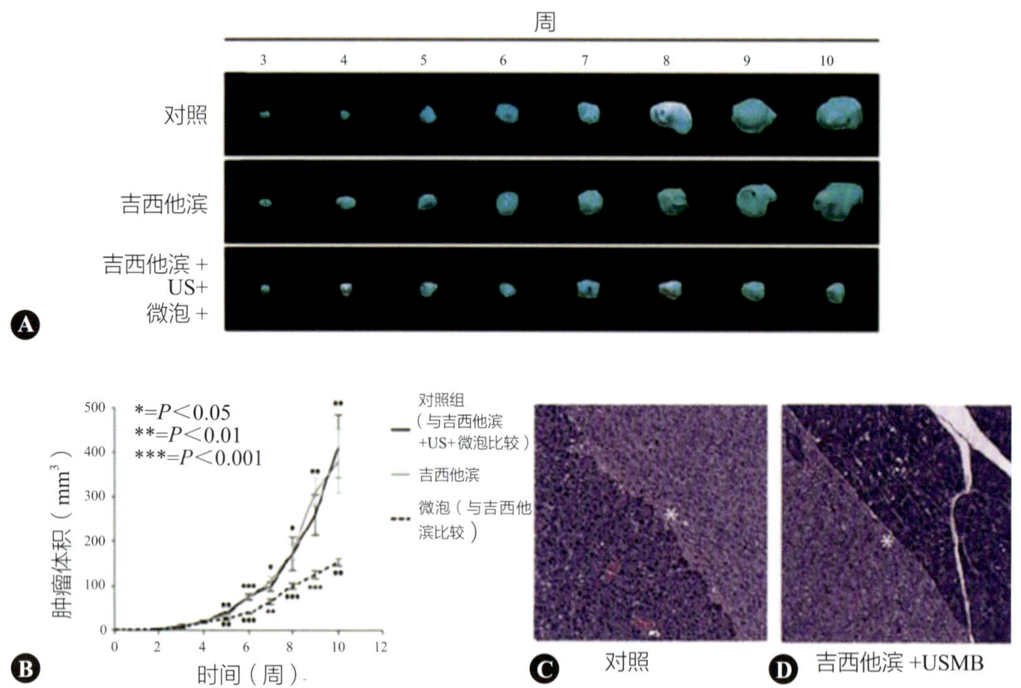

▲ **图 15-4　USMB 介导的吉西他滨给药增强小鼠原位胰腺肿瘤的抑瘤作用**

A. 与每周单独或不接受吉西他滨治疗的小鼠（对照）相比，用 USMB 和吉西他滨治疗的小鼠表现出显著抑制的肿瘤生长，如随着时间的推移在 3D 肿瘤体积超声图像中所示；B. 在两个治疗周期后，联合治疗组与单独吉西他滨和（或）对照组之间可以看到统计学上的显著差异；C 和 D. 组织学图像显示，对照组（C）的正常组织和肿瘤组织之间的侵袭性更强，吉西他滨和 USMB 组（D）的侵袭性更小（如星号所示）；经 Kotopoulis 等许可改编,（2014）

动物，与单独静脉注射曲妥珠单抗治疗的动物相比，总体生存时间更长，肿瘤抑制显著，在某些情况下甚至完全缓解。Pu 等（2014）开发了一种利用 LHRHa 靶向的紫杉醇载药微泡复合物治疗转移性卵巢癌腹膜病变的方法。与单独注射紫杉醇治疗相比，连续 5 次腹腔注射这种复合物，然后进行腹部超声暴露，导致腹膜植入物中细胞凋亡增加约 2 倍，微血管密度降低 50%。

综上所述，在各种临床前肿瘤模型中，USMB 已证明在改善许多抗癌治疗的结果方面具有益处，导致杀瘤效果显著增加，甚至在某些情况下完全缓解。

2. 减少化学治疗药的毒性

化学治疗众所周知的问题之一是心脏毒性和骨髓抑制（Rahman 等，2007）。这个问题可以通过前面提到的载药微泡技术来解决，在超声照射的区域内，被封装的药物在空间上释放受限，药物留在微泡或纳米颗粒上，并在游离药物暴露健康组织之前迅速清除。例如，Cochran 等（2011b）在皮下肝癌小鼠模型中使用负载多柔比星的微泡和超声，证明了药物在肿瘤中的优先积累，而在正常器官中的水平较低。具体而言，与使用相同剂量的游离药物处理的小鼠相比，使用多柔比星微泡处理的小鼠肝癌中的药物浓度（每克组织中 2.491% vs. 0.373%）高约 8 倍，心肌中的药物浓度（每克组织中 0.168% vs. 0.320%）低约 50%（图 15-5）。Yan 等（2013）在接受紫杉醇酯质体载药微泡和超声治疗的乳腺癌异种移植小鼠中也报道了类似的结果。在肿瘤中，与使用游离紫杉醇酯质体和无微泡超声处理的小鼠相比，可以获得 3.5 倍高的紫杉醇肿瘤浓度，同时正常肝脏和肾脏组织中紫杉醇水平显著降低。

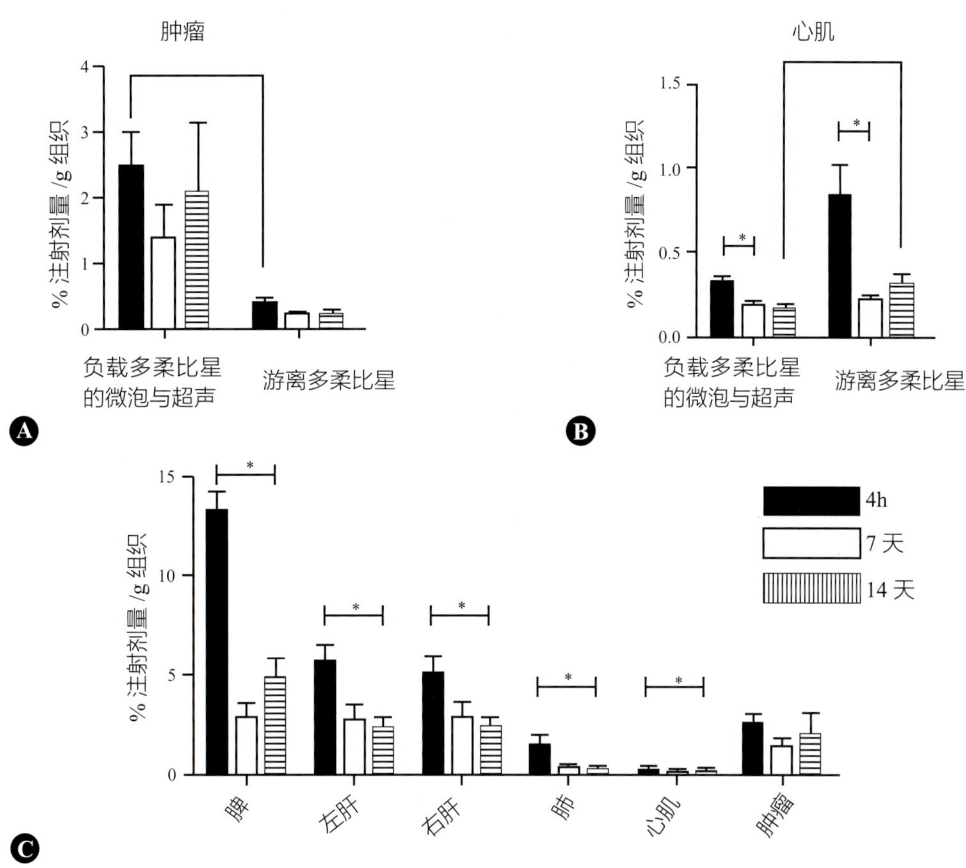

▲ 图 15-5　**多柔比星在用负载多柔比星的微泡和超声或单独使用游离多柔比星治疗的皮下肝癌小鼠中的时间和空间分布；与用游离多柔比星治疗的肿瘤相比，负载多柔比星的微泡和超声治疗导致肿瘤中的多柔比星浓度更高（A），心肌中的浓度更低（B）；脾脏、肝脏、肺和心肌中的多柔比星水平均在 4h 达到峰值，14 天后显著下降，而肿瘤中的多柔比星含量从第 0 天到第 14 天没有显著下降（C）；$^*P<0.05$**

经 Cochran 等许可改编，（2011b）

在未经超声的健康器官中较低的药物浓度可能降低化学治疗药的毒性。此外，经超声肿瘤中的优先积累表明，全身给药剂量可能减少，但仍能在病变组织中产生相当的治疗效果。这可能会减少药物在健康器官中的沉积，从而减少全身毒性。这一特点具有重要的临床意义，因为它可以减少患者的全身不良反应，以及昂贵化学治疗药的经济负担。

3. 逆转耐药性

耐药是常见的化学治疗挑战，导致许多癌症治疗失败。例如，75% 的胰腺癌患者对吉西他滨耐药，尽管它是胰腺腺癌的一线化学治疗药（Ducreux 等，1998）。在乳腺癌中，只有 60%～70% 的患者对蒽环类化学治疗有反应，其中只有 14% 的患者完全有反应（Carey 等，2006）。

耐药性通常是由癌症细胞膜上特殊转运蛋白的上调引起的，从而阻止细胞吸收药物和（或）将药物从细胞质中排出。一个例子是多药耐药性相关蛋白泵，也被称为 P 糖蛋白，其是 ATP 结合盒转运体的输出者（Gottesman，2002；Szakacs 等，2006）。

Deng 等（2013）观察到，USMB 的使用可以通过在体外下调癌症细胞中 P 糖蛋白的水平来帮助降低耐药性。将耐多柔比星 MCF-7 乳腺癌症细胞暴露于多柔比星—脂质体—微泡复合物中，并通过超声照射。用多柔比星—脂质体微泡复合物和超声处理的细胞显示出更快速的细胞摄取，增强了药物的核积累，并且减少了药物流出。重要的是，与未处理的细胞相比，处理的细胞中的 P 糖蛋白水平显著降低（图 15-6）。尽管 USMB 治疗降低 P 糖蛋白表达水平的确切机制尚不清楚，但据推测，由于超声触发的微气泡空化引起的剪切力，P 糖蛋白可能已从细胞膜中机械去除（Brayman 等，1999）。

或者，可以用治疗基因转染耐药肿瘤，以增加将药物带入肿瘤细胞的膜转运蛋白。这一概念已在体外用 USMB 转染人浓缩核苷转运蛋白

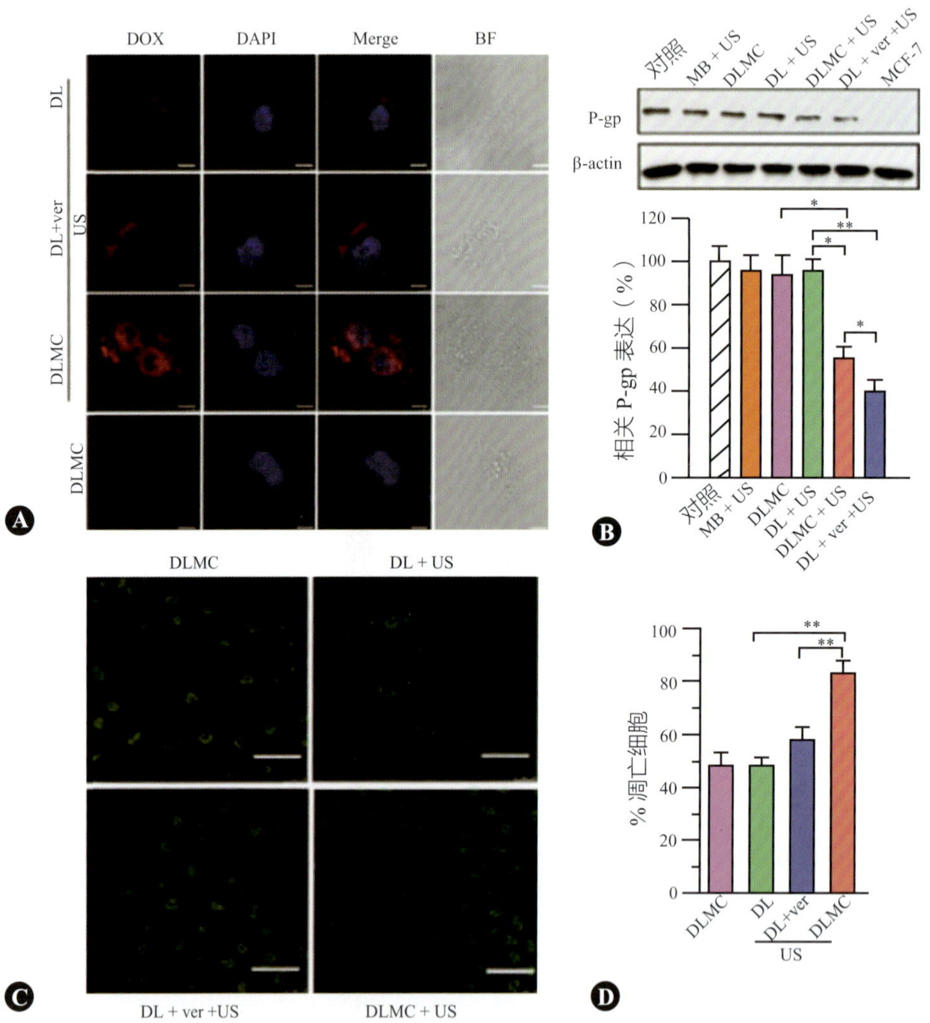

▲ 图 15-6 多柔比星耐药 MCF-7 乳腺癌症细胞暴露于多柔比星脂质体（doxorubicin-liposome，DL）+US、DL+ 维拉帕米（Verapamil，ver）（一种通过抑制药物流出逆转多药耐药性的化合物）+US、多柔比星脂质体—微泡复合物（doxorubicin-liposome-microbubble complexes，DLMC）+US 和仅 DLMC

A. 与其他处理相比，使用 DLMC+US 的细胞内多柔比星分布的共聚焦显微镜图像显示出更快速的细胞摄取和增强的多柔比星的核积累；B. 蛋白质印迹显示使用 DLMC+US 下调 P 糖蛋白的表达；C. 末端脱氧核苷酸转移酶 dUTP 缺口末端标记法检测细胞凋亡；D. 细胞凋亡染色的定量分析表明，使用 DLMC+US 显著增强了细胞凋亡；$^{*}P<0.05$，$^{**}P<0.01$；经 Deng 等，（2014）许可改编

3（human concentrative nucleoside transporter 3，hCNT3）基因的吉西他滨耐药细胞（地拉卓处理的 HEK293）中得到证实（Paproski 等，2013）。这导致 hCNT3 mRNA 表达增加 2000 多倍，随后细胞对吉西他滨的摄取相对于未转染的癌细胞增加 3400 多倍。

这两个例子表明，USMB 对肿瘤细胞的物理影响和 USMB 辅助转运体基因的转染都可能有助于克服肿瘤细胞的耐药性。然而，到目前为止，有关该主题的实验仅在体外条件下进行，需要在动物模型中进行进一步的研究。

（二）其他癌症治疗的辅助治疗

手术切除后通常应用辅助化学治疗或放射治疗，以最大限度地减少局部肿瘤复发并减少肿瘤转移。USMB 介导的给药到切除床可能成为某些癌症类型的多模式治疗方法的一部分，以降低局部复发率。Sorace 等（2014）提出，在小鼠头颈部癌症手术切除后，使用 USMB 介导的西妥昔单抗递送作为辅助治疗（1MHz，0.9MPa 峰值负压，15s 脉冲重复周期，5min 周期内 5% 的时间处于工作状态）。对肿瘤进行不同程度的切除（0、50% 或 100%），然后用 USMB 辅助递送西妥昔单抗进行辅助治疗。在术后 60 天的观察期内，接受完全肿瘤切除和 USMB 辅助药物治疗的小鼠没有肿瘤复发，而接受完全切除但没有接受 USMB 辅助治疗的动物的复发率为 66%。

（三）癌症疫苗接种

癌症疫苗接种是刺激或恢复免疫系统能力的干预手段，旨在治疗现有的癌症或预防某些高风险个体癌症的发生。"经典"疫苗目前使用从手术标本或癌细胞系中分离出的肿瘤抗原来获得，并使其在体外条件下无法存活（Chiang 等，2010）。然后将无法存活的抗原注射到患者体内。抗原可以被树突状细胞吸收，在细胞内加工，随后在细胞表面表达（Timmerman 和 Levy，1999）。在抗原呈递细胞的存在下，初始 T 细胞被激活，并在细胞介导的免疫中发挥核心作用，在癌细胞造成任何伤害之前将其消灭。然而，大多数研究癌症疫苗接种的临床试验都失败了，或者反应非常温和。一种可能的解释是，癌症患者的免疫系统受到抑制，树突状细胞无法识别抗原，从而无法触发适当的免疫反应，从而杀死癌细胞。

目前，正在探索 USMB 作为树突状细胞体内转染的工具，用于癌症疫苗的接种，并提高转染疗效。结果发现，经淋巴结内注射后，抗原编码 RNA 可被驻留淋巴结的树突状细胞吸收，树突状细胞的转染在淋巴结内创造了一个吸引并刺激 T 细胞的环境，导致抗原特异性 T 细胞有效扩增，引发保护性和治疗性抗肿瘤免疫反应（De Temmerman 等，2011）。在 USMB 的辅助下，树突状细胞对抗原编码 RNA 的摄取可以进一步增强。另一方面，皮内注射的微泡可以迁移到淋巴结并成功积聚（Sever 等，2009）。微泡的积累可以增强图像对比度，促进淋巴结内树突状细胞的体内转染。

Oda 等（2012）进行了首次体外原理验证实验，并从黑色素瘤细胞中提取了肿瘤特异性抗原。然后在 USMB 的帮助下将这些细胞送入树突状细胞。这种治疗诱导 74.1% 的树突状细胞在其细胞表面呈现黑色素瘤衍生抗原，而在没有 USMB 的组中，这一比例仅为 5.7%。然后将这些抗原呈递树突状细胞皮内注射两次到小鼠的背部，以评估在体内预防黑色素瘤肺转移的效果。结果表明，在 USMB 辅助的预防性疫苗接种后，肺转移频率降低了 4 倍。

四、首个临床病例研究

最近，Kotopoulis 等（2013）在 5 例局部晚期胰腺癌患者中进行了首次临床病例研究，探讨了 USMB。在这项研究中，患者接受了标准化的吉西他滨治疗，随后使用 SonoVue® 微泡和定制的商业级超声扫描，扫描时间为 31.5min（1.9MHz，机械指数 0.49，1% 占空比，5kHz 重复率，0.27MPa 峰值负压）。结果显示，与单独使用吉西他滨治疗的 80 例患者的历史对照组相比，5 例患者能够耐受更多的化学治疗周期（16 ± 7

vs. 9 ± 6)。5例患者中2例肿瘤暂时或永久性缩小，另外3例肿瘤生长减少。本研究未报告与该手术相关的不良反应。

这是在临床环境中进行超声手术的第一份报告，代表了临床发展的重要的第一步，并有望支持后续在其他机构进行的临床试验。然而，这项研究有一些局限性。首先，治疗方案没有优化，包括超声参数、药物剂量和微泡。未来的研究有必要在临床环境中探索这一点。其次，这项初步研究只纳入了5例患者，由于没有关于标准肿瘤预后（如进展时间和总生存时间）的报告，因此尚不清楚接受治疗的患者是否有真正的临床获益。最后，需要评估这种治疗方案的长期安全性。

同一研究小组正在进行的一项临床试验，包括更多的胰腺癌患者，预计将证实这一有希望的结果（Helse Bergen 和 Georg，2010）。此外，中国目前正在进行一项关于 USMB 辅助化疗治疗消化系统恶性肿瘤安全性的临床试验（Kun 和 Lin，2014）。在这项研究中，将招募常规化学治疗失败的胰腺癌肝转移患者。这些患者将接受 USMB（SonoVue® 微泡）和化学治疗（铂或吉西他滨）的治疗。探讨肿瘤反应率、机械指数及超声治疗时间的安全界限。

五、展望与结论

令人兴奋的临床前研究结果和首个临床病例研究的可喜结果的结果显示，USMB 介导的给药在癌症治疗中的巨大潜力。为了进一步改进这项技术并使其成为一种安全有效的治疗方法，需要解决几个问题。

（一）体内微泡与组织相互作用的机制

虽然多项研究已经对空化微泡和肿瘤细胞之间的动态相互作用提供了一些见解，以在控制良好的体外环境中成功地进行细胞给药，但在体内环境中成功进行给药更为复杂且具有挑战性。为了充分发挥 USMB 介导的药物递送在生物医学上的潜力，我们需要进一步探索其在体内肿瘤组织中诱导孔隙形成的机制。与体外环境相比，由于受到周围组织的限制，微气泡的空化动力学可能在体内发生改变。

（二）多功能微泡研究进展

微泡在 USMB 介导的给药系统中起着关键作用。通过开发新的微泡制剂，增加药物负载能力和改善位点特异性靶向，可以改善临床结果。为了实现这些目标，已经开展了几项研究。例如，Borden 等（2007）设计了一种多层结构，使用带正电的微泡表面的阳离子聚合物。这些将微泡的 DNA 装载能力提高了10倍。将纳米载体与微泡共价结合是另一种方法，在不显著增加微泡药物载体直径的情况下，将载药量增加34倍（Sirsi 和 Borden，2014）。为了进一步提高靶向特异性，可以使用分子靶向微泡结合肿瘤血管上差异过表达的标志物，如 VEGFR2、$\alpha_V\beta_3$ 整合素或胸腺细胞分化抗原1（Lutz 等，2014；Foygel 等，2013；Bachawal 等，2013；Wilson 等，2013；Kircher 和 Willmann，2012a，b；Kiessling 等，2012；Pysz 和 Willmann，2011；Deshpande 等，2010；Schneider，2008）。

（三）给药方案的优化

USMB 介导的给药研究的主要目的之一是开发一种优化的治疗方案，以改善给药到肿瘤组织的方案。如上所述，多项研究探讨了不同超声参数、微泡类型、给药剂量及微泡和给药途径的影响，以确定 USMB 辅助给药方法的更优化设置。不幸的是，到目前为止，大多数优化研究都是在细胞培养实验中进行的（Sonoda 等，2007；Ghoshal 等，2012），只有少数研究在体内进行（Sorace 等，2012；Panje 等，2012），这些仅限于小鼠肿瘤模型。目前尚不清楚这些在小鼠中获得的结果是否适用于更大的动物甚至患者，在这些情况下，深层组织可能会出现有限的声窗和更高的衰减。未来的研究需要系统地评估各种给药参数对 USMB 介导的大型动物给药效率和安全性的影响。

（四）用于给药的专用超声系统的研制

USMB 介导的给药可以使用临床超声成像系

统或定制的超声系统来实现；然而，这两种类型的系统都存在局限性。临床成像系统的可调脉冲参数和时间脉冲序列范围非常有限，这可能导致给药效果较差。定制超声系统在脉冲参数和序列设计上具有更大的灵活性；然而，这些系统通常是用单元件换能器组装的。换能器的机械运动通常需要对整个肿瘤体积进行三维栅格扫描，这是一个耗时的过程。为了解决这些问题，一个更灵活的系统是必不可少的，该系统能够产生大范围的可调脉冲参数，并配备能够进行 3D 电子束转向的阵列换能器。开发一种专门用于给药的新系统可以在最少的治疗时间内显著改善治疗结果。

（五）安全性研究

虽然诊断性超声和造影剂被认为是安全的，并已被批准用于临床诊断成像，但超声和微泡用于治疗目的的安全性需要系统研究。迄今为止，在小动物中进行的一些临床前研究使用简单的参数（如体重、饮食习惯和活动能力）评估了 USMB 的安全性（Pu 等，2014；Kotopoulis 等，2014；Zhou 等，2010）。然而，在临床开发之前，可能需要对各种治疗方案进行更正式的毒性研究。

结论

未来癌症治疗的成功取决于无创性给药方法的发展，这种方法可以有效地、选择性地将治疗剂以最小的全身毒性递送到靶细胞。由 USMB 触发的声孔效应是满足这一需求的一种很有前途的技术。未来在分子靶向策略、新型微泡工程、精确聚焦超声探针的开发、优化超声束技术参数和优化治疗时间递送序列等方面的改进，可能会极大地促进 USMB 的给药。这种方法可能为癌症治疗提供急需的治疗突破，特别是在只有姑息治疗可行的情况下。

第 16 章　微泡辅助超声在中枢神经系统给药中的应用

Microbubble-Assisted Ultrasound for Drug Delivery in the Brain and Central Nervous System

Alison Burgess　Kullervo Hynynen　著

摘要

血脑屏障是向脑部递送药物治疗脑部疾病（包括癌症、神经退行性疾病和神经精神疾病）的重大障碍。聚焦超声与微泡相结合，已成为一种有效的方法，可以暂时并局部地打开血脑屏障，促进药物进入大脑。聚焦超声已被成功地用于向临床前疾病模型输送各种各样的治疗药物。目前，人们正在考虑将聚焦超声技术转化为临床应用。

关键词

聚焦超声；血脑屏障；给药；阿尔茨海默病；胶质母细胞瘤

一、保护中枢神经系统的屏障

大脑和脊髓通过渗透性屏障与身体的其他部分隔开。血脑屏障和血脊髓屏障的概念出现在 19 世纪末，当时 Paul Ehrlich 发现静脉注射染料会使除大脑外的所有器官染色。20 世纪的后续研究将同样的染料注入脊髓，发现只有大脑和脊髓被染色（Goldmann，1909）。这些研究带来了可能存在血液—中枢神经系统屏障的概念（Hawkins 和 Davis，2005）。

虽然这些屏障最初被认为是阻止分子进入中枢神经系统的物理屏障，但进一步的研究表明，分子进入中枢神经系统取决于分子量、大小、结合亲和力、电荷和脂溶性。这些发现表明，这些屏障是动态的、复杂的结构，具有选择性地限制分子进入和退出中枢神经系统的功能。

血液—中枢神经系统屏障由专门的内皮细胞形成，并由神经血管单位支持，以限制分子进出中枢神经系统。这些屏障的存在对于维持支持神经元功能的微环境至关重要。然而，这些障碍也阻碍了治疗中枢神经系统疾病的给药。

请注意，本章将重点放在血脑屏障上，因为大脑是当前科学文献的主要研究对象。然而，同样的原则也适用于血脑脊髓屏障及其在给药治疗脊髓疾病方面的局限性。

二、血脑屏障的形成

血脑屏障是由排列在大脑血管上的单层内皮细胞形成的。然而，脑和脊髓中的内皮细胞紧密连接，这减少了内皮细胞之间的细胞间隙。紧密连接具有丰富的跨膜蛋白，包括密封蛋白、闭合蛋白和连接黏附分子（junctional adhesion molecule，JAM）。这些都是由细胞骨架蛋白的紧密连接蛋白家族锚定在细胞内的（Kniesel 和 Wolburg，2000）。紧密连接蛋白与相邻内皮细胞上相同的对应蛋白结合，形成连续的细胞层，极大地限制了分子在内皮细胞之间和进入脑实质的通道（Abbott 等，2010）。除了紧密连接蛋白的上调外，脑内内皮细胞的开孔和胞饮泡也减少；进一步减少经内皮细胞转糖进入大脑的分子运输（Fenstermacher 等，1988；Sedlakova 等，1999）。

内皮细胞是血脑屏障功能的中心细胞，但它们的行为受到邻近星形胶质细胞、周细胞、神经元、小胶质细胞和细胞外基质分子的调节（图 16-1）。这些组成部分共同构成神经血管单元。星形胶质细胞突起形成包裹微血管的终足。除了它们提供的物理支持外，终足还提供生长因子和其他类型的神经化学支持，以诱导和维持脑内皮细胞的屏障样特性（Janzer 和 Raff，1987）。周细胞和细胞外基质在血脑屏障形成及其正常功能中的必要性已经得到证实，但这两个亚结构的确切作用尚未确定（Armulik 等，2010；Daneman 等，2010；Tilling 等，2002）。

综合来看，这些神经血管单位的组成部分共同作用，形成了一个功能性的血脑屏障，能够维持神经元群体所需的微妙微环境。血脑屏障对离子和神经递质的调节十分有限，它还防止来自外周系统的病原体进入。这个屏障对于防止大脑损伤至关重要，因为大脑本身在受伤后的修复能力非常有限。

虽然血脑屏障对维持健康至关重要，但它也严重阻碍了能够在损伤或疾病后修复大脑的药

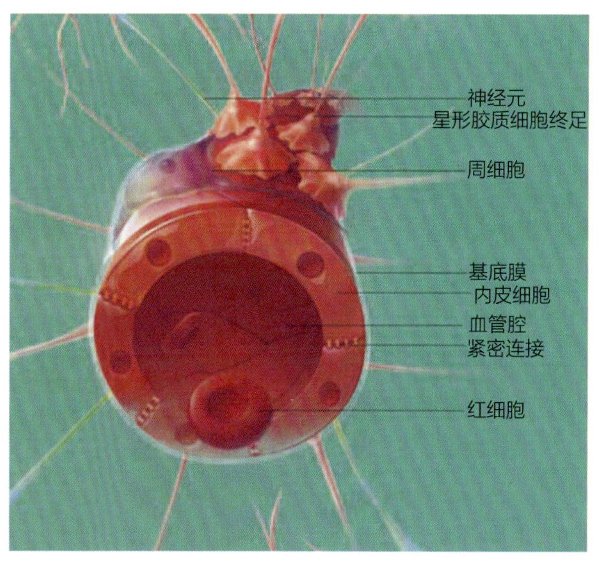

▲ 图 16-1　**血脑屏障由内皮细胞组成，这些内皮细胞通过紧密连接相互连接；内皮细胞由神经血管单位的细胞支持，包括周细胞、星形胶质细胞、神经元和基底膜**

物。小于 400Da 的脂溶性药物能够穿过屏障；然而，这意味着超过 98% 的潜在小分子和 100% 的潜在大分子药物无法大量通过血脑屏障，尽管它们也许能有效地治疗脑部疾病，但（Pardridge，2005）。血脑屏障还具有 ATP 结合盒外排转运体，如 P 糖蛋白和多药耐药蛋白。这些活性转运蛋白确保任何有毒或外来分子，包括治疗药，可以穿过血脑屏障。包括神经退行性疾病、脑肿瘤和精神疾病在内的脑病发病率正在以惊人的速度增长，目前有效的治疗方法很少。这主要是由于血脑屏障的存在。

三、绕过血脑屏障有效给药

用于克服血脑屏障的给药方法存在局限性。在一些临床试验中，研究人员尝试使用 MRI 和神经导航系统将药物直接注射到目标大脑区域，以定位针头和泵（Gross 等，2011；White 等，2010）。虽然这种给药方法是有效的，但潜在的风险和不受欢迎的外科手术限制了患者接受这些治疗。绕过血脑屏障的其他方法包括对药物靶点进行药理学修饰，以增加通过屏障的吸收。该技术的一个成功案例是将半胱氨酸（一种小的中性

氨基酸）添加到不可运输的药物中。这使得药物看起来是一种大氨基酸，从而允许它被血脑屏障吸收（Killian 等，2007）。虽然药物修饰可以有效地绕过血脑屏障，但在目标区域实现治疗浓度存在挑战。

为了解决给药方法的局限性，研究人员试图找到新的“无创性”方法来绕过血脑屏障。最近鼻内给药的成功已经引起了人们的注意。高度血运丰富的鼻黏膜毗邻脑脊液，因此快速血药浓度可导致治疗性脑脊液药物浓度。有研究表明，药物通过嗅觉神经上皮或神经元转运进入脑脊液（Pires 等，2009）。最近的研究表明，鼻内给药的荧光示踪剂可能通过血管周围间隙到达大脑（Lochhead 和 Thorne，2012）。这些实验在啮齿类动物模型中是很有希望的，但在人类身上可能很难验证，因为药物在大片脑区的渗透是有限的（Pardridge，2012）。

聚焦超声（FUS）已被用于无创性和暂时性打开血脑屏障，使药物从血流进入大脑（Hynynen 等，2001）。聚焦超声作为一种在临床前疾病模型中提供小型和大型治疗剂的方法是有效的。第一批临床试验正在迅速临近，聚焦超声有可能彻底改变给药方法，成为有效治疗脑疾病的第一步。

四、聚焦超声介导的屏障打开

自 20 世纪 50 年代以来，人们就对聚焦超声在大脑中的应用进行了研究（Fry 和 Fry，1960）。首次观察到，通过应用连续超声加热脑组织可能导致血脑屏障开放，但这通常伴随出血（Bakay 等，1956；Shealy 和 Crafts，1965）或组织凝固（Patrick 等，1990）。当时，热和空化相关机制都被认为有助于血脑屏障的开放。进一步的研究已经证实，热机制可以使内皮细胞对药物的吸收增加（Cho 等，2002），但到目前为止，热诱导的血脑屏障开放伴随着组织损伤（McDannold 等，2004）。作为一种替代方案，空化相关的血脑屏障开口具有脉冲超声应用的潜力。空化是指超声诱导的组织内气泡的产生、振荡，以及在其极端形式下随后的坍缩。与热机制类似，在 20 世纪 80 年代和 20 世纪 90 年代，空化介导的超声诱导血脑屏障打开是不可预测的，通常与周围血管和脑组织的损伤有关（Vykhodtseva 等，1995）。研究了几个参数，总的来说，观察到随着脉冲持续时间、脉冲数量和重复频率的增加，组织损伤发生的频率更高（Vykhodtseva 等，1995；Mesiwala 等，2002）。

2001 年，研究人员首次证明，预先形成的微泡经静脉输送可作为空化核，从而减少了诱导血脑屏障打开所需的超声能量，带来了更具一致性的结果（Hynynen 等，2001）。当循环的微泡通过超声聚焦区域时，它们将声能集中在血管内。超声能量使微泡以超声频率膨胀和收缩，这一过程被称为稳定空化（图 16–2）。

值得注意的是，在最初的超声波介导血脑屏障开放尝试中观察到的气泡高压生成和崩溃

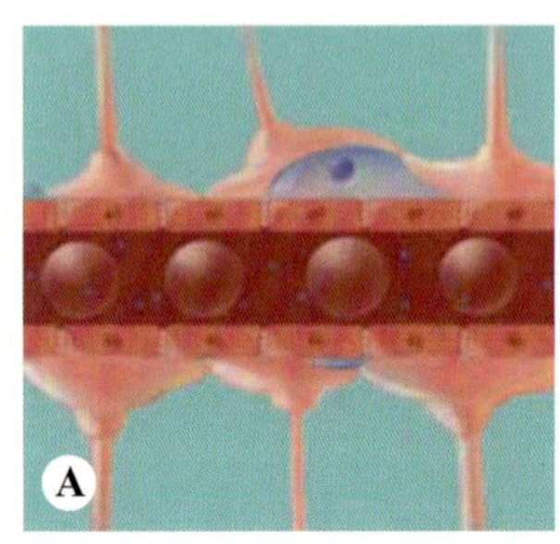

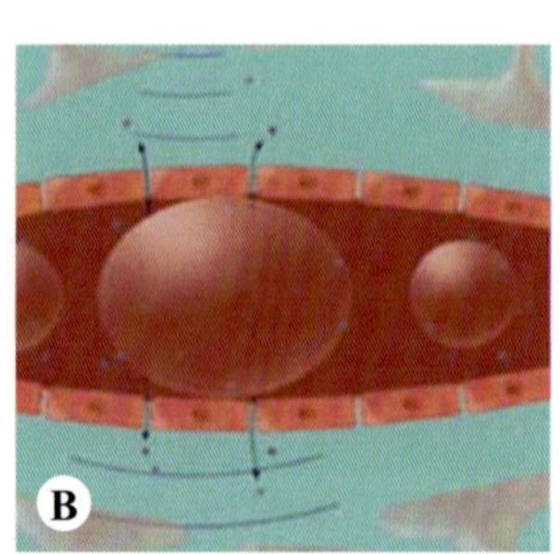

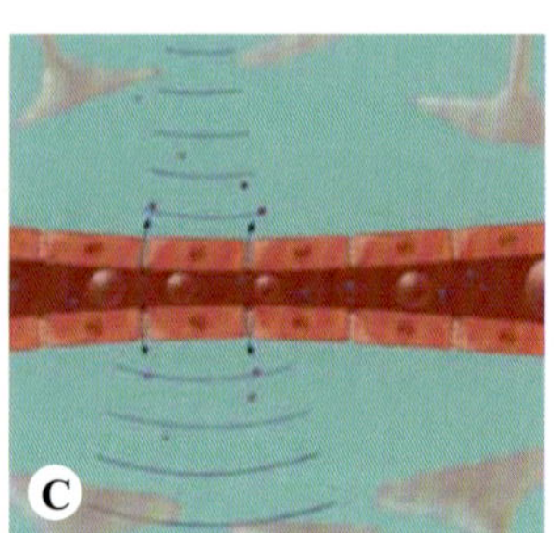

▲ 图 16–2 **A.** 微气泡流经脉管系统；**B、C.** 当应用超声时，微气泡以超声的频率膨胀和收缩；微气泡的膨胀和收缩导致血脑屏障开放

（Vykhodtseva 等，1995）与 2001 年引入的预制气泡的稳定振荡（Hynynen 等，2001）之间存在显著差异。微泡的加入使打开血脑屏障所需的超声能量减少到 1/100。由于需要较少的能量，因此减少了超声加热颅骨的风险，从而使临床治疗变得可行。此外，在较低的超声压力下，脑组织出血和损伤的风险显著降低。相反，轻微振荡的微泡与内皮细胞相互作用，刺激紧密连接的打开，增加跨细胞分子运输，从而安全有效地将药物输送到大脑（Hynynen 等，2001，2006）。

在这第一项研究之后，几个小组报道了在微泡存在下使用不同超声参数的有效给药。影响血脑屏障开口的最显著因素是超声压力。在施加足够的超声压力诱导血脑屏障打开以便给药与限制超声以避免损伤血管和周围脑组织之间存在微妙的平衡。随着压力的增加，微泡的膨胀和收缩量也会增加，但过大的压力会导致微泡破裂，从而导致组织损伤。所需血脑屏障开口的相对程度取决于需要穿过血脑屏障的治疗剂的相对大小。最近的研究表明，与 70kDa 的药物相比，2000kDa 的药物通过血脑屏障需要更大的超声压力（Chen 和 Konofagou，2014）。打开血脑屏障所需的超声压力阈值与机械指数有关，其定义为体内峰值负压除以频率的平方根（McDannold 等，2008a，b）。

在啮齿类动物中，使用 28kHz（Liu 等，2010a，b）至 8MHz（Bing 等，2009）的超声频率打开血脑屏障。病灶（或治疗区域）的大小随着频率的增加而减小，所以从概念上讲，高频换能器更适合于瞄准小的脑核。然而，当使用更高的频率时，需要更高的超声压力来诱导打开（McDannold 等，2008a，b），因此，临床相关的治疗超声频率范围可能为 0.2～1.5MHz。除了频率外，笔者还研究了超声爆发的持续时间和重复爆发的频率，以更好地了解它们对血脑屏障开放的影响。据报道，超声爆发长度从几微秒到 100ms 不等，一般来说，随着爆发长度的增加，血脑屏障的开放程度越大，在 10ms 后没有观察到真正的好处（McDannold 等，2008a，b；Choi 等，2011；O'Reilly 等，2010）。爆发的重复频率并没有显著影响血脑屏障打开的程度（McDannold 等，2008b），但是可以理解的是，如果爆发重复频率太高，微泡无法再灌注该区域，从而限制了低超声能量的有效性（McDannold 等，2007；Yang 等，2008；Goertz 等，2010；Weng 等，2010；Choi 等，2010；Vlachos 等，2011）。微泡本身会影响血脑屏障的开放。随着微泡大小和剂量的增加，血脑屏障的开放程度和损伤可能性也会增大（Samiotaki 等，2012；Wang 等，2014）。

直到最近，聚焦超声介导的血脑屏障打开还是通过治疗后 MRI 和组织学方法监测的；然而，这些方法在聚焦超声治疗期间提供反馈的能力有限。在过去的几年中，几个不同的小组已经开发出检测和评估体内微泡活动的方法（McDannold 等，2006；Tung 等，2011；O'Reilly 和 Hynynen，2012，2013；Arvanitis 等，2012）。研究表明，在超声治疗期间从微泡发射的频率成分可以用于在线控制暴露（O'Reilly 和 Hynynen，2012）。

五、聚焦超声通过血脑屏障给药的优势

与其他使用的方法相比，聚焦超声诱导的微泡血脑屏障打开有几个优点。

1. 定向

超声被聚焦以便使血脑屏障只在感兴趣的目标区域打开。超声聚焦的方法有两种。首先，如果使用单元件换能器，就像临床前研究中常见的那样，换能器的表面是弯曲的，这样自然的几何焦点就会落在离换能器固定距离的一个点上。其次，对于临床常用的多元件半球形换能器，元件在球体中心有一个几何焦点。为了瞄准远离大脑中线的区域，这些元件可以通过电子控制来产生偏离中心的焦点。这些相控阵也需要用于人体的经颅骨聚焦，因为人类的不同颅骨厚度会扭曲传播的超声波，因此单元件聚焦换能器无法实现清晰的聚焦（Hynynen 和 jolesz，1998）。相控阵可以精确控制每个阵列单元发出的超声波的相位和振幅，从而提供一种通过颅骨聚焦进行畸变校正

和锐化的方法（Clement 等，2001）。通过将相控阵与 MRI 相结合（Hynynen 等，2004），当这些聚焦声束用于凝固人类患者深部脑组织时，已经实现了 1mm 左右的瞄准精度（McDannold 等，2010；Lipsman 等，2013）（图 16-3）。

一些最初用于打开血脑屏障的方法，包括渗透和化学开放，产生了大脑的广泛渗透性，并允许血液中的潜在有毒成分进入整个神经系统（Rapoport，2001）。目前和正在开发的克服血脑屏障的方法包括修改药物，使其模仿内源性脑内皮受体的抗原（Pardridge 和 Boado，2012）。虽然这种方法可能是成功的，但给药可能是弥漫性的，并且很难在目标区域达到治疗浓度。

2. 短暂

用聚焦超声暂时性打开血脑屏障后，在打开约 6h 后用临床 MRI 造影剂剂量评估血脑屏障时发现血脑屏障关闭。血脑屏障在长达 4 周的时间内都无法穿透，这是测得的最长的时间点（Hynynen 等，2001，2006）。血脑屏障通透性的可逆性与血脑屏障开放的程度有关。因此，血脑屏障关闭前的时间可能与用于打开血脑屏障的超声的压力和脉冲长度有关（Samiotaki 等，2012；Samiotaki 和 Konofagou，2013）。还有其他报告表明，使用类似的压力水平，血脑屏障可以保持开放 24h（Choi 等，2007）。为了充分了解冲击频率、脉冲长度、声压及确定闭合的方法对血脑屏障渗透性可逆性的影响，还需要进一步研究。然而，目前尚不清楚长期的开口是否也与某种程度的组织损伤有关。这是因为研究缺血、细胞凋亡和存活神经元数量的详细组织学研究仅在暴露导致血脑屏障在打开后约 6h 关闭的情况下进行，这是由临床适用的 MRI 方法确定的（Hynynen 等，2005，2006）。

3. 无创

当使用适当的频率和参数时，无创性超声能量能够通过颅骨和脑组织传输。这种治疗的无创性消除了外科手术的需要（Hynynen 等，2001）。此外，为了实现可重复且安全的血脑屏障开放，所需的微泡可以通过静脉注射的方式递送。

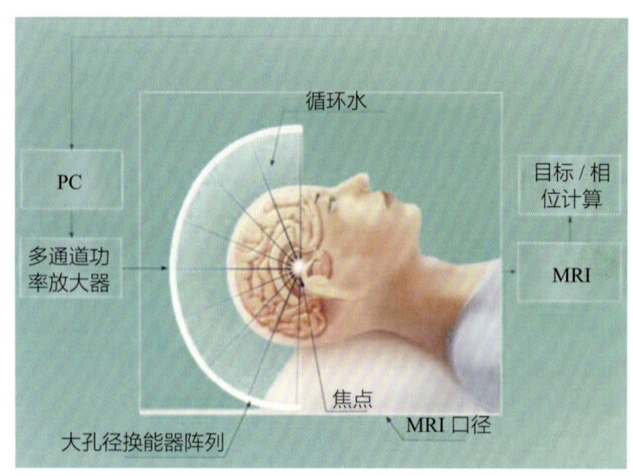

▲ 图 16-3 为探究以聚焦超声打开血脑屏障的临床应用，使用了一种多元件半球形超声阵列；这些元件可以以电子方式引导到远离中线的目标区域；超声与磁共振成像相结合，将靶向精度提高至约 1mm；这些系统已用于凝固人类患者的深部脑组织

4. 安全

当在适当的参数范围内应用聚焦超声并与微泡结合使用时，可以在没有缺血或细胞凋亡的组织学证据的情况下实现血脑屏障开放（Hynynen 等，2005，2006；McDannold 等，2005）。有人认为血脑屏障开口允许血液中的有毒成分进入，包括红细胞和白蛋白。然而，研究表明，血脑屏障暂时性、靶向性开放后，轻微外渗会被神经胶质细胞清除，对神经元群没有影响（Alonso 等，2011）。此外，反复使用超声打开血脑屏障后的认知和运动测试显示对行为没有不良影响（McDannold 等，2012）。在阿尔茨海默病小鼠模型中，反复应用聚焦超声可改善认知功能并增加目标脑区域的神经形成（Burgess 等，2014）。施加过大的声压可能会导致组织损伤（Hynynen 等，2005），因此，用于监测和控制所施压力的声学检测技术发展将确保血脑屏障开放的一致和安全水平（McDannold 等，2006）。

六、聚焦超声的机制

聚焦超声已被证明是一种有效的方法，可以暂时打开血脑屏障，使治疗剂进入脑实质。然而，打开屏障的物理和细胞机制仍然未知。研究表明，在低超声压力下，微泡振荡对血管内皮施加压力（Hosseinkhah 和 Hynynen，2012），血管内皮对动态剪切应力做出反应（Krizanac-Bengez 等，2004）。尽管超声下气泡的扩张和收缩阶段都会影响血管壁，但最近的证据表明，大多数变化发生在收缩阶段（Chen 等，2011）。气泡收缩产生的力将血管壁拉向管腔内部。振荡微泡产生的周向应力和辐射力也可能激活血管内皮中的力学敏感离子通道（Traub 等，1999）。

在更高的压力下，微泡振荡会转变为剧烈的坍缩，这一过程被称为惯性空化。有人认为惯性空化可能是血脑屏障打开的潜在机制，但由于局部温度的极端升高和微喷射，人们怀疑惯性空化与红细胞外渗和更严重的血管损伤有关（Nyborg，2001；Deng 等，2004；Vykhodtseva 等，2008）。最近开发出的一些方法能够在超声作用下监测微泡声发射，这些方法已经证实，即使没有发生惯性空化，血脑屏障也能够被打开。声发射分析表明，由于气泡振荡，次谐波、谐波和超谐波增加。这些谐波变化与血脑屏障打开相关（McDannold 等，2008b；O'Reilly 和 Hynynen，2012）。惯性空化过程中观察到的声发射显示宽带发射增加，这些信号在实验上与红细胞外渗和损伤相关，从而证实血脑屏障的打开不是由于惯性空化。

对聚焦超声的细胞机制知之甚少。初步研究使用了标记的内源性 IgG，并在存在微泡的情况下追踪其在聚焦超声后进入血脑屏障的情况（Sheikov 等，2004，2008）。研究表明，抗体通过细胞旁和跨细胞递送途径通过血脑屏障。

首先，在聚焦超声应用区域增加了细胞旁间隙。紧密连接的这种加宽伴随着紧密连接蛋白数量的减少（Sheikov 等，2004，2008），这表明应用聚焦超声后细胞旁转运增加。具体而言，在应用聚焦超声后 1～2h，关键紧密连接蛋白（闭合蛋白、密封蛋白 -5 和紧密连接）减少，但这些水平在 4h 内恢复正常（Sheikov 等，2004）。这些研究得到了使用氧化剂打开血脑屏障的研究的支持，其中闭合蛋白和紧密连接的减少一致且相似（Musch 等，2006）。关于聚焦超声，已经假设聚焦超声在掩盖抗原的紧密连接中诱导蛋白质重组，或者蛋白质被下调（Sheikov 等，2008）。众所周知，聚焦超声可以下调其他蛋白质，如间隙连接蛋白 43（Alonso 等，2011）。间隙连接蛋白的变化被认为是为了缓冲大脑的过度兴奋性，这可能发生在血脑屏障开放后（Alonso 等，2011）。

其次，在内皮细胞内的囊泡内存在标记的抗体。随着聚焦超声处理区域中细胞质通道和小泡数量的增加，很明显抗体被内皮细胞吸收并通过血脑屏障细胞（Sheikov 等，2004，2008）。相关研究表明，在体外和体内，参与受体非依赖性内吞作用的膜蛋白陷窝蛋白在聚焦超声后被上调（Lionetti 等，2009；Deng 等，2012）。由于超声场中微泡产生的剪应力，在内皮细胞变形期间可能会发生药物被细胞吸收（van Wamel 等，2006；Meijering 等，2009）。

在体内，双光子显微镜已被用于观察聚焦超声介导的血脑屏障开放。两项研究试图将成像过程中观察到的渗漏与聚焦超声的细胞机制相匹配（Raymond 等，2008；Cho 等，2011）。在这些研究中，通过静脉注射荧光染料（10～70kDa）来观察血管，并观察染料通过血脑屏障时的泄漏动力学。从一个容器中观察到两种不同的染料泄漏模式。快速渗漏的特点是，在使用聚焦超声后的前 5min 内，染料迅速穿过血脑屏障，并且似乎源自血管壁沿线的点源（Cho 等，2011）。相反，缓慢渗漏在聚焦超声发病后 5～15min 开始，并沿血管长轴发生（Cho 等，2011）。作者推测这些渗漏类型对应于聚焦超声的不同细胞机制。当紧密连接蛋白下调，紧密连接会变得更宽松，这可能导致染料迅速从血脑屏障中泄漏出去，该现象被认为是快速泄漏的原因。假设当内皮细胞受到刺激吸收染料并将其从血脑屏障传递时，就会发生缓慢泄漏。下一步将是将双光子显微镜与声发射分析相关联，以了解染料泄漏类型与微泡发射之间的关系。

七、用于给药的聚焦超声和微泡

超过100项初级研究已经使用聚焦超声将示踪剂或治疗剂通过血脑屏障输送到大脑中。通过递送造影剂或示踪剂分子来进行血脑屏障开放的评估和给药的量化。最常见的是，在聚焦超声治疗期间输送基于钆的MRI造影剂（500～900Da），并且通过MRI，这些药物向大脑的渗出被用以确认和评估血脑屏障的开放情况（Hynynen等，2001）。

对MRI进行分析，测量反应造影剂输送的高强度区域，并将其用作血脑屏障开口“量”的指标（Treat等，2007）。已经证明，高强度区域的相对增强与大脑中发生的血管损伤的数量相关（Hynynen等，2001；McDannold等，2008a，b；O'Reilly和Hynynen，2012）。在血脑屏障打开的安全范围内（增强＜30%），血脑屏障打开的程度越大，给药的优势越明显。在输送大分子时尤其如此。例如，Jordão等测量了内源性IgM的数量，这种抗体的重量是较丰富的IgG的6倍。他们证明，在聚焦超声介导的血脑屏障开放后，大脑中IgM的增加百分比与血脑屏障开放的相对数程度呈正相关，通过MR图像增强来量化（Jordão等，2013）。在这个领域，我们还有进一步实验的空间，以便精确优化每次治疗中血脑屏障开放的程度，使之与所递送的药物相匹配。据了解，更多的药物需要更大的血脑屏障开放程度才能达到脑内的治疗浓度，平衡最佳给药与血管损伤风险将是重要的（Yang等，2011；Nhan等，2013；Chen和Konofagou，2014）。许多其他研究支持了这些发现，并验证了MRI的使用，不仅可以作为选择目标位置的方法，还可以作为评估给药和治疗成功的方法（Kinoshita等，2006；Treat等，2007；Liu等，2010；Aryal等，2013；Fan等，2013a）。还可以将治疗药与MRI造影剂分子联合使用，从而直接量化给药量（Ting等，2012；Fan等，2013a，b）。

（一）啮齿类动物模型中向大脑给药

在这个领域，我们还有进一步实验的空间，以便精确优化每次治疗中血脑屏障开放的程度，使之与所递送的药物相匹配。台盼蓝和伊文蓝（体内与白蛋白结合时为70kDa）、辣根过氧化物酶（40kDa）和荧光标记右旋糖酐（3～2000kDa）都被用作给药模型（Sheikov等，2004；Raymond等，2007；Cho等，2011；Choi等，2010）。

聚焦超声介导给药的一个主要焦点是其在脑肿瘤中的应用。在啮齿类动物模型中，几种类型的化学治疗药已被有效地输送到大脑中。多柔比星是一种广泛使用的化疗化合物，由于血脑屏障的存在，它在治疗脑部疾病方面的成功率有限。在大鼠脑肿瘤模型中，聚焦超声介导的血脑屏障开放已向肿瘤递送治疗浓度的多柔比星（Treat等，2007；Fan等，2013a，b）。与单独使用多柔比星治疗的动物相比，使用聚焦超声重复递送多柔比星导致中位生存时间显著增加（Treat等，2012；Aryal等，2013）。除了多柔比星，甲氨蝶呤（Mei等，2009）、1,3-双（2-氯乙基）-1-亚硝基脲（Chen等，2010）和表柔比星（Liu等，2010a,b）也已通过聚焦超声有效递送，并在大脑中显示出抑瘤作用。

抗体是另一类有效治疗癌症的药物。曲妥珠单抗（Herceptin）是一种针对HER2/neu受体的单克隆抗体，在30%的乳腺癌中发现，它对乳腺肿瘤有效。但是它不能治疗脑转移瘤。Kinoshita及其同事首次证明，抗体能够通过聚焦超声通过血脑屏障传递（Kinoshita等，2006），持续治疗可显著减少肿瘤并延长生存时间（Park等，2012）。作为治疗表达HER2/neu受体的脑肿瘤的新方法，使用聚焦超声将表达HER2抗原的自然杀伤细胞递送到大脑（Alkins等，2013）。免疫细胞进入脑肿瘤区域的数量足以减少肿瘤。

虽然肿瘤一直是给药到大脑的焦点，但聚焦超声介导的血脑屏障开放还有其他应用。一些研究表明，聚焦超声介导的血脑屏障打开可能是神经退行性疾病治疗策略的一个组成部分。使用聚焦超声和微泡打开阿尔茨海默病转基因小鼠模型及其非转基因幼崽的血脑屏障。在开放或关闭行为上没有可量化的差异被检测到（Choi 等，2008）。从曲妥珠单抗研究中了解到抗体可以通过血脑屏障传递，两个研究小组使用聚焦超声将淀粉样抗体传递到阿尔茨海默病的小鼠模型中（Raymond 等，2008；Jordão 等，2010）。淀粉样抗体被发现与聚焦超声和微泡处理区域的斑块结合（Raymond 等，2008；Jordão 等，2010）。此外，研究发现，与对照组相比，聚焦超声递送的抗体在 4 天后显著减少了平均斑块大小和数量（Jordão 等，2010）。

其他治疗方法，如神经营养因子，已被研究用于治疗阿尔茨海默病和帕金森病，其中生长因子水平降低。尽管它们的体内半衰期很短，脑源性神经营养因子（Baseri 等，2012）、神经营养因子（Baseri 等，2012）和胶质源性神经营养因子（Wang 等，2012）已通过聚焦超声和微泡被大量输送到大脑。在体内，脑源性神经营养因子水平高到足以刺激促生存信号通路，表明化合物在通过血脑屏障输送后仍然有效（Baseri 等，2012）。大型生物治疗药，包括干细胞和基因治疗药，也通过血脑屏障输送（图 16-4）。神经干细胞被输送到大鼠脑的纹状体和海马体，并被证明在通过血脑屏障输送后开始分化为神经元（Burgess 等，2011）。纳米粒子（Etame 等，2012；Diaz 等，2014）、腺相关病毒（Thévenot 等，2012；Alonso 等，2013；Hsu 等，2013）和 siRNA（Burgess 等，2012）也已被递送到大脑的各个区域，并有可能成为治疗神经退行性疾病的有效药物载体。

（二）灵长类动物大脑给药

将血脑屏障开放和给药研究转化为临床应用，需要对非人类灵长类动物进行治疗和分析。在非人类灵长类动物和人类中，由于头骨厚度和密度各不相同，超声波的传输变得更加复杂。临床上，半球形换能器阵列减少了由颅骨厚度变化引起的超声传播畸变，并将热量传播到整个颅骨表面（Hynynen 等，2004）。聚焦超声介导的血脑屏障开放已在非人类灵长类动物中进行，使用单元件换能器（Marquet 等，2011；Tung 等，2011）和商用的临床超声换能器阵列（McDannold 等，2012）。在一项关键研究中，非人类灵长类动物在大脑的多个位置接受多次治疗。在聚焦超声介导的血脑屏障开放治疗之前和之后，对非人类灵长类动物进行了一系列视觉和学习测试。研究发现，非人类灵长类动物在治疗后的测试表现与治疗前一样好（McDannold 等，2012）。

（三）单独使用聚焦超声对大脑的影响

最近的研究表明，聚焦超声不仅仅是一种给药方法。聚焦超声介导的血脑屏障打开在神经发生中的新作用已经被发现。在一项研究中，在健康小鼠的一个半球血脑屏障开放后立即注射胸腺嘧啶类似物溴脱氧尿嘧啶（bromodeoxyuridine，

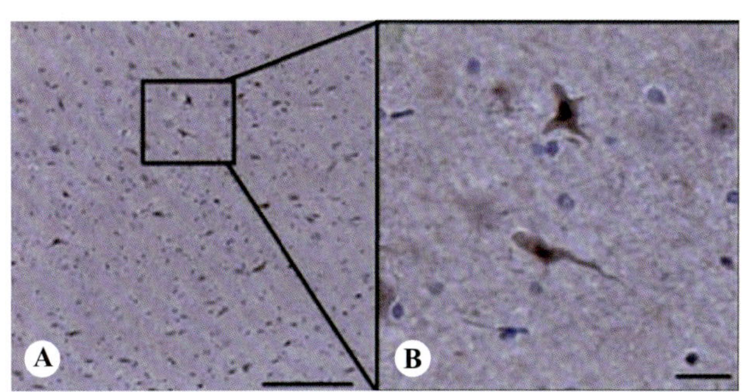

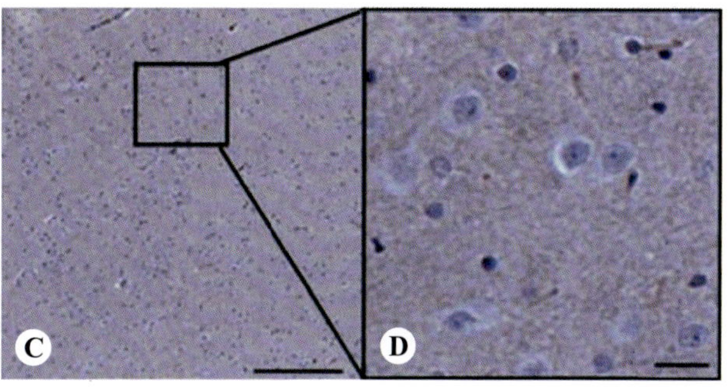

▲ 图 16-4 聚焦超声和微泡已被用于有效递送包括干细胞在内的大型生物制剂；在聚焦超声介导的将表达 **GFP** 的干细胞递送至大脑后，对脑切片进行 **GFP** 免疫组化；聚焦超声应用于左半球；表达 **GFP** 的细胞仅在左半球（**A**、**B**）中观察到，而在未处理的右半球（**C**、**D**）中没有观察到；改编自 **Burgess** 等（**2011**）

BrdU）（Scarcelli 等，2014）。溴脱氧尿嘧啶结合到分裂细胞的 DNA 中，用于识别海马体神经源性区域的新生细胞。对海马体进行尸检分析显示，与对侧半球相比，聚焦超声治疗半球的新神经元数量增加，这表明聚焦超声可以刺激新神经元的生长（Scarcelli 等，2014）。这些数据在另一项使用阿尔茨海默病小鼠模型的研究中得到了支持。Burgess 及其同事发现，聚焦超声显著增加了转基因小鼠海马中未成熟神经元的数量（Burgess 等，2014）。海马体中新神经元的增加与 Y 迷宫中表现的改善有关，这表明新神经元改善了认知（Burgess 等，2014）。聚焦超声诱导海马体神经发生的机制尚不清楚，但数据与先前的研究一致。首先，研究表明，使用不同的暴露参数对大脑进行超声处理，即使没有使用微泡，也会导致脑源性神经营养因子（brain-derived neurotrophic factor，BDNF）的产生增加，脑源性神经营养因子是海马体神经发生的调节剂（Tufail 等，2010）。其次，上调促生存 Akt 信号通路可提高脑源性神经营养因子蛋白水平。在聚焦超声介导的血脑屏障微泡打开后检测到 Akt 激活，从而提示了聚焦超声刺激神经发生的潜在机制（Jalali 等，2010）。

在其他观察阿尔茨海默病的聚焦超声研究中，聚焦超声介导的血脑屏障开放已被证明可以减少斑块病理，即使在没有给药的情况下（Jordão 等，2013；Burgess 等，2014）。Jordão 及其同事提出了两种可能的机制。最初，他们指出斑块是由内源性免疫球蛋白减少的，这些免疫球蛋白是从外周循环通过血脑屏障的。然后，血脑屏障开放导致小胶质细胞和星形胶质细胞的激活，使淀粉样蛋白内化。无论其确切机制如何，这些数据提供了新的证据，表明聚焦超声介导的血脑屏障开放，即使在没有任何外源性给药的情况下，也可能导致动物疾病模型中病理和行为的显著改善。

八、未来考虑

血脑屏障已被确定为限制脑部疾病药物治疗的最重要因素。有许多研究旨在绕过血脑屏障以改善药物在大脑中的积累，但只有聚焦超声是无创的、靶向的、短暂的、安全有效的。

尽管自 2001 年引入微泡以来，聚焦超声取得了重大进展，但在聚焦超声被广泛应用于临床之前，仍有重大障碍需要克服。为了更好地了解特定的药物浓度，需要进一步的研究，以便在达到治疗浓度的同时限制对周围细胞的潜在毒性。尽管使用示踪分子的研究已经开始解决其中的一些问题（Nhan 等，2013），但未来的研究需要在相关动物模型中使用临床合适的药物。由于目前用于治疗的药物剂量可能需要调整以达到脑中的治疗剂量，因此密切监测这些药物的动力学将是重要的。

此外，迄今为止完成的大多数研究都是在具有强血脑屏障的健康动物中进行的。血脑屏障是许多疾病的靶点，事实上，一些研究表明血脑屏障的破坏可能是许多疾病的关键因素。

第 17 章 微泡和超声在糖尿病肾病治疗中的应用

Microbubbles and Ultrasound: Therapeutic Applications in Diabetic Nephropathy

Wei J. Cao　Pratiek N. Matkar　Hao H. Chen　Azadeh Mofid　Howard Leong-Poi　著

摘要

糖尿病肾病（diabetic nephropathy，DN）仍然是终末期肾脏疾病最常见的原因之一。目前旨在优化血糖和血压的治疗策略对早期糖尿病肾病有益，但不能完全预防疾病进展。由于目前医学治疗的局限性和肾移植供体器官的短缺，需要新的治疗方法来解决糖尿病肾病并发症和防止进展到终末期肾衰竭是至关重要的。利用高功率超声和载体微泡进行无创靶向体内基因传递的超声技术的发展，为糖尿病肾病的预防和治疗提供了巨大的治疗潜力。在几种糖尿病肾病动物模型中的临床前研究结果表明，超声介导基因传递（ultrasound-mediated gene delivery，UMGD）为针对糖尿病肾病的基因和细胞治疗提供了一个独特的、无创的平台，具有强大的临床转化潜力。

关键词

糖尿病肾病；超声；基因传递；微泡

尽管广泛采用肾脏保护策略，糖尿病肾病仍然是终末期肾病的主要原因（Rosolowsky 等，2011）；美国的糖尿病患病率也在上升（de Boer 等，2011；Selvin 等，2012）。在糖尿病患者中，糖尿病肾病的患病率不受降糖药和肾素—血管紧张素—醛固酮拮抗药使用的影响，这表明需要更新、更有效的治疗方法（Rosolowsky 等，2011）。目前预防和治疗糖尿病肾病的干预措施包括最佳血糖控制、高血压管理和肾素—血管紧张素系统拮抗药的使用。虽然这些方法对糖尿病肾病的管理很重要，但它们的效用有限，在预防疾病进展方面效果不佳。通过胰岛和肾脏移植的肾脏替代疗法对终末期肾病患者最为有益（Abecassis 等，2008）。然而，可用于移植的供体器官的稀缺和免疫抑制药的终身服用是其广泛应用的主要限制。

另外，基因治疗正在成为治疗各种遗传和获得性疾病（包括糖尿病肾病）的一种有前途的治疗策略。与药物治疗的短期效果不同，基因治疗提供了更持久的治疗效果，根据所利用的载体，在细胞水平上延长转基因表达。然而，到目前为止，还没有关于慢性肾脏疾病的基因治疗方法的人体研究。基因治疗应用于临床试验的一个主要障碍是缺乏安全有效的基因传递途径。尽管使用病毒载体进行基因转染是非常高效的，但细胞毒性和高免疫原性的潜在全身不良反应仍然是人类使用时需要关注的问题（Raper 等，2003）。

为了克服病毒载体的局限性，人们已经进行了几次尝试，旨在找到一种更有针对性的基因治疗策略。UMGD 提供了一种具有最小创伤性的替代治疗策略。该技术利用载体微泡剂促进基因传递到目标区域。DNA 载体（最常见的是质粒 DNA）被装载到阳离子载体微泡上，形成微泡—DNA 复合物，可以静脉给药。通过外部应用高功率触发超声在感兴趣的组织中实现靶向转染（leong-poi，2012；Smith 等，2011）。UMGD 的无创性允许重复基因传递以延长治疗效果（Fujii 等，2011；Smith 等，2012）。此外，使用靶向高功率超声可实现器官特异性转染，脱靶效应最小（Chen 等，2003；Bekeredjian 等，2003；Leong-Poi 等，2007）。UMGD 在包括糖尿病肾病在内的多种疾病的靶向基因治疗中具有很大的治疗潜力。

一、糖尿病肾病

在世界上大多数国家中，糖尿病肾病是终末期肾衰竭的主要原因（Lewis 和 Maxwell，2014；Collins 等，2013）。糖尿病肾病的存在与较高的心血管危险因素相关（Groop 等，2009），并且在 1 型和 2 型糖尿病中普遍存在。20%～30% 的 1 型或 2 型糖尿病患者会发展为显性糖尿病肾病，而较小比例的 2 型糖尿病患者会发展为终末期肾病，鉴于其较高的患病率，2 型糖尿病患者占慢性透析终末期肾病患者的大多数（Sanchez 和 Sharma，2009；Molitch 等，2004）由于其相关并发症，糖尿病肾病升高了糖尿病患者的发病率和过早死亡率（Rosolowsky 等，2011；Molitch 等，2004）。

（一）糖尿病肾病的病理生理

糖尿病肾病主要由肾小球毛细血管病变引起，其特征是结构异常，包括肾小球肥大、小管和肾小球基底膜增厚，以及这些膜中细胞外基质的积累。这被称为 Kimmelstiel-Wilson 病变，是典型的潜在病理。这些结构变化最终导致小管间质和肾小球纤维化和硬化（Najafian 等，2011；Tang 和 Lai，2012；Kolset 等，2012；Reidy 等，2014；Ponchiardi 等，2013）。糖尿病肾病最早的临床症状是尿中存在白蛋白，称为微量白蛋白尿。根据每天尿白蛋白的排泄量，糖尿病肾病分为显性糖尿病肾病，指大量白蛋白尿（>300mg/d）（Zelmanovitz 等，1998）和早期糖尿病肾病，指微量白蛋白尿（3～300mg/d）（Bangstad 等，1991）。蛋白尿量与肾小球滤过率下降、慢性肾病进展（Adler 等，2003）和心血管不良事件风险增加相关（MacLeod 等，1995；KDOQI，2007）。

（二）糖尿病肾病的原因

造成糖尿病肾病的因素有很多：遗传因素、家族性疾病易感性、种族和其他环境因素对糖尿病肾病的发生有综合影响。一些研究表明，年龄、性别、吸烟和高血压也会促进糖尿病肾病的发病和进展（Ponchiardi 等，2013；Gross 等，2005；Marcantoni 等，1998）。众所周知，高血糖本身并不足以引起糖尿病肾病的并发症。然而，长期处在糖尿病、高血压或血糖控制不佳的状态是导致糖尿病相关血管并发症的主要危险因素（Gaede 等，2008；Holman 等，2008）。

（三）内皮功能障碍

内皮为血液和淋巴管的内层。内皮功能障碍可以广义地定义为由内皮产生或作用于内皮的血管舒张和血管收缩分子之间的不平衡。糖尿病肾病相关的内皮功能障碍通常由两个主要因素引起：胰岛素抵抗和高血糖。胰岛素抵抗促进脂肪组织释放游离脂肪酸，进而产生蛋白激酶 C

（Griffin 等，1999）。内皮细胞高血糖后蛋白激酶C的激活刺激自由基的过度产生。胰岛素抵抗和高血糖均通过阻断内皮型一氧化氮合酶抑制内皮和血管平滑肌细胞一氧化氮的产生，从而增加氧化应激和活性氧的产生。一氧化氮的生物利用度降低导致其在多种途径中的作用减弱，这会引起平滑肌细胞的迁移、单核细胞的激活、黏附、迁移，以及可溶性黏附分子的表达，所有这些因素都有助于糖尿病肾病相关的微血管通透性增加。微血管的通透性是血管内皮生长因子表达增加的结果，血管内皮生长因子是一种与糖尿病视网膜病变和动脉粥样硬化性大血管疾病相关的关键血管生成细胞因子（Costa 和 Soares，2013）。

二、糖尿病肾病动物模型

大多数糖尿病肾病患者向终末期肾病的进展推动了对新疗法开发的积极研究。模拟人类表型病理的动物模型的可用性对于新疗法的开发和临床前测试至关重要。目前有几种啮齿类动物模型可以很好地概括人类糖尿病肾病的特征。然而，由于大多数啮齿类动物的肾病抵抗性，目前还没有一个真正模拟人类患者肾病进展的模型。

糖尿病并发症动物模型联盟已经定义了验证小鼠肾病模型的标准。这些包括：肾小球滤过率降低 50% 以上，蛋白尿增加 10 倍以上，肾小球基底膜增厚 50% 以上，存在晚期系膜基质扩张、小动脉透明质病和小管间质纤维化（Brosius 等，2009）。虽然理想的动物模型应该包括所有这些表型，但目前没有动物模型具有所有这些表型。这些标准并不是严格的要求，而是未来发展糖尿病肾病动物模型的指南。

最初获得的啮齿动物模型背景菌株对于确定肾脏损伤和糖尿病的易感性至关重要（Breyer 等，2005）。通过比较背景菌株对肾病易感性影响的研究发现，C57BL/6 小鼠模型具有高肾病抗性，而 DBA/2 小鼠模型具有高肾病易感性（Qi 等，2005）。FVB 小鼠易因糖尿病而发生肾纤维化。与其他啮齿动物糖尿病肾病模型相比，源自 FVB 品系的 OVE26 小鼠表现出晚期肾损伤（Brosius 等，2009）。表 17-1 详细列出了各种可用的糖尿病肾病啮齿动物模型的特征。

三、当前的治疗策略和挑战

目前管理糖尿病肾病的治疗策略集中在治疗已知的易感危险因素：高血压、高血糖、血脂异常和心血管事件的发生。控制血糖、通过减肥手术减轻体重、控制血脂等已经成为控制代谢的一些标准方法（Fernandez 等，2014）。尽管这些治疗策略提供了肾脏保护的益处，以减缓糖尿病肾病的进展，但它们不能完全防止发展为终末期肾病。我们将讨论一些针对糖尿病肾病的主要治疗策略及其相关挑战。

（一）血糖控制

强化血糖控制可以减缓糖尿病肾病患者微血管并发症的发生（Gross 等，2005）。在 Kumamoto 研究中，接受多种胰岛素治疗以严格控制血糖的 2 型糖尿病患者肾病和微血管并发症的进展较慢，包括视网膜病变（Shichiri 等，2000）。然而，严格控制血糖的益处仅限于出现白蛋白尿之前的糖尿病肾病早期阶段。尽管血糖控制得非常严格，使得疾病进展的速度可能有所减缓，但对于已经发展到微量白蛋白尿阶段的糖尿病患者来说，这种减缓并没有带来实际的益处。

（二）肾素—血管紧张素系统阻断

肾素—血管紧张素系统（renin-angiotensin system，RAS）阻断，与血管紧张素转换酶（angiotensin converting enzyme，ACE）抑制药或血管紧张素受体拮抗药（angiotensin receptor blocker，ARB）一起，对糖尿病肾病相关性蛋白尿产生积极作用。血管紧张素转换酶抑制药和血管紧张素受体拮抗药不仅是高血压的有效治疗选择，而且还具有独立于降血压的额外肾保护作用。这种肾保护作用与肾小球内压力降低和蛋白质流入近端小管有关（Thurman 和 Schrier，2003）。这种肾保护作用减少尿白蛋白排泄（urine albumin excretion，UAE）和缓解进展到更晚期的糖尿病肾病。各种

表 17-1 糖尿病肾病动物模型

模 型	模型建立	优 点	缺 点
STZ Wei 等（2003）	1 型：STZ 对靶向胰岛素产生 β 细胞的化学毒性	便宜；可在不同株中建立；易于繁殖	STZ 的毒性和脱靶效应；肾损伤程度与应变有关
Akita Yoshioka 等（1997）	1 型：Ins2 基因突变导致胰腺 β 细胞衰竭	常染色体显性性状；稳定的胰岛素抵抗型糖尿病表型；糖尿病的发病不是通过全身免疫原性改变	中度肾损伤仅在 C57BL/6 菌株中存在
NOD Anderson 和 Bluestone（2005）	1 型：自身免疫破坏胰岛	可商购；自发缺陷 β 细胞	酮症酸中毒轻微；更容易出现糖尿病表型
db/db Chen 等（1996）	2 型：瘦素受体基因突变	广泛应用蛋白尿和系膜扩张预计加重	常染色体隐性性状；纯合子不育；蛋白尿可能不是进行性的
OVE26 Zheng 等（2004）	1 型：钙调素基因过表达导致 β 细胞毒性	高蛋白尿；高血压和肾小球滤过率下降；肾小球增大和肾小管间质纤维化；可用于更敏感的 FVB 背景	难以维持和高死亡率；对于 FVB 遗传背景的要求限制了 OVE26 小鼠与其他遗传背景的 KO 小鼠杂交
Agouti yellow obese（A^y/a） Yen 等（1994）	2 型：agouti 基因突变导致胰岛素抵抗	适用于 KK 和 C57BL/6 株；KK 背景下的表型更为明显（肾损伤伴高蛋白尿）；完整的瘦素信号通路	只有雄性出现明显的高血糖；除 KK 外，其他菌株的肾病表型较弱；易患肿瘤
Goto-Kakizaki Goto 等（1976）	2 型：胰腺 β 细胞数量减少，胰岛素敏感性受损	胰岛素缺乏和抵抗；肾小球和肾小管基底膜增厚；肾脏病变、周围神经改变、视网膜异常	中度高血糖；无进行性蛋白尿和肾小球硬化；昂贵
Zucker Diabetic Fatty Finegood 等（2001）	2 型：瘦素受体突变导致高循环瘦素水平	青年期进行性高血糖胰岛素抵抗，β 细胞缺陷；已经广泛的研究	雄性更容易出现糖尿病表型

临床研究表明，血管紧张素转换酶抑制药和血管紧张素受体拮抗药治疗可以降低向显性糖尿病肾病进展的速度（Parving 等，2001）并减尿白蛋白排泄（Viberti 和 Wheeldon，2002；Andersen 等，2003）。然而，在最近一项涉及 1448 名 2 型糖尿病患者的大规模临床研究中，有报道称联合肾素—血管紧张素系统拮抗药（血管紧张素转换酶抑制药与血管紧张素受体拮抗药联合）治疗糖尿病肾病的不良反应增加（Fried 等，2013）。由于安全考虑，这项研究被提前终止。同样，其他一些蛋白激酶 C 抑制药、血管紧张素转换酶、晚期糖基化终末产物（advanced glycation end product，AGE）、醛糖还原酶等的临床试验也未能对糖尿病肾病产生积极作用。

（三）肾移植

在西方世界，糖尿病肾病是终末期肾病的主要原因（2）。对于终末期肾病患者，唯一可用的治疗选择是透析或肾移植（Go 等，2004）。虽然透析是一种挽救生命的替代方法，可以像肾脏一样清除血液中的废物和毒素，但它只相当于健康肾脏功能的 10%。此外，长期透析还与各种并发症相关，如心血管疾病、疝气、腹膜炎等（Collins 等，2009；Diaz-Buxo 等，2013；Lok 和 Foley，2013；Stuart 等，2009）。透析患者的平均预期寿命一般为3～5年（Stokes，2011；USRDS，2009）。肾移植是终末期肾病患者的最佳治疗策略。与那些继续透析的患者相比，肾移植可以延长患者的预期寿命。平均而言，活体供体肾脏移植可存活12～20年，而已故供体肾脏移植可存活8～12年（Traynor等，2012）。研究表明，肾移植对年轻患者尤其有益，但即使是老年人，与透析患者相比，平均寿命也可以延长4年或更长时间（Briggs，2001；Knoll，2013）。然而，肾移植是一项大手术，需要分阶段恢复。移植的长期成功受到宿主对外来肾移植的免疫反应的限制。临床研究表明，来自人类白细胞抗原（human leukocyte antigen，HLA）相同的兄弟姐妹的移植可获得最高的移植物存活率（分别为99.17%、91.84%和88.96%，分别为1年、3年和5年）（Kessaris等，2008）。为了防止免疫排斥，移植患者将被要求在他们的余生中定期服用免疫抑制药。长期的免疫抑制治疗有各种不良反应，包括骨病、高血糖，最重要的会是增加机会性感染的易感性（Alangaden等，2006；Marcen，2009）。与其他形式的移植一样，肾移植的另一个主要缺点是缺乏器官供体。由于肾移植需求与供体器官数量之间存在不平衡，许多肾病患者别无选择，只能继续进行透析。

四、基因治疗：技术和载体在糖尿病肾病中的应用

许多疾病，包括糖尿病肾病，都是内源性基因失调的结果。基因治疗旨在克服内源性基因表达和调控的缺陷，以恢复正常的结构和功能为目标。与药物治疗的短期效果不同，基因治疗为持续的治疗效果提供了更持久的细胞蛋白表达。基因治疗的成功很大程度上取决于载体或工具的发展，其可以选择性地和有效地将基因以最小的毒性递送到目标细胞。从广义上讲，基因传递系统可分为两类：基于病毒的和基于非病毒的。

（一）病毒基因传递

病毒载体传递系统是一种流行的转染方法，因为它易于生产，具有高功能滴度和感染各种细胞类型的能力（Loiler等，2003；Work等，2009）。目标基因可以整合到病毒载体中，通过让病毒接触目标细胞，实现基因的转染。这导致转基因在宿主细胞中的表达，从而产生预期的治疗效果。有几项临床前研究使用病毒载体靶向糖尿病肾病（表17-2）。虽然这种方法已被用于心血管疾病的临床研究（Jessup等，2011；Grines等，2003），目前还没有针对糖尿病肾病的病毒基因转染的临床研究。尽管已被批准用于临床试验，但使用病毒载体有几个潜在的缺点，包括细胞毒性、生产成本高、免疫原性高及在宿主基因组中发生突变的风险（Thomas等，2003）。

有报告称，在全身性给予腺病毒载体后，由于先天免疫反应的过度激活，导致了意外死亡（Marshall，1999）。腺相关病毒（adeno-associated virus，AAV）已成为最具吸引力的病毒载体。重组形式几乎以游离体的形式存在，在小鼠（Inagaki等，2008）和人类（Kaeppel等，2013）中只有极少的基因组整合。虽然重组腺相关病毒载体的临床试验经验正在迅速增长，但对衣壳的免疫反应和毒性仍然是潜在的问题。因此，非病毒载体的研究开发工作仍在持续进展中。

（二）非病毒基因传递

病毒载体在体内基因传递过程中引发的强烈炎症反应促进了对非病毒基因载体的研究。新开发的化学载体和物理传递系统具有成本效益，能够提供稳定的转染效果，并且具有最小的免疫原性。尽管与病毒载体相比，非病毒载体的转染效率较低，但它们因缺乏特异性免疫反应、多功能性、易于大规模生产和易于使用而被认为是有吸引力的替代品。非病毒基因治疗大致可分为化学方法和物理方法。

1. 化学方法

化学方法利用阳离子脂质、阳离子聚合物，以及细胞穿透肽，这些肽可以被合成以局部或系统靶向特定细胞。化学载体克服了与致病病毒载体相关的安全问题，也可以根据目的进行定制设

表 17-2 糖尿病肾病基因治疗（非 UMGD）的临床前研究

研　究	基　因	动物模型	传递方式	主要发现
Dobrzynski 等，2002	人肾上腺髓质素	STZ 诱导的糖尿病大鼠	腺病毒载体静脉注射	减少肾高血糖引起的糖原积累和肾小管损伤；尿中 cAMP 和 cGMP 水平升高，骨骼肌中 pAkt 和膜结合 GLUT4 水平升高；通过 Akt 信号通路增加体重并预防肾功能障碍
Dai 等，2004	人肝细胞生长因子	STZ 诱导的雄性糖尿病小鼠	静脉注射裸 pDNA	蛋白尿和蛋白尿减少；通过减少纤维连接蛋白和胶原沉积促进 DN 的发展；阻止肾小球系膜生长；抑制肌成纤维细胞活化及肾细胞凋亡；降低尿 TGF-β_1 蛋白水平
Kagawa 等，2006	人肝细胞生长因子	C57BL/KsJ-db/db 小鼠	肌内注射腺病毒载体	改善肌酐清除率、肾小管纤维化和肾小球硬化；TGF-β_1 表达降低；肾小球内皮细胞和小管上皮细胞凋亡减少；改善肾功能和长期生存
Zhang 等，2006	线粒体内膜转运酶 44	STZ 诱导的糖尿病 CD-1 小鼠	静脉注射日本血凝病毒包膜载体	线粒体中抗氧化酶的输入增加；抑制细胞增殖和凋亡；蛋白尿减少及肾细胞肥大
Yuan 等，2007	人组织激肽酶	STZ 诱导的糖尿病大鼠	静脉注射重组腺相关病毒	改善肌酐清除率；尿渗透压升高；尿微量蛋白尿减少；减少糖尿病肾损害
Kondo 等，2008	可溶性 TGF-β_2 受体	STZ 诱导的糖尿病小鼠	肌内注射腺病毒载体	肾小球和肾小管纤维化减少；对葡萄糖代谢、尿白蛋白排泄及肾功能无影响
Ortiz-Munoz 等，2010	SOCS-1 & SOCS-3	STZ 诱导的糖尿病小鼠	肾静脉注射腺病毒载体	改善肾功能；肾脏病变减少；STAT-1 和 STAT-3 的作用降低，促炎和纤维化蛋白的表达降低；抑制系膜扩张、纤维化及巨噬细胞内流
Shi 等，2010	SOCS-1	STZ 诱导的糖尿病小鼠	尾静脉注射裸 pDNA	减轻肾肥大和蛋白尿；抑制 TGF-β_1、MCP-1 的表达；STAT-1 & 3 的激活
Liu 等，2012	Megsin	STZ 诱导的糖尿病 CD-1 小鼠	静脉（尾静脉）注射编码抗 megsin siRNA 的裸 pDNA	减少蛋白尿和肾小球内Ⅳ型胶原堆积；通过调节 MMP-2 和 MMP-2 的组织抑制药减少肾细胞增殖
Tang 等，2012	线粒体融合蛋白 -2	STZ 诱导的糖尿病大鼠	动脉内（肾动脉）注射腺病毒载体	减少蛋白尿；改善肾小球增大及 ECM 积累；Ⅳ型胶原合成减少，基底膜增厚；对细胞凋亡无预防作用；p38 激活和 ROS 积累减少
Flaquer 等，2012	人肝细胞生长因子	雌性 C57BLKS 小鼠（db/db）	肌内注射裸 pDNA	提高 SDF-1 的表达；增加单核细胞来源的巨噬细胞数量，促进肾组织修复和再生
Wang 等，2014	组蛋白去乙酰化酶	STZ 诱导的糖尿病大鼠和 db/db 小鼠	实质内注射编码抗 HDAC-4 siRNA 的裸 pDNA	预防足细胞损伤；通过调节 HDAC-1/STAT-1 信号通路减轻糖尿病大鼠肾功能障碍
Yuan 等，2014	球状脂联素	STZ 诱导的糖尿病大鼠	腹腔注射裸 pDNA	尿白蛋白排泄减少；肾小球系膜扩张增加；活性氧产生减少；预防间质纤维化；促进肾 eNOS 表达，抑制 TGF-β_1 表达

（续表）

研　究	基　因	动物模型	传递方式	主要发现
Zhou 等，2014	细胞因子信号传导抑制药 -2	STZ 诱导的糖尿病大鼠	肾静脉注射腺病毒载体	减轻肾小球肥大、超滤、炎症、纤维化及肾脏病变；促炎蛋白如 TNF-α、IL-6、MCP-1 及促纤维化蛋白如 TGF-β、胶原Ⅳ、纤维连接蛋白水平降低
Yang 等，2014	血栓调节蛋白结构域 -1	雄性 C57BLKs/J db/db 小鼠	静脉注射腺相关病毒载体	通过抑制线粒体源性细胞凋亡，改善蛋白尿和肾功能，改善肾间质炎症和肾小球硬化；阻止 NF-κB 通路的激活和 NLRP-3 炎症小体及促进 NRF-2 的核易位

计。使用化学载体进行非病毒转染的主要机制是通过靶细胞的内吞作用（Hoekstra 等，2007）。阳离子脂质 / 脂质体已被设计用于促进核酸载体与其表面的有效结合。体内转染阳离子脂质 / 脂质体的效率高度依赖于脂质结构、DNA 性质和大小（Alatorre-Meda 等，2010；Liang 等，2013）。尽管核酸与阳离子脂质是通过静电相互作用结合的，但由于缺乏对细胞表面标志物的识别机制，在体内转染阳离子脂质 / 脂质体是非特异性的，具有远距离脱靶效应。已有研究利用抗体结合脂质体来提高细胞特异性（Asgeirsdottir 等，2008），但仍无法实现器官特异性。此外，原代细胞、祖细胞和干细胞已被证明更难以使用化学载体转染。许多病毒和化学载体在转染非分裂细胞方面效率有限。因此，用于体内和体外研究的非病毒阳离子脂质载体的局限性鼓励了开发新的基于物理方法的递送技术，以增加靶特异性转染。

2. 物理方法

最常见的物理基因转移方法包括电穿孔和声孔效应。电穿孔可以定义为在细胞群或组织上施加固定时间的外电场，通过在细胞膜上形成的局部瞬时孔隙来增加细胞对核酸和小蛋白质的通透性（Andre 和 Mir，2010）。电穿孔已经成功转染了分裂细胞和非分裂细胞，这一直是病毒和化学方法的主要限制。虽然电穿孔能够有效地将核酸转运到细胞中，但这种优势通常是以低细胞活力为代价的。低细胞活力与细胞膜的不可逆损伤和 pH 变化引起的细胞毒性增加有关。因此，一种理想的基因传递技术需要提供：①最大限度地提高治疗基因的转染效率，②良好的安全性，③在基因传递过程中侵袭最小，④增强靶特异性以改善外源基因的定位，而不会产生脱靶效应，⑤高细胞活力，⑥可按需重复。表 17-2 列出了使用非病毒载体对抗糖尿病肾病的临床前研究。

与电穿孔相比，高功率超声显示出通过空化机制在细胞膜上诱导孔形成的能力。这种现象被称为声孔效应，它允许将核酸 / 蛋白质 / 药物运输到细胞质中。空化和随后的组织转染已被证明可以增强有用的超声造影剂，被称为微泡。这种治疗性超声和微泡结合基因载体 / 抗体 / 药物的联合传递有几个主题，包括超声介导基因传递（ultrasound-mediated gene delivery，UMGD）或超声靶向微泡破坏（ultrasound-targeted microbubble destruction，UTMD）。如前所述，这是一种无创性和靶向性的基因转移方法，满足了理想基因治疗平台的大部分要求。

五、超声介导基因传递

UMGD 是一种独特的基因传递平台，可实现靶向转染，提高非病毒基因载体的体内转染效率。该技术可以实现高器官特异性转染，具有最小的创伤性和免疫原性。UMGD 也被称为超声靶向微泡破坏，它利用高功率超声和携带基因的载体微泡来实现靶向基因传递。

（一）微泡

UMGD 的载体剂为微泡，即非常小的充满气体的气泡。核心通常由高分子量气体组成，如全氟丁烷、全氟丙烷或六氟化硫，而外壳由生物相容的脂质或蛋白质组成（Klibanov，2006）。低扩散率和溶解度增加了液体在循环中的稳定性。微泡的流变特性与红细胞相当，平均直径为 2～4μm；使它们能够自由地穿过微血管而不受阻碍（Lindner 等，2002）。微泡造影剂通常被用作临床超声诊断造影剂（Mulvagh 等，2008；Honos 等，2007）。修饰微泡的能力使其成为核酸载体，如质粒 DNA、miRNA 和 siRNA 的载体，这使得它们可以用于 UMGD。

（二）超声介导基因传递：方法和机制

UMGD 的原理图见图 17-1。首先，生成微泡—核酸复合物。这是通过在微泡超声过程中直接掺入核酸，通过静电相互作用（电荷耦合）将核酸（质粒 DNA、siRNA、miRNA 或病毒 DNA）耦联到微泡的外表面，或通过简单的混合 / 共给药。其次，微泡核酸复合物静脉注射。最后，在高功率触发超声在目标组织 / 器官上的传输过程中，复合物通过全身血管系统循环。超声的破坏力使充满气体的微泡发生声破坏，促进了内皮细胞和周围细胞 / 间质对核酸的摄取。这种摄取是通过几种机制进行的，包括微射流的形成、细胞膜瞬时孔隙的诱导和内吞作用（Christiansen 等，2003；Kodama 等，2006；Meijering 等，2009）。

虽然与病毒载体相比，UMGD 的转染效率相对适中，但使用标记基因（如荧光素酶）的研究表明，可以通过①使用更长的脉冲间隔进行触发递送来优化转染。这允许在超声的破坏性递送脉冲之间通过靶组织 / 器官内的微泡 DNA 复合物来补充微血管（Chen 等，2003；Song 等，2002）。相反，由于微泡 DNA 复合物一进入超声束就不断破坏，连续的超声传输导致最小的转染；②使用更高的声功率用于超声应用，具有低传输频率和更大的机械指数（Chen 等，2003）。然而，这种方法必须与更高的不良生物效应相平衡，特别是当应用于肾脏时（Williams 等，2007）；③与静脉内递送相比，动脉内注射载体微泡的使用(Song 等，2002；Christiansen 等，2003）也会导致更大

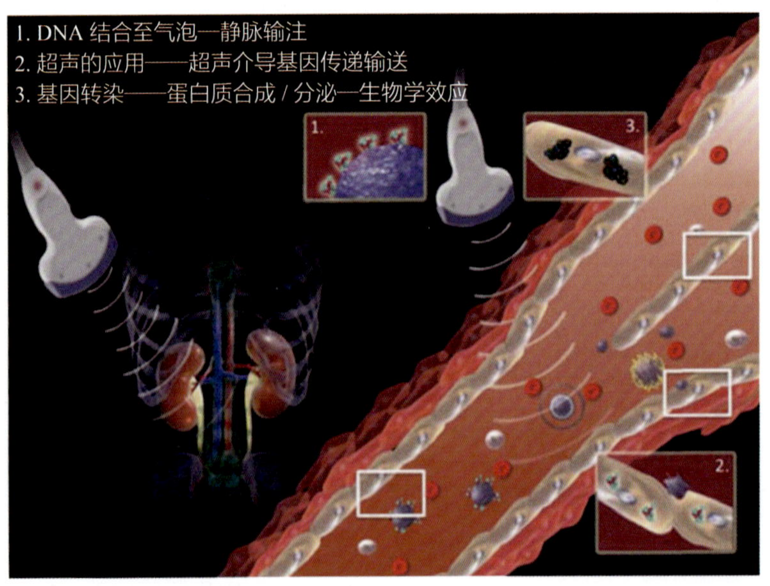

▲ 图 17-1 **UMGD 作用于肾脏的示意；首先，将核酸（DNA）与微泡共静脉或动脉注射；其次，外部高功率超声在肾脏上的应用；超声破坏靶组织 / 器官导致血管和血管外转染、蛋白质合成 / 分泌或敲除的生物效应，以及由此产生的糖尿病肾病的生物效应**

的组织损伤和血管出血；④重复递送会导致转基因表达的持续时间更长（Bekeredjian 等，2003）。

（三）超声介导基因传递：体内应用

已经有许多关于超声介导基因在多个器官中传递的研究，在许多人类疾病的临床前模型中提供基因治疗。研究已经证明了 UMGD 在外周动脉疾病（peripheral arterial disease，PAD）大鼠模型中治疗性血管生成的功效。使用双顺反子载体将编码 VEGF 和绿色荧光蛋白（green fluorescent protein，GFP）的质粒 DNA 进行 UMGD 后，可以增加微血管灌注和血管密度（Leong-Poi 等，2007）。使用相同的载体和外周动脉疾病模型，尽管转基因表达较低，但与直接肌内注射 VEGF/GFP 质粒相比,UMGD 对治疗性血管生成更有效。与肌内注射相比，UMGD 促血管生成基因治疗的效率更高可能是由于其靶向血管转染。肌内注射导致局部肌细胞和血管周围区域转染，而 UMGD 导致更弥漫性的小动脉和毛细血管内皮及周围肌细胞转染（Kobulnik 等，2009）。UMGD 可有效用于靶向心脏转染，包括在心肌梗死（Fujii 等，2009，2011）和心力衰竭（Lee 等，2013）的临床前模型中传递促血管生成基因。UMGD 的一个主要优势是其无创性，允许通过重复基因治疗传递多个基因（Fujii 等，2011；Smith 等，2012）。Fujii 等在心肌梗死大鼠模型中多次使用 UMGD 递送编码干细胞因子和基质细胞衍生因子 -1（stromal cell derived factor-1，SDF-1） 的质粒 DNA，发现与未治疗的动物相比，梗死周围区域血管密度增加，心肌灌注和心室功能增强（Fujii 等，2011）。UMGD 已被应用于体内基因转移，用于通过诊断超声成像可观察到的其他器官和组织中的目标基因转染，包括肾脏、胰腺（Chen 等，2006，2007，2010）和肿瘤（Fujii 等，2013；Carson 等，2011，2012）。

六、超声介导基因传递：在糖尿病肾病中的应用

基因治疗为慢性肾脏疾病的治疗提供了一种很有前途的方法：既包括遗传性疾病，如遗传性肾炎（奥尔波特综合征），也包括获得性疾病，如肾病。尽管在肾脏疾病动物模型中进行的基因治疗的大量临床前研究取得了令人鼓舞的结果，但转化到临床却非常缓慢。限制临床转化的主要问题包括目标基因的选择、载体、最佳递送途径、剂量、剂量与剂量之间的间隔。在本章前面内容中，对基因治疗的不同途径、载体和递送技术进行了全面讨论。

研究展示了如何用 UMGD 转染肾脏。Azuma 及其同事于 2003 年发表了第一篇关于肾脏中 UMGD 的报道（Azuma 等，2003）。他们使用 UMGD 和 Optison™（一种市售微泡造影剂，GE）将异硫氰酸荧光素（fluorescein isothiocyanate，FITC）标记的 NFκB-decoy 转染到供体肾脏中，以防止急性肾排斥反应并延长大鼠肾移植模型的存活时间。他们还使用 UMGD 将荧光素酶报告基因转染到肾脏，结果显示 70%～80% 的肾小球和大多数小管细胞都转染了荧光素酶报告基因（Azuma 等，2003）。Zhang 等（2014）从机制角度证实，超声（频率 7MHz，机械指数 =0.9，峰值负声压 =2.38MPa）与用于 UMGD 的微泡的相互作用增加了肾间质毛细血管通透性，这是通过链佐星（streptozo-tocin，STZ）诱导的早期糖尿病肾病大鼠 Evan 蓝外渗来测量的。重要的是，未观察到出血或坏死。图 17-2 显示了未转染的对照肾脏和进行 UMGD 的肾脏的荧光共聚焦显微镜图像。最初，将 2.5μg 的红色荧光（Alexa Fluor BlockIT Red，Invitrogen）对照 mi RNA 带电耦联到 1×10^9 阳离子脂质微泡上。然后在间歇高功率超声（频率 5MHz，深度 2cm，电压 120V）外用期间静脉给予该溶液，脉冲间隔 10s（内部计时器）。UMGD 导致整个肾实质相当弥漫性转染，包括肾小球和肾小管。

使用 UMGD 的临床前研究显示，使用多种不同的基因靶点，对多种肾脏疾病模型（包括糖尿病肾病）有益处。表 17-3 提供了迄今为止在各种肾脏疾病临床前模型中关于 UMGD 的所有

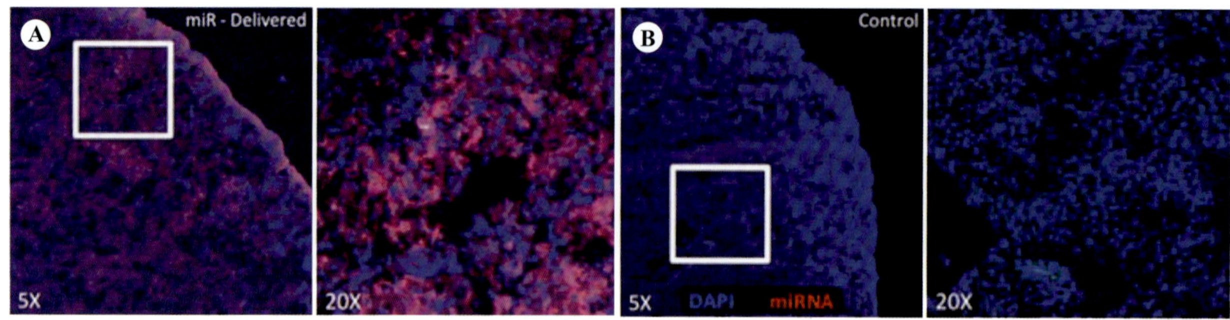

▲ 图 17-2 **UMGD 在体内转染肾脏；通过相控阵换能器将荧光标记的对照 miRNA（红色）经 UMGD 送到肾脏；传输频率为 5MHz，电压为 120V，脉冲间隔为 5s；体内 UMGD 将荧光标记的寡核苷酸递送到肾脏，与未递送的对照肾脏（A 图）相比，体内转染量高且弥漫性强（B 图）**

研究的重要细节，其中许多研究针对的是糖尿病肾病。Lan 等（2003）研究了 UMGD 特异性靶向转化生长因子（TGF）-β/Smad 通路，随后在大鼠单侧输尿管梗阻模型中发生肾纤维化。超声介导的多西环素调节的 Smad7 基因转移导致 Smad7 表达增加，抑制小管间质纤维化，从而为治疗肾纤维化提供了一种新的治疗策略。对于 UMGD，将生理盐水中的 Optison™ 微泡与所选质粒 25μg 混合，然后将 0.5ml 的混合物注入左肾动脉。超声波换能器（Ultax UX-301；Celcom Medico Inc，Japan）直接放置在左肾一侧，以 5% 的功率连续输出 1MHz 的超声波，共 60s，间隔 30s。

随着 TGF-$β_1$ 在肾病中的重要作用被确立，Chen 及其同事首次在糖尿病肾病中检测了 UMGD。他们在链佐星诱导的糖尿病小鼠和大鼠中研究了 Smad7 在糖尿病肾病中的保护作用（Chen 等，2011）。UMGD 导致的 Smad7 过表达与微量白蛋白尿、TGF-β/Smad3 介导的肾纤维化和 NF-κB/p65 介导的肾炎症和巨噬细胞浸润的减少有关。在 UMGD 中使用的微泡类型和超声参数与该组先前的研究相似——Optison™ 与 25μg 指定质粒混合在 0.5ml 生理盐水中。通过左肾动脉注射，暂时切断肾血供 5min。随后，同一组研究人员发现，UMGD 导致的 Smad7 过表达可显著抑制肾组织中 TGF-β/Smad 和 NF-κB 信号的激活，改善 2 型糖尿病小鼠 db/db 模型中的 2 型糖尿病肾损伤（Ka 等，2012）。本研究将 Optison™ 与 15μg 标有 Smad 7 基因的特定质粒经尾静脉混合。在动物的背部两侧接受超声波，从而标记两个肾脏（Sonoplus 590，1MHz；Ernaf-Nonius，Delft，Netherlands），在 1MHz 的频率下，在一侧 30s，然后在另一侧 30s，大约 10min。

最近，核酸疗法开始关注 miRNA。这是一类进化上保守且小的（约 22 个核苷酸）调节非编码 RNA，它们调节大量基因的表达。它们通过靶向 mRNA 的 3 个非翻译区来抑制转录后基因表达。miRNA 被发现在许多病理状态的调节中具有重要的功能，包括糖尿病肾病（Kato 和 Natarajan，2014；Figueira 等，2014；Hagiwara 等，2013），并被用于开发新的治疗策略。在这方面，Chen 等（2014）报道了微 RNA（microRNA，miR）-29b 在糖尿病状态下大量下调，肾脏 miR-29b 的缺失与进行性糖尿病肾病相关，包括肾脏纤维化和炎症。通过 UMGD 靶向转染 miR-29b 到肾脏能够通过抑制 NF-κB 介导的炎症和 TGF-β 驱动的纤维化来减轻 db/db 小鼠的糖尿病肾脏并发症。编码 miR-29b 的质粒连同 SonoVue™ 微泡（Bracco）通过尾静脉进行静脉注射。随后立即使用超声换能器（Sonoplus 590，1MHz；Ernaf-Nonius，Delft，Netherlands）直接放在肾脏上方的皮肤上 5min。

同样，Zhong 等（2013）使用 miR-21 短发夹质粒（多西环素诱导）的 UMGD 敲除了糖尿

表 17-3　肾脏疾病的临床前超声介导基因传递研究

文　献	基因 / 靶	动物模型	超声波设置	微　泡	主要发现
Azuma 等，2003	NF-κB	Wistar-Lewis 大鼠肾移植模型	2MHz $2.5W/cm^2$ 30s～8min	Optison	与移植物排斥反应相关的炎症分子的抑制作用；保存完好的组织结构；与对照组相比，移植物存活时间延长，动物存活时间延长
Lan 等，2003	Smad-7	大鼠单侧输尿管梗阻模型	1MHz 5% 功率输出 60s，间隔 30s	Optison	抑制小管间质纤维化；结果完全抑制 Smad-2 和 Smad-3 的作用，从而为治疗肾纤维化提供了一种新的治疗策略
Hou 等，2005	Smad-7	大鼠残肾模型	1MHz 5% 功率输出 60s，间隔 30s	白蛋白填充的微泡	减轻肾和血管硬化；抑制 Smad-2 和 Smad-3 的激活；通过抑制蛋白尿和血清肌酐的升高来预防进行性肾损伤
Ng 等，2005	Smad-7	大鼠残肾模型	1MHz 2min	Optison	抑制 IL-1β 和 TNF-α 的表达；阻断 NF-κB 活化；蛋白尿减少，血清肌酐升高；肌酐清除率增加；抑制肾脏炎症途径，如 ICAM-1 和 iNOS；巨噬细胞和 T 细胞的肾小球和小管间质积聚
Ka 等，2007	Smad-7	接受 DBA/2J 供体淋巴细胞的 C57BL/6×DBA/2JF1 小鼠自身免疫新月体肾小球肾炎模型	1MHz 连续波在一侧 30s，然后在另一侧 30s；总时间 10min	Optison	抑制 α- 平滑肌肌动蛋白、胶原 Ⅰ、Ⅲ、Ⅳ的积累；抑制 IL-1β、IL-6 等炎性细胞因子的表达；抑制 ICAM-1、MCP-1、iNOS 的表达；阻止白细胞浸润，严重组织学损害，如肾小球新月形成和小管间质损伤；抑制性功能损伤，即蛋白尿
Chen 等，2011	Smad-7	SZT 诱导的糖尿病小鼠和大鼠	1MHz 5% 功率输出 60s，间隔 30s	白蛋白填充的微泡	减少微量白蛋白尿的发生；TGF-β/Smad-3 介导的肾纤维化和 NF-κB/p65 介导的肾炎症和巨噬细胞浸润
Ka 等，2012	Smad-7	db/db 小鼠	1MHz 连续波一侧 30s，另一侧 30s，总共 10min	Optison	抑制 TGF-β/SMAD 和 NF-κB 信号通路的局部激活；抑制肾功能损害，如蛋白尿，肾脏纤维化，如肾小球硬化和小管间质胶原基质丰富，肾脏炎症反应，如 INOS—Ⅱ1b 和 MCP-1 上调，巨噬细胞浸润，足细胞和内皮细胞损伤
Zhang 等，2013	BM-MSCs	SZT- 诱导的糖尿病大鼠	7MHz MI 0.9 5min	全氟丙烷充气脂质壳微泡	增加肾间质毛细血管的通透性，从而增强骨髓间充质干细胞在肾脏中的归巢和滞留
Qiao 等，2013	Intermedin	大鼠肾缺血再灌注损伤模型	0.95MHz 连续波 5% 功率输出共 60s，间隔 30s	SonoVue	抑制肾缺血再灌注损伤后髓过氧化物酶活性、细胞凋亡及 ICAM-1、P 选择素、ET-1 的表达；通过防止 ROS 的产生和氧化应激改善肾功能

（续表）

文　献	基因 / 靶	动物模型	超声波设置	微　泡	主要发现
Zhong 等，2013	miR-21	db/db 小鼠	1MHz 连续波 1W 功率输出每侧 5min	SonoVue	微量蛋白尿，肾纤维化及糖尿病肾脏炎症减少
Li 等，2013	miR-433	大鼠单侧输尿管阻塞模型	1MHz 连续波，一边 30s，另一边 30s，共 10min	SonoVue	通过调节 TGF-β/Smad-3 诱导的肾纤维化通路，预防梗阻性肾模型纤维化
Xiao 等，2014	Rap-1b	SZT- 诱导的糖尿病大鼠	1MHz 5% 功率输出共 60s，间隔 30s	SonoVue	改善肾小管线粒体功能障碍、氧化应激和细胞凋亡；C/EBP-β 和 PGC-1α 升高
Liu 等，2014	Smad-7	Ang- Ⅱ 致高血压肾病小鼠模型	1MHz 5% 功率输出共 60s，间隔 30s	Optison	抑制 Ang- Ⅱ 诱导的 SMURF-2 和 Spl 的上调；阻断 TGF-β/Smad-3 介导的肾纤维化；抑制 NF-κB 介导的肾脏炎症；预防 Ang- Ⅱ 诱导的肾 miR-29b 的损失，miR-29b 是 TGF-β/Smad-3 和 NF-κB 途径的抑制药；通过抑制蛋白尿和提高肾小球滤过率预防 Ang- Ⅱ诱导的高血压肾病
Chen 等，2014	miR-29b	雄性 db/db 小鼠	1MHz $2W/cm^2$ 5min	SonoVue	肾脏 miR-29b 的缺失与进行性糖尿病肾损伤相关，包括微量白蛋白尿、肾纤维化和炎症；UMGD 通过抑制 NF-κB 介导的炎症和 TGF-β 驱动的纤维化来恢复 miR-29b 诱导的糖尿病肾脏并发症的衰减

病 db/db 小鼠肾脏中的 miR-21。通过尾静脉给药 SonoVue™ 微泡（BraccoSA，Switzerland），每个肾脏以 1MHz 输出、1W 功率连续超声 5min。在该模型中，miR-21 敲除恢复了 Smad7 水平，导致糖尿病肾病改善，微白蛋白尿、纤维化和肾脏炎症减少（Zhong 等，2013）。这些关于 Smad7 基因治疗和相关 miRNA 的研究共同表明，TGF-β/Smad 通路可能是治疗糖尿病相关肾病的主要治疗靶点。

TGF-β/Smad 途径并不是糖尿病患者 UMGD 进入肾脏的唯一基因靶点。Xiao 等（2014）使用 UMGD 递送多西环素诱导的编码 Rap1 的质粒，Rap1 是一种调节细胞黏附、增殖和细胞存活的小 GTP 酶。在 Sprague-Dawley 大鼠的链佐星诱导的糖尿病模型中，将其传递到肾脏。这种策略通过调节肾线粒体功能障碍导致肾小管损伤的减弱和糖尿病肾病的进展减少。

近年来，多能和自我更新的骨髓间充质干细胞由于其关键特性而被广泛考虑用于治疗糖尿病肾病。已经发表了几项临床前研究，将细胞递送与超声和微泡相结合用于各种疾病（Kuliszewski 等，2011），包括肾脏疾病。2013 年，Zhang 等利用UMGD对链佐星诱导的糖尿病大鼠肾靶向递送骨髓间充质干细胞。他们发现UMGD有能力增加肾间质毛细血管的通透性，从而增强骨髓间质干细胞在肾脏中的归巢和滞留。本研究使用自制的带有脂质外壳的全氟丙烷微泡。使用诊断超声系统（S2000，Siemens，Germany），将9L4的高频探头放置在右肾上。参数固定在频率7MHz；机械指数0.9；深度3cm；持续时间5min。如果在临床研究中成功，这种细胞递送方法与治疗性UTMD相结合，可以作为治疗糖尿病肾病的个性化干细胞疗法。

最后，几项研究表明，UMGD可以被定向到胰腺。在这里，UMGD被用于胰岛细胞再生以改善血糖控制（Chen等，2010），传递参与胰岛细胞发育的基因（Chen等，2007）和传递胰岛素相关基因（Chen等，2006）。这些反过来可能会减缓糖尿病肾病的进展。总之，许多研究已经提供了一系列证据，并证明了UMGD作为针对糖尿病肾病的靶向基因治疗新策略的潜力。

七、超声介导基因传递治疗糖尿病肾病的未来展望

在过去的10年中，微泡在超声造影诊断中的应用已经扩展到治疗领域，这项技术前景可期。UMGD已被证明是包括肾脏疾病在内的几种疾病的靶向基因治疗的有效方式。虽然高功率超声联合静脉注射微泡已被证明在临床上是成功和安全的，用于增强脑卒中的溶栓（Molina等，2006），但迄今为止，UMGD尚未在人类受试者中进行研究。虽然这种策略是微创的，并提供靶向转染，但在进行人体临床试验之前，该技术在转染效率和安全性方面存在一些挑战和局限性。

多项研究报道了超声–微泡相互作用的不良生物效应，例如，局部出血或瘀点、微血管渗漏、凋亡细胞死亡和炎症，至少临床前模型中是如此，肾脏也不例外（Miller等，2008，2009，2012，2014）。需要通过优化超声参数/剂量法和合理设计微泡来改善安全性。相反，这将最大限度地减少由UMGD介导的生物效应，确保患者的最佳获益风险比。许多类型的微泡已被用于UMGD的临床前研究，包括市售的微泡造影剂（Optison™，SonoVue™）和定制的微泡，包括中性和阳离子微泡。虽然大多数针对糖尿病肾病的UMGD研究都是用商业微泡进行的，但研究表明，阳离子微泡比中性微泡更有效，具有更大的转基因表达，包括市售药物（Sun等，2013；Nomikou等，2012；Sun等，2014）。未来UMGD治疗糖尿病肾病的临床前研究应包括阳离子微泡的检测。靶向微泡使用结合抗体的微泡或结合含有组织特异性启动子DNA载体的微泡为增强靶向治疗打开了大门（Xie等，2012）。虽然一些针对糖尿病肾病的UMGD研究使用肾动脉内注射，但静脉给药将通过提供一个非侵入性的基因传递平台，增加临床转化的可能性。超声在UMGD肾脏研究中使用了不同频率和持续时间的各种透射探头（表17–3）。人体研究的设置还需要测试，理想情况下，通过成像探头进行的超声波传输将有助于实现对每个肾脏的靶向输送，采用通过侧腹部的后路方法来避免对其他相邻组织进行基因输送。

TGF-β/Smad通路一直是糖尿病肾病中UMGD研究的主要靶点，鉴于丰富的临床前数据，它可能是人类转化研究的最佳初始靶点。需要进行更多的临床前工作，以确定其他潜在的治疗靶点和肾脏中治疗糖尿病肾病的转染位点。外源基因转染效率低一直被认为是该技术的一个显著限制。随着更新、更有效的质粒/非病毒载体的发展，在这条道路上取得了快速进展，例如，迷你内含子质粒和微环DNA，由于其体积小且缺乏细菌元素，提高了转染效率（Gill等，2009；Lu等，2013）。微泡渗透到血管系统严重受损的组织（缺血、坏死组织和梗死）的能力受到阻碍，然而，对于灌注或血流增强的糖尿病肾病初始治疗，这不会被证明是一个主要缺点。考虑到这些关键方面，UMGD无疑具有提供创新靶向治疗来预防和治疗糖尿病肾病的潜力。

第 18 章　利用声孔效应进行心血管疾病的药物和基因传递

Drug and Gene Delivery using Sonoporation for Cardiovascular Disease

Jason Castle　Steven B. Feinstein　著

摘要

得益于超声诊断造影剂增强技术的进步，利用超声介导的声孔效应进行药物输送的领域取得了显著进展。许多项目利用商业产品，包括超声成像系统和造影剂，以更好地实现临床前到首次人体研究的转化（Kotopoulis 等，Med Phys 40:07.292，2013）。特别适合这种新疗法的是心血管系统疾病。本章将重点介绍最近几项针对急性和慢性疾病治疗的研究。

关键词

心血管；微泡；靶向给药；超声造影

一、治疗范式：时代在变

今天的治疗设计正在发展，强调个性化医疗，并包括治疗罕见病和被忽视疾病的治疗方法的进步。这些发展催生了急性和慢性治疗的新方法的发展，包括重新审视基因治疗。

基因治疗的复兴一直伴随着谨慎和审查，这是由于与传统基因输送技术相关的病毒载体安全性尚未得到验证。过去的努力曾导致悲剧性的死亡，原因是未预见的突变和毒性（Hacein-BeyAbina 等，2003a，b）。染色体插入导致癌症发展的可能性仍然令人担忧。近期有关替代性载体输送系统的几项综述概述了各自方法中固有的相似之处和差异（Wang 等，2013）。

本章的重点是生物制剂和非病毒介导的基因治疗的使用，特别是使用商业化的、声学微球作为药物载体工具的声孔效应技术。这将对近来的治疗方法进行有限的综述，特别关注心血管疾病的临床和临床前研究。有关基因和超声介导的治疗的更详细综述，请参阅以下优秀参考文献（Fishbein 等，2010；Sirsi 和 Borden，2012；Chen 等，2013；Wang 等，2013）。

二、给药方式：肠内 vs. 肠外

传统上，大多数急性治疗采用肠外给药，通

常需要连续或定期输注，以维持慢性疾病（如肿瘤）的持续全身效果。这种治疗标准对紧急治疗干预设定了一个合理的要求，这些干预措施需要迅速及时地实施，以避免即将发生的严重不良后果。这些案例包括使用溶栓药治疗急性冠状动脉闭塞，使用抗心律失常药治疗致命性心律失常，以及用于立即控制血压或心率的升压药、变力或变时药。

一般来说，肠内治疗一直被用于维持慢性、非急性疾病和动脉粥样硬化、抗凝血或骨质疏松症。然而，由于有效治疗药物的创新和相应的创新给药系统，这种二分法范式正在发生变化。例如，用于治疗骨质疏松症和骨质减少症的新药被设计为每年 1 次的肠外输注所使用，从而避免了每周或每月 1 次的肠内准备（Lambrinoudaki 等，2008；Black 等，2007）。

每年静脉注射治疗骨质疏松症的有效性的一个例子包括药物唑来膦酸（Reclast）（Deeks 和 Perry，2008）。在门诊需要 15min 的治疗输注。这种每年 1 次的输液治疗与以前使用的每天、每周或每月 1 次的类似有效药物形成鲜明对比。预计在未来，医学研究将继续强调急性和慢性疾病状态的非肠内治疗，并且随着递送工具的改进，将开发额外的部位特异性长效药物。这种方法为患者和第三方提供者提供了改善的好处：依从性、便利性和成本。

为了进一步说明肠外疗法的发展趋势，沃尔格林药房在 2008 年购买了用于肿瘤治疗应用的输液中心的使用权。此次以 8.5 亿美元收购 OptionCare 是沃尔格林 110 年历史上最大的一次收购，使沃尔格林成为美国最大的独立专业制药公司（Merrick，2008）。

三、肠外治疗及临床应用：脂质治疗（单抗、蛋白、基因治疗）

特别是在治疗血脂异常的肠外和皮下疗法方面，许多制药公司已经开始使用抗体来增加肝脏 LDL 受体，从而将血清 LDL 降低近 50%（称为 PCSK9 疗法），治疗低密度脂蛋白胆固醇（low-density lipoprotein cholesterol，LDL-C）升高。这些新疗法使用单克隆抗体（monoclonal antibody，mAb）有效阻断 PCSK9 蛋白，允许延长活性 LDL 受体位点，从而降低循环血清 LDL（Pollack，2012）。因此，罕见的常染色体显性家族性高胆固醇血症成为个体化治疗的新靶点。同样，许多制药公司已经开始使用反义寡核苷酸（siRNA）基因沉默技术进行实验，导致小鼠 LDL 受体增加，循环 LDL 减少（Ason 等，2011；Tadin-Strapps 等，2011；Suzuki 等，2010）。

尽管有新开发的 LDL-C 治疗模型，增加新生（功能性）高密度脂蛋白（high-density lipoprotein，HDL）的能力仍然是一个难题，尚无治疗 HDL 不足的有效方法。从历史上看，血清 HDL 降低或缺失是一个公认的心血管危险因素，然而所有有效提高血清 HDL 并降低心血管发病率和死亡率的努力在很大程度上都是不成功的。事实上，最近临床试验的失败已经对高密度脂蛋白假说提出了质疑。两种主要的胆固醇酯转运蛋白（cholesteryl ester transfer protein，CETP）抑制药（Torcetrapib 和 Dalcetrapib）临床试验未能减少动脉粥样硬化事件，并且在随机临床试验中评估时没有显示出对生物标志物有益的治疗效果（Nissen 等，2007；Rader 和 deGoma，2014）。此外，尽管已知烟酸制剂可以提高 HDL 血清水平，但最近的临床试验未能证明其对心血管的益处（Boden 等，2011；Landray 等，2014）。假定 HDL 治疗失败的病因可能是基于 HDL 潜在的复杂性质；它的功能状态和相关的亚组既可能促进正常的代谢功能，也可能导致代谢紊乱（Fisher 等，2012；Zheng 和 Aikawa，2013；Yamamoto 等，2012；Gomaraschi 等，2013）。一些 HDL 亚组分表现出有益的抗动脉粥样硬化、抗炎、抗氧化和抗凋亡特性，而其他 HDL 颗粒似乎是无效的和“功能失调”的，实际上也可能是促炎的。

然而，正如 LDL 治疗所观察到的，新的治疗方法和递送系统为未来的 HDL 治疗提供了乐观的前景。Esperion 是一家新兴的生物技术公司，在兔和人的临床前和临床试验中，通过静脉输注重组 Milano ApoA-Ⅰ蛋白，斑块内脂质降低和斑块消退效果显著（Chiesa 等，2002；Nicholls 等，2006）。此外，在临床试验中发现重组完整 ApoA-Ⅰ（recombinant intact ApoA-Ⅰ，r-ApoA-Ⅰ）输注可减少动脉粥样硬化体积（Shaw 等，2008）。Esperion 研究人员通过证明新生 ApoA-I 是一种治疗全身性动脉粥样硬化的有效方法，Esperion 研究者确立了这一概念的可行性。然而，由于与 r-ApoA-I 相关的后续限制，包括肝脏免疫毒性（蛋白质负荷）、生产成本和产品标准化，研究热情有所减退。基于这些和其他最近的研究，脂质专家已经达成共识，增强 ApoA-I 的产生可能是增加循环和功能性 HDL 的首选方法。

四、新型治疗递送系统：声学微球

超声造影（contrast enhanced ultrasound，CEUS）的发展是为了提供改进的超声成像诊断应用。事实上，如今 CEUS 正被用于监测疾病，在不使用电离辐射的情况下提供无与伦比的空间和时间分辨率（Darge 等，2013）。超声造影已成为一种诊断方式，提供微血管组织 / 器官血流和容量的精致分辨率。新的超声技术（3D/4D）将有助于对肿瘤内，特别是颈动脉斑块内的斑块微血管密度（血管）进行定量分析（Staub 等，2010）。与传统成像方式相比，这些基于超声的系统在诊断成像方面具有明显的优势，包括①利用非电离声能量；②高空间和时间分辨率；③实时处理和分析；④庞大的用户基础；⑤易于操作；⑥便携和⑦有利的经济效益。

为了在临床诊断中与 CT 扫描、核医学成像和 PET 扫描等技术相媲美，超声系统正在不断发展，以提供 3D、4D 采集，从而减少操作者之间的差异性，以及对操作者技能的依赖性。随着公众对医疗成像中可能带来的不必要电离辐射风险的认识日益增强，医学界也在努力减少患者过度的辐射暴露。超声成像为患者和临床医生提供了一个重要的诊疗途径，预测在不久的将来诊断成像中将发挥突出作用。

在过去的几十年里，超声造影的诊断价值已经转变为针对特定部位的药物输送系统的强大治疗平台。简而言之，当被外部超声能量激活时，声学微球作为药物 / 基因血管内包装的催化剂和载体，提供直接、短暂和非破坏性的方式，进入整个组织和器官的途径。这种通道是内皮细胞内产生瞬时“孔隙”的结果，允许“产物”传输到细胞质中（Juffermans 等，2009）。因此，超声造影不仅保留了其传统的诊断用途，还融入了一种新颖的治疗应用。在未来，优化研究将需要为一组复杂的参数提供“配方”，包括特定的声学活性微球，声学参数，特定的靶标（器官 / 组织），当然还有治疗剂（基因 / 药物）。这些正在进行的需要更全面地了解所需靶器官、声学微球外壳特性和药物或基因物理化学特性之间的相互作用是这些正在进行的工作所需要的。研究人员现在正试图阐明声孔效应的多种相互关联的机制，以达到最好的治疗效果（Deng 等，2004；Juffermans 等，2009；Pan 等，2004）。

从历史记录来看，最早将超声造影作为治疗技术的努力可能归功于 Ken Ishihara。在他的美国专利中，Ishihara 描述了 Albunex 与氟尿嘧啶联合用于肿瘤治疗的首选用法（Ishihara，1993）。在过去的 20 年中，治疗性超声造影领域大幅发展，并已成为几篇优秀综述的主题（Fishbein 等，2010；Sirsi 和 Borden，2012；Chen 等，2013）。

除了声孔效应的多个相互关联的方面外，还需要分析数据来确定局部递送量、核酸生物分布、诱变性和相关的宿主组织效应，包括脱靶效应。因此，新的超声硬件和功能用于疾病监测、进展与消退及治疗。

五、声孔效应在心血管治疗中的应用

我们将展示一个精选的应用程序，突出 CEUS 治疗应用程序令人兴奋的近期前景。

（一）超声溶栓

几年前，荷兰阿姆斯特丹维多利亚大学医学中心的研究人员开始了一项利用超声溶栓治疗急性ST段抬高型心肌梗死（ST elevation myocardial infarction，STEMI）患者的全球临床试验（Slikkerveer 等，2012）。在超声波分解试验中，这组顶尖科学家和临床医生对10名首次出现急性STEMI的患者进行了初步研究。他们评估了声学微球和外部超声与组织纤溶酶原激活药（tissue plasminogen activator，tPA）联合使用的安全性和可行性。成功之处在于，治疗组和对照组（安慰剂组，无超声）的不良事件没有差异，临床结果在统计学上相同。

类似的应用超声溶栓已发表在脑血管意外的早期治疗。与Slikkerveer的工作类似，其他研究人员已经表明，外部超声和声学微球的联合作用导致冠状动脉和脑血管系统内的罪魁祸首血栓形成的破坏（Rubiera 等，2008）。维多利亚大学的临床试验是基于早期使用超声和微泡溶解血栓的数据（Culp 等，2001；Tsutsui 等，2006）。

在超声波分解研究之后，进一步改进了临床前条件下最佳溶栓所需的声学参数。巴西目前正在进行新的试验，利用改进的技术，初步结果似乎很有希望（Mathias 等，2014）。

（二）抑制动脉新生内膜的形成

在经皮介入治疗后的几天和几周内，患者主要关注的是动脉损伤部位的新内膜形成和炎症的发展。在这些病例中，再狭窄率可能相当高，为25%～50%（Reis 等，2000）。作为一种抑制致病因子的潜在疗法，日本的研究人员已经开始研究细胞间黏附分子-1（ICAM-1）的递送。ICAM-1是一种在内皮细胞和免疫系统细胞上表达的蛋白编码基因。因此，它在促炎反应和白细胞与内皮细胞的结合中起着不可或缺的作用。此外，这些功能有助于血管损伤后的再狭窄过程。通过抑制ICAM-1，遭受血管损伤的小鼠表现出有限的炎症反应，从而减少了新内膜形成的发展。在使用超声介导的微泡递送时，作者能够克服RNAi干预面临的两个最大障碍：循环siRNA的快速降解和在靶器官达到足以引起反应的浓度。此外，该方法消除了对病毒载体的需求，同时有效地减少了T细胞和黏附分子阳性细胞的积累，从而抑制了动脉内膜的形成。这代表了一种安全有效的潜在方法，用于治疗常见的心血管疾病，这种方法通过声孔效应传递siRNA。

（三）新生高密度脂蛋白胆固醇的生成

为了解决未满足的临床需求，SonoGene LLC的研究人员结合了三个商业组件来提供有效的HDL治疗产品，包括人ApoA-Ⅰ质粒、声学微球（Optison™ 微球，GE医疗）和商业超声成像系统（GE VIVID i 系统）（Castle 等，2014）。使用的所有规定剂量的超声能量仍在诊断应用的推荐指南范围内。标准输注流程如下：将1ml微球与1ml人ApoA-Ⅰ质粒（8mg/ml）混合，共给药并静脉注射（2.0ml，超过90s）。在输注的同时，将外部超声探头放置在腹部，用于肝脏成像和治疗（脉冲声能）。这一过程诱导微球破裂，导致短暂的局部内皮细胞孔隙，从而促进质粒进入细胞（Juffermans 等，2009；Deng 等，2004；Pan 等，2004）。在治疗的几个小时内，可以在大鼠的肝细胞中识别出人mRNA，随后产生血清人ApoA-Ⅰ蛋白。

这种快速形成的ApoA-Ⅰ蛋白促进了经治疗大鼠HDL循环的显著增加（图18-1）。通过额外的测试和工艺改进，这种微创技术有望同时用于治疗急性冠状动脉综合征和慢性高密度脂蛋白疾病。

同样，来自中国的证实性数据报道，研究人员发现清道夫受体B型Ⅰ（scavenger receptor B type Ⅰ，SRB Ⅰ）基因具有治疗作用。在患有高胆固醇血症的大鼠中，通过阳离子脂质体微泡（cationic liposomal microbubble，CLM）和超声联合递送时，它可以作为HDL的受体（Liu 等，2013）。研究人员发现，SRB Ⅰ基因的传递导致循环脂质水平显著降低。正如ApoA-Ⅰ基因治疗所证明的那样，与HDL生成的直接增加非常相

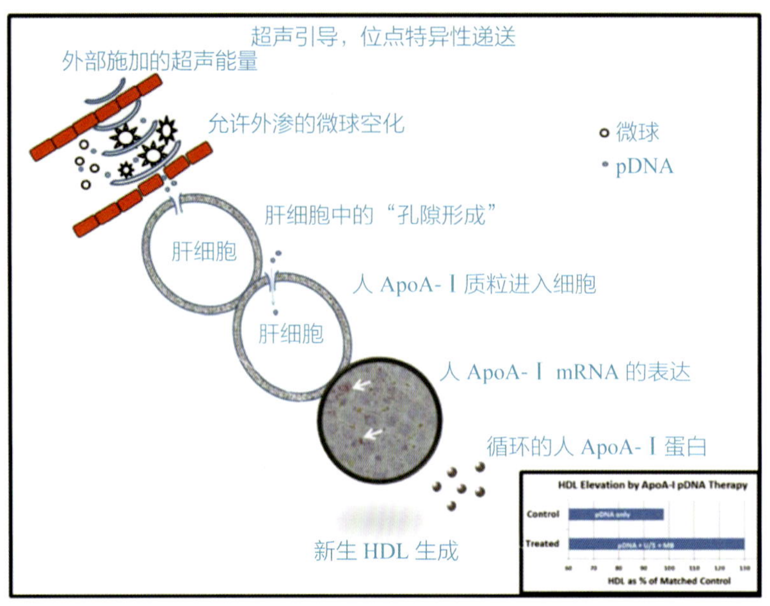

▲ 图 18–1　涉及基因治疗的声孔效应的代表性级联事件

外部施加的声能破坏血管内声学微球，在内皮细胞边界内短暂地产生孔隙；ApoA-Ⅰ质粒进入细胞，导致人 ApoA-Ⅰ mRNA 的表达，从而产生循环的人 ApoA-Ⅰ蛋白，并最终产生新的血清高密度脂蛋白；白箭表示在经治疗的大鼠肝脏中存在人 ApoA-Ⅰ信使 RNA

似，本研究中 HDL 受体的上调可能在高胆固醇血症中发挥保护作用。

六、CEUS 在心血管诊断和治疗中的应用综述

作为病毒介导治疗的替代方案，非病毒介导的基因治疗提供了一个独特的机会，通过使用声学微球来推进该领域。这是一种无创性的监测系统，并有机会提供局部递送方法，没有电离辐射或潜在染色体插入（诱变）的相关风险。卑尔根大学的研究人员正在进行的工作已经突破了新的领域，他们报道使用声学微球来监测并更好地为患有胰腺癌的患者提供化学治疗（Kotopoulis 等，2013）。双重治疗方法已经实现，并呈现出一个良好的开端。由于这项技术的出现和改进，药物超声靶向微泡破坏（ultrasound-targeted microbubble destruction，UTMD）的潜在应用领域——从小分子到质粒 DNA——似乎是无限的。为此，心血管微泡给药可能包含三种干预形式，包括事件前管理；通过基因治疗和事件内缓解来调节 HDL；超声溶栓血管再灌注及事件后维持；通过 siRNA 沉默预防再狭窄。

超声造影从诊断向治疗应用的转变为微血管灌注监测的体积分析和局部药物的治疗递送开辟了新的视野。这项技术的持续发展为复杂疾病的设计疗法提供了一个平台。此外，伴随着声学硬件的进步，软件和“湿件（wetware）”将加速这一进展。学术界、工业界和制药界之间的合作应开始集中精力进一步定义潜在机制，并确定最相关的技术应用。声波声孔效应研究与优化的结合将为推进医学领域提供机会（Castle 等，2013）。这将需要前瞻性的研究设计，随着研究从发现到早期临床试验的进展，这具有最高的转化成功潜力。在这样做的过程中，使用微球安全有效地进行治疗的概念正在迅速成为现实。

第 19 章　超声溶栓

Sonothrombolysis

Kenneth B. Bader　Guillaume Bouchoux　Christy K. Holland　著

摘要

血栓闭塞性疾病是引起疾病和死亡的主要原因。在本章中，将报道单独使用超声或与溶栓药物联合使用来加速血栓分解。将讨论心血管疾病原发性血栓形成和标准治疗方法。将综述超声增强溶栓的机制，包括热熔性、辐射力和空化。最后，将介绍和讨论超声增强溶栓疗效的体外、体内和临床证据。

关键词

超声波；血栓；心血管病

一、血栓性闭塞性疾病的临床挑战

心血管疾病是全世界的头号死因（2008 年有 1730 万人死于心血管疾病）（世界卫生组织，2013），预计 2010—2020 年死亡率将增加 15%（Mathers 和 Loncar，2006）。在美国，超过 1/3 的成年人（约 8360 万人）患有一种或多种心血管疾病（Go 等，2013）。心血管疾病的特征是血液流经脉管系统时受到阻塞，部分原因是存在血栓或血栓形成。

（一）心血管疾病中的血栓形成

血栓形成的主要功能是防止受损血管出血（Gregg，2003）。血小板黏附在损伤部位，启动纤维蛋白网的形成（Furie 和 Furie，2008），这是一种稳定凝块结构的蛋白质网。在正常情况下，受损血管修复时，纤维蛋白链被纤溶酶切割。然而，在病理案例中，过度凝血是对 Virchow 三联征的反应：高凝性、血流动力学改变（停滞或湍流）或内皮损伤（Watson 等，2009）。动脉粥样硬化是脂质、胆固醇和其他物质在动脉组织中的积聚（Saric 和 Kronzon，2012），是一种已知可诱发 Virchow 三联征的疾病。富含脂质的斑块是脆弱的，它们的破裂会导致血小板和纤维蛋白丰富的血栓的形成。血栓也可能在淤血中形成，如心房颤动时的心脏（Watson 等，2009）。

血栓的组成根据形成过程中的条件而变化（Liebeskind 等，2011）。“白色”血栓是由于动脉系统中的血小板活性而形成的，而“红色”血栓则源于低压静脉系统中纤维蛋白网中被困的红细胞（Tan 和 Lip，2003）。从患者身上提取的血栓无论来源如何，其组织学成分和形态都具有潜在的共性（Marder 等，2006）。当血栓破裂并阻断远端血管的血液流动时，就会发生血栓栓塞。闭塞血栓远端组织缺氧导致梗死和组织死亡。根据梗阻的解剖位置，组织死亡可能发生在脑（缺血性脑卒中）、四肢和肺（分别为深静脉血栓形成和肺栓塞）或心脏（心肌梗死）。

1. 脑卒中

脑卒中，或因缺氧引起的脑损伤，是美国第四大死亡原因（Go 等，2013），也是全世界的主要死亡原因（Mathers 等，2008）。脑卒中分为出血性（13% 的病例）和缺血性（87% 的病例）（Go 等，2013）。出血性脑卒中 30 天死亡率为 40%～50%，6 个月功能性自立率仅为 20%（Adeoye 等，2010）。出血性脑卒中是由于脆弱的血管破裂和出血，压迫周围的脑组织而产生。出血可发生在不同的脑区：脑内（占所有脑卒中病例的 10%）或蛛网膜下腔（占所有脑卒中病例的 3%）（Go 等，2013）。45% 的脑内病例和 25% 的蛛网膜下腔病例出血延伸至脑室（Mohr 等，1983；Brott 等，1986）。相比之下，缺血性脑卒中是血栓阻塞脑部血流的结果，30 天死亡率为 8%～13%（Rosamond 等，2007）。导致缺血性脑卒中的血栓主要是心源性的，但也可能是动脉粥样硬化血栓栓塞性的（Marder 等，2006）。大脑中动脉远端闭塞患者的临床结果最好，颈内动脉栓塞患者的临床结果最差，这可能是由于后者的血栓负担较大，侧支血流受损（Puetz 等，2008）。

2. 深静脉血栓和肺栓塞

深静脉血栓（deep vein thrombosis，DVT）是血栓在深静脉中形成，主要发生在小腿（Kearon，2003）。血栓的形成是由于深静脉中的血液停滞（Markel，2005），导致“红色”血栓（Hirsh 和 Hoak，1996）。如果不及时治疗，由于深静脉和浅静脉瓣膜功能不全，可能会发展为导致发病率和致残率增加的血栓后综合征（Markel，2005）。大约 20% 的静脉血栓发生在胫静脉和腘静脉（Kakkar 等，1969）。在 26%～67% 的深静脉血栓病例中，脱落的血栓或栓子进入肺部（Markel，2005），这种情况被称为肺栓塞（pulmonary embolism，PE）。堵塞增加的负荷使心脏增大，可能导致右心室功能障碍（Kearon，2003）。PE 的死亡率为 25%，30 天存活率为 59.1%（Go 等，2013）。大约 10% 的 PE 病例在发病后 1h 内死亡（Bell 和 Simon，1982）。

3. 心肌梗死

心肌梗死（myocardial infarction，MI）的一个原因，通常被称为“心脏病发作”，是冠状动脉内（Saric 和 Kronzon，2012）的栓塞性动脉粥样硬化碎片（White 和 Chew，2008）。每年有 60 万起心肌梗死事件，死亡率为 15%（Go 等，2013）。它由一个富含血小板的核心组成，周围是一个富含红细胞的纤维蛋白网。早期血小板血栓不稳定且脆弱（Falk，1991），除非用纤维蛋白稳定，否则可能发生栓塞（Silvain 等，2011）。经壁心肌梗死导致心脏的所有三个肌肉层（心内膜、心肌和心外膜）坏死，并与冠状动脉完全闭塞有关（Turgut 和 Bates，2000）。非跨壁性心肌梗死的特征是缺血坏死，不跨越心肌壁的全厚度，仅限于心肌和心内膜或只有心内膜（Fardanesh 和 Kian，2014）。由内皮功能障碍引起的血管痉挛，同时伴有慢性动脉粥样硬化，也可以减少血流并增加缺血（Fuster，1994）。在没有闭塞性动脉粥样硬化或血管痉挛的情况下，冠状动脉剥离是梗死的另一个原因（Casscells，2003）。

（二）一线治疗：溶栓药

闭塞血管再通与深静脉血栓形成（Hirsh 和 Hoak，1996）、心肌梗死（Pasceri 等，1996）和缺血性脑卒中（Rha 和 Saver，2007）的功能性临床结果相关。无论血栓的血管来源如何，溶栓药或机械干预都可以加速再通。Weisel 和 Litvinov（2008）对当前的溶栓学进行了极好的回顾。大多数溶栓药会裂解纤溶酶原键产生纤溶酶。纤溶酶也可以作为直接溶栓剂使用（Novokhatny 等，2004），它通过分解纤维蛋白来启动溶栓过程。早期溶栓药，如链激酶（Streptokinase，SK）（Baruah 等，2006）和重组尿激酶（Urokinase，UK）（Reuning 等，2003）被用于 PE 和 MI 的治疗。然而，重组尿激酶和链激酶都缺乏对纤维蛋白的特异性，它们的细菌来源导致了不良反应（Perler，2005）。这些局限促使纤维蛋白特异性溶栓出现。这些局限性促使纤维蛋白特异性溶栓重组组织型纤溶酶原激活药（recombinant tissue type plasminogen activator，rt-PA）（Higgins 和 Bennett，1990；Baruah 等，2006；Watson 等，2009）及其衍生品（Baruah 等，2006；Labreuche 等，2010；Saric 和 Kronzon 2012；Jauch 等，2013）的出现。rt-PA 是目前使用的主要溶栓药（Turi 等，1993；Watson 等，2009；Jauch 等，2013）。

严格的排除标准（Turi 等，1993）将 rt-PA 的使用限制在脑卒中病例总数的 1.5%（Go 等，2013）。基于导管干预的机械溶栓在去除或破坏血栓方面实现了一定的临床应用（Gralla 等，2011），无论是作为缺血性脑卒中的独立治疗还是辅助治疗（Jauch 等，2013），还是 PE（Jaff 等，2011）。这些机械装置采用抽吸（The Penumbra Pivotal Stroke Trial Investigators，2009）、微导管（Smith 等，2008）或支架（Castano 等，2010）去除血栓。然而，血管内再通技术仅限于专门的脑卒中中心，限制了其广泛应用（Gralla 等，2011）。此外，最近的研究表明，与单独 rt-PA 相比，机械干预的临床改善有限（Ciccone 等，2013），使这种创伤性手术的价值遭到质疑。为了提升治疗效果，新技术亟待开发，这些技术能够提高溶栓药物的局部效果，或者是在不依赖药物的情况下，以安全、微创的方式对血栓进行微创破坏。

二、溶栓增强的机制

声波与组织的相互作用已被充分记录（Nyborg 和 Miller，1982），通常可分为热效应、主要机械效应（如辐射力）或次要机械效应（声空化）。以下各节回顾了这些相互作用对溶栓增强的贡献。

（一）超声波的热效应

暴露在超声波下的生物组织的加热是由入射波的吸收产生的。体外研究表明，rt-PA 凝块溶解可以通过阿伦尼乌斯温度依赖性很好地描述（Shaw 等，2007）。提高环境温度会增加酶的活性，加速溶栓。然而，几项研究表明，实验台（Francis 等，1992；Shaw 等，2006；Damianou 等，2014）或临床研究（Barlinn 和 Alexandrov，2013）的热效应可以忽略不计。数值计算证实，在溶血栓过程中，由于 0.12～3.5MHz 的超声，超声导致的血块升温可以忽略不计（Nahirnyak 等，2007；Bouchoux 等，2014）。相比之下，Sakharov 等（2000）认为，由于加热和声流的联合作用，体外 1MHz 超声的溶血栓效果有所提高。然而，Sakharov 等所采用的体外实验模型没有考虑到流体流动，这种流动对于促进血栓周围热量的扩散是必要的。

（二）主要机械效应

超声能量通过吸收和散射机制将动量传递给组织。Nyborg（1953）很好地描述了由此产生的力，即声辐射力。辐射力可以引发流体运动或声流（Lighthill，1978）。流体混合可以帮助溶栓药穿透凝块（Francis 等，1995）。行波探测比驻波探测产生更大的声流（Devcic-Kuhar 等，2002）。Pfaffenberger 等（2003）在体外血栓模型中发现，使用 2MHz 行波而不是驻波可以提高溶栓疗效。此外，在行波的 1Hz 脉冲重复频率下对溶栓效果进行了优化。这些声流效应类似于凝块周围介质的温和搅拌（Sakharov 等，2000）。

由于声辐射力，也观察到凝块表面的位移（Wright 等，2012b）。Frenkel 等（2006）使用体外血栓模型和数值模型来计算血栓位移，发现溶栓疗效与 1MHz 的声辐射力之间存在相关性。Bader 等（2015）发现，体外置换的人全血凝块的均方根速度与亚兆赫声发射的溶解率之间存在相关性。众所周知，辐射力会作用在气泡上（Leighton，1994），几个小组已经显示出微泡在体外被迫进入血栓（Caskey 等，2009；Acconcia 等，2013；Everbach 和 Guarini，2013）（图 19-1）。微泡的存在可以改变血栓的衰减和声速（Commander 和 Prosperetti，1989），从而增加了凝块上的声辐射力（Nyborg，1965）。

（三）次要机械效应（声空化）

1. 空化的分类

自 20 世纪初（Rayleigh，1917）以来，声空化一直是一个研究主题，并在其他地方进行了广泛的综述（Flynn，1964；Apfel，1981；Leighton，1994；Lauterborn 和 Kurz，2010）。声空化是指由于声压而产生的气泡的形成和振荡。空化活动通常可分为惯性空化或稳定空化。

惯性空化包括由周围流体的惯性主导的气泡运动。气泡的大膨胀是由于声激励在液体中产生的相对较大的张力而发生的（Holland 和 Apfel，1989）。在气泡坍缩的最后阶段，会聚的液体压缩并加热气泡的内容物，产生高能量密度（Young，2005）。会聚液体的突然停止会产生冲击波（Holzfuss 等，1998）、光发射（Gaitan 等，1992）和自由基（Riesz 和 Kondo，1992）。如果坍缩发生在表面，可能会形成速度超过 1km/s 的液体射流（Brujan 等，2001）。这些射流与血栓的力学损伤或变形有关（Weiss 等，2013）（图 19-2A）。

Chen 等（2014）利用高速成像技术观察超声暴露后血栓表面在微泡射流位置形成缺陷（图 19-3）。惯性空化可以作为宽带发射在声学上被探测到（Everbach 和 Francis，2000；Datta 等，2008）。Chuang 等（2010）发现宽带声发射剂量与体外溶栓效果呈正相关。同样，Leeman 等（2012）观察到，只有当微气泡的超声产生宽带声发射时，体外才会出现显著的纤维蛋白溶解。在猪模型（Shi 等，2011；Maxwell 等，2011）和兔模型（Wright 等，2012a）体内溶栓过程中也检测到宽带声发射。Xie 等（2009）发现，只有当微泡形成惯性空化时，犬类模型的溶栓效果才

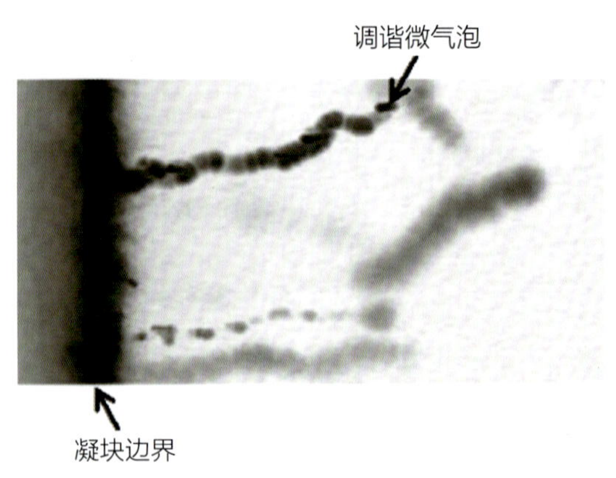

▲ **图 19-1 由声辐射力（1MHz，0.4MPa）引起的穿过纤维蛋白凝块（左侧为流体凝块边界）的微气泡隧道；模糊的暗线是由辐射力引起的凝块边界偏转引起的运动伪影（Acconcia 等，2013）**

会显著增强。然而，Wu 等（2014）发现溶栓效果与体外宽带声发射的振幅无关。他们的结论是，强烈的惯性空化屏蔽了血栓的声波能量。虽然在某些情况下，强烈的惯性活性似乎会促进溶栓（Chen 等，2009；Maxwell 等，2009），气泡活动难以持续（Prokop 等，2007），可能是由于空化核的破坏（Datta 等，2006）。

稳定空化是一种持续的气泡运动（Datta 等，2006），其中汇聚的液体惯性被气泡中气体内容物的恢复力所抵消（Flynn，1964）。启动稳定振荡所需的声压幅值通常低于惯性空化所需的声压幅值（Bader 和 Holland，2012）。这些振荡的高度非线性性质产生了周围流体的微流（Elder，1959），促进了强烈的流体混合（Collis 等，2010），并通过二次辐射力吸引颗粒（Nyborg 和 Miller，1982）。这种强烈的液体混合加速了酶促纤维蛋白溶解，增强了 rt-PA 和纤溶酶原对凝块的渗透（Datta 等，2008；Sutton 等，2013a）（图 19-2B）。

与惯性空化的宽带发射相比，稳定空化在声光谱中产生谐波、超谐波和次谐波发射线。根据气泡相对于谐振尺寸的相对大小（Bader 和 Holland，2012），谐波（基波的整数倍）（Choi 和 Coussios，2012）、次谐波（基波的有理分数

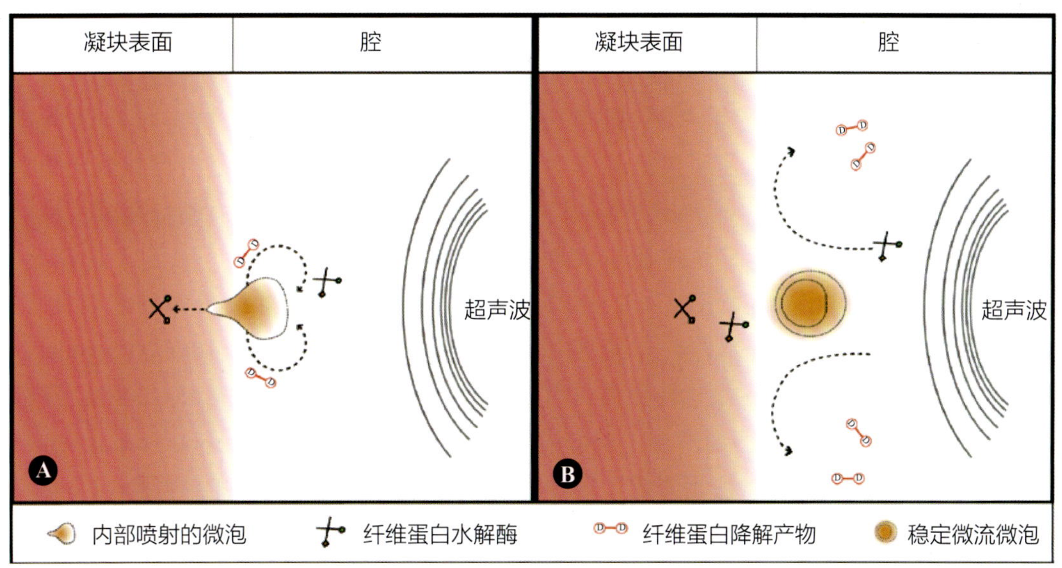

▲ 图 19-2 空化微泡与血栓的相互作用

A. 惯性空化的图示，不对称边界条件导致在惯性空化过程中坍缩的最后阶段形成液体射流（Brujan 等，2001），射流将撞击血栓，导致血栓表面的直接机械损伤和侵蚀；B. 稳定空化的图示，持续的气泡运动通过微流促进强大的流体混合（Elder，1959），微泡周围的局部压力梯度导致纤溶酶的混合增强，并从凝块中去除纤维蛋白降解产物（Datta 等，2008）；[改自 Sutton 等（2013a）]

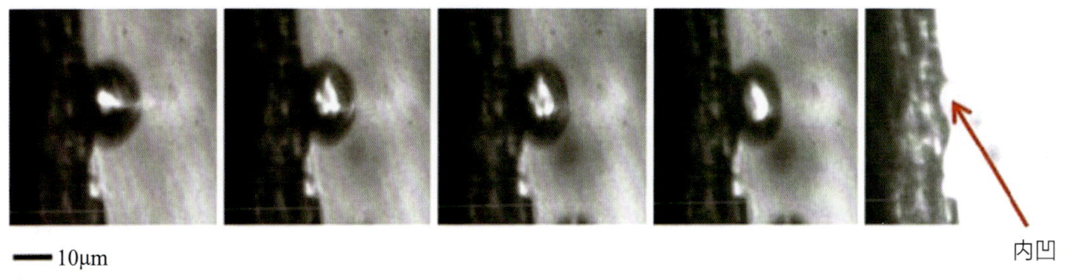

▲ 图 19-3 以 5Mfp（帧间时间 200ns）记录惯性空化微泡与血栓的相互作用（1MHz，1.5MPa）；当微泡在惯性崩溃结束时消失时，在血栓部位残余一个“凹坑”；（Chen 等，2014）

<1）（Prokop 等，2007）或超谐波（基波的有理分数>1）（Datta 等，2006）发射可用于声学检测稳定空化。Datta 等（2008）发现体外溶栓增强与超谐波发射之间存在相关性。来自同一组的后续研究（Hitchcock 等，2011）发现，使用间歇性超声方案可提高溶栓效果，该方案可优化稳定空化产生的超谐波发射。

Bader 等（2015）通过一个实验室模型来实时监测 Definity® 微泡引发的稳定空化现象，观察血栓宽度的即时减少，以及由此产生的超谐波辐射。发现超谐波发射能量与瞬时减小显著相关（即溶栓效果）。Prokop 等（2007）认为体外溶栓效果的提高与稳定空化产生的次谐波辐射之间存在相关性。Prokop 等（2007）、Datta 等（2008）和 Bader 等（2015）建立的次谐波或超谐波发射之间的相关性说明了稳定空化在协助酶促纤维蛋白溶解中的重要性。

为了测量这两种类型的空化活动，Apfel（1981）建议使用三条黄金法则：了解声场，了解液体，以及知道什么时候发生了什么。这些规则可以帮助优化利用声空化的超声溶栓治疗。

2. 了解声场

对于安全有效的超声溶栓而言，均一的声透射作用是必要的。已经提出了几种超声暴露方法，见图 19–4。

(1) 超声导管：超声导管已广泛应用于各种病理(Doomernik 等，2011)。将导管插入血栓中，使其同时暴露于超声和局部药物输注。使用一系列排列在导管管腔内的小型无聚焦换能器，可以获得覆盖大血块的相对均匀的超声场(Soltani 等，2007)。由于换能器体积小且无聚焦，声压随与导管的距离增加而迅速降低。然而，对于脑出血引起的大血栓，超声导管超声溶栓是有效的(Newell 等，2011)。

(2) 经颅多普勒：体外溶栓结合静脉注射溶栓药物和（或）微泡是治疗缺血性脑卒中的一种有吸引力的微创方法。颅骨衰减、反射和扭曲超声波(Fry 等，1970)。因此，骨骼是经颅超声溶栓的主要障碍。颞骨声窗通常用于脑血流的经颅多普勒超声(transcranial doppler，TCD)检查(Aaslide 等，1982)。TCD 或经颅彩色编码超声(transcranial color-coded sonography，TCCS)，通过颞骨暴露加速 rt-PA 溶栓(Cintas 等，2002；Alexandrov 等，2004；Eggers 等，2008)。TCD

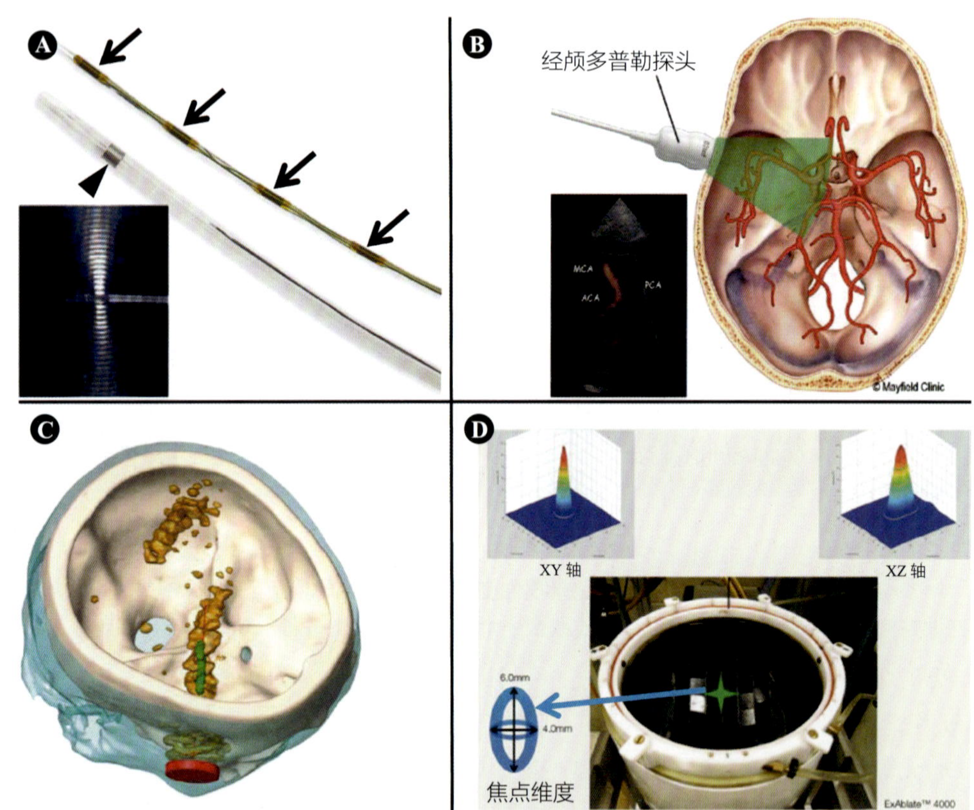

▲ 图 19–4　超声溶栓的超声方案

A. 超声辅助溶栓导管，由 5.2Fr 多侧孔药物输注器组成（箭），沿中央核的超声元素（箭头）分别显示，在治疗过程中，将中心芯放置在输液管内（Engelberger 和 Kucher，2014），全向超声场促进空化和声流，推动溶栓药进入血栓，图片由 EKOS Corporation（Bothell，WA，USA）提供；B. 经颅多普勒超声，2MHz TCCS 穿透颅骨的示意，图片经 Mayfield Clinic（Cincinnati，OH，USA）许可转载；C. 无聚焦亚兆赫超声波，模拟声场产生的非聚焦，经颅亚兆赫（120kHz）超声系统在人类颅骨（白色），MCA 的 M1 段显示为绿色，换能器显示为红色，橙色轮廓线表示声压大于 M1 区域最大压力一半的区域(Bouchoux 等，2014)；D. MRI 引导聚焦超声，ExAblate™ 4000 HIFU 半球形 1000 元件系统的俯视图，用于 MRI 引导经颅聚焦超声暴露，一个尖锐的 4mm × 6mm 的焦点分别沿着侧面和仰角方向创建（Hölscher 等，2013）
MCA. 大脑中动脉；ACA. 大脑前动脉；PCA. 大脑后动脉

和TCCS超声溶栓使用相似的频率（约2MHz）和相似的脉冲超声波形，在临床试验中获得了可比较的结果（Saqqur等，2013）。

TCD依赖于操作人员，训练有素的操作人员不足，是推广采用的一大障碍（Barlinn等，2012）。为了克服这一限制，设计了一种超声溶栓装置，以便比TCD更容易安装到位，并且对操作员的依赖程度更低（Barlinn等，2013）。一个框架通过简单的标志固定在患者的头上。18个换能器安装在头部框架上，以便通过颞叶和枕下声窗显示缺血性脑卒中期间最常见的血栓位置。本设备使用的声学参数基于FDA批准的TCD设备中使用的声学参数（2MHz，100kPa降峰稀疏压力）。该设备的安全性和相关性已在Ⅰ期和Ⅱ期临床试验中得到证实（Barreto等，2013）。

2MHz的超声波通过骨骼的传输很差（Ammi等，2008），这使得18%的患者无法进行TCD检查（Wijnhoud等，2008）。Barlinn等（2012）在TUCSON试验中使用基于CT数据的简单衰减模型估计了20例接受TCD治疗的受试者的原位声压。3个月时功能独立患者的原位声压计算值较高。因此，一些患者可能在接受TCD超声辐照增强溶栓治疗时，得到的声压不足。

(3) 亚兆赫超声波：在亚兆赫频率范围内，通过颅骨的有效声波传输可以实现。Ammi等（2008）在5个人类颅骨标本中测量到，在2MHz下，骨骼压力降低了77.1%～96.6%。在120kHz时，压力降低了22.5%～45.5%。因此，亚兆赫的超声溶血栓可能比2MHz的超声溶血栓更一致。在TRUMBI临床试验中使用了亚兆赫（300kHz）超声（Daffertshofer等，2005）。然而，超声组出现症状性出血的比例明显更高。Baron等（2009）对TRUMBI试验超声参数进行了数值模拟，并得出结论：由于颅腔内的声学反射，驻波可能会导致意外的局部压力最大值。对侧骨反射和相关的构造干扰在2MHz TCD中不太可能发生，因为该波在脑组织中传播时明显衰减。TRUMBI试验和随后的研究表明，为了安全有效地进行超声溶栓，必须产生一个控制良好的经颅超声场。

考虑到这些发现，笔者设计了改进的亚兆赫经颅超声溶栓装置。开发了一种双频阵列，能够执行2.5MHz TCCS并发射500KHz的超声溶栓束，用于经颅超声（Azuma等，2010）。该装置产生的经颅超声场在体外进行了评估，并在健康的灵长类动物模型中证明了该方法的安全性（Shimizu等，2012）。Bouchoux等（2014）使用经过验证的声传播数值模型模拟了20例缺血性脑卒中患者头部CT的120kHz和500kHz经颅超声场（Bouchoux等，2012）。在120kHz和500kHz的频率下，MCA的M1段得到了一致且均匀的超声照射。Bouchoux等提出了一种基于外部头部标识的定位策略，该策略不需要了解血栓的位置，并且发现其性能与基于CT数据分析的优化换能器定位技术相似。由于对侧骨的反射，局部声压最大值得到了很好的控制，并且与MCA靶M1段的振幅相似。

使用亚兆赫兹超声进行经颅暴露，可能允许在不排斥那些对于TCD或TCCS来说颞骨窗不足的患者的情况下，对缺血性患者中的血栓进行简单均一的超声照射。应仔细开发和评估亚兆赫超声溶栓装置。经颅超声场可以通过模拟或在几个颅骨中进行体外测量来评估。此外，亚兆赫超声溶栓装置应在大型动物模型中进行评估，考虑驻波引起的相长干扰。波的随机频率调制也可以用于抑制驻波（Tang和Clement，2010；Furuhata和Saito，2013）。

(4) 聚焦超声：聚焦超声溶栓也是一种很有前途的方法。高度聚焦的超声波束可以在空间上精确定位血栓。高压振幅可以局部应用，在病灶区外产生副作用的风险很低。因此，在不使用溶栓药物的情况下，利用聚焦超声通过惯性空化对血栓的侵蚀进行溶栓是可能的。Maxwell等（2011）使用1MHz换能器，聚焦1.9mm×13.5mm（-6dB），治疗幼年猪股动脉急性血栓。同样，使用1.5MHz换能器（0.9mm×7.1mm聚焦区）溶解兔股动脉中的血块（Wright等，2012a）。这些研究证明了高强度聚焦超声溶栓的可行性，使用精确的凝块靶向。然而，病灶区通常大于靶血管。因此，需要仔细研究对凝块周围组织的副作用。也提出了用MRI引导的经颅聚焦超声设备（ExAblate™ 4000，InSightec Inc，Tirat Carmel，Israel）治疗缺血性脑卒中（Hölscher等，2013）。这个装置是一个半球形1000元件220kHz相控阵，可以产生电子操纵的4mm×6mm经颅焦斑。尽管如此，Hölscher等（2013）报道的工作仍处于非常早期的阶段，需要更多的研究来评估这种方法的有效性和安全性。在猪体内模型和人体尸体模型中，使用类似的MRI引导经颅超声装置安全有效地液化脑出血（intracerebral hemorrhage，ICH）凝块（Monteith等，2013）。虽然经颅超声的大孔径聚焦超声似乎很有前景，但Pajek和Hynynen（2012）的数值研究表明，这些设备目前似乎仅限于治疗靠近大脑中心的部位（基底动脉和大脑中动脉M1段的近端）。

3. 了解液体（即了解空化核）

激发空化活动的类型和阈值在很大程度上取决于所存在的核。

(1) 内源性核：空化阈值取决于介质的纯度（Roy等，1985）。然而，即使在最纯净的水源（Herbert等，2006；Bader等，2012；Maxwell等，2013）中，空化阈值也存在比理论上预测的（Church，2002）要少得多。这种差异通常归因于纳米级核（Bader等，2012；Maxwell等，2013）难以从培养基中提取（Flynn，1964）。然而，由于人体的自然过滤系统，这种核不太可能在体内被发现。相反，Yount（1979）提出原子核由两亲分子的弹性有机皮肤组成，可以稳定气泡，防止溶解。组织内源性核的空化阈值由Church（2015）总结。Maxwell等（2013）使用一种称为组织碎裂术的治疗性超声方法，以短1MHz脉冲测量了大量的离体组织的阈值，包括凝块（Xu等，2004）。凝块的空化阈值与纯水的空化阈值相似，这表明凝块的纳米核与在水中观察到的类似。

在超声溶栓过程中观察到内源性细胞核的空泡形成。Maxwell等（2011）使用10MHz的诊断超声成像观察到，在1MHz超声辐照猪股静脉中的血栓时，微泡云表现为高回声区。其他研究观察到了超声增强溶栓过程中惯性（Everbach和Francis，2000；Wright等，2012a）或稳定空化（Datta等，2006）的声发射。

(2) 外源性核：引入外源性细胞核可以控制空化活动的类型和位置。疏水颗粒（Soltani，2013）、全氟碳液滴（Pajek等，2014）和聚焦激光脉冲（Cui等，2013）已被用于在超声溶栓过程中有效地形成空化核。然而，超声造影剂（ultrasound contrast agent，UCA）或稳定的微泡也用于空化成核。Stride和Saffari（2003）及Cosgrove（2006）对UCA的原则进行了出色的回顾。de Saint等（2014）回顾了UCA在超声溶栓中的具体应用。简而言之，大多数商用UCA由高分子量惰性气体核心组成，周围是脂质外壳（Faez等，2013）。使用血液中溶解度低的气体和脂质壳聚乙二醇化可以延长循环寿命（Sarkar等，2009）。与周围组织相比，气体的大压缩性导致入射声脉冲的高后向散射。UCA是左心室显影（Radhakrishnan等，2013）、肝脏局灶性病变检测（Claudon等，2013）和脑灌注评估（Claudon等，2008）的优秀造影剂。UCA的大小范围为1～10μm的直径（Bouakaz和de Jong，2007），这可以防止UCA被肺部过滤（Hogg，1987）。此外，这种尺寸的UCA在诊断成像频率（1～10MHz）下共振。尽管对将UCA用于治疗的兴趣正在增长，当前FDA批准的UCA用途仅限于在左心室显影（Cosgrove和Harvey，2009；Stride等，2009）。

为了评估UCA产生治疗空化活性的潜力，Bader和Holland（2012）对稳定空化的成核和检测进行了数值研究。空化指数（I_{CAV}）旨在根据峰值稀疏压力MPa（P_r）和中心频率MHz（f）来衡量UCA稳定空化活动的可能性

$$I_{CAV}=P_r/f$$

Bader 和 Holland 发现，当 $I_{CAV}>0.02$ 时，通过破裂 UCA 壳而产生成核空化活动的可能性增加，当 $I_{CAV}>0.09$ 时，从稳定空化中检测到次谐波辐射的可能性增加。当 $I_{CAV}>0.45$ 时，次谐波发射更可能来自于惯性空化。稳定空化促进有益生物效应所需的空化指数所预测的参数空间与文献报道的值一致，包括超声溶栓研究（图 19-5）。

4. 知道什么时候有事情发生

Apfel 最后的黄金法则是对空化活动的检测。虽然一些体外研究使用高速成像来监测超声溶栓过程中的空化活动（Caskey 等，2009；Acconcia 等，2013；Chen 等，2014），这样的观察在体内是不可能的。设计监测空化的方法对于将这些治疗方法通过监管过程转化为临床非常重要（Harris，2009）。在超声溶栓研究中监测空化活动最常用的方法是被动空化检测（Everbach 和 Francis，2000；Datta 等，2006；Prokop 等，2007），其中空化声发射由换能器被动接收。频谱信号检查宽带发射的存在，以表明惯性空化，检查谐波、次谐波或超谐波发射的存在，以表明稳定空化的存在。这些特征空化发射的强度可以与溶栓效果相关联，以便深入了解促进最大溶栓效果所需的空化活动类型。Chuang 等（2010）在体外人凝块模型中发现，溶栓效果与宽带声发射强度呈正相关。相比之下，Datta 等（2008）和 Bader 等（2015）在体外模型中发现溶栓效果与超谐波发射强度呈正相关。

使用单元件换能器的被动空化检测提供了关于空化活动的空间分布的有限信息。一种新的空化检测方法，被动空化成像（passive cavitation imaging，PCI）（Salgaonkar 等，2009；Haworth 等，2012；Jensen 等，2012），波束成形从多元件阵列接收空化信号。由此产生的被动空化图像解决了空化活动的位置和类型。Vignon 等（2013）证

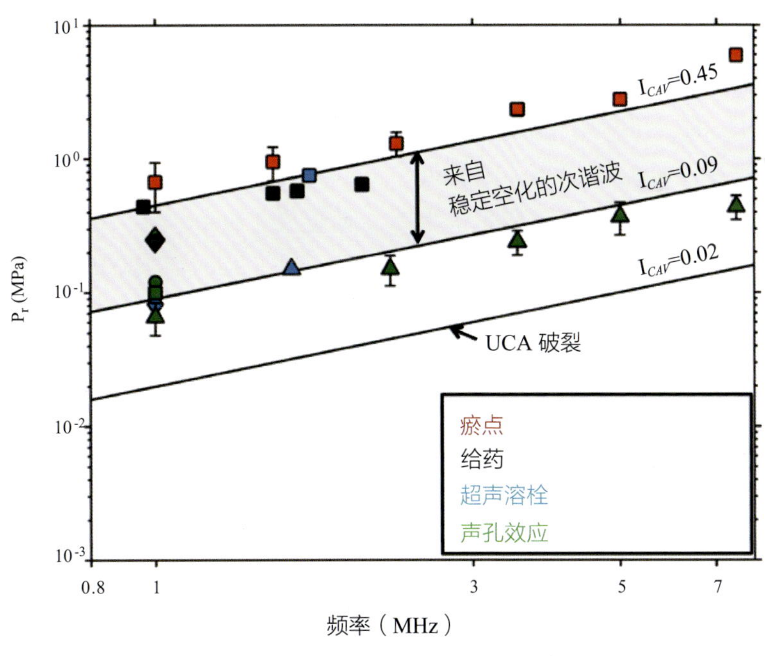

▲ 图 19-5　空化指数与选定生物效应的比较（**Bader 和 Holland，2012**）；标记为 I_{CAV}=0.45 的线表示启动超声造影剂外壳破裂所需的峰值稀疏分压（P_r）；与阴影区域接壤的标记为 I_{CAV}=0.09 和 I_{CAV}=0.45 的线划定了参数空间，在该参数空间上，来自稳定空化的次谐波排放可能发生；空化指数非常适合于预测与稳定空化相关的有益生物效应，如给药（**Hitchcock 等，2010；McDannold 等，2008**）、声孔效应（**Greenleaf 等，1998；Miller 和 Dou，2004；Rahim 等，2006；Juffermans 等，2009**）和声溶栓（**Porter 等，2001；Prokop 等，2007：Petit 等，2012a**）；超过 I_{CAV}=0.45，次谐波发射源于惯性空化；与惯性空化相关的生物效应，如瘀点出血（**Miller 等，2008**），发生在空化指数高于 0.45 时

明了PCI在溶栓研究中检测和绘制体内空化活性的可行性。Shi等（2011）在体内猪模型中实施了这项技术以监测由多普勒超声辐照Definity®微泡引发的空化成核现象。绘制在猪颅骨内的空化发射是在较低多普勒振幅（机械指数0.46）下稳定空化和惯性空化的混合物。在较高的多普勒振幅（机械指数1.7）下仅观察到惯性空化。

三、超声增强疗效的实验证据

（一）超声溶栓的实验室评价

自1974年Sobbe等首次证明超声溶栓以来，已经发表了近500项关于超声溶栓的研究（Scopus搜索引擎，2014年7月9日访问）。这些研究包括“台式”实验，旨在提高溶栓效果。这些研究的结论取决于研究类型（即体外、离体或体内）、生物参数建模（即凝块生成过程、溶栓指标等）和超声暴露条件。

1. 体外、离体和体内研究

体外研究最大限度地减少了与生物系统相关的复杂性，以评估超声与血块在受控环境中的相互作用。为了产生均一的、与临床相关的血块，已经通过严格的规程开发了血块模型（Holland等，2008）。凝血是通过在生理温度（37℃）下培养新鲜或再钙化的血液来启动的（Roessler等，2011）。凝血也可以通过在血浆中加入凝血酶而启动（Lauer等，1992；Suchkova等，1998）。纤维蛋白凝块是光学半透明的，也用于光学研究（Acconcia等，2013）。凝血块收缩的程度可以通过改变与孵育血液接触的表面特性来调节（Sutton等，2013），或者在孵育后将血块在低温（<4℃）下储存几天（Shaw等，2006）。溶栓指标包括质量损失（Datta等，2006）、图像降维（Cheng等，2005；Kim等，2012；Petit等，2012a），或存在纤维蛋白降解产物（Francis等，1992；Kimura等，1994；Pfaffenberger等，2003；Alonso等，2009）。有兴趣的读者请查阅由Petit等（2012b）编写的最近体外研究的详尽清单。

离体研究从切除的活体组织着手，以理解暴露于溶栓药物和超声波的血管组织之间的相互作用。切除的动脉被用来测定超声溶栓对内皮细胞的影响（Rosenschein等，2000；Hitchcock等，2011）。血块模型与体外使用的模型相似，质量损失被用作溶栓指标。

活体动物模型可以评估活体对超声和溶栓药物的全面生物反应，包括治疗效果、跟踪和监测治疗进展的能力、生理改变和附带损伤的可能性。这些研究需要在FDA批准新的临床设备之前进行（Harris，2009）。Hossmann（1998）、Verbeuren（2006）和Mousa（2010）已经开发并总结了各种体内血栓形成模型。小动物模型，如啮齿动物（Daffertshofer等，2004）和兔子（Hölscher等，2012），由于其成本低、易于处理和以往研究数据的积累，被用于超声溶栓。需要大型动物模型，如猪（Culp，2004）和灵长类动物（Shimizu等，2012）来模拟超声波通过颅骨和大脑结构的传播。血栓形成可以通过在狭窄动脉内孵育自体血液来启动（Culp，2004；Damianou等，2014）。高强度激光脉冲也可用于诱导血栓形成（Yamashita等，2009；Chen等，2013）。流速（Maxwell等，2011），血栓大小负荷程度（Stone等，2007），或纤维蛋白降解产物的存在（Xie等，2005；Yamashita等，2009）可用于评估溶栓疗效。使用成像技术、死后组织学和免疫组织化学技术评估潜在的副作用。

2. 超声暴露条件

在溶栓过程中，血栓已在有或没有溶栓药物的情况下接受超声辐照。在这两种情况下，UCA也被用于形成空化活动。溶栓程度取决于超声暴露条件（Holland等，2008；Petit等，2012a）。

(1) 无溶栓的超声治疗：在没有溶栓药的情况下，溶解是由超声能量与血栓的力学相互作用引起的。Maxwell等采用1MHz组织破裂脉冲（Xu等，2004）在体外5min内完全溶解血栓（Maxwell等，2009）。在体内猪模型中，这项技术减少了12例病例中的10例的血栓大小（Maxwell等，2011）。Westermark等（1999）确定，与体外连续波超声相比，脉冲超声提高了溶栓疗效。类似的，Rosenschein 等（2000）和 Wright 等（2012a）在体外和体内发现了脉冲超声的有效溶栓作用。在体内观察到中度附带损伤，表现为凝固性坏死（Rosenschein 等，2000）、出血（Wright 等，2012a；Burgess 等，2012）或内皮剥脱（Maxwell 等，2011）。相对于换能器的聚焦区，血管的尺寸相对较小（Maxwell 等，2011）或驻波（Burgess 等，2012）可以解释这些负面影响。

(2) 用微泡而不用溶栓药超声治疗：在体外（Borrelli 等，2012）和体内（Birnbaum 等，1998；Culp 等，2003；Xie 等，2005）研究了仅通过微泡超声启动溶栓的方法。这些研究证实了单独使用超声和微泡的溶栓效果，强调了空化活性的重要性。一些研究小组已经开发出了血栓特异性微泡，能够针对血栓进行成像（Unger 等，1998；Chen 等，2009）和治疗（Alonso 等，2009;Hagisawa 等，2013）（图 19–6）。Culp（2004）在猪模型中研究了一种靶向凝块的微泡制剂的溶栓效果。在一项后续研究中（Culp 等，2011），使用脉冲式 1MHz 超声和微泡单独对兔颈动脉卒中模型进行辐照时，其梗死体积显著小于仅使用 rt-PA，或者 rt-PA 与超声辐照联合使用的情况。然而，如果使用靶向或非靶向微泡，梗死体积没有显著差异。另外几项研究表明使用靶向微泡的体外（Uger 等，1998；Chen 等，2009）和体内（Alonso 等，2009；Hagisawa 等，2013）的溶栓效果增强。值得注意的是，在其他几项研究中采用的治疗参数仅使用超声并没有产生明显的溶栓效果（Frenkel 等，2006；Datta 等，2006；Prokop 等，2007；Shaw 等，2008；Petit 等，2012a）或微气泡（Datta 等，2008；Petit 等，2012a；Bader 等，2015）。

(3) 用溶栓药超声治疗：虽然单纯超声溶栓是克服溶栓药严格禁忌证标准的一种很有前景的方法（Turi 等，1993），但在临床实践中，药物介导溶栓仍然是金标准。在这种治疗方案中，超声被认为是一种辅助治疗，并不打算完全取代溶栓药。早期的体外研究由 Lauer 等（1992）进行，后来由 Francis 及其同事进行（Francis 等，1992；Blinc 等，1993；Francis 等，1995），发现超声暴露可增强 rt-PA。Meunier 等（2007）发现，在 120kHz 的频率下，随着占空比从 10% 增加到 80%，超声增强溶栓的效率超过了单独使用 rt-PA 的效率。然而，同一组的后续研究没有发现占空比的明显趋势（Holland 等，2008）。Datta 等（2006）仅在检测到空化排放时才证明了溶栓增强。

(4) 用微泡和溶栓药超声治疗：引入超声造影剂或稳定的微气泡可以降低空化活性的阈值。De Saint 等（2014）对微泡在血栓溶解中的应用进行了广泛的综述。Tachibana 和 Tachibana（1995）率先在超声溶栓中使用微泡，在 170kHz 下用尿激酶对 Albunse® 进行声发射，以提高单独使用尿激酶或超声暴露的尿激酶的溶栓效果。随后的研究通过亚兆赫超声暴露证实了体外溶栓增强（Datta 等，2008；Hitchcock 等，2011；Bader

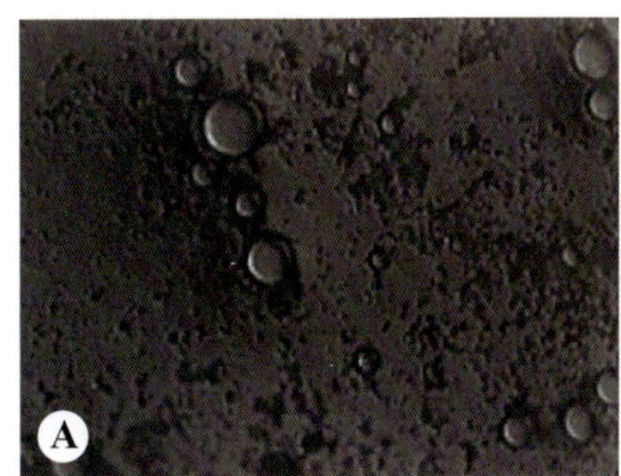

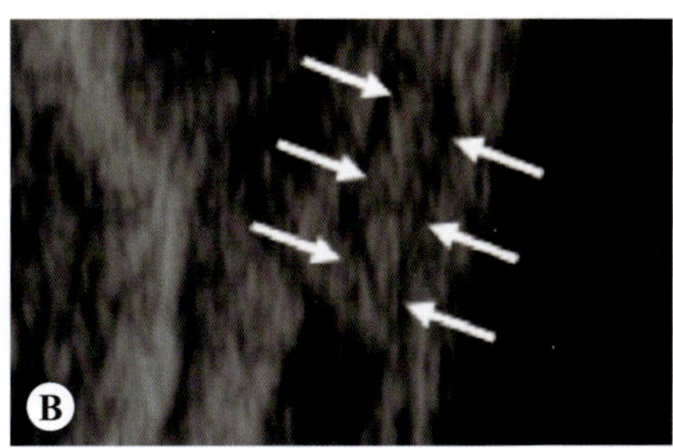

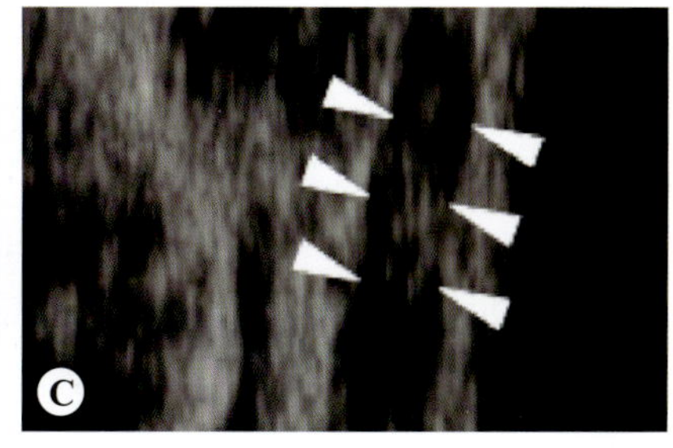

▲ 图 19–6　**A. 体外与人全血凝块结合的血栓靶向微泡照片，非靶向微泡不能与血块结合（Unger 等，1998）；B. 兔血栓栓塞模型中，血栓靶泡脂质体（白箭）积聚在闭塞髂动脉内的血栓上；C. 对血栓靶泡脂质体进行超声照射后，血流恢复，髂动脉内高回声区域减少（白箭头）；（Hagisawa 等，2013）**

等，2015）及诊断成像频率（Kondo 等，1999；Cintas 等，2004；Xie 等，2011）。Nedelmann 等（2010）发现，与单独使用 rt-PA 相比，使用经颅彩色编码双相多普勒、SonoVue® 和 rt-PA 可提高体内溶栓疗效。当微泡和 rt-PA 暴露于超声时，水肿和病变体积明显小于单独暴露于 rt-PA。然而，Brown 等（2011）发现，与单独的 rt-PA 相比，当 Definity® 和 rt-PA 被声发射时，兔颈动脉模型中的梗死体积并没有显著减小。Hitchcock 等（2011）开发了一种新的离体猪颈动脉模型，并在 Definity® 和 rt-PA 单独暴露于亚兆赫超声而非 rt-PA 时测量了显著的溶栓疗效。Sutton 等（2013b）扩展了这一模型，并表明增加的溶栓仅发生在未提取的血栓中。Xie 等（2013）指出，当多普勒脉冲在 rt-PA 存在的情况下诱导 Definity® 的空化时，猪动脉粥样硬化模型中心外膜再通最大。

载药微泡也显示出作为一种"治疗诊断"方法增强溶栓疗效的潜力。回声脂质体（echogenic liposome，ELIP）是一种含有充气微泡的脂质体，可作为治疗药物的载体。将 rt-PA 结合到 ELIP 或 t-ELIP 中，允许声激活（Smith 等，2010）用于局部给药。体外研究表明，t-ELIP 和超声的溶栓效果优于单独使用 rt-PA（Shaw 等，2009），或优于 rt-PA，以及超声联合 Optison 使用（Tiukinhoy-Laing 等，2007）。Hua 等（2014）使用装载 rt-PA 和 2MHz 超声的靶向微泡治疗兔股动脉血栓。rt-PA 靶向微泡获得的再通率与非靶向微泡和游离 rt-PA 组合获得的再通率相似。

3. 台式研究的结论

超声已被证实可以增强体外（Datta 等，2006；Prokop 等，2007）、离体（Hitchcock 等，2011）和体内（Culp，2004；Xie 等，2013）溶栓。机械效应，特别是声空化（Petit 等，2012a；Wu 等，2014；Bader 等，2015），显然是增强溶栓的原因。这些台式实验为特定的超声方案提供了概念证明，但结果仅限于所采用的特定凝块模型（Xie 等，2011）。鉴于体内血栓组成的可变性（Liebeskind 等，2011），未来的研究应关注超声治疗方案和血栓亚型，以便采用最佳治疗方案。例如，对于低幅度（峰值负压<0.25MPa）、亚兆赫超声辐照 Definity® 处理并接受 rt-PA 治疗的收缩血栓，超声溶栓增强效果并不明显（Sutton 等，2013b）。需要开发其他的超声方案用于这些僵硬的、收缩的血栓。还需要进行研究以确定血栓类型，例如使用弹性成像技术（Viola 等，2004）确定最佳超声入路。最后，监测和量化空化能剂量的方法，可能采用 PCI（Haworth 等，2012），需要进一步开发，以监测治疗进展。

（二）临床试验

1. 置管溶栓

在过去的 10 年中，将超声波从实验台转移到病床上已经取得了重大进展。导管引导超声加速溶栓已成功用于治疗外周动脉闭塞（Greenberg 等，1999）、脑卒中（the IMS Ⅱ trial investigators，2007）、深静脉血栓形成（Raabe，2006）和肺栓塞（Engelberger 和 Kucher，2014）。在对 340 例临床病例的回顾中，基于导管的超声启动完全或部分再通的病例占 87.9%（Doomernik 等，2011）。与常规溶栓治疗相比，总体无反应率（8.2%）、并发症（7.1%）、出血（4.1%）和再闭塞（2.1%）较低。治疗期间未见远端栓塞。Engelberger 和 Kucher（2014）汇总了超声导管引导溶栓治疗 PE 的临床研究结果，发现与使用溶栓药替奈普酶（rt-PA 的转基因版本）相比，临床结果相似（Baruah 等，2006）。在第一项采用超声导管装置的随机试验中，59 例急性 PE 患者接受 EKOS 血管内系统和 rt-PA 治疗，或单独抗凝血治疗（Kucher 等，2013）。作者得出结论，超声辅助溶栓在 24h 内优于抗凝血治疗，且不会增加出血风险。

2. 经颅超声

得克萨斯大学休斯顿医学院（Alexandrov 等，2000）、德国吕贝克大学（Eggers 等，2003）和捷克共和国俄斯特拉发大学医院（Skoloudik 等，2008）三个脑卒中治疗中心独立研究了静脉注射 rt-PA 治疗急性脑卒中期间经颅神经刺激的治疗效果。基于这些发现，进行了在 CLOTBUST 试验中使用 TCD（Alexandrov 等，2004）或在 Eggers 研究中使用 TCCS（Eggers 等，2008）的随机研究（图 19–7）。这两项研究都发现超声溶栓组的再通显著改善，4 天后神经功能缺损和 3 个月后功能独立性得到改善。然而，CLOTBUST 试验发现，对照组和超声溶栓组的症状性颅内出血发生率没有差异。Eggers 研究发现接触 TCCS 与症状性脑出血之间没有显著相关性。初步研究发现，TCD 联合 Levovist®（Molina 等，2006）或 TCCS 联合 SonoVue®（Perren 等，2007）可进一步增强溶栓作用，且未见颅内出血增加的报道。一项随机试验使用 MRX-801（ImaRx Therapeutics，Inc，Redmond，WA，USA），一种专门用于增强超声溶栓的微泡，暴露于 TCD 后，微泡剂量增加导致出血增加，因此停止了该试验（Molina 等，2009）。与单独使用 rt-PA 相比，TCD、MRX-801 和 rt-PA 联合使用可增加早期再通率和临床恢复率。

Saqqur 等（2013）对随机对照试验和病例对照研究的 10 项临床研究结果进行了 Meta 分析。发现 TCD 和 TCCS 超声溶栓是安全、有效的，并且有两倍以上的可能性获得良好的长期结果。此外，当症状性颅内出血被视为主要安全终点，超声和微泡的亚组分析比单独溶栓治疗更安全、更有效。相反，Ricci 等（2012）对七项随机对照试验进行的 Meta 分析发现，当同时考虑有症状和无症状的脑出血时，微泡和超声会增加出血风险。在缺血性脑卒中的治疗过程中使用 TCD 和 TSSC 的成功促使了一系列正在进行的试验（Dwedar 等，2014；Haukeland University Hospital，2014；la Santa Creu i Sant Pau，2014），包括成功完成了使用无需手持的治疗设备的Ⅱ期试验（Barreto 等，2013）。

3. 临床研究结论

这些临床试验的成功激发了超声作为血栓闭塞性疾病治疗的可行性。溶栓药与微泡联合应用的前景尤其令人鼓舞。在未来的研究中，应该实施空化检测方案，以了解哪种特定类型的微泡活动促进了血栓溶解。未来使用自动化设备的 TCD 研究可能有助于减少患者之间的差异（Barlinn 等，2013）。经颅亚兆赫超声场的方法（Bouchoux 等，2014）是可重复的和可预测的，该方法在大型灵长类动物模型中似乎是安全的（Shimizu 等，2012）。

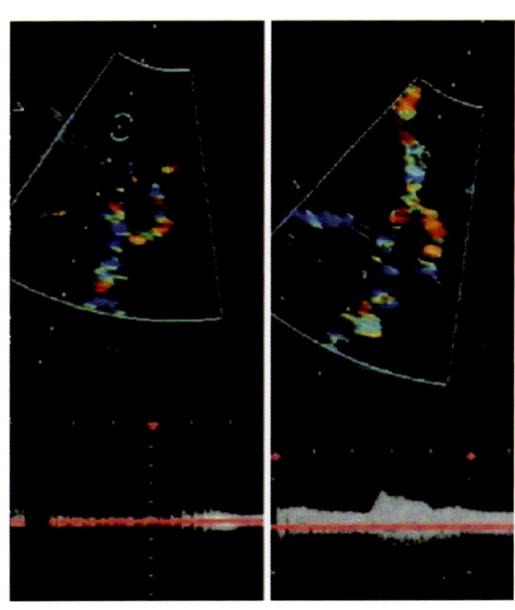

▲ 图 19–7 **缺血性脑卒中 MCA 闭塞患者的经颅彩色超声检查；大脑中动脉近端闭塞（左），静脉注射 rt-PA 加 TCC 暴露 1h 后完全再通（右）（Eggers 等，2003）**

四、结论及未来发展方向

血栓形成是导致心血管疾病发生和致死的一个主要因素。虽然使用溶栓药物是目前标准的临床治疗方法，但辅助治疗仍在开发中。超声已被证明是一种在体外、体内和临床试验中对溶栓药的有效辅助，而那些可以避免使用溶栓药的超声辐照方案则特别引人注意。在台式实验中，凝块模型存在相当程度的可变性（Petit 等，2012b）。血栓结构和溶栓敏感性因血栓来源而异（Silvain 等，2011）。目前超声增强溶栓研究很少考虑血栓组成的影响（Sutton 等，2013b）。因此，单一的超声参数集可能并不适用于所有的血栓亚型。未来的研究应侧重于超声对特定亚型血栓的影响，以确定每种血栓类型的最佳治疗方式。

辐射力和声流是超声增强的主要机制。此外，与空化相关的机制与溶栓疗效的增强密切相关。因此，有效的超声溶栓可以通过促进空化来实现。特别是，在体内和临床研究中，使用微泡引发空化成核既加快了溶解速度，又改善了功能结果。虽然这些发现很有希望，但 UCA 目前只被 FDA 批准用于诊断目的。此外，还需要专门设计的设备来产生和监测安全有效的空化活动。因此，大量的工作仍在进行中，以确定监测和控制采用自发和 UCA 成核微泡活动的治疗标准。

总之，超声在急性和慢性血栓性疾病的治疗中显示出巨大的希望。虽然需要进一步的台式实验检测来阐明机制和评估潜在风险，但为了实现最佳和安全的临床实施，还需要进行临床试验。

下篇

其他超声治疗

Other Ultrasound Therapy

第20章　超声介导的高分子胶束给药

Ultrasound-Mediated Polymeric Micelle Drug Delivery

Hesheng Xia　Yue Zhao　Rui Tong　著

摘要

多功能纳米载体的合成和新的刺激响应手段的设计对给药同样重要。超声可以用作纳米载体的刺激响应释放的远程、无创性和可控触发器。高分子胶束是一种潜在的药物纳米载体。通过将超声和高分子胶束相结合，开发了一种新的模式（即超声介导的高分子胶束给药），并在最近受到越来越多的关注。开发超声响应性高分子胶束的主要挑战是提高高分子胶束对超声的敏感性或响应性。本章回顾了该领域的最新进展。为了了解超声刺激与高分子胶束之间的相互作用机制，介绍了超声效应，如热效应、空化效应、超声声化学（包括超声降解、超声引发聚合、超声原位聚合和超声位点特异性降解），以及胶束的基本知识。基于超声与高分子胶束之间不同的相互作用机制，将超声介导的高分子胶束给药分为两种主流：一种是基于超声诱导的胶束的物理破坏和有效载荷的可逆释放，另一种是基于胶束超声机械化学破坏和有效载荷的不可逆释放。

关键词

超声；HIFU；高分子胶束；刺激反应；药物释放

多年来，世界范围内的大多数科学研究都集中在癌症治疗上，包括更有效的药物治疗和先进的诊断设备。为了提高药物治疗效率，减轻患者的痛苦，人们正在开发新型多功能药物纳米载体和药物控释。

药物纳米载体通常包括高分子胶束、脂质体、聚合物—药物耦联物、树状高分子和金属或无机纳米颗粒。几十到几百纳米大小的纳米载体可以通过高通透性和滞留（enhanced permeability and retention，EPR）效应扩散或外渗到肿瘤组织中。试验表明，外渗入肿瘤的粒径阈值为400nm（Peer等，2007；Yuan等，1995）。药物纳米载体的表面功能化，如聚乙二醇化和配体接枝，提高了药物在循环系统中的寿命、稳定性和安全性，也提高了药物对特定细胞的靶向性。基于脂质体和聚合物—蛋白耦联物的被动靶向纳米载体于20世纪80年代进入临床试验，并于20世纪90年代商业化（Peer等，2007）。然而，将高通透性和滞留效应和配体识别转化为临床仍需改进（Mura等，2013；Fleige等，2012；Musyanovych

和 Landfester，2014）。

刺激响应型纳米载体是一种纳米级的主动递送载体，具有特殊的结构，可以响应外部信号并控制药物释放。刺激反应性给药的概念最早是在20世纪70年代末提出的，当时使用热敏脂质体通过热疗来局部释放药物（Mura 等，2013）。通常，反应机制包括刺激诱导的氧化/还原、质子化、水解、酶解、键裂解或分子构象改变。由于某些特定药物通常被限制在一个狭窄的剂量范围内，并且也可能被限制在特定的靶组织中，因此预计具有空间、时间和剂量控制模式的无创的远程控制的开关（Kost 和 Langer，2001；Timko 等，2010；Nakayama 等，2014；Kost 等，1989）。触发药物从纳米载体释放的刺激可大致分为内部刺激（pH、谷胱甘肽、酶）和外部刺激（物理刺激，即热、光、磁场、电场和超声）。根据药物与纳米载体相互作用的性质，存在两种机制：对于物理包裹在纳米载体内的药物，可以通过纳米载体的结构变化触发释放；而对于化学连接在纳米载体上的药物，如药物—聚合物耦联物，触发释放涉及药物与载体之间化学键的断裂。多功能纳米药物载体的合成和新的刺激反应手段的设计同样重要，仍需进一步发展。主要挑战在于构建和理解外部刺激与微观纳米载体之间的最佳分子耦合相互作用及其放大效应。

超声是一种强大的物理模式，用于按需给药的空间和时间控制（Lin 和 Thomas，2003；Mitragotri，2005；Kim 等，2006；Geest 等，2007；Park，2010；Oerlemans 等，2010）。水溶液中由疏水内核和亲水冠层组成的两亲性共聚物胶束是一种潜在的疏水药物纳米载体。超声介导的高分子胶束给药正引起人们越来越多的兴趣。本章将重点讨论这一主题。

一、超声波

超声波是人耳听不见的20kHz以上的高频声音（Ashihara 等，2006）。在医学中，超声已被广泛应用，如用于组织消融、结石粉碎、超声造影和透皮给药（Schroeder 等，2009）。作为一种触发器，超声可能比其他类型的刺激具有一些独特的优势，特别是对于聚焦的高频诊断超声。除了时间和空间控制的可能性外，通过选择超声应用的时间和目标作用区域（声束聚焦区域周围），超声可以以无创和远程的方式轻松深入身体深处。与此相反，光具有选择性的时间和位置，以及有限的穿透深度，特别是当涉及紫外线时。

一般来说，根据超声的频率，超声可分为低频超声（20～200kHz）和高频超声（＞200kHz）。类似于光波，超声波也可以聚焦在尺寸小到大约波长一半的体积上。低频超声具有穿透更深、衰减更低等优点。然而，低频超声会产生强烈的空化效应，并且长波长超声很难聚焦。因此，当低频超声穿过人体时，超声空化可能会破坏健康和重要的组织。在高频超声波的情况下，超声波可以聚焦在小区域中。这意味着强度仅在焦斑中高，而在其他区域，强度可以足够低并被人体接受。因此，对于给药应用来说，高频超声是一种很有前途的触发因素。然而，在高频超声作用下，空化变弱。这使得高频超声在破坏高分子胶束方面效果较差。这个问题可以通过设计更多的超声敏感共聚物来解决。当介质或组织暴露于超声时，超声会引起两种不同的影响：热效应或空化效应。

（一）超声波的热效应

当超声波穿过组织时，超声衰减将通过散射和吸收两种方式发生。高频超声的衰减比低频超声强得多。高频超声波的强大衰减阻止了其深入人体。这是使用高频超声作为给药的触发器的缺点。超声波衰减能量将转化为热量。因此，高频超声的热效应比低频超声强得多（Phenix 等，2014）。热效应可能不是超声触发药物从胶束释放的主要激活作用，但必须考虑它。

（二）超声的空化效应

超声最显著的影响是空化效应。当超声波穿过液体介质时，大量微泡在很短的时间内（几微秒）形成、生长和坍缩。这是一个称为超声空化的过程，见图 20–1。空化是气泡的形成、快速增长和坍缩（惯性空化），或气泡的持续振荡运动（稳定空化）。当超声应用于任何水环境中时，空化效应是非常常见的。这两种类型的空化是有区别的。在惯性空化中，气泡在其平衡附近以不稳定的方式振荡，膨胀到其共振尺寸的 2 或 3 倍，然后在单个压缩半周期内剧烈坍缩。相反，在稳定的空化中，气泡存在相当多的声学循环，而每个气泡的半径在平衡值附近变化。声化学理论计算和相应的实验表明，超声空化可以产生高达 5000K 的局部温度、高达 500atm 的局部压力、>109K/s 的加热和冷却速率、非常强的冲击波和微流（Luche，1998；Cravotto 等，2013；Suslick，1990）。惯性空化被认为是引起介质变化的主要机制。

（三）超声声化学

超声波空化将声能转化为极端的物理效应，营造出一个激烈的环境。超声波空化将声学转化为极端物理，创造了一个充满活力的环境。这种特殊的物理和化学效应为在常规条件下难以或不可能实现的化学反应提供了新的途径。在气泡坍缩过程中，由于溶剂和单体的分解或聚合物链的断裂，可能会产生自由基。这引发了进一步的化学反应，如单体聚合（Mason 和 Lorimer，1988；Kruus，1983；Price 等，1992）。 自 Richards 和 Loomis（1927）首次报道声化学以来，声化学在合成化学的许多领域，特别是在聚合物科学中吸引了越来越多的注意。

1. 超声波降解

超声波的一个众所周知的用途是降解聚合物以降低分子量并控制其分布。先前的研究表明，超声波解聚是一个非随机过程，链断裂优先发生在聚合物链的中点，并且大分子降解速度最快（Mason 和 Lorimer，1988）。另一个独特的特点是超声波降解仅仅通过分裂链中最易受影响的化学键来降低分子量（Gronroos 等，2001）。影响超声聚合物降解的因素及其机制，特别是对溶液中的聚合物，已经得到了详细的研究（Price 和 Smith，1991；Tabata 和 Sohma，1980；Malhotra，1982）。此外，通过自由基清除剂存在下的降解性能，已经证明超声波可以将聚合物链降解为大自由基（Chen 等，1985）。Reich 报道，在 40W 及以上的超声强度下，可以观察到聚乳酸 [poly（lactic acid），PLA] 和聚乳酸 – 羟基乙酸共聚物 [poly（lactic-co-glycolic acid），PLGA] 的分子量显著降低，即使分别在 30s 或 20s 的短暴露时间后也是如此（Reich，1988）。El-sherif 等（2004）也观察到 PLGA 在 5～10MHz 的高频超声下的降解。通过控制影响聚合物链降解和添加单体共聚的反应参数，可以在含有均聚物或聚合物与单体混合物的体系中生产具有定制结构的各种接枝或嵌段共聚物（Zhang 等，1990；Fujiwara 等，1992，1994）。因此，超声辐照可以为聚合物的设计提供有效的方法。

超声降解的确切机制尚不清楚，但人们普遍认为超声空化产生的大剪切场和瞬时热点是聚合物降解的主要原因（Kawasaki 等，2007；Liu 等，1992）。认为在超声诱导的空腔坍缩阶段，辐射摩擦力和冲击波在聚合物链表面产生应力，和（或）更有可能在聚合物卷曲内部产生应

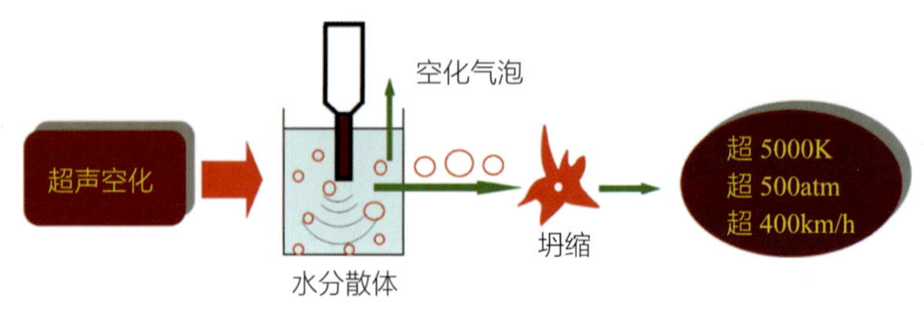

▲ 图 20–1　超声空化

力，导致液体中大分子链键断裂。这类似于水动力剪切退化（Mason 和 Lorimer，1988）。当微气泡崩溃时，高梯度剪切场中靠近崩溃气泡的聚合物片段的移动速度高于远离崩溃气泡的聚合物片段（图 20-2）。因此，聚合物链被拉长，最终导致链断裂（Cravotto 和 Angew，2007；Caruso 等，2009）。

2. 超声引发聚合

利用超声波引发单体的体聚合或溶液聚合已有报道。Kruus 和 Price 等成功地生产了聚甲基丙烯酸甲酯 [poly（methyl methacrylate），PMMA]，并证明单体可以分解成自由基引发聚合（Kruus 和 Patraboy，1985；Price 等，1992）。此外，Makino 等（1983）报道水分子在超声照射下解离成高浓度 OH· 和 H· 自由基。Henglein（1954）用这种方法在水溶液中生产聚丙烯腈。将超声化学和乳液聚合的优点结合起来，报道了超声引发的甲基丙烯酸甲酯、苯乙烯和丙烯酸丁酯/醋酸乙烯的乳液聚合（Liu 等，1994；Chou 和 Stoffer，1999；Biggs 和 Grieser，1995；Xia 等，2002）。与超声引发本体聚合或溶液聚合相比，超声引发乳液聚合可以产生更快的聚合，更高的单体转化率和更高分子量的聚合物。此外，由于超声波的强烈分散、乳化和破坏作用，可以产生纳米级乳胶颗粒。该技术提供了一种通过微乳液聚合来生产高分子纳米颗粒的替代途径（Zhang 等，2002；Xia 等，2001）。

3. 超声波原位聚合

超声原位聚合技术是制备含无机纳米复合材料的高分子纳米复合材料的新技术。利用超声的分散、粉碎、活化、起爆等多重作用，可以分解水溶液中无机纳米颗粒的聚集和缠结。同时，无机纳米颗粒在表面发生原位单体聚合。因此，无机纳米颗粒被形成的聚合物包裹。采用超声原位聚合法制备了聚合物 $-SiO_2$、聚合物 $-Al_2O_3$、聚合物/碳纳米管、聚合物 $-TiO_2$、聚合物 $-Fe_3O_4$

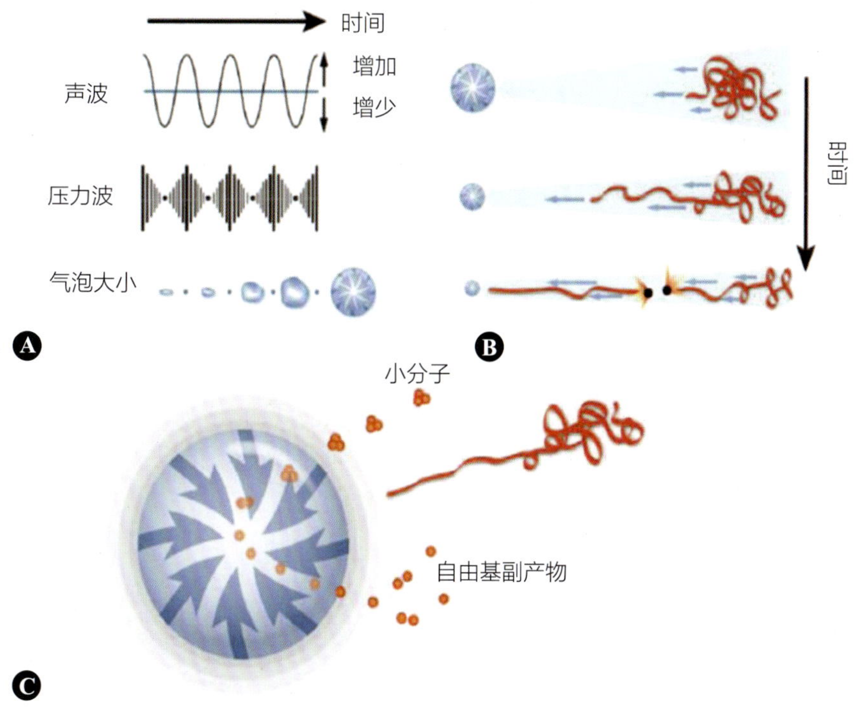

▲ 图 20-2 超声诱导聚合物链断裂机理研究

A. 逐渐形成气泡；B. 快速气泡崩塌产生溶剂动力剪切，使聚合物链断裂；C. 小分子经过热解裂解形成自由基副产物（Cravotto 和 Angew，2007）

和聚合物-蒙脱土纳米复合材料（Xia 和 Wang，2002；Xia 和 Wang，2003；Xia 等，2001，2003；Wang 等，2001，2005；Qiu 等，2007）。该方法具有以下优点：使用水性介质；易于操作；能够设计封装的聚合物层以满足不同的要求。

4. 位点特异性超声降解

位点特异性超声降解是一种发生在聚合物链中精心设计的位点的降解过程。聚合物通常含有不稳定基团，该基团可以在超声波照射下断裂，引发结构和性能变化。这也被定义为机械化学，反应在很大程度上取决于聚合物的分子量，即存在断链的最小分子量。在 2007 年和 2009 年，Moore 及其同事提出了机械载体的概念（Hickenboth 等，2007；David 等，2009）。他们将机械载体，如苯并环丁烯、螺吡喃（spiropyran，SP）或二氰基环丁烷引入 PEG 和聚甲基丙烯酸甲酯 PMA 链中。他们发现，超声辐照可以通过对这些机械载体基团施加机械力来诱导结构构象变化或位点特异性降解（Brantley 等，2013；May 和 Moore，2013；Wiggins 等，2013；Brantley 等，2012；Ariga 等，2012；Kryger 等，2010）。这种超声敏感聚合物有望具有许多潜在的应用，例如可自愈合材料。包括 Moore、Craig、Bielawski 和 Sijbesma 在内的几个著名研究小组在这一研究领域非常活跃。超声机械响应材料按研究组基本可分为四类。① Moore 等：基于苯并环丁烯（Benzocyclobutene，BCB）的 PEG-BCB-PEG、基于螺吡喃（spiropyran，SP）的 PMA-SP-PMA、基于二氰基环丁烷（dicyanocyclobutane，DCCB）的 PMA-DCCBPAM；② Craig 等：基于偕二氯环丙烷（gem-dichlorocyclopropane，gDCC）的聚 1，4- 丁二烯 PBD-DCC；③ Bielawski 等：基于氧杂降冰片 Diels-Alder 键的 PMA-DA-PMA；1，2，3- 三唑基 PMA- 三唑 -PMA（图 20-3）；④ Sijbesma 等：双 N- 杂环卡宾金属配体聚四氢呋喃。这些研究具有高度创新性，分子设计精巧。然而，仍然存在一些挑战：①超声功率太高，>100W，强度>$10W/cm^2$，频率>20kHz；②超声

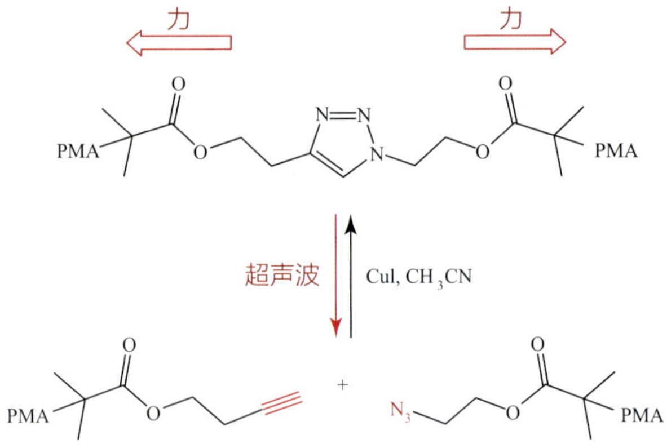

▲ 图 20-3　超声诱导的 1,2,3- 三唑类机械载体聚合物的位点特异性裂解；（Brantley 等，2011）

处理时间过长，约 2h；③使用的有机溶剂，如乙腈，不环保，在一定程度上限制了应用。更快速响应的机械载体仍有待开发。另外，Xia 和 Zhao 致力于开发水溶液中敏感的机械载体。他们引入了嵌段共聚物及其胶束机械载体概念，并建立了一种新的打破共聚物胶束的机械化学方法。这在药物控制释放方面具有潜在的应用（Wang 等，2009；Zhang 等，2009；Li 等，2010）。

（四）HIFU

HIFU 是指从特殊设计的弯曲换能器或相控阵发射的超声光束的高频聚焦超声。HIFU 的超声光束聚焦到一个非常小的几毫米的体积，这使得 HIFU 更有希望触发高分子胶束给药系统。在焦斑处，超声强度非常强，而在其他区域，超声强度非常弱。典型的 HIFU 系统由信号发生器、功率放大器和声透镜换能器组成。信号发生器控制输入信号的频率和初始幅度，输入信号通过功率放大器放大。放大后的信号被传输到 HIFU 换能器以产生所需的超声波束。它们的构造是为了使超声波光束汇聚，并将最大的声能沉积到聚焦毫米大小的体积中。声透镜换能器可以通过换能器的几何形状（孔径和焦距）及其工作频率来确定焦点尺寸。HIFU 应用于人体的第一份报道是在 1960 年（Fry 和 Fry，1960）。然而，这项技术直到 20 世纪 90 年代才获得临床认可，尽管在此之前已有成功的眼科治疗。近年来，HIFU 治

疗越来越多地作为一种非接触和远程控制的医疗方式。

与其他技术，如激光、微波和高频相比，HIFU具有一些明显的优势（Dogra 等，2009）。它是无创性和非电离性的，这意味着它可以重复多次，因为它没有长期的累积效应。由于人体组织的黏弹性特性，声能会损失并转化为热能；HIFU治疗可以在几秒钟内提高病灶区域的组织温度，并可以保持该温度1s或更长时间（Haar和Coussios，2007）。焦点体积内的超声能量吸收诱导出的高温也可以精确地聚焦在小至几立方毫米的组织体积上，而该区域外的温度保持在非细胞毒性水平。这一重要的HIFU病变特征使得损伤在空间上受限，不会损伤中间或周围组织。由于焦点尺寸可以由声透镜换能器确定，因此可以通过多次声波照射，以矩阵格式组合单个损伤区域，来明确更大HIFU靶区预期的尺寸和形状。目前，设计最佳给药系统所面临的挑战是药物在目标区域的靶向、控制和增强释放。与其他刺激相比，HIFU可能是解决这一问题的理想触发因素，因为它可以聚焦，其参数可以远程调整。

二、胶束

传统的表面活性剂包括亲水性头基团和疏水性长链烷烃。当浓度高于临界胶束浓度（critical micelle concentration，CMC）时，它可以在水溶液中自组装成胶束。与传统的表面活性剂类似，高分子胶束是通过两亲性共聚物的自组装形成的，所述两亲性高分子包括形成壳的至少一个亲水性嵌段和形成核的至少一种疏水性嵌段。高分子胶束的直径为10～100nm。作为一种智能材料，刺激响应两亲性高分子胶束引起了人们的极大兴趣，并作为一种生物医学应用的递送系统得到了广泛的研究。这种类型的纳米容器可以将各种水溶性差的药物封装在疏水性核心中，可以因为亲水冠层而变得可溶解或可分散。当高分子胶束进入人体循环系统时，含有药物的胶束会通过增强的渗透性和滞留作用在肿瘤细胞处积聚。

对于没有刺激响应性的正常高分子胶束，药物只能通过高分子材料的扩散和（或）缓慢降解来释放；这些胶束的响应和释放行为通常是不可控的。刺激响应高分子胶束特别令人感兴趣，因为它们可能具有以下三个优点：①更好地溶解疏水性药物；②延长药物循环时间；③通过外部刺激以可控的方式释放客体分子。通常，胶束中的疏水性药物可以响应于各种刺激而释放，例如pH变化（Su 等，2011；Zhou 等，2011）、温度变化（Eissa和Khosravi，2011；Liu 等，2011）、暴露于光（Knezevic 等，2011；Yan 等，2011）或酶（Coll 等，2011；Pritchard 等，2011）。超声作为高分子胶束给药系统的一种刺激剂备受关注，它具有较强的穿透效应和远程可控性，是一种很有前途的工具。近年来，人们对使用超声波作为刺激物来诱导共聚胶束的破坏并触发有效载荷的释放越来越感兴趣（Geest 等，2007；Geers 等，2011；Pitt 等，2004；Lensen 等，2011）。

三、超声介导的高分子胶束给药

超声被认为是一种强大的物理模式，用于空间和时间控制给药。超声波可以以一种无创的方式有效地深入人体内部。Fellinger和Schmid（1954）报道超声波可以增强药物的经皮吸收，即声介导药物传递或超声药物透入法。Skauen和Zentner（1984）提出了超声药物透入法的概念。Kost 等（1989）首先提出了通过超声波聚合物降解和侵蚀释放被包裹在固体聚合物基质中的药物的概念。最近，超声触发脂质体（Lin和Thomas，2003）、聚电解质微容器（Shchukin 等，2006）、多层胶囊（Skirtach 等，2007）、微乳液（Lee 等，2008）和胶束（Rapoport 等，1999；Husseini 等，2000，2002a，b，c；Husseini和Pitt，2008；Marin 等，2002；Smith 等，2008；Zhang和Pitt，2006）的释放已经被广泛研究。对于超声介导的胶束给药，Pitt、Rapoport、Husseini等做了开创性的工作。他们首先引入超声波来控制高分子胶束的药物释放，主要是通过使用低频超声波。释放机制是基于胶束的物理破坏和有效载荷的可逆释放。Xia 和 Zhao 提出了超声机械化学反应高分子胶束给药的概念，主要利用 HIFU。释放机制是基于链断裂，化学破坏胶束和不可逆释放载荷。其他研究小组包括 Deckers 等（2013）、Ugarenko 等（2009）、Myhr 和 Moan（2006）及 Hasanzadeh 等（2011）。

（一）超声触发胶束物理击穿和有效载荷可逆释放

1997 年，Rapoport 和 Pitt 研究了 Pluronic P-105 高分子胶束的超声激活给药。他们发现超声波和胶束药物载体的结合可以降低抗癌药的有效剂量，减少与高剂量化学治疗药相关的毒性作用（Munshi 等，1997）。因此，他们建立了一种新的给药和靶向方式，即将抗癌药包封在胶束载体中，然后将超声聚焦在肿瘤部位以控制药物释放。自 1997 年以来，Rapoport、Pitt 和 Husseini 等对超声介导的胶束给药进行了许多研究，并在一些综合综述中进行了总结（Pitt、Husseini 和 kherbeck，2013；Husseini 和 Pitt，2008；Sirsi 和 Borden，2014；Kiessling 等，2014）。在他们的研究中，超声触发的释放机制是“物理的”，可以描述为：由于超声空化或机械效应，在超声扰动下，胶束被破坏或解体，有效载荷从胶束中释放出来。一旦超声波停止，胶束可以重新组装，有效载荷可以重新封装。对于这种机制，胶束破坏是暂时的，药物释放是可逆的。

Rapoport、Pitt 和 Husseini 等的工作不仅是开创性的，而且是全面的。考察了超声强度、低频或高频、脉冲或连续波等因素对其释放的影响，并对超声触发释放动力学和机理进行了深入探讨。对于胶束载体，他们主要使用 FDA 批准的 Pluronic 胶束，由聚环氧乙烷 – 聚环氧丙烷 – 聚环氧乙烷三嵌段共聚物［triblock copolymer poly（ethylene oxide）-poly（propylene oxide）poly（ethylene oxide），PEO-PPO-PEO］组成，或通过交联或互穿网络稳定的 Pluronic 胶束。最重要的是，他们在超声触发的体外药物（主要是多柔比星）对不同癌细胞的释放方面做了大量出色的工作，如早髓细胞白血病 HL-60、耐多药卵巢癌和乳腺癌细胞 MCF-7、A2780、MDA-MB-231。此外，他们还研究了动物模型的体内药物释放，如结肠癌致癌物 DHD/K12/TRb 肿瘤细胞的大鼠后腿和结肠癌或乳腺癌小鼠。体外和体内实验结果均为阳性。在超声介导胶束给药新方式的作用下，提高了细胞对药物的摄取，从而破坏了癌细胞，显著减少了肿瘤。

Husseini 等研究了影响声触发药物从高分子胶束释放的因素（Husseini 等，2000）。采用实时荧光法测定了 Pluronic P-105 胶束在 20～90kHz 连续波或脉冲超声作用下的药物释放量。采用两种荧光药物（多柔比星和 Ruboxyl）。药物超声频率释放频率越高，释放量越少，表明瞬态空化在药物释放中起重要作用。多柔比星（Doxorubicin，DOX）的释放量高于 Ruboxyl，这是由于 Ruboxyl 更强的相互作用和更深地插入胶束核心。在低 Pluronic 浓度下，药物释放量较高，并随着功率密度的增加而增加。在一定功率密度下，脉冲超声下的峰值释放时间均>0.1s，与连续超声下的峰值释放时间相同。释放的药物在超声脉冲之间迅速被重新包裹，这表明在超声停止时，非外溢和非内化的药物会以包裹的形式循环，从而防止药物与正常组织的不良相互作用。Marin 等还研究了连续波和脉冲 20kHz 超声对 HL-60 细胞从磷酸盐缓冲盐水溶液（phosphate buffered saline solution，PBS）和 Pluronic 胶束溶液中摄取 DOX 的影响（Marin 等，2001a，b）。在连续波和脉冲波超声下，PBS 和 Pluronic 胶束溶液对多柔比星的摄取都可以增强。在更高的超声功率下，药物摄取进一步增强，并伴有广泛的细胞超声溶解。在 0.1～2s，药物摄取随脉冲持续时间的增加而增加。在 2s 脉冲下，摄取与连续波（continuous-wave，CW）超声相似。在超声频率为 20kHz、功率密度为 $58mW/cm^2$ 时，超声作用时间<0.1s，药物无明显释放。这显示了一个阈值时间值。超过这个阈值，释放量随着脉冲长度增加到 0.6s 而

增加。在超声处理下，由于气泡破裂产生冲击波，胶束被破坏，导致疏水药物释放。超声治疗停止后，胶束可重新组装，药物可重新包封。

关于超声频率对高分子胶束药物释放的影响，毫无疑问，低频比高频更有效。然而，有一些不一致的结果。2002年，Marin等观察到，在高频1MHz超声下，功率密度为7W/cm^{2}时，多柔比星释放量为8.5%（Marin等，2002）。另一方面，Diaz de la Rosa（2007）发现在500kHz高频超声下，即使在20W/cm^{2}的超声强度下，也不会发生多柔比星释放。值得注意的是，他们并没有研究HIFU对药物释放的影响。Kobayashi等（2012）研究了在低频超声作用下Pluronic胶束中疏水染料的释放。他们还发现，在较低频率的超声波下，疏水染料更容易释放。与热效应相比，机械空化更为显著。

Husseini等（2002a，b，c）测量了多柔比星从Pluronic P-105胶束中声释放和随后重新包封多柔比星的动力学。分析了几种物理模型及其相应的数学解，以确定哪种模型最符合数据。与其他模型相比，一级再包覆的零级释放模型似乎更好地代表了该聚合物体系的数据。

Stevenson-Abouelnasr等（2007）研究了超声处理过程中多柔比星从Pluronic P-105胶束中的释放机制和释放动力学，以及随后在声发射停止后的再封装。其机制包括胶束破坏、空化核的破坏、胶束的重新组装和多柔比星的重新封装。胶束由于核坍缩产生的空化事件而被破坏。当少量多柔比星被重新封装时，空化核的缓慢破坏导致缓慢的部分恢复阶段。胶束的重新组装和多柔比星的重新封装与超声无关。模型的参数是根据实验数据的拟合度确定的。

关于Pluronic胶束的药物释放机制，毫无疑问，超声波确实物理破坏了高分子胶束。然而，目前还不清楚超声波是如何打破胶束的。换句话说，胶束与超声波之间的相互作用机制是什么？空化还是机械振动？Marin等（2002）研究了超声强度与多柔比星释放的关系，以及自由基浓度与超声强度的关系。他们发现，对于10%多柔比星从Pluronic胶束释放，所需的超声强度为：20kHz：0.058W/cm^2；67kHz：2.8W/cm^2；1.0MHz：7.2W/cm^2。然而，自由基俘获实验表明，超声作用下径向形成阈值为：20kHz：0.08W/cm^2；67kHz：1.0W/cm^2；1.0MHz：3.6W/cm^2。这说明多柔比星的释放与超声空化没有直接关系，超声空化可以通过自由基的形成来表征。Husseini等（2005）重新研究了空化在声激活给药中的作用。在与荧光数据相同的空间位置采集声学光谱并进行分析，探讨空化在药物释放中的作用。结果表明，药物释放百分比与次谐波声发射有很强的相关性，药物释放归因于破坏胶束结构的坍缩空化，从而释放药物。自那时起，空化破坏胶束的机制被广泛接受。

在载体设计方面，Pitt、Rapoport和Husseini主要关注Pluronic胶束。然而，他们也对载体工具系统做了一些有价值的修改。P-105胶束的一个缺点是它们在稀释下不是很稳定。Rapoport等（1999）设计了三种途径来克服这个问题：①胶束核心的自由基交联；②将植物油引入Pluronic溶液；③在Pluronic胶束核心处聚合的温度响应型LCST水凝胶，称为Plurogel。他们证实了第三种途径是最好的，并且发现超声波实际上增强了细胞内密集的多凝胶胶束的药物摄取。

Husseini等（2002a，b，c）制备了用*N,N*–二乙基丙烯酰胺NanoDeliv™的互穿网络稳定的P-105胶束。结果表明，在70kHz的超声作用下，稳定的胶束可以在2s内释放出2%的多柔比星，这与不稳定的P-105胶束没有显著差异。在停止声波照射后的药物重新封装也完成了。2007年，他们测量了不稳定的Pluronic 105胶束、用*N,N*–二乙基丙烯酰胺和具有稳定核心的聚环氧乙烷–聚*N*–异丙基丙烯酰胺–聚寡乳酸甲基丙烯酸酯三嵌段聚合物互穿网络稳定的Pluronic P-105胶束中多柔比星的释放。他们似乎获得了与先前实验相反的结论，即不稳定的Pluronic胶束释放的多柔比星远大于稳定和交联的胶束释放的多柔比星，然而，所研究的三种载体，皆在相同的超声功率密度下开始释放（Husseini 等，2007）。2009 年，他们发现频率为 70kHz 和 476kHz、机械指数为 0.9 的超声波可以破坏稳定的胶束共价网络（NanoDeliv^{TM}），但与胶束释放药物的时间常数相比，网络降解时间常数非常长。在暴露于 70kHz 和 476kHz 超声 1h 后，未观察到网络退化之间的显著差异（Husseini 等，2009）。

Zeng 和 Pitt（2006）制备了一种具有可水解段的高分子胶束系统，用于给药。该胶束由两亲性共聚物聚环氧乙烷 – 嵌段 – 聚（*N*– 异丙基丙烯酰胺 – 共聚 –2– 羟乙基甲基丙烯酸酯 – 乳酸）组成，在 40℃时半衰期约为 48h。超声作用下，多柔比星在体温下的释放量为 4%，超声停止后药物回到高分子胶束中。Smith 等（2008）证实，高强度聚焦超声疗法可以触发 pH 响应的聚乙二化醇胶束释放药物，并可以提高 H69 人癌细胞的体外药物摄取。Husseini 等（2013）报道了 Pluronic P-105 胶束与含有多柔比星的叶酸靶向片段的使用，并研究了药物的声释放。超声功率密度为 5.4W/cm^2 时，最大释放量约为 14%。经过精心设计的新型叶酸 Pluronic 胶束，结合外部超声刺激，可以优先主动靶向肿瘤细胞，减少化学治疗的不良反应。

Deckers 等（2013）研究了连续波、低频、HIFU 触发的非交联（NCL）和核心交联（CCL）聚乙二醇 – 嵌段 – 聚 [*N*-（2– 羟丙基）甲基丙烯酰胺 – 乳酸][mPEG-b-p（HPMAmLacn）] 胶束的有效载荷释放。在超声作用下，NCL 和 CCL 胶束释放出 85% 尼罗红。连续波和脉冲波（PW）HIFU 暴露后，未观察到胶束大小分布的变化，也未发生聚合物链降解。他们假设高分子胶束在 HIFU 暴露时暂时不稳定是由于辐射引起的剪切力，而不是由于空化，导致 NR 按需释放。

Rapoport 等（1999）研究了 Pluronic P-105 胶束结构和超声对 HL-60 细胞摄取多柔比星和 Ruboxyl 两种蒽环类的影响。结果表明，70kHz 超声可增强细胞内 HL-60 细胞对密集 Pluronic 胶束内药物的摄取。采用两种荧光探针溶酶体荧光探针（绿色）（Lysosensor Green）和活细胞示踪探针（橙色）（Cell Tracker Orange CMTMR）研究其药物摄取机制。证实了细胞内药物积累的增加不是由于内吞作用的增加，而是由于超声的作用。他们假设声效应在 Pluronic 胶束传递化学治疗药的声激活给药中发挥了重要作用（Husseini 等，2002a，b，c）。

Nelson 等（2002）报道了使用新型稳定胶束给药系统在大鼠模型中超声激活的化学治疗药给药。在 42 只 BDIX 大鼠的每条后腿上接种 DHD/K12/TRb 肿瘤细胞系。结果显示，接受 20kHz 和 70kHz 超声，以及 2.67mg/kg 包封多柔比星的大鼠的肿瘤显著减小。这表明超声从胶束中释放多柔比星，也有助于药物和（或）载体外渗并进入肿瘤细胞。

2006 年，Howard 等（2006）利用耐药的人 MCF-7/ADM 乳腺癌细胞系对一种新型的按需递送系统进行了体外和体内评估，该系统基于高分子胶束封装的紫杉醇，并通过局部超声照射肿瘤触发药物释放。使用这种新方式，胶束紫杉醇的药物摄取增加了 20 倍以上，细胞增殖被抑制了近 90%。超声引起高分子胶束和细胞膜的局部扰动，从而促进胶束药物释放，促进局部细胞内摄取。这种治疗方式可以成功地用于治疗药物敏感和耐药肿瘤（Howard 等，2006）。

超声增强细胞毒性药物摄取机制的研究表明，超声增强 Pluronic 胶束的细胞内摄取和 Pluronic 转运到细胞核。在超声作用下，由于胶束扰动，囊化药物与游离药物之间的平衡向游离药物方向偏移。由于超声诱导的细胞变化增强了药物对各种细胞结构的可及性，细胞外和内化药物之间的平衡向移到细胞内偏移（Marin 等，2001a，b）。

展望超声触发高分子胶束释放药物的未来，Pitt 等指出，下一个需要回答的问题是，这些胶束在容易聚焦的更高频率下是否有效。此外，他们还强调，不仅需要开发更有效的隔离，同时对剪切应力诱导的药物释放具有更高的敏感性，还需要开发更具创造性的分子设计（Pitt、Husseini和kherbeck，2013）。

（二）超声触发的高分子胶束的化学破坏和不可逆的有效载荷释放

受可破光胶束概念的启发，Xia和Zhao提出了一种新的超声波触发释放机制，即超声波三重化学胶束破坏和有效载荷的不可逆释放（Zhang等，2009；Wang等，2009）。这种机制依托于特意设计的分子结构，这些结构属于对超声波敏感的两亲性嵌段共聚物。当胶束溶液受到超声辐照时，超声响应共聚物被特异性降解，两亲性共聚物结构被破坏。同样，疏水性/亲水性平衡发生了变化，因此胶束被破坏，包封的有效载荷被不可逆地释放。图20–4说明了超声响应性PEG-COO-S-SPPG胶束的这种新机制。设计合成了三种共聚物。第一种是在疏水性和亲水性片段之间的连接点具有不稳定或超声敏感连接的共聚物；第二种是在疏水链段中具有可裂解侧基的共聚物；第三种是在疏水链段中具有多个不稳定键的共聚物。

实验中使用的HIFU设备主要由三个部分组成：任意波形发生器、射频功率放大器和声透镜换能器。声透镜换能器在长焦体积和几何焦距范围内具有较高的声焦压力，安装在装满水的水箱底部，超声光束向上指向并聚焦在特定的点上。

Zhang等（2009）制备了二嵌段共聚物、聚乙二醇–嵌段–聚乳酸（PEG-b-PLA）及其形态为胶束。使用有效载荷尼罗红通过荧光发射光谱来检测HIFU诱导的释放行为。在200W的HIFU功率输出下，60min的NR释放百分比达到65%。通过调节HIFU的时间、强度和反应器的位置，可以调节NR的释放行为。对于可控嵌段共聚物PEO-PPO-PEO胶束，在120min HIFU处理后几乎没有观察到NR释放，相反，在HIFU治疗下观察到更好的NR增溶效果。研究发现，在关闭HIFU后，染料没有发生可逆的包封。NR从PLA-b-PEG胶束中的不可逆释放归因于HIFU焦斑中的瞬态空化导致的PLA-b-PEG链降解导致的胶束结构的化学破坏。假设PLA-b-PEG嵌段共聚物的超声降解是由于连接PEG和PLA嵌段的酯键断裂。本研究为HIFU共聚物胶束给药开辟了一条新途径。

然而，由于HIFU的空化效应相对较弱，

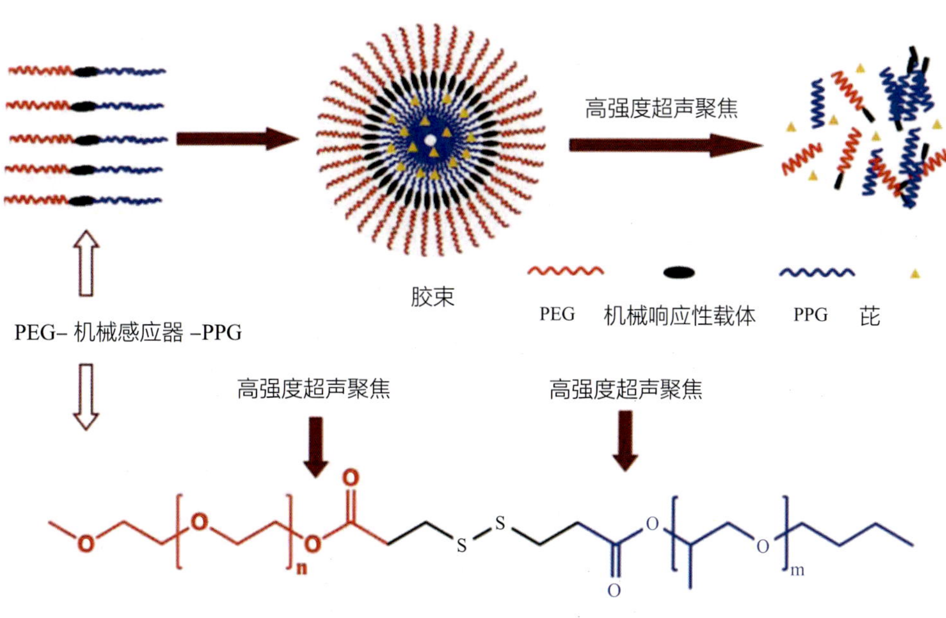

▲ 图20–4 **PEG-COO-S-S-PPG胶束的HIFU响应行为**

PLA-b-PEG 的 HIFU 响应率并不理想，特别是在较低的 HIFU 功率下。为了提高超声响应率和降低超声功率，开发能够被 HIFU 快速有效地破坏的嵌段共聚物胶束是一个重要的研究方向。为此，共聚物应包含弱键，理想情况下是机械不稳定的键，对与超声空化相关的机械效应敏感。将不稳定且氧化还原敏感的二硫键引入 PEG-b-PLA 的中心连接位点，制备了双响应的二嵌段共聚物 PEG-S-S-PLA 胶束（Li 等，2010）。利用疏水性的芘有效载荷，通过荧光发射光谱来检验高强度聚焦超声（HIFU）诱导的释放行为。与其他具有二硫键的共聚物胶束的氧化还原响应行为一样，在 GSH 还原剂作用下，由于二硫键的断裂，PEG-S-S-PLA 胶束被缓慢破坏。因此，胶束核心中的疏水有效载荷被缓慢释放。在 HIFU 处理下，由于 HIFU 诱导的嵌段共聚物分解，PEG-S-S-PLA 胶束被迅速破坏。这一机制的关键证据是 PEG-S-S-PLA 共聚物的平均分子量数随着 HIFU 时间的延长而迅速降低。在 80W 的功率下，芘的释放在 10min 内达到 90%，而在 GSH 处理下，在如此短的时间内几乎没有释放。此外，通过调节 HIFU 时间、功率输出等，可以很容易地调节释放速率和释放百分比。结合 GSH 和 HIFU 两种刺激，可以以远程可控的方式释放封装的内容物。与对照样品、具有单硫键的 PEG-PLA 和 PEG-S-PLA 相比，具有二硫键的 PEG-S-S-PLA 由于这种不稳定的二硫键而对 HIFU 具有快速反应。为了证实 HIFU MICLE 行为的机制，在亲水性 PEG 嵌段和疏水性 PPG 嵌段之间的中心连接位点上制备了具有酯键和二硫键的 Pluronic 共聚物胶束型（PEG-COO-SS-PPG）（Tong 等，2014）。研究发现，在该共聚物中，中心酯键比在水溶液中键能较弱的中心二硫键更容易断裂。这一结果表明，机械载体对超声的敏感性取决于环境介质。在质子溶剂中，异裂键断裂可能更容易发生。在 70W 的 HIFU 处理下，疏水性芘染料可以在 10min 内释放高达 80%，比 DTT 处理下快得多。在 HIFU 和 DTT 的联合治疗下，可以进一步提高释放率。在胶束水溶液中，机械化学裂解优先发生在中心酯键而不是二硫键，这一发现可能为设计新型 HIFU 响应性药物释放胶束开辟了一条新途径。

金属—超分子共聚物胶束也可用于纳米反应器、纳米催化和药物 / 基因传递领域中亲水性和疏水性分子的高级封装和释放（Whittell 等，2011；Gohy 等，2002）。这种新型胶束含有位于两个嵌段之间连接处的金属配体键，为构建 HIFU 响应性胶束提供了可能性。金属—配体配位键是高度定向的，并且可以容易地被超声空化破坏（Karthikeyan 等，2008；Paulusse 和 Sijbesma，2008）。可以通过改变金属离子和配体的类型来调节金属—配体键的相互作用强度，这有助于超声强度的选择。Liang 等（2014）通过将金属—配体键与远程 HIFU 刺激耦联，开发了新型的超声响应性金属—超分子嵌段共聚物胶束，并进行了 HIFU 控制的包封剂从胶束中的释放。合成了二嵌段聚丙二醇（PPG）和聚乙二醇（PEG）共聚物，该共聚物在连接点含有一个对 HIFU 响应的机械不稳定 Cu（Ⅱ）—联吡啶（Tpy）键 [PPG-（Cu）–PEG]，并研究了其对 HIFU 的胶束反应行为。在 2W 的低 HIFU 功率输出下，估计的芘有效载荷释放百分比在 30min 内达到 75%，而对于对照样品 SPG-（Ru）–PEG 和 PEO-PPO-PEO 胶束，在 2W 和 7W 的 HIFU 输出功率下没有观察到释放。这种释放行为归因于动态胶束破坏过程，这是由于 HIFU 焦斑中的空化作用导致 PPG-[Cu]–PEG 链中的弱 Cu（Ⅱ）–Tpy 键断裂所致。由于金属—配体结合强度的可调节性，在共聚物胶束系统中引入易解离的金属 – 配体键，将为 HIFU 触发从聚合物胶束中释放药物提供独特的机会。

还研究了在疏水链段中具有超声可裂解侧基的嵌段共聚物。Wang 等（2009）制备了由聚环氧乙烷和聚 2– 甲基丙烯酸 –4 氢吡喃基酯组成的二嵌段共聚物的胶束，并发现它们对高频超声（1.1MHz）敏感。更值得注意的是，光谱表征结果表明，暴露于HIFU光束后，THPMA侧基发生水解。因此，疏水性THPMA基团转化为亲水性MAA基团，产生亲水—疏水平衡的转变，诱导胶束的破坏和疏水性染料的释放。通过调整HIFU的时间、强度和位置，可以改变胶束的破坏过程。本研究表明，合理设计侧基化学键不稳定的超声敏感嵌段共聚物胶束是可能的。

为了寻找易受超声影响的聚合物结构，Xuan等（2011）对不同嵌段共聚物形成的胶束的破坏及HIFU同时释放包封NR进行了对比研究。研究了聚（环氧乙烷）–嵌段–聚[1（异丁基）甲基丙烯酸乙酯]（PEG-b-PTHPMA）、聚环氧乙烷–嵌段–聚[1–（异丁氧基）乙基甲基丙烯酸酯]（PEO–b–PIBMA）、聚环氧乙烷–嵌段–聚[（2–四氢呋喃氧基）乙基甲基丙烯酸酯]（PEO-b-PTHFEMA）和聚环氧乙烷–嵌段–聚甲基丙烯酸甲酯（PEO-b-PMMA）四种不同的嵌段共聚物（block copolymer，BCP）胶束。结合表征结果，他们发现4种嵌段共聚物形成的4个胶束均可被超声波破坏，导致疏水NR载荷释放，但由于胶束核形成的疏水聚甲基丙烯酸酯的化学结构不同，胶束破坏的程度和NR的释放有显著差异。PEO-b-PIBMA和PEO-b-PTHPMA胶束的疏水性部分在侧基上有一个不稳定的缩醛单元，它们更容易发生酯水解，并且更容易被超声破坏，从而产生更快的NR释放。相比之下，PEO-b-PMMA胶束的聚甲基丙烯酸酯块更稳定，它们对超声波的抵抗力更强，NR的释放速度也比其他胶束慢。

基于PEO-b-PTHPMA胶束对超声辐射更敏感地发现，开发了一种新的方法来放大HIFU在水溶液中分解两亲性嵌段共聚物胶束的效果（Xuan等，2012）。二嵌段共聚物PEO-b-P（MEO_2MA-co-THPMA）由水溶性聚环氧乙烷（PEO）嵌段和聚2–（2–甲氧基乙氧基）乙基甲基丙烯酸酯（$PMEO_2MA$）组成，该嵌段在高于最低临界共溶温度（lower critical solution temperature，LCST）的温度下是疏水的。通过将少量HIFU不稳定的甲基丙烯酸2–甲基丙烯酸酯–四氢吡喃（tetrahydropyranyl methacrylate，THPMA）共聚单体单元引入$PMEO_2MA$中，在T>LCST时形成胶束核，胶束溶液的超声辐照可以诱导THPMA基团的水解。然后，由于疏水性THPMA基团转化为亲水性MAA基团，聚合物的LCST升高。因此，胶束可以在不改变溶液温度的情况下被破坏，因为新的LCST高于溶液温度（图20–5）。这种通过HIFU改变LCST的方法是通用的，可以通过进一步探索高分子胶束设计中的其他超声不稳定部分来应用。

为了进一步提高超声响应性，设计了在疏水链中具有多个不稳定键的共聚物。基于Wiita等（2006）的发现，由于二硫键在外部机械应力下的拉伸，可以加速二硫键与硫醇基团之间的交换反应，Tong等（2013）设计了一种新型的聚氨酯基三嵌段共聚物PEG-PU（SS）–PEG。这含

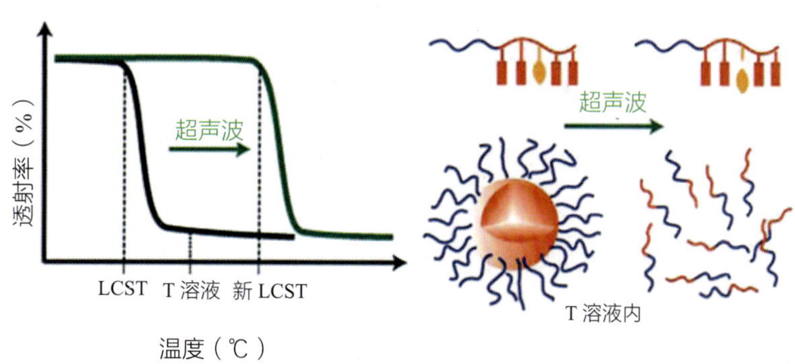

▲ 图 20–5 基于超声诱导的疏水嵌段LCST增加的超声破坏嵌段共聚胶束的扩增机制（Xuan等，2012）

有大量的二硫键结合在疏水性嵌段中。使用芘作为 PEG-PU（SS）-PEG 共聚物胶束的有效载荷。研究发现，胶束的氧化还原响应行为和芘的释放速率取决于共聚物中二硫键的数量。值得注意的是，在还原剂 DTT 存在的 HIFU 处理下，由于 HIFU 诱导的二硫键和硫醇基团之间反应的加速，共聚物胶束的释放速率可以显著提高。对于疏水嵌段中的每个重复单元都含有二硫键的共聚物胶束，在 37℃下，用 10mM DTT 可以在 12min 内释放约 90% 的有效载荷。此外，在 HIFU（80W）和 DTT 联合处理下，相同胶束仅需 2min 即可释放 90% 的有效载荷。

四、展望

超声是一种远程、无创性和可控的触发刺激响应释放高分子胶束。超声介导的高分子胶束给药技术已成功应用于体外细胞和动物体内实验，具有广阔的应用前景。然而，利用超声波作为一种手段来控制高分子胶束的破坏仍然在很大程度上未被探索。提高高分子胶束对超声的灵敏度或响应性是开发超声响应高分子胶束的一个主要挑战。它有望降低有效激活所需的超声强度。为了实现这一目标，需要进一步探索超声响应型化学键的应用，这种化学键更容易被超声波破坏，并且可以用于高分子胶束给药系统。此外，在高分子结构中引入弱化学键的更有用的策略需要开发。

高分子胶束中的另一个实际挑战是其体内稳定性低，一旦引入体内，可能导致有效载荷过早释放，从而降低在靶点上释放有效载荷的能力。为了克服这一障碍，构成胶束的高分子链的交联已被证明是有效的。然而，链交联可能减缓超声响应速率或降低药物释放效率。因此，为了最大限度地减少这种相互冲突的影响，重要的是开发具有动态交联化学键的高分子胶束，该高分子胶束在到达靶位点后暴露于超声时可以迅速崩解或打开。

第 21 章 超声对骨修复的作用

Stimulation of Bone Repair with Ultrasound

Frédéric Padilla Regina Puts Laurence Vico Alain Guignandon Kay Raum 著

摘要

本章回顾了超声在促进骨折愈合或重新激活失败愈合过程中的不同选择：LIPUS，冲击波和超声介导的生物活性分子递送，如生长因子或质粒。主要的重点是 LIPUS，或低强度脉冲超声，最广泛传播和研究的技术。LIPUS 对组织再生有明显的生物效应，同时适宜在诊断的强度范围内进行操作。LIPUS 的生物反应是复杂的，因为许多细胞类型对这种刺激的反应涉及几种途径。目前已知的参与细胞反应的机械转导途径包括 MAPK 和其他激酶信号通路、间隙连接细胞间通讯、整合素的上调和聚集、COX-2/PGE2 和 iNOS/NO 通路的参与及 ATI 机械受体的激活。LIPUS 生物效应的起源机制仍然很有趣，体外实验系统的多样性阻碍了分析。数据明确表明，生物效应可以通过直接和间接的机械效应来调节，如声辐射力、声流、表面波的传播、热量、流体流动诱导的循环和营养物质、氧气和信号分子的再分配。因此，未来的工程挑战之一是设计专门的实验装置，以控制这些不同的机械现象，并将它们与生物反应联系起来。然后，“声剂量”的推导和不同实验系统的交叉校准将成为可能。尽管我们对 LIPUS 的生物物理机制了解有限、现有的临床数据质量欠佳，在权衡治疗不愈合的经济成本和这种超声技术的安全性后，仍然倾向于支持临床应用 LIPUS。

关键词

骨修复；低强度脉冲超声

超声有几种方法可以影响骨折愈合。超声已经或有潜力在骨再生过程的不同方面发挥作用。在滋养过程中，它可以通过促进细胞增殖、细胞预处理来引导其分化，从而作用于再生过程的生物成分（Claes 和 Willie，2007；Cui 等，2007）或细胞转染（Sheyn 等，2008）。超声波可以通过触发工程细胞中生长因子的传递或基因表达来调节微环境（Chappell 等，2008；Fabiilli 等，2013），或通过热沉积或机械刺激来调节物理环境（Kruse 等，2008）。超声也可用于组织工程方法，通过作用于支架来改善支架的整合、表征和支架降解率的控制（Mather 等，2008；Parker 等，2011；Winterroth 等，2011；Kim 等，2008）。其中，低强度脉冲超声（LIPUS）技术旨在调节细胞的物理环境，特别是通过机械刺激。

不同形式的超声治疗（LIPUS、冲击波）已被提出来刺激或诱导骨修复。超声的生物物理效应，特别是用于热消融或给药的治疗性超声，已被已有记载（O'Brien，2007）。然而，在骨折愈合过程中，超声与细胞和（或）其微环境相互作用的机制仍然存在争议。

超声刺激骨愈合的临床结果仍然存在争议，表明其潜在的有效作用，但这取决于既往治疗的病史、骨折或骨质流失的部位和类型（如骨延长）、病理（新骨折 vs. 延迟愈合）和治疗方式（每日治疗时间、强度、频率……）。因此，有必要对治疗剂量进行标准化，并进行进一步的随机对照试验（Martinez de Albornoz 等，2011；Romano 等，2009；Claes 和 Willie，2007；Busse 等，2009）。此外，缺乏对触发积极生物反应的相关机制的了解表明，技术设备和治疗方案的优化仍有待实现。

本章的主要目的是给读者一个大致的想法，现有的超声应用刺激骨愈合和治疗骨不连。主要焦点放在 LIPUS 技术上，该技术对组织再生具有明显的生物效应，且采用在诊断范围内的强度（Romano 等，2009；Claes 和 Willie，2007；Pounder 和 Harrison，2008）。通过探讨与所观察生物现象有关的可能物理效应，对 LIPUS 最新的生物学和临床知识进行了总结和讨论。本章的核心内容基于先前发表的一篇综述（Padilla 等，2014），该综述已经过修订和更新，并将在本章后面部分进行讨论。

一、LIPUS 物理学

（一）LIPUS 暴露条件

加热、空化和声流已被认为是体外刺激细胞的主要物理机制。已经进行了 LIPUS 刺激研究，频率在 45kHz 至 3MHz，强度水平在 5～1000mW/cm²（SATA：空间平均值，时间平均值），处于连续或突发模式，每天暴露时间在 1～20min。

绝大多数已发表的研究都是用类似于商业系统 Exogen（SAFHS，Exogen，NJ）的设备进行的。该系统使用有效表面积为 3.88cm² 的非聚焦圆形换能器，并具有以下典型刺激条件：频率 1.5MHz，强度 30mW/cm²（SATA），突发模式 200μs ON/800μs OFF（即脉冲重复频率 1kHz），每日暴露 20min（Lu 等，2009）。其他研究报道了使用具有不同表面积、超声频率在 45kHz（Reher 等，2002）至 3MHz（Nakamura 等，2011）、强度水平 5～2400mW/cm²（Reher 等，2002；Li 等，2002）和占空比（例如，在 100Hz 脉冲重复率或连续波模式下开启 2ms）的非聚焦换能器（Nakamara 等，2011）。

对于无损线性平面波传播，声阻抗 $Z=\rho c$、粒子速度 v 和声压 P 之间的关系如下。

$$P=Zv \quad \text{（公式 21-1）}$$

强度与声压的平方成正比。

$$I=\frac{|p_r|^2}{2Z} \quad \text{（公式 21-2）}$$

其中 $|P_r|^2$ 是波的绝对声学峰值稀疏分压。机械指数 MI 定义如下。

$$MI=\frac{p_r}{\sqrt{f_0}} \quad \text{（公式 21-3）}$$

其中 f_o 是声波的频率。平面圆形换能器的空间强度分布见图 21-1。对于 LIPUS 研究，通常报道空间和时间平均强度（I_{SATA}）。后者是通过作用在垂直于声场中波束轴放置的大型吸收器上的声辐射力 F_{rad} 来确定的（即辐射力平衡）。

$$F_{rad}=\frac{W}{c_0} \quad \text{（公式 21-4）}$$

其中 W 和 c_o 分别是总声输出功率和介质中的声速。可以使用超声波功率天平来测量力。例如，1mW 的声学输出功率在水中产生 0.69μN 的力（Humphrey，2007）。总声输出功率与换能器表面积 a、I_{SATA} 的关系如下。

$$I_{SATA}=\frac{W}{a} \quad \text{（公式 21-5）}$$

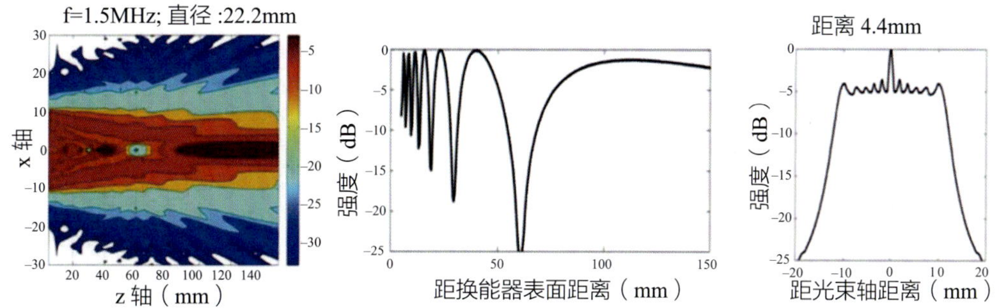

▲ 图 21-1 **左图．直径为 22mm 的平面圆形换能器的时间峰值强度（I_{TP}）分布；换能器以 x，y 平面中坐标系的原点为中心；中间图．沿光束轴（x，y=0）的轴向强度（I_{TP}）分布；右图．距离换能器表面 4.4mm 处的横向强度（I_{TP}）分布**

（二）LIPUS 的基本原理

重要的是要考虑 LIPUS 研究中使用的声波波形的空间和时间特性。对于连续波，辐射力不随时间变化而变化。然而，对于脉冲激励，力以脉冲重复频率周期性地变化（即两个连续脉冲的发射之间的周期的倒数）。对于在 1kHz 脉冲重复频率（τ_{on}=200μs）下常用的突发激励，时间峰值（I_{TP}）和时间平均（I_{TA}）强度之间的关系如下。

$$I_{TA}=\tau_{on}\cdot PRF\cdot I_{TP}=0.2\cdot I_{TP} \quad \text{（公式 21-6）}$$

声束内 I_{TA} 的空间和时间变化导致局部辐射压力变化，以及在与发射声频率无关但与 *PRF* 相关的频率下产生的应变和运动。在脉冲持续时间 τ_{on} 上平均的局部辐射压力如下。

$$P_{rad}=\frac{1}{2}\frac{|p_r|^2}{\rho_0 c_0^2}=\frac{I_{PA}}{c_0} \quad \text{（公式 21-7）}$$

I_{PA} 表示在脉冲持续时间 τ_{on} 上平均的强度。辐射力的幅度和方向取决于被询问材料的性质。对于小的未结合粒子，局部辐射压力梯度会导致粒子移动。在驻波的特殊情况下，这反过来会导致粒子或细胞在节点 / 波腹处分离，这取决于粒子和流体的性质。这种效应如用于声镊中（Ding 等，2012 等方面）。假设辐射力的低频率，而不是超声激励频率下的压力变化，是在 LIPUS 中观察到的生物效应的原因，这促使研究者们开展了针对 1kHz 调制频率的直接刺激效果的研究。这表明辐射力确实是刺激的重要组成部分（Argadine 等，2005，2006）。这也可能意味着，如果细胞对这种周期性负荷敏感，*PRF*，即产生的辐射压力的频率，可能会对生物结果产生影响，这一假设得到了最近用不同 *PRF* 获得的实验证据的支持（Marvel 等，2010）。

换能器远场中声波的衰减、非线性声音传播（即声能从基频到谐波频率的转换）和发散导致辐射压力随着与声源距离的增加而逐渐降低。纯水中的衰减为（Pinkerton，1949）$\alpha=2.17\times10^{-15}\times f^2$（*dB/cm*）。而在软组织中，通常假设衰减与频率呈线性关系，并随∝ =0.3dB/（cm · MHz）而变化。

这种辐射压力梯度产生了远离换能器的净力，并产生了液体中的流体流动（图 21-2）。固体界面阻碍了这种流体流动引起的质量传递。然而，有研究表明，流体流动可以在膜后的声束中再次形成（Humphrey，2007）。

实验发现，声流①随着非线性声传播比例的增加而增加，即随着高强度谐波的产生而增加；②随着与换能器距离的增加而逐渐增加；③在固体界面后 1mm 内建立了 60% 的自由流速度（Humphrey，2007）。在 3.5MHz（a=2.82cm^2，焦距：95mm，CW，W=140mW，P_A=0.23MPa，I_{SATA} 约为 50mW/cm^2）下测量水和羊水中的流速度，约为 3cm/s（Zauhar 等，2006）。高振幅短脉冲激励（W=140mW，P_A=4MPa，I_{SATA} 约为

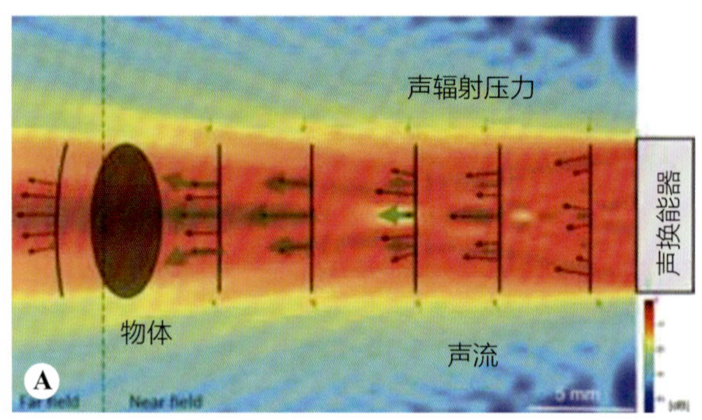

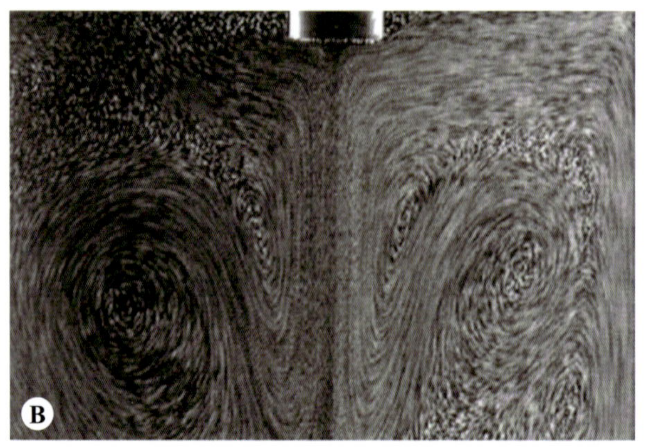

▲ 图 21-2 由声源产生的声场中对物体的声辐射力和声流作用

A. 在液体中，辐射力（黑箭）产生声流（绿箭），近场辐射强度分布的不均匀性导致了辐射力的方向和振幅的区域性依赖，声流速度从换能器表面到焦点区域逐渐增大，固体界面会中断流动，但不会中断辐射压力；B. 声波流，通过在 32MHz 平面换能器场中以 200ms 间隔拍摄的玉米淀粉颗粒的 10 个叠加图像来可视化（Nowicki 等，1998）

50mW/cm²）可观察到更高的速度（高达 9cm/s）。在细胞培养瓶中，在 3MHz 和连续波激发下，分别测量了 130mW/cm²、480mW/cm² 和 1770mW/cm² 下 0.4cm/s、6.0cm/s 和 19.4cm/s 的值（Harle 等，2005）。在后来的研究中，在低于 500mW/cm² 的强度下，没有记录到空化事件。

几组研究了 LIPUS 可能引起的体温升高。他们通常排除了温度效应，因为当强度（SATP：空间平均值，时间峰值）低于 500mW/cm²（Harle 等，2005）甚至 2400mW/cm²（Li 等，2002）时，测量到的温度升高通常低于 0.2℃。这是针对实验设置，其中细胞培养皿位于具有特殊吸收室的焦平面中，防止培养皿内的多次反射（见下文）。然而，温度升高的问题在很大程度上取决于实验装置。Leskinen 和 Hynynen（2012）对这些影响进行了详细的研究，报道了在 30mW/cm²（I_{SATA}）的实验装置中，换能器用耦合凝胶耦合到培养板的底部，最大温度上升 3℃。相反，如果换能器浸入水中，则观察到最大升高 0.2℃。这种效应与超声波换能器的加热有关。由于周围空气传热性能差，导致热量通过耦合凝胶传递到孔板中。因此，在换能器未适当冷却的细胞培养系统中，可能会诱导与温度有关的生物效应，但在换能器浸在温度控制的水箱中的系统中则不会。

据报道，除了温度升高、辐射压力、流动和驻波效应外，由于塑料孔底部的模式转换，表面剪切波和兰姆波的传播也在体外发生（Leskinen 和 Hynynen，2012）。这些波反过来又可能导致生物效应，并传播到相邻的孔，从而危及精确控制传递到给定细胞单层的刺激的尝试。

因此，对于低于 500mW/cm² 的刺激强度，似乎只能排除空化现象。由辐射压力和声流的空间和时间梯度、表面波和导波的传播产生的机械力可能是 LIPUS 刺激研究中观察到的生物效应的来源。在使用水耦合的实验装置中可以排除温度效应，但它在使用凝胶耦合的装置中的潜在作用不容忽视。

（三）几何构型对体外刺激的影响

对于暴露，超声换能器必须耦合到细胞培养皿。已经使用了不同的设置，即①将灭菌的换能器从顶部直接浸入到离细胞层很近（3～5mm）的培养基中（图 21-3A）；②通过耦联凝胶直接耦联到培养皿的底部（图 21-3B）；③从培养皿底部暴露，细胞层位于焦平面中，并浸入特殊的吸声室（图 21-3C）；④声音通过培养瓶的传播（图 21-3D）。

考虑到空间和时间声场尺寸，见图 21-1，以及培养皿的有限尺寸，必须考虑几种声音传播现象，如近场中的不均匀压力分布、界面处的多次反射、驻波和声流。

声音在细胞培养皿或烧瓶中的传播距离（几毫米）通常比波在衰减之前可以传播的总传播

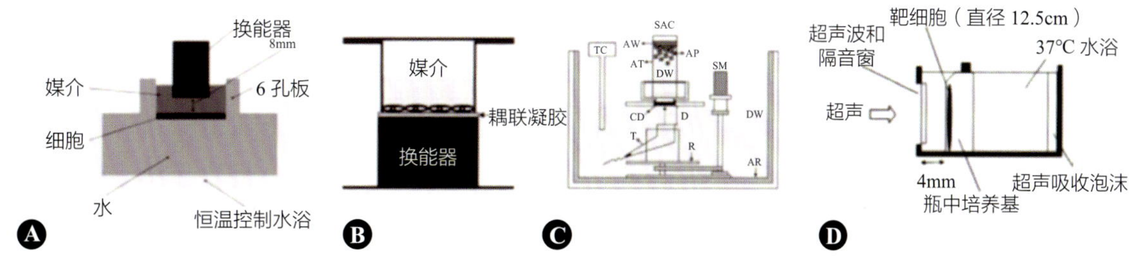

▲ 图 21-3　用于体外 LIPUS 刺激的不同超声暴露设置

A.（Gleizal 等，2006）；B.（Sena 等，2005）；C.（Lai 等，2010）；D.（Dalla-Bona 等，2006）

距离要小得多。在 1MHz 和 37℃的水中衰减非常低 [0.0014dB/cm（Hensel 等，2011）]。如果入射波没有被正确吸收或引导离开培养皿，它们将在内部界面上反射几次。由于脉冲持续时间至少为 200μs（相当于 300 个周期，或波长：300 × 1mm=0.3m 在 1.5MHz），任何垂直于声音传播方向的界面，如液体 / 塑料、液体 / 空气或液体 / 换能器，都会导致驻波、环形干扰的产生和占空比的显著延长（图 21-4）。因此，有效峰值和时间平均强度水平，以及由此产生的 ON 和 OFF 相位之间的辐射力调制，与在无界面介质中测量的结果有很大不同。要估计驻波的影响并不简单，因为节点的发展取决于多种因素（Hensel 等，2011）。

另一个重要因素是声波通过孔板壁的传输和反射。塑料内部的多次反射导致透射和反射振幅的明显振荡。最大透射（f_{Tn}）和反射（f_{Rn}）的谐振频率如下

$$f_{Tn}=\frac{nc}{d}，n=1,2,3,... \quad （公式 21-8）$$

$$f_{Rn}=\frac{nc}{2d}，n=1,2,3,... \quad （公式 21-9）$$

式中，c 和 d 分别为声速和厚度。

如果将超声频率设置为反共振值，则可以完全减小透射波或反射波的振幅（Leskinen 和 Hynynen，2012）。在 37℃、孔底厚度为 1.22mm、纵向声速为 2305m/s 的典型聚苯乙烯孔室中，透射共振频率为 1916kHz，反射共振频率为 958kHz。因此，如果声音必须通过孔底传播，那么采用相同设置但不同频率的刺激可能会导致孔中的暴露水平不同。

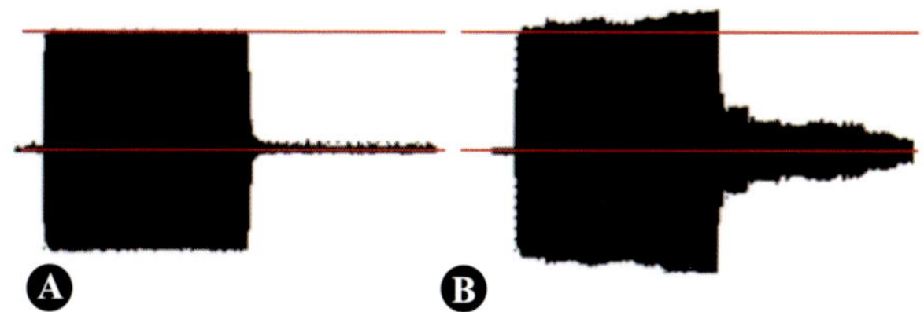

▲ 图 21-4　换能器放置在培养皿底部，培养皿顶部存在（A）或不存在（B）硅吸收腔时的 LIPUS 时间波模式 [转自 Iwabuchi 等，(2005) 的图 1]；在没有吸收腔的情况下，可以看到在 ON 周期内强度逐渐增加，在 OFF 周期内强度逐渐衰减，导致施加的时间峰值（I_{TP}）和时间平均（I_{TA}）强度分别轻微而显著地增加

（四）LIPUS“剂量”与标准化的必要性

体外和体内实验环境的标准化是一个关键因素，不仅可以比较研究，还可以确定相关参数和随后的物理和生物效应。这在体外特别重要，因为培养板 / 孔与超声源的相对位置，以及超声源的输出都可以被认为是 LIPUS 治疗细胞缺乏可重复性的原因。特别是，据报道，驻波模式的形成对孔中流体的高度非常敏感，导致作用在细胞上的峰值压力出现非常大的空间变化（Williams 等，2013；Hensel 等，2011）。据报道，强度的影响确实会影响体外实验的结果。

LIPUS 的声学“剂量”概念很难标准化。与治疗性热超声类似（Duck，2011），剂量应与诱导的生物效应量有关。然而，由于我们对于哪些刺激参数会导致特定的生物效应还缺乏理解，所以在 LIPUS 领域，剂量这个概念目前仍然是有

待填补的空白。因此，笔者建议报道有关换能器几何形状、强度、峰值压力、占空比、脉冲持续时间、中心频率的精确数据。对于体外情况，应非常注意实验装置的几何形状，以评估孔中的上述参数，特别是要避免驻波模式的形成和换能器的加热。由于历史原因，大多数研究使用的参数与 Exogen 商用系统相似，即：平面换能器，I_{SATA}=30mW/cm^2，200μs 脉冲，1kHz *PRF*，处理时间每天 20min。除非另有说明，否则我们的讨论集中在使用这些设置获得的数据上。

二、LIPUS 的潜在生物效应

解释 LIPUS 实验的困难在于触发的物理现象的复杂性，而这些物理现象反过来又可能诱发生物效应。与那些涉及激光陷阱、控制流体剪切应力或磁性珠子扭转的实验设计相比，通过传播的超声波来区隔单一模式的机械刺激是困难的。这一问题更为严重，因为这些潜在的声学现象中有几种可以在不同程度上被类似的声学输出参数激活，这取决于刺激系统的特定几何形状（Hensel 等，2011），而且对治疗的生物反应可能取决于细胞和组织类型（Claes 和 Willie，2007）。

LIPUS 可能引起生物反应的物理效应可分为热效应和非热效应。

（一）热效应

当使用耦联凝胶时，与 LIPUS 相关的温度升高可以从零点几度到几度不等，特别是在培养孔底部（Leskinen 和 Hynynen，2012）。这些变化足以调节热敏酶，如金属蛋白酶，它能够在温度每升高 2℃时将反应速率提到三倍，是骨基质重塑的重要酶（Kusanoetal，1998；Welgus 等，1981）。这些相关的影响应进一步研究。对于水耦合实验装置，可以合理地假设热效应不是决定性的，而是非热效应的补充。

（二）非热效应

非热效应意味着各种频率（从准稳态到声激励频率）下的动态机械力（Sarvazyan 等，2010；Argadine 等，2005，2006）。体超声波是介质的传播机械扰动，对于 1MHz 的频率（LIPUS 装置的典型中心频率），在软组织或培养基中对应的波长约为 1.5mm。与生理应变相比，这种波可以通过以非常高的频率（通常每秒数千到几百万次振荡）诱导振荡应变，直接影响机械敏感元件（见下文）。应变幅度将是所施加的强度的函数，并且对于低强度超声通常为 10^{-5} 的数量级。低频率下的次级机制也可以由声辐射力触发（Sarvazyan 等，2010）——一种振荡应变，其作用频率与脉冲超声的脉冲重复频率相对应（LIPUS 型刺激通常为 1kHz），从而产生低频循环机械刺激（Argadine 等，2005，2006）。声学近场的不均匀性，或引起的驻波和环形干扰，也会产生局部应变梯度。最后，还可以引发与流体流动相关的现象，如声流，导致准静止流体流动（Zauhar 等，2006）和微流，即围绕振荡粒子的流体流动。

在骨愈合的背景下，这些效应在骨愈合过程中对细胞和组织生物反应产生影响的具体作用尺度，目前仍是一个悬而未决的问题。

（三）组织和细胞尺度上的影响

辐射力、流体流和应变梯度可以在细胞膜上产生剪切应力。声流和微流在文献中经常交替使用，但这是两种不同物理现象的结果，被认为在 LIPUS 作用中发挥着重要作用，尤其是在体外。前者，声流，与动量向流体的转移有关，这将导致体外培养基中的营养物质重新分布和局部稳态的扰动，从而触发生物反应。后者，微流，是对振荡气泡或其他小的声学不均匀性的响应而产生的，引起循环流体运动。响应于 LIPUS 的气泡周围的微束不太可能在骨组织或体内骨折骨痂中发生，因为 LIPUS 系统施加的压力水平远低于空化阈值。然而，可以假设，通过骨折骨痂中的软组织和矿化组织的高度多孔网络的波传播可能会诱导孔隙中的流体微运动。通过声流或微流产生的流体流可以调节细胞外基质，并施加剪切应力，进而激活细胞膜上的机械感受器。

（四）细胞内的影响

超声波对细胞膜或蛋白质的直接机械作用可

能引发生物反应。据报道，在1～2W/cm^{2}的强度下（即远高于典型LIPUS施加的强度），超声在体外试验中对细胞引起的应变非常小，可诱导细胞骨架迅速流化，从而加速细胞骨架重塑事件（Mizrahi等，2012）。这些机制类似于高振幅和低频率的生理应变引起的机制，可能有助于LIPUS的生物效应。

在细胞内尺度上提出的脉冲超声作用的其他机制包括不同密度的细胞内元件之间的相对振荡位移的假设（Or和Kimmel，2009），例如，细胞核及其嵌入的结构。Or和Kimmel（2009）通过用不同的流变模型对这种结构的线性振荡进行建模，kimmel（2009）提出LIPUS可以触发细胞内的循环位移。这些位移与平均热波动相当，甚至大于平均热波动，共振频率在几十到几百kHz的范围内，因此在由超声波或声辐射压力引起的直接振荡运动的范围内。此外，他们提出的“双层声团”模型（Krasovitski等，2011）描述了一种机制，即当暴露于超声时，两个脂质单层小叶之间的膜内疏水空间周期性膨胀和收缩。因此，在超声周期的按压阶段（负压）被拉开，并被正压推回到一起。这里的主要假设是负声压足够大以克服两个细胞膜小叶的分子吸引力。已发表的数据表明，这种效应可以在低于空化阈值的水平下发生，但所用的强度水平高于LIPUS治疗中通常使用的强度水平（1MHz下为1W/cm^2）。然而，这是一个有趣的模型，值得用LIPUS型超声场进行进一步研究。

另一种数学模型被提出来预测超声诱导的细胞内应力和应变，该模型使用了细胞在谐波驻波场中的双相描述（一边是固体弹性结构和大分子，另一边是流体细胞质溶胶）（Louw等，2013）。建模结果预测，应力和应变的共振频率在细胞内达到最大值，这两个频率取决于细胞类型，通过其不同组分的几何和机械特性来确定。应力梯度是由膨胀变形引起的，导致作用在细胞核上的净力，可能触发细胞核的转导，导致负载诱导基因的表达。因此，当激励频率与细胞共振频率相匹配时，受激负载诱导的基因表达应该是最大化的，这一预测得到了实验数据的证实（Louw等，2013）。

（五）分子的影响

在分子尺度上，超声波能与分子相互作用是众所周知的。这种相互作用被用于“分子声学”领域，通过测量超声波速度（Sarvazyan，1991）或吸收（Morse等，1999）的变化来探测分子特性。这些测量利用分子压缩性（和超声速度）或超声吸收随构象、溶剂分子相互作用或水合作用变化而发生的变化。所有这些效应都是分子内力和分子间力、相互作用势、静电相互作用现象，以及原子间键的刚性和松弛现象的结果。例如，在许多组织的干重中，脂质是仅次于蛋白质的第二常见成分，它与超声波相互作用。与细胞膜相关的脂质和结构表现出对超声波的吸收行为，可能与松弛频率在1～16MHz的松弛现象有关。在大型单层载体中，这些弛豫现象与超声波与疏水侧链的相互作用有关，导致小分子结构域的结构重组（Morse等，1999）。这些相互作用可以影响生物分子的功能。在非常高的强度下，超声波可以破坏生物分子，例如，存在（Elsner和Lindblad，1989）或不存在空化（Hawley等，1963）时的DNA降解。尽管如此，这些强度远远高于低强度脉冲超声刺激或本综述中提到的其他技术（对于体内使用超声，科学协会或监管机构提供了安全指南，以避免此类影响）。然而，在较低强度下，吸收是超声与分子相互作用的结果，沉积的超声能量是否会引起短暂的构象变化，或分子—分子或分子—溶剂相互作用的变化，从而改变这些蛋白质的生物功能？有人认为超声波可以破坏多分子复合物（Johns，2002），尽管这些现象可能发生的强度和机制（空化与否）尚未明确。在中心频率为1MHz、占空比为20%、压力为200kPa的低强度治疗性超声治疗后，蛋白质构象的改变被认为是导致细胞骨架流化的原因（Mizrahi等，2012）。这些现象的起源被认为是由于超声施加的局部应变可能大到足以破坏弱的非特异性键，改变蛋白质构象并引发细胞骨架的结构重塑。

（六）其他影响

最后，一些报道称，由于缺乏对超声生物效应背后的物理知识，很难对其进行分类。特别是，超声波可以影响细胞内的运输，这亦会刺激骨愈合。最近有报道称，在 1MHz 超声（I_{SATA} 为 0.3W/cm^2，50% 占空比，5Hz PRF）下暴露几分钟后，已经内化质粒（使用磷酸钙共沉淀物传递）的细胞比未超声处理的细胞表达更高的转染率（Hassan 等，2012）。这些影响的机制尚不清楚。合理的解释包括内体囊泡的不稳定，pDNA 在细胞质中净扩散率的增加，对酶水平的抑制作用，或使核膜通透性增加的因素。无论确切的机制是什么，这项研究清楚地表明，低于空化阈值的超声水平可以调节 pDNA 的细胞内运输，并且可以更广泛地调节其他分子的细胞内运输，从而最终触发或增强可能的机械反应。

三、LIPUS 与机械信号转导

传统上，机械信号转导是指特定的细胞装置将物理刺激转换为化学活动以触发下游信号的过程。蛋白质的构象变化，如拉伸激活的离子通道或机械敏感的黏附结构，经常介导力转化为化学信号。鉴于本节所示的 LIPUS 机械刺激的方式，在这个阶段很难确定特定应变范围对生物反应的具体影响。尽管如此，机械因素如骨折断端之间的微动幅度、微动应用的速率和时机，以及加载周期的数量，都可能对信号传导路径产生影响，进而可能导致基因表达的上调或下调，最终影响细胞的表型和功能。

各种机械敏感膜分子和微结构域已被确定，包括离子通道、受体、G 蛋白、黏附分子、小泡、糖萼和初级纤毛。由于细胞内细胞骨架最终承受施加在细胞上的力的影响，它也代表了一类主要的机械敏感结构。膜结合复合物的激活、增强和（或）重新分布，以及细胞骨架和细胞外基质的重组，都是对力的直接反应。除了迁移、扩散和收缩外，这些事件还严重影响细胞代谢、蛋白质合成、细胞存活和干细胞定型。与其他类型的机械刺激（如剪切应力或细胞外变形）相比，超声诱导的机械转导途径不太明确。笔者将介绍可能发挥作用的机械敏感结构，因为最初感知不同种类和机械刺激数量级的换能器分子尚未完全定义。

在细胞内游离钙浓度的变化是对抗环境应激的最初反应之一，也是机械信号转导中的重要生物信号：在离子通道激活后，钙从细胞膜外或细胞内贮存器（包括内质网、肌浆网和线粒体）动员到细胞质中。有实验证据表明，即使在低强度下，超声也会增加细胞内钙浓度（Parvizi 等，2002），并且用细胞内钙螯合剂阻断这种增加或抑制 Ca^{2+}/ATP 酶，可以消除超声对软骨细胞蛋白多糖合成的刺激作用。增殖性 LIPUS 效应也被证明取决于通过 Ca^{2+} 和 P2Y 受体释放 ATP/ 嘌呤（Alvarenga 等，2010）。钙是由磷脂酶 C 等酶活性间接产生的产物。由于细胞内钙的增加，钙通过与包括钙调素、肌钙蛋白 –C 和膜联蛋白，以及钙蛋白酶在内的蛋白质的变构结合而充当第二信使，然后复合物触发下游细胞过程。最近，已经表明 Ca^{2+} 信号是振荡的（Kim 等，2009），并且这些振荡的 Ca^{2+} 信号对于多种细胞功能至关重要，例如骨髓来源的间充质干细胞（HMSC）分化（D'Souza 等，2001；den Dekker 等，2001）。在 HMSC 中，钙振荡可以通过电刺激（Sun 等，2007）或基质刚性（Kim 等，2009）来调节。在随后的研究中，Ca^{2+} 振荡通过 RhoA GTP 酶途径发生。这些是主要的细胞骨架调节因子，尽管有时与细胞骨架活性无关（Kobayashi 和 Sokabe，2010）。然而，在这个阶段，我们没有证据表明振荡 Ca^{2+} 信号是 LIPUS 刺激的靶点，进一步的研究应该解决细胞内钙升高是主要靶点还是下游事件。

贴壁细胞机械转导的另一个主要因素是“细胞骨架—局灶黏附—细胞外基质（extracellular matrix，ECM）连接”，它是细胞内外信号整合的中心。整合素介导的局灶黏附（focal adhesion，FA）是一种大型的多蛋白复合物，可将肌动蛋白细胞骨架连接到ECM并参与黏附介导的信号传导。FA通过整合素调控的组织确保细胞黏附于ECM。它们经历成熟过程，在此过程中它们生长并差异地改变成分以提供牵引力并转导驱动细胞迁移的信号。这对包括伤口愈合在内的各种生物过程至关重要。FA与信号网络有关，并动态调节整合素和肌动蛋白之间的连接强度，并控制肌动蛋白细胞骨架的组织（Kuo等，2011；Schiller等，2011）。响应于机械力，这些力敏感的局灶性黏附蛋白可能经历结构重排或酶促修饰，从而改变其相对于其他相关蛋白的结合偏好。这进一步调节了蛋白质与局灶复合物的结合（del Rio等，2009）。已经表明，生理范围（2～20pN）内的力足以拉伸FA分子（如踝蛋白），暴露出其他分子（如长春纽蛋白）的隐蔽结合位点，表明蛋白质结合在踝蛋白—长春纽蛋白系统中的机械信号转导过程中的作用。LIPUS型机械刺激已被证明可以改变整合素的作用（Whitney等，2012）。显示其激活与细胞增殖相关的整合素/磷脂酰肌醇3-OH激酶/Akt途径（Takeuchi等，2008）。它还被证明可以触发FA信号分子的磷酸化，如FAK、Src和p130Cas，进而磷酸化和激活Erk和MAP激酶通过整合素/MAPK途径。向细胞核的LIPUS信号转导影响许多细胞过程，包括迁移和广泛的基因调控（Whitney等，2012；Sato等，2014）。

整合素介导的信号可以通过ECM特性（成分/机械特性）的变化来调节。ECM化合物也受到LIPUS暴露的刺激：3D基质中软骨细胞中的Ⅸ型胶原（Takeuchi等，2008），髓核细胞系中的蛋白多糖和生长因子及其受体（BMP2、FGF7、TGF-βR、EGFR、VEGF）（Kobayashi等，2009）。然而，应研究其他潜在的候选物，包括①拉伸激活的离子通道或G蛋白耦联受体（Liedert等，2006）；②糖萼，一种围绕细胞膜的富含GAG蛋白多糖的细胞周层，当流体流过时产生阻力，导致质膜变形（Morris等，2010）；③初级纤毛，一种不动的基于微管的细胞器，像天线一样从顶端细胞表面突出。这已经在包括间充质干细胞（MSC）在内的多种细胞类型中扮演了机械感应器的角色（Malone等，2007）。

与跨膜整合素一样，直接的细胞间通讯对机械信号转导很重要。连接蛋白不仅在系统内经历不同的生物机械力，而且在细胞群内协调对抗这些力的反应中充当效应蛋白。据报道，在暴露于LIPUS后的大鼠骨髓间充质干细胞中，通过染料转移实验评估发现，细胞间通信通过间隙连接得到了改善。间隙连接的抑制导致Erk1/2和p38 MAPK激酶的激活减少，并减弱了对LIPUS的碱性磷酸酶（alkaline phosphatase，ALP）活性，这意味着间隙连接对于LIPUS对MSC成骨分化的影响至关重要（Sena等，2011）。大鼠骨髓间充质干细胞中p38和Erk1/2 MAPK激酶的激活，以及小鼠成骨细胞前MC3T3-E1细胞中Erk1/2 MAP激酶的激活已被其他研究者证实（Angle等，2011；Bandow等，2007）。

Bandow等（2007）认为，成骨细胞表面的另一种机械受体血管紧张素Ⅱ 1型（AT1）受体也可以激活。AT1受体的表达随着成骨细胞的成熟而增加，抑制该受体导致LIPUS诱导的细胞因子表达和Erk1/2磷酸化的被消除。迄今为止，整合素仍然是已知的将超声波诱导的信号传递到细胞中研究最多的受体。需要进一步研究那些机械功能尚不完全清楚的其他机械感受器，比如ATI，以及更详细地阐明传递转换后细胞内机械刺激的信号传导途径。

在LIPUS促进表达的基因中，有趋化因子，如成骨细胞中的单核细胞趋化蛋白（MCP）-1、巨噬细胞炎症蛋白（MIP）-1和RANKL（Bandow等，2007），以及巨噬细胞中的TNF-α（Iwabuchi等，2008）。与这些结果一致，LIPUS通过TLR4-MyD88解离抑制成骨细胞脂多糖诱导的炎症反应（Nakao等，2014）。

机械载荷在骨形成和维持中起着关键作用。

虽然卸载诱导骨细胞凋亡和体内骨质流失，但机械刺激通过β联蛋白积累和ERK核易位的机制防止骨细胞死亡，使骨细胞成为主要的机械感受器（Temiyasathit和Jacobs，2010）。为了了解LIPUS在大鼠模型中促进骨折愈合的细胞机制，Fung等（2014）研究了超声轴向距离对骨细胞的影响，以及通过旁分泌信号对骨细胞和前成骨细胞（骨形成细胞）之间的机械信号转导的影响。他们证明了远场LIPUS在刺激骨细胞一氧化氮产生和促进骨细胞和成骨细胞之间的机械信号转导方面的积极作用。

尽管许多工作都集中在仔细研究细胞的黏附和结构成分，这些成分负责将外部机械力转导为生化信号级联，但机械信号如何传递到细胞核并激活特定的基因表达程序直到最近才被提出。这些过程的一个必要步骤是信号分子从细胞质转运到细胞核；这是机械转导的一个共同主题（Sharili和Connelly，2014）。血清反应因子（SRF）和Yes相关蛋白（Yes-associated protein，YAP）/TAZ（基于PDZ结合基序的转录共激活子，transcriptional coactivator with pdz-binding motif）通路是已知的多种细胞类型（包括间充质干细胞）中该过程的介质（Costa等，2012）。此外，最近的证据表明，YAP/TAZ在机械信号转导中对β联蛋白和Smad信号传导具有潜在作用，两者都对成骨分化至关重要（Halder等，2012）。YAP/TAZ在硬凝胶或大ECM微模式培养的细胞核中积累，并促进成骨间质干细胞分化（Dupont等，2011）。这种反应需要RhoA和细胞骨架的收缩性，防止YAP/TAZ被磷酸化降解。已经确定LIPUS通过ROCK依赖途径影响间充质干细胞和祖细胞系的多系分化（Kusuyama等，2014）。机械刺激下的YAP/TAZ核易位提供了另一种将生物物理线索与转录反应和细胞分化联系起来的机制。据我们所知，没有证据表明LIPUS可以激活暴露细胞中的YAP/TAZ，但它可以清楚地证明LIPUS激活机械感应通路。

同样重要的是要考虑到，细胞接受的持续机械刺激可能对大结构（如微丝或微管）的完整性有害，也可能对单个蛋白质有害。在肌肉细胞中，收缩器受到强烈的机械应力，导致不可逆的蛋白质三维结构改变，例如将肌动蛋白交联的蛋白质细丝蛋白。分子伴侣依赖的过程通过选择性自噬促进受损的细丝蛋白的降解。Jorg Hohfeld实验室最近的开创性工作确定了分子伴侣辅助的选择性自噬（Klionsky等，2012）是一种张力诱导的自噬途径（Arndt等，2010；Ulbricht等，2013）。机械敏感分子伴侣蛋白（BAG3）利用其WW结构域参与YAP/TAZ信号传导，以刺激细丝蛋白转录，维持肌动蛋白在机械张力下的锚定和交联（Ulbricht和Höhfeld，2013）。在机械信号转导过程中，通过自噬体的形成和转录调控，结合张力传感，分子伴侣辅助的选择性自噬（CASA）机制确保组织稳态并调节基本的细胞过程，如黏附、迁移和增殖。在这种情况下，可以想象LIPUS暴露可以改变许多机械敏感蛋白，导致它们使用CASA机制进行循环和更新。LIPUS对自噬的激活可以解释许多（如果不是全部的话）上述的机械模拟效应，特别是干细胞分化。

此外，LIPUS诱导的从纳米级到组织级的线索如何损害张力稳态仍需研究，以提供对协调机械反应的全面理解。

四、LIPUS诱导的骨愈合：生物学证据

骨愈合是一个复杂的生物现象，由四个基本阶段组成，这些阶段在时间和空间上相互重叠：炎症、软骨痂形成、骨形成和骨重塑。在某种程度上，这些阶段概括了骨形成过程的发展（Gerstenfeld等，2003，2006）。据报道，LIPUS积极影响所有这些阶段，即①软组织阶段（炎症和软骨痂形成）的缓解；②骨形成开始的潜在加速；③重塑骨的生物机械特性的影响（Azuma等，2001）。LIPUS可能以多种方式在这一精心安排的系列事件中发挥作用，影响几种细胞类型（如MSC、成骨细胞、软骨细胞、破骨细胞、成纤维细胞、内皮细胞和炎症细胞）的迁移、增殖、分

化，以及 ECM 的产生和重塑。特别是，间充质干细胞具有多谱系分化潜力，可以从骨骼、软骨、脂肪、肌肉、肌腱等形成细胞。因此，它们在再生治疗领域受到越来越多的关注（Pittenger 等，1999）。

许多现象学研究调查了 LIPUS 暴露后的细胞事件。图 21–5 显示了超声对骨折愈合过程中可能发生的一系列事件的影响，总结了体外研究确定的对超声的基因表达和化学信使的释放，这在本节（一）中有更详细的描述。此外，LIPUS 产生的对机械刺激转导很重要的信号通路在本节（三）中进行了讨论，并在表 21–1 中进行了总结。最后，在本节（四）中讨论了超声在维持细胞外液稳态中的可能作用。

（一）LIPUS 刺激基因表达和信号分子释放

图 21–5 描绘了超声对骨折愈合各个阶段的影响。这些数据是从体外报道中收集的，并在图中显示在四个不同的阶段，对应于骨愈合过程的四个基本阶段。1 阶段研究表明骨损伤后不久 LIPUS 可能的早期作用，包括血肿形成、炎症

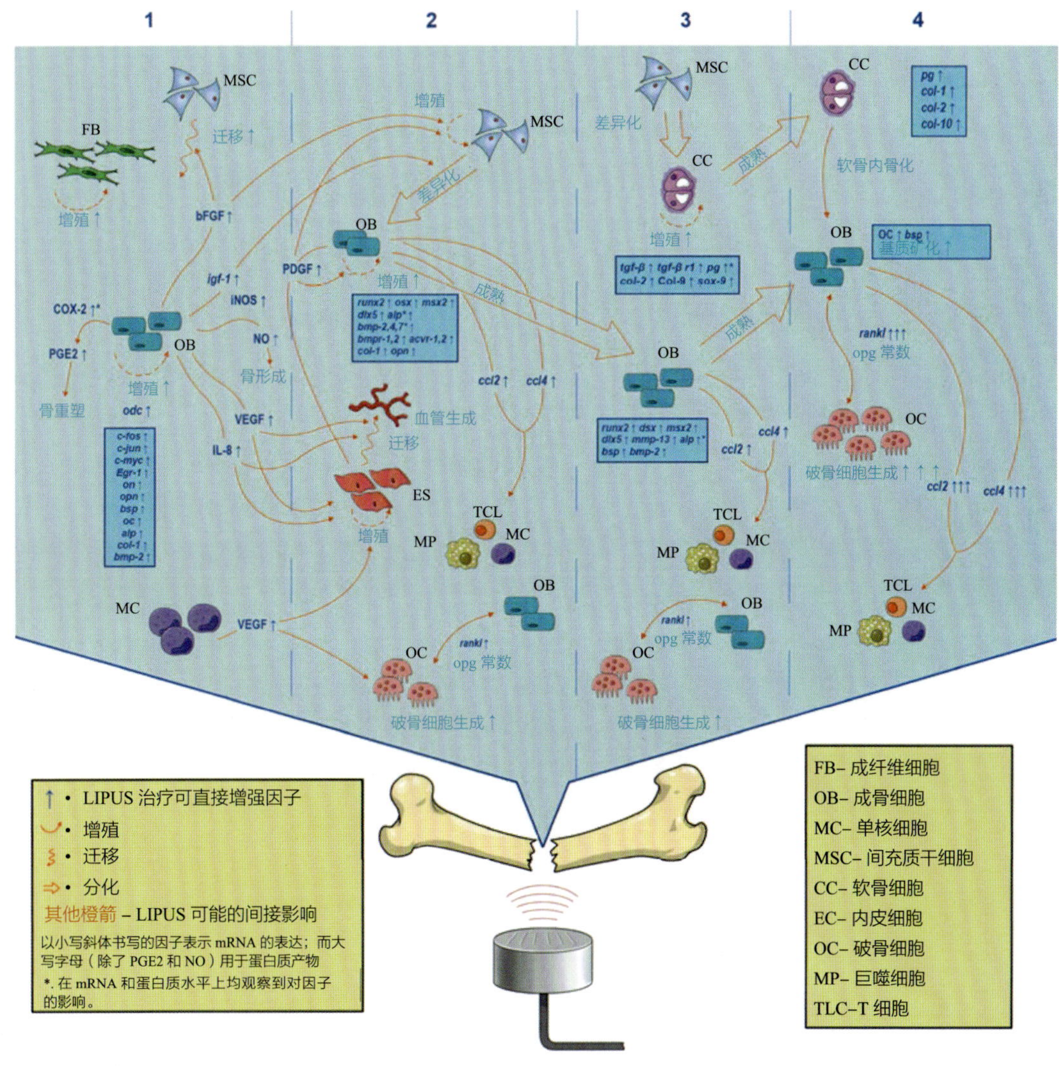

▲ **图 21–5**　从已发表的体外数据总结 **LIPUS** 对细胞事件的假设影响；柱状图代表体内软骨内骨折愈合的四个阶段：**1** 阶段 . 骨损伤后不久的早期事件，即血肿形成、炎症和成骨前体迁移；**2** 阶段 . 血管生成，间充质干细胞和成骨细胞增殖，成骨分化；**3** 阶段 . 成骨细胞的软骨形成和成熟；**4** 阶段 . 软骨细胞成熟，编织骨形成和重塑

表 21-1　超声诱导的细胞内信号通路

文　献	信号分子	超声信号 / 条件	细　胞	暴露时间	时　效	附加信息
Zhou 等，2004	RhoA-GTP ↑ p-Erk1/2 ↑	1.5MHz，30mW/cm² 200μs 突发脉冲，1kHzPRF 换能器通过耦合凝胶从底部进行操作	人原代皮肤成纤维细胞	11min	10～20min 后达到峰值	这些信号分子被认为参与了 US 诱导的 DNA 合成
Mahoney 等，2009	Rac ↑	1.5MHz，30mW/cm² 1kHz PRF 换能器通过耦合凝胶从底部进行操作	小鼠胚胎成纤维细胞（WT & 黏结蛋白聚糖 4 –/– 突变）	30min	US 后 30min	PKCα 在黏结蛋白聚糖 4 存在的情况下介导 Rac 活性，不参与 US 诱导的蛋白活性
Tang 等，2006	p-FAF ↑ PI3K 的 p-85 ↑ p-Akt ↑ 典型的 NF-κB 通路 PGE2 的激活 ↑	1.5MHz，30mW/cm² 200μs 突发脉冲，1kHz PRF 换能器通过耦合凝胶从顶部进行操作，距离细胞 5～6mm	MC3T3-E1 小鼠前成骨细胞，原代成骨细胞	20min	10～30min 后达到峰值，US 后 6h，24h 达到峰值	上述途径的激活与 COX-2 表达的增强有关，这是由培养液中 PGE2 分泌增加所支持的
Ren 等，2013	p-p38 ↑	1MHz，90mW/cm²（脉冲方式不明确）	人牙周组织细胞	20min	30min 后达到峰值，持续 6h	抑制 p-38 可降低 US 增加的 ALP 活性、OC 分泌和基质矿化
Hou 等，2009	Ras ↑ p-Raf-1 ↑ p-MEK1/2 ↑ p-Erk1/2 ↑ p-IKKα/ β t ↑ p-IκBα ↑ p-p65 ↑	1.5MHz，I_{SATA}=30mW/cm²，200μs 突发脉冲，1kHz PRF 换能器通过耦合凝胶从顶部进行操作，距离细胞 5mm	MC3T3-El 小鼠前成骨细胞	20min	US 后 15min US 后 30min	US 增加了所列信号分子的激活，导致 iNOS 的产生上调
Ikeda 等，2006	p-ERK1/21 ↑ p-p38 ↑ p-p38 ↑	1.5MHz，70mW/cm²，2ms 突发脉冲，100Hz PRF 换能器通过耦合凝胶从顶部进行操作，距离细胞 3～4mm	C2C12 小鼠成肌细胞	20min	US 后 60min 从 10min 开始 30min 达到峰值 US 后 10min	这些途径驱动细胞分化为成软骨细胞 / 成骨细胞谱系

（续表）

文 献	信号分子	超声信号 / 条件	细 胞	暴露时间	时 效	附加信息
Takeuchi 等，2008	p-Akt ↑ p-ERK1/2 ↑	1.5MHz，30mW/cm^2，200μs 突发脉冲，1kHz PRF 换能器通过耦合凝胶从底部进行操作	三维胶原基质中的原代猪软骨细胞	每天20min，连续 7 天	第 7 天 US 后 2h	Akt 通路参与了 US 增加的软骨细胞增殖，周期蛋白 D1 和 B1 上调证实了这一点
Whitney 等，2012	p-FAK（Y397）↑ p-Src（Y416）↑ p-p130Cas（Y249）↑ p-Crk Ⅱ（Y221）↑ p-Erk1/2 ↑	连续模式下 5MHz、空间平均压力 14kPa 换能器浸入距离底部 6mm 的介质中	人原代软骨细胞	3min	US 后 60min US 后 5min 每 60min 减少	整合素和 Src 抑制药降低了 US 诱导的 Erk1/2 磷酸化，这意味着它们在蛋白质的上游发挥作用
Parvizi 等，2002	细胞内 [Ca^{2+}] ↑	1MHz，111～450kPa，200μs 突发脉冲，1kHz PRF	新生大鼠原代软骨细胞	2s～10min	就在 US 后	在 111kPa 时瞬态升高，在 450kPa 时持续升高；[Ca^{2+}] 的增加与 US 诱导的蛋白多糖合成有关
Sena 等，2011	p-Erk1/2 ↑ p-p38 ↑	1.5MHz，30mW/cm^2，200μs 突发脉冲，1kHz PRF 换能器通过耦合凝胶从底部进行操作	大鼠骨髓基质细胞	20min	US 后 30min	间隙连接的抑制消除了 US 增强的 p-Erk1/2 和 p38 磷酸化
Angle 等，2011	p-Erk1/2 ↑ p-p38 ↑	1.5MHz，2、15 或 30mW/cm^2，200μs 突发脉冲，1kHz PRF	大鼠骨髓基质细胞（在成骨培养基中）	20min	US 后 30min	在 15mW/cm^2 时可以看到更强的 p38 磷酸化，而 Erk1/2 磷酸化仅在 30mW/cm^2 时更明显
Bandow 等，2007	p-Erk1/2 ↑	1.5MHz，30mW/cm^2，200μs 突发脉冲，1kHz PRF 换能器距离水箱底部 13cm	小鼠 MC3T3-El 细胞（分化 3 周）	20min	US 后 5min	AT1 受体抑制药下调 LIPUS 诱导的增强型 Erk1/2 激活

DC. 占空比；PRF. 脉冲重复频率；US. 超声；WT. 野生型

和前细胞迁移。2 阶段显示 LIPUS 对血管生成、MSC 增殖、成骨细胞增殖和分化的影响。3 阶段表现为 LIPUS 促进软骨形成和成骨细胞成熟。4 阶段代表软骨细胞进一步分化，以及 LIPUS 加速的编织骨形成和重塑过程。在图 21–5 和表 21–1 中收集的信息并没有概括超声治疗反应背后的生物机制的全部复杂性，这实际上是试图重建一个假设性的结果，该结果基于不同细胞类型和物种中进行的体外研究所观察到的细胞事件。我们现在将更详细地审查这些数据。

1. 炎症

骨折后不久，成纤维细胞形成肉芽组织支持受损部位，形成血肿。几项研究报道了超声刺激对暴露后 24h 内成纤维细胞增殖的影响（Zhou 等，2004；Doan 等，1999；Reher 等，1998）。血肿的形成伴随着趋化因子的释放，将炎症细胞、间充质干细胞等祖细胞募集到骨折部位。Kumagai 等（2012）报道了 LIPUS 治疗后体内小鼠模型中局部骨祖细胞和成骨前体从体循环向骨折部位募集（图 21–5，1 阶段）。

2. 血管生成

研究表明，LIPUS 上调人下颌成骨细胞中白细胞介素 –8（IL-8）的分泌（Doan 等，1999）和小鼠前成骨细胞中 IL-8 基因的表达（Bandow 等，2007）（图 21–5，1 阶段）。IL-8 是一种已知可诱导内皮细胞增殖和迁移的细胞因子，可诱导内皮细胞增殖和迁移，这反过来对骨折愈合中新血管的形成（血管生成）至关重要（Li 等，2003a；Koch 等，1992）（图 21–5，2 阶段）。

也有报道称，人下颌成骨细胞、人外周血单核细胞（Doan 等，1999）和人成骨细胞（hFOB1.19、MG-63 和 SaOS-2）对 LIPUS 的反应增强了血管内皮生长因子（VEGF）的产生（Wang 等，2004）（图 21–5，1 阶段）。VEGF 在血管生成中起关键作用。它调节有丝分裂和内皮细胞的募集（Ferrara 等，2003），也参与成骨细胞分化和破骨细胞活化（Street 等，2002；Ishiduka 等，1999）（图 21–5，2 阶段）。碱性成纤维细胞生长因子（bFGF），另一种调节骨折愈合过程中血管生成的细胞因子（Montesano 等，1986；Hayek 等，1987），在人下颌成骨细胞中 LIPUS 治疗后发现其表达上调（Doan 等，1999）。bFGF 通过促进迁移（图 21–5，1 阶段）和 MSC 和成骨细胞的有丝分裂（Radomsky 等，1998；Kim 等，2007；Globus 等，1988）（图 21–5，2 阶段）。

人成骨细胞 SaOS-2 和人脐静脉内皮细胞的共培养在 LIPUS 暴露后显示出更高水平的血小板衍生生长因子（PDGF）分泌（Ito 等，2000；Kilian 等，2004；Canalis 等，1989）。PDGF 是间充质干细胞和成骨细胞的有丝分裂因子（Ito 等，2000；Kilian 等，2004；Canalis 等，1989）（图 21–5，2 阶段）。

3. NO 和 PGE2

研究发现，一氧化氮（NO）是一种自由基气体，是机械负荷下骨形成的重要因素（Fox 等，1996）。LIPUS 对 NO 生成的上调被证明参与了人成骨细胞（hFOB1.19）中 VEGF 表达的调节（Wang 等，2004）（图 21–5，1 阶段）。NO 生成的增加与 Reher 等（2002）的研究结果一致，也表明使用连续和脉冲超声系统时，人下颌原代成骨细胞中的 NO 浓度都增加了。此外，他们确定这种增加是由诱导型 NO 合酶（inducible NO synthase，iNOS）调节的（图 21–5，1 阶段）。

前列腺素 E2（prostaglandin E2，PGE2）的分泌已被证明在不同物种的成骨细胞中响应超声暴露而上调（Tang 等，2006；Reher 等，2002；Sun 等，2001；Naruse 等，2003）。PGE2 是花生四烯酸衍生的代谢物，与骨形成和骨吸收有关（Nefussi 和 Baron，1985）。环氧合酶 –2（cyclooxygenase-2，COX-2）是 PGE2 生成反应中的限速酶。据报道，LIPUS 增加了小鼠前成骨细胞中 COX-2 基因的表达（Kokubu 等，1999）（图 21–5，1 阶段）。在用 COX-2 特异性抑制药预处理的细胞中，PGE2 的产生对超声的响应显著降低。

4. 早期成骨

胰岛素样生长因子 –1（insulin-like growth

factor-1，IGF-1）mRNA 在小鼠 ST2 骨髓衍生细胞系和大鼠成骨细胞刺激的第一天内被 LIPUS 上调（Naruse 等，2000，2003）（图 21–5，1 阶段）。IGF-1 介导成骨细胞特异基因（osterix，Osx）的表达，这是一种参与前成骨细胞向成熟成骨细胞分化的转录因子（图 21–5，2 阶段）（Cellil 和 Campbell，2005；Nakashima 等，2002）。Suzuki 等（2009b）在表达成骨细胞表型的大鼠骨肉瘤衍生细胞系中也发现了 Osx 的上调表达，从 LIPUS 暴露的第 7 天开始，持续到第 2 周结束（图 21–5，2 阶段，3 阶段）。

超声治疗后，早期反应基因 c-fos 在大鼠间充质干细胞、大鼠 UMR-106 成骨细胞样细胞、大鼠原代成骨细胞和小鼠 ST2 细胞中表达上调（Naruse 等，2000，2003；Stein 等，1996；Sena 等，2005；Warden 等，2001）（图 21–5，1 阶段）。Sena 等（2005）证实，在 LIPUS 刺激 20min 后 3h，大鼠 MSC 中 *c-jun*、*c-myc* 和 *Egr-1* 基因的表达增强（图 21–5，1 阶段）。基因 *c-myc* 和 *Egr-1* 参与编码成骨细胞增殖和分化的转录因子（Suva 等，2013；Siggelkow 等，1998；Kirstein 和 Baglioni，1988）。c-jun 和 c-fos 蛋白结合形成 AP-1 转录因子复合物。AP-1 结合位点存在于几个对成骨标志物表达很重要的启动子中，即 1 型胶原（Col-1）和骨钙蛋白（OC）（Bozec 等，2010）。这些蛋白质及其他重要的成骨标志物（如骨连接蛋白、骨桥蛋白、骨唾液蛋白、碱性磷酸酶、骨形态发生蛋白 2）的早期上调已在超声暴露后 1 天内在成骨表型细胞中得到证实（Naruse 等，2000，2003；Gleizal 等，2006；Yang 等，2005；Maddi 等，2006）（图 21–5，1 阶段）

5. 骨祖细胞和成骨细胞的增殖

据 Hasegawa 等（2009）报道，体外暴露 LIPUS 并不直接影响成骨祖细胞的增殖。该研究小组发现，在刺激后 7 天内，人造血祖细胞的数量保持不变，而在暴露于 LIPUS 后 28 天内，细胞的分化能力显著增强。LIPUS 对成骨细胞增殖的影响是有争议的。Doan 等（1999）和 Reher 等（1998）证明，暴露于 LIPUS 后 24h，人下颌成骨细胞的 DNA 合成增加（图 21–5，1 阶段）。Hayton 等（2005）在人 SaOS-2 骨肉瘤细胞系中发现，LIPUS 处理 8h 后，鸟氨酸脱羧酶（ODC）基因表达增加，ODC 是一种细胞生长标志物（图 21–5，2 阶段）。这些结果与 Wang 等（2004）的一项研究一致，该研究表明，人成骨细胞 hFOB1.19、MG-63 和 SaOS-2 在超声暴露 24h 后，DNA 合成增加。还有几项研究报道，在 4 天的 LIPUS 刺激下，成骨表型细胞的增殖率升高（Sant'Anna 等，2005；Suzuki 等，2009b；Gleizal 等，2006；Li 等，2003b；Hayton 等，2005）。与这些发现相反，超声刺激后，Suzuki 等和 DallaBona 等分别未发现大鼠 ROS17/2.8 骨肉瘤细胞和小鼠 OCCM-30 成牙骨质细胞系的增殖有任何变化。Sawai 等观察了小鼠 MC3T3–E1 成骨细胞和骨肉瘤（小鼠 LM8 和人 SaOS-2）、肾癌、前列腺癌和肺癌细胞系的增殖情况。他们发现，3 天的 LIPUS 刺激对其没有影响，这证明了在骨癌和骨转移患者中使用超声波是有益的。Gleizal 等（2006）的研究报道显示，小鼠初代颅骨成骨细胞增殖增加，同时成骨标志物 ALP、BMP-2、BMP-7、OPN、Col-1 等表达增强。这些标志物的表达被归一化为一个管家基因的表达，以此来校正可能由于细胞数量增加而产生的影响。因此，LIPUS 对体内骨折快速愈合的有益作用是由于成骨细胞的增强分化，还是由于更复杂的增殖、分化和成熟加速的组合，最终导致组织大小的增加，目前尚不完全清楚。

6. 骨化

另一个在成骨表型发展中起重要作用的转录因子是 Runx2。有报道称，超声刺激后 Runx2 可上调。在成骨细胞系 ROS17/2.8 和大鼠间充质干细胞中，超声后第 2 天可开始上调（Suzuki 等，2009b；Sant'Anna 等，2005）。小鼠颅骨初代成骨细胞超声后上调可持续 2 周（Sant'Anna 等，2005；Suzuki 等，2009b；Gleizal 等，2006）。Runx2 由 Cbfal 基因（核心结合因子 –1）编码，仅在成骨细胞谱系中发现（Ducy 等，1999）。携带 Cbfal$^{-/-}$ 纯合突变的小鼠既不能发生膜内骨化，也不能发生软骨内骨化（Komori 等，1997；Otto 等，1997）。Runx2 是一种转录因子，通过指导 ALP、Col-1、基质金属蛋白酶 -13（MMP-13）、BSP、OPN 和 OC 基因的表达，调节 MSC 向成骨谱系的分化（Ducy 等，1999）。在第 10 天观察到 ALP 和 MMP-13 的表达增强，并在第 6 天在 LIPUS 处理的小鼠 MC3T3-E1 细胞中检测到 ALP 活性升高（Unsworth 等，2007）（图 21-5，3 阶段）。超声暴露也显示在成骨细胞和成骨细胞样细胞中上调了 OPN 和 ALP 的表达（Sant'Anna 等，2005；Naruse 等，2000；Suzuki 等，2009b；Gleizal 等，2006；Unsworth 等，2007；Maddi 等，2006）（Imai 等，2014）。来源于脂肪组织的间充质干细胞也具有成骨潜能，这可以通过在骨诱导介质中刺激 LIPUS 来增强（Yue 等，2013）。然而，当同样的细胞在含有成脂试剂的培养基中培养时，LIPUS 支持细胞的成脂分化（Fu 等，2013）。与这些结果相反，LIPUS 可以抑制小鼠 ST2 MSC 和 MC3T3-E1 前成骨细胞中 3 种 T3-L1 脂肪细胞表型特征的表达，下调脂肪生成相关标志物的表达，上调成骨相关标志物的表达（Kusuyama 等，2014）。这些后来的结果表明，LIPUS 刺激抑制脂肪形成，促进间充质干细胞成骨。

Suzuki 等（2009b）报道了超声对 Dlx5 和 Msx2 基因表达的影响。在 LIPUS 治疗的前 2 周内，在大鼠成骨细胞样细胞中观察到 Dlx5 和 Msx2 基因表达增加。这些蛋白质的功能机制尚不完全清楚。然而，我们知道 Dlx5 基因对成骨细胞的分化和成熟很重要，而 Msx2 在成骨细胞增殖过程中主要表达，并能拮抗 Runx2（Ryoo 等，1997）。Dlx5 又与 Msx2 结合，从而恢复显著的 Runx2 转录活性（Ryoo 等，1997）。

一些骨折或其他损伤伴随的身体不活动可导致成骨率降低并诱导间充质干细胞的脂肪生成。然而，当脂肪组织来源的 hMSC 被放置在微重力条件下，模拟人类缺乏身体运动时，在 LIPUS 处理下，它们的 Runx2、Osx、ALP 和 RANKL 的表达更高。相反，它们显示出 OPG 的表达减少，这表明 LIPUS 有可能通过每日短时间刺激恢复 MSC 的正常成骨分化（Uddin 和 Qin，2013）。

7. 骨形态发生蛋白

骨形态发生蛋白（BMP）是转化生长因子 -β（TGF-β）超家族的细胞因子，在不同的组织中执行过多的功能，根据环境调节细胞事件（Ruschke 等，2012）。

BMP-2、4 和 7 在骨愈合和调节间充质干细胞向成骨细胞和成软骨细胞分化过程中起着重要作用（Ahrens 等，1993；Shen 等，2010）。BMP 通过 Smad，一种转录因子家族，和其他级联传导信号，包括有丝分裂原活化蛋白激酶（MAPK）途径，如 p38 和 Erk1/2（Heldin 等，1997；Moustakas 和 Heldin，2005）。

这些蛋白及 BMP 受体（BMPR- Ⅰ，Ⅱ）和激活素受体（ACVR- Ⅰ，Ⅱ）在 LIPUS 治疗 7 天后在大鼠骨肉瘤 ROS17/2.8 细胞系中被发现上调（Suzuki 等，2009a）。从第 5 天到第 14 天，这些细胞中 BMP-2 的表达也有所增强（Suzuki 等，2009b）。Smad1 是 BMPR 受体下游的信号分子，在 LIPUS 暴露 5min 后被激活。

8. 软骨形成

在骨修复的第三阶段，增殖的 MSC 开始分化为软骨细胞，软骨内骨化开始（图 21-5，3 阶段）。Lee 等（2006）报道，在第 1 周和第 2 周，以连续波模式递送的低强度超声促进兔骨髓间充质干细胞中软骨形成标志物 Col-2、聚集蛋白聚糖（蛋白多糖）和 Sox-9（编码软骨细胞分化的转录因子的基因）的增强表达（图 21-5，3 阶段）。Schumann 等（2006）证明，接种在 3D 支架中并用每天 40min 的 LIPUS 刺激 1 周，然后在培养箱中再放置 2 周的 hMSC 在第 21 天具有更明显的软骨形成表型，表达更高的聚集蛋白聚糖、Col-1、Col-2 和 Col-10（图 21-5，4 阶段）。其他研究表明，LIPUS 支持大鼠和猪原代软骨细胞在治疗的前 2 周内分化，并上调 TGF-β、TGF-βR1、PG、Col-2 和 Col-9 的表达（Mukai 等，2005；Takeuchi 等，2008；Kobayashi 等，2009）（图 21-5，3 阶段）。Parvizi 等（2002）报道，经超声处理的大鼠软骨细胞中蛋白多糖的增加由细胞内 Ca^{2+} 浓度的增加决定。

除了分化状态外，LIPUS 还影响软骨细胞的活力。几项研究表明，大鼠、猪和人髓核细胞系（HNPSV-1）的软骨细胞增殖在 LIPUS 治疗 2 周内加速（Mukai 等，2005；Takeuchi 等，2008；Kobayashi 等，2009）（图 21-5，3 阶段）。

LIPUS 是骨关节炎（OA）患者软骨修复的潜在候选。研究表明，LIPUS 对牛软骨祖细胞的迁移能力有有益的影响，这些细胞通过超声波招募到机械损伤软骨的细胞，这一过程通过焦黏附激酶（focal adhesion kinase，FAK）激活实现（Jang 等，2014）。兔前交叉韧带断裂作为骨关节炎模型。研究发现，在 LIPUS 刺激下，该模型的软骨细胞在 mRNA 和蛋白质水平上产生了更多的 Col-2 和聚集蛋白，而超声应用后，MMP-1 和 MMP-13 水平降低（Cheng 等，2014）。

9. 骨重建

在原发性海绵状细胞水平上，软骨细胞变得肥大并开始分泌 ALP，从而启动基质矿化。矿化软骨基质为骨祖细胞的迁移提供了支架，然后骨祖细胞分化并产生类骨，即矿化骨组织的有机基质（图 21-5，4 阶段）。成熟成骨细胞标志物如 OC 和 BSP 的表达增强，并且超声作用所得的钙沉积已经在几项研究中得到证实（Yang 等，2005；Suzuki 等，2009b；Unsworth 等，2007；Angle 等，2011；Dalla-Bona 等，2006；Ren 等，2013）。成骨细胞受体 NF-κB 配体激活药（RANKL）和骨保护素（OPG）蛋白的表达负责破骨细胞功能的调节。当 RANKL 激活破骨细胞时（Lacey 等，1998），OPG 通过与 NF-κB 受体激活药（RANK）结合来拮抗其作用（Hsu 等，1999）。在分化的鼠成骨细胞中，在 LIPUS 处理的第 3 周发现 RANKL 基因表达的最显著峰值（与未刺激的对照组相比约为 10 倍），而在刺激的第 1、第 2 和第 4 周仅轻微上调。相反，在 LIPUS 刺激的整个 3 周内，OPG 表达水平保持恒定（Bandow 等，2007）。这些结果表明，LIPUS 在骨再生的整个时间过程中增强破骨细胞生成（图 21-5，2、3、4 阶段），在第 3 周达到峰值，这对应于小鼠的编织骨吸收和板层骨形成。

10. 免疫反应

免疫细胞确保任何外来颗粒无法进入骨折脆弱的细胞环境，因此在骨愈合中发挥着重要作用。在分化小鼠前成骨细胞的 LIPUS 处理过程中，观察到单核细胞趋化蛋白 1，MCP-1，（CCL2）和巨噬细胞炎症蛋白 1，MIP-1β，（CCL4）mRNA 的产生增强（Bandow 等，2007）。这种增长从第 1 周持续到第 4 周，在第 3 周达到峰值。CCL2 和 CCL4 是募集单核细胞、T 细胞、巨噬细胞和其他免疫细胞的炎性细胞因子，可以潜在地维持适当的骨折愈合（Yoshie，2000）（图 21-5，2、3、4 阶段）。有趣的是，先前暴露于脂多糖并引发强烈免疫反应的成骨细胞在用 LIPUS 处理时，表达较少的炎症细胞因子，即 CXCL1、CXCL10 和 RANKL（Nakao 等，2014）。暴露于炎症细胞因子 IL-1β 的猪下颌髁突软骨细胞也获得了类似的结果：与单独用细胞因子处理的细胞相比，用 LIPUS 同时处理的细胞显著降低了 COX-2 mRNA 的表达水平（Iwabuchi 等，2014）。这些研究结果表明 LIPUS 具有抗炎作用。

（二）LIPUS 对骨以外组织再生的影响

越来越多的证据表明 LIPUS 在骨愈合以外的情况下有效。LIPUS 的无创性在牙齿和牙周组织再生中具有巨大的应用潜力。LIPUS 的应用导致 Col-1 和牙本质基质蛋白 -1 在人离体三维牙齿培养中的表达增强。对成牙本质细胞的生存能力和牙本质前层厚度没有影响（Al-Daghreer 等，2013）。LIPUS 对比格犬正畸诱导的炎症性牙根吸收也有有益作用，其中 LIPUS 治疗减少了吸收腔隙的大小，并导致牙周膜中的细胞计数更高（Al-Daghreer 等，2014）。在为期 2 周的治疗过程中，LIPUS暴露增加了人牙周膜细胞（hPDLC）的分化，通过增加ALP活性、OC分泌，以及Runx2的mRNA和蛋白质表达来量化。这种促进成骨分化的效果被发现是通过整合素β1在人牙周膜细胞中发挥作用的，它将LIPUS诱导的机械刺激传递到细胞内（Hu等，2014）。

LIPUS刺激后24h，大鼠原代细胞增殖率明显提高。细胞中TGF-β1和MMP-13的分泌水平升高，MMP-13、c-fos和c-jun的表达增多（Chao等，2011）。这些结果表明LIPUS在肌腱组织再生中的有效性。

LIPUS已被用于治疗由静脉溃疡（VU）引起的慢性静脉伤口愈合。用LIPUS治疗人VU导致溃疡面积减小，而局部使用防腐剂的组则没有变化（de Ávila Santana等，2013），这表明LIPUS在上皮组织再生方面的应用前景广阔。

已经报道了LIPUS在外周神经组织再生方面的一些积极成果。当用LIPUS处理时，诱导多能干细胞衍生的神经嵴干细胞具有更高的生存能力，并且在暴露后2天上调神经分化标志物，即NF-M、Tuj1、S100β和GFAP的表达（Lv等，2013）。在人牙龈祖细胞中也报道了LIPUS支持的神经分化，其中神经诱导介质和超声的联合应用增强了神经丝和波形蛋白这两种神经分化标志物的表达（El-Bialy等，2014）。

（三）与LIPUS相关的机械转导信号通路

整合素是进化保守的机械感受器，由各种细胞类型表达，并将机械信号转化为生物化学反应（Ingber，1991）。整合素已被认为是超声信号转导的关键参与者（Pounder和Harrison，2008）。然而，激活的整合素的类型及其在对超声刺激的反应中的作用随着细胞类型和来源而变化，如下所述。

1. 跨膜的机械感受器

大鼠初代成骨细胞在LIPUS治疗20min后24h内，α2、α5、β1和β3整合素的表面表达增加，β1和β3整合素的聚类上调（Tang等，2006）。在相同的细胞类型中，通过持续超声暴露，α2、α5和β1整合素的表达也有所增强（Yang等，2005）。超声暴露后，从长骨分离的小鼠成骨细胞中α2、α5和β1整合素的基因表达也显著上调，而在LIPUS刺激的小鼠下颌和颅骨来源的成骨细胞中，只有α5的表达增强（Watabe等，2011）。

通过阻断抗体或RGD肽抑制人原代皮肤成纤维细胞中的β1整合素，导致先前响应超声而上调的基础DNA合成水平的恢复（Zhou等，2004）。

整合素α2β1与黏结蛋白聚糖4受体的协同作用决定了伤口愈合的成功结果（Echtermeyer等，2001）。在小鼠胚胎成纤维细胞（MEF）中，当使用可溶性黏结蛋白聚糖4配体刺激时，黏结蛋白聚糖4受体（黏结蛋白聚糖$4^{-/-}$）的消融导致局灶粘连形成的破坏（Mahoney等，2009）。

然而，当突变细胞用LIPUS处理时，细胞形成局灶性粘连，细胞内信号通路被激活。LIPUS提高了黏结蛋白聚糖4受体下游信号通路GTP-Racl蛋白的瞬时表达，并增强了黏结蛋白聚糖$4^{-/-}$小鼠胚胎成纤维细胞局灶粘连的形成。有趣的是，PKCα蛋白激酶，在黏结蛋白聚糖4存在时介导Racl活性，不参与超声诱导的信号事件。相反，Mahoney等（2009）认为LIPUS作用于这些蛋白质的下游，或通过未知的信号通路传递信号。另一项研究证实了LIPUS替代黏结蛋白聚糖4受体并通过激活Rac1诱导局灶黏附形成的能力（Roper等，2012）。

2. 与PGE2和NO信号信使相关的途径

COX-2的表达对PGE2的产生很重要，在小鼠MC3T3-E1前成骨细胞中，超声治疗后，它的表达受到黏着斑激酶（FAK）、MAPK、Erk1/2、PI3K和Akt激酶信号的调控（Tang等，2006）。当细胞被整合素抑制药处理时，这些信号通路被拮抗，并且超声暴露后没有观察到蛋白质的磷酸化增强，这表明整合素是将机械信号转化为细胞内信号的重要环节。

我们还研究了小鼠MC3T3-E1前成骨细胞中参与调节iNOS表达的信号通路。iNOS是骨代谢的另一种重要酶。研究发现，在这些细胞中，超声通过 NF-κB 通路诱导 iNOS 表达，在此之前，Ras、Raf-1、MEK、Erk 和 IKKα/β 激酶被激活（Hou 等，2009）。

3. 成骨相关通路

人牙周韧带细胞（HPDLC）与间充质干细胞类似，可发生成骨分化（Choi 等，2011）。Ren 等（2013）报道 p38 MAPK 激酶对于 LIPUS 诱导的 HPDLC 细胞的增强分化至关重要。与未添加抑制药的对照组相比，使用 p38 抑制药处理的细胞对 LIPUS 的反应显著降低了 ALP 活性、OC 浓度和基质矿化。

Naruse 等（2003）使用一组抑制药证明，LIPUS 处理 ST2 小鼠骨髓源性细胞的增强分化可能与 PI3K 和 p38 激酶途径有关，但与 Erk1/2 MAPK 激酶信号通路无关。Ikeda 等（2006）表明，小鼠多能间充质细胞系 C2C12 在 LIPUS 作用下可以转变为成骨细胞或成软骨细胞，这是通过激活 p38 和 Erk1/2 MAPK 激酶途径实现的。关于 Erk1/2 信号在 LIPUS 作用下的激活，这两项研究之间的差异可能是由于不同的细胞类型，或者在 Naruse 等（2003）的研究中使用的抑制药可能已经消除了成骨标志物的表达。在 Ikeda 等（2006）的研究中，研究了对蛋白质磷酸化的直接影响。这些差异也可以归因于超声设置参数的差异，这在第 8 章中进行更详细的讨论。

4. 软骨发生相关通路

最近的一项研究也涉及 MAPK/ERK 途径（Louw 等，2013），该研究表明，阻断 ERK 磷酸化可以消除低强度超声诱导的牛软骨细胞中早期反应基因 c-Fos、c-Jun 和 c-Myc 的表达。这些基因的进一步转录诱导是频率依赖性的，与 2MHz 和 8MHz 相比，在 5MHz 时获得了最高的 c 系列基因表达。

连续模式下的低强度超声导致原代人软骨细胞培养物中 FAK、Src、p130Cas、Crk Ⅱ 和 Erk1/2 的磷酸化更强，表明该途径参与了超声诱导的机械信号转导机制（Whitney 等，2012）。原代猪关节软骨细胞响应 LIPUS 的增殖速率增加与整合素/PI3K/Akt 途径有关（Takeuchi 等，2008）。

（四）超声介导的细胞外环境调节

除了超声波对细胞机械敏感受体 / 通道的直接影响，以及对细胞表面声流控制的剪切应力的间接影响外，实际上还有另一种重要但经常被低估的影响：声流。声流引起单向体流体运动，可以改善培养孔中细胞外基质内的分子循环，或触发体内流体流动。因此，这增加了其他细胞参与者分泌的细胞因子或其他必需营养素的输送，并清除了细胞废物（Argintar 等，2011）。关键因素能够到达受损细胞，则有助于维持这些细胞的生存能力，并通过 pH、氧合等的调节来维持骨折愈合中不可或缺的微环境，这些微环境可能通过超声治疗而增强。

Pitt 和 Ross（2003）提出了一种响应超声波改善氧气和营养物质运输的机制，他们观察了声流对不同菌株细菌的影响。较厚的生物膜是对低强度、低频超声暴露的反应而形成的（在 2Hz 重频、70kHz 超声频率、I=2W/cm^2 下突发 100ms，强度类型未报道）。同一组先前已经表明，将 2h 的连续超声与抗生素庆大霉素联合使用可以消除高达 99% 的细菌，而单独使用抗生素治疗仅能达到 82%（Peterson 和 Pitt，2000）。在细菌种群间形成的生物膜是抵抗氧气、营养物质渗透的强大屏障，更重要的是，抵抗抗生素渗透（Walters 等，2003；Borriello 等，2004）。缺氧和营养素的缺乏减缓了生物膜中细菌的新陈代谢，降低了它们对抗生素的易感性（Brown 和 Williams，1985）。一般认为，由于声流的作用，分子的运输得到了改善，不仅将抗生素输送给细菌，而且通过“重新激活”细菌和提高药物的有效性，为抗生素通过薄膜铺平了道路（Peterson 和 Pitt，2000）。这一发现对开放性骨折患者和（或）接受骨移植或置换的患者至关重要，因为这些患者可能有细菌感染和生物膜形成的风险。因此，超声与抗生素治疗的互补治疗似乎是改善这些患者临床疗效的一种潜在方法。

Park 等（2010）使用 22kHz 频率、30mW/cm^2 强度和长达 10min 的间接低强度超声刺激，证明了 Trypan 蓝染料的径向扩散。该组报道，脂肪类器官的增殖和葡萄糖摄取显著增加，TNF-α表达明显降低，表明代谢活性增加。当细胞接触扩散分子的机会有限时，可以通过改善氧气供应和营养物质向细胞器的转移来解释这些影响。

其他试验证据支持了这样一种假设，即声流可能是质量传输增加的原因，并可能引发上述效应。与超声诱导的声流效应类似，也可以通过使用灌注生物反应器来实现大体积流体流动。静态 3D 培养物通常无法再现组织样形态和功能，因为向支架中心细胞的质量转移较差。动态培养是一个很好的替代方案（Potier 等，2007；Li 等，2009；Pisanti 等，2012）。氧气浓度可以直接影响细胞活力。此外，已经表明氧气水平可以影响成骨分化。Volkmer 等（2008）表明，在 3D 静态培养中生长 5 天的 MC3T3-E1 细胞在支架的中心死亡，此处氧气水平约为 0%，而在外围细胞存活。当相同的细胞在动态条件下生长时，防止了中心的细胞死亡和氧梯度降低。此外，在缺氧条件下生长的 hMSC 经历成骨表型基因的下调表达，如 Runx2、OC 和 Col-1（Potier 等，2007）。Pisanti 等（2012）也证实了传质的改善，他认为在动态 3D 培养中生长的间充质细胞表现出更高的增殖率，这似乎取决于孔径，孔径越大，增殖率越高。作者假设较大的孔隙可以改善营养物质的运输，从而提高增殖率。同一作者发现，在动态条件下，细胞的成骨分化得到改善，这通过 BMP-2 和 ALP 的表达来评估。

应该注意的是，将细胞分化的改善归因于质量运输的增加或细胞膜的剪切应力搅动并不总是很明显的。为了区分这两种因素，Li 等（2009）通过在固定流速下改变流体黏度或在恒定流体剪切应力下改变流速来控制 3D 灌注 hMSC 培养中产生的剪切应力。研究表明，在 3ml/min 流速下，增加剪切应力可显著提高培养第 28 天的 ALP 活性。在相同的剪切应力下，将流速从 3ml/min 增加到 6ml/min 也显著提高了 ALP 活性。在这两个参数的作用下均增强骨桥蛋白分泌，这表明这两种机制都调节了 hMSC 的成骨分化。

由于声流背后的原理是流体的运动，它的效果很可能在早期的体内愈合阶段最为明显，即在血肿和软骨痂形成期间。骨折部位受损的血管不能再满足受损细胞的需要。与灌注系统类似，超声产生的声流体流动被假设为细胞提供氧气和营养物质，挽救细胞的生存能力并支持细胞的表型。因此，声流可能是促进骨折愈合的间接但突出的效应。当超声沿一个方向传播时，有利于声流的发展。虽然这种条件通常可以在体内应用中得到满足，但在体外系统中，声音在界面之间被反射多次（图 21-3A，B），可能会阻止单向流体流动的发展。因此，在一些体外细胞培养刺激系统中，上述由声流诱导的效应可能不会发生。

五、其他形式的超声治疗改善骨再生

LIPUS 依赖于直接刺激参与骨愈合过程的细胞。在本节中，将回顾 LIPUS 的其他用途，包括它们与激素或生长因子的协同组合，以及为刺激骨修复而进行的其他形式的超声。

（一）LIPUS 与骨软骨再生关键参与者联合的协同作用

由于 LIPUS 具有加速骨愈合的能力，人们对将其与其他已知具有骨愈合功效的重要参与者结合使用的兴趣越来越大。

LIPUS 和一种钙调节激素 1,25- 二羟基维生素 D_3[1,25-$(OH)_2D_3$] 联合治疗与骨折愈合有关，在人脐静脉内皮细胞（HUVEC）和人成骨细胞 SaOS-2 共培养的第 5 天，显示出对 PDGF 表达的协同作用（Ito 等，2000）。在 LIPUS 或 1,25-$(OH)_2D_3$ 存在的情况下，PDGF 的产生已被证实。PDGF 是骨折中 MSC 和成骨细胞调控的重要因子。然而，当两种治疗方法结合使用时，效果最好。

据报道，在 hMSC 团块培养中，LIPUS 与 TGF-β3 治疗后显著改善了软骨细胞分化（Ebisawa 等，2004）。与仅用 TGF-β3 处理的团块相比，LIPUS 和 TGF-β3 处理的 hMSC 表现出更强烈的

Alcian蓝染色和大约3倍的聚集蛋白产量增加。在另一项单层培养细胞的研究中也报道了类似的结果，该研究使用TGF-β1代替TGF-β3（Lai等，2010）。此外，在联合治疗后，观察到Sox9（一个编码对软骨细胞分化非常重要的转录因子的基因）、聚集蛋白和Col-2表达升高。有趣的是，在裸鼠背部植入的聚乙醇酸PGA支架中，对MSC进行LIPUS型刺激的第1周，笔者观察到即使在没有TGF-β的情况下，LIPUS也上调了兔MSC的软骨分化。

之后，在研究后期（植入后6周）可以观察到优势成骨区（Cui等，2006，2007）。这些数据表明，体外LIPUS预处理可有效上调植入在体内软骨组织工程支架上的MSC的软骨分化。

BMP-2和BMP-7是FDA批准用于治疗骨折的形态发生基因。尽管这些细胞因子具有良好的骨愈合能力，但它们也带来许多不良反应（Argintar等，2011）。鉴于BMP存在于多种组织中，具有多种功能，因此骨折的给药剂量应严格控制。由于LIPUS与各种大分子治疗的协同作用的认识不断增加，同时应用LIPUS和BMP似乎是一种有吸引力的工具，用于骨折愈合剂量控制的调解。

在体内大鼠异位植入物模型中，与单独使用BMP-2治疗的大鼠相比，在4周的刺激后，将BMP-2加载到牛Col-1支架上并同时使用LIPUS诱导出更强的骨形成（Lee等，2013）。有趣的是，迄今为止LIPUS和BMP-2的协同联合效应尚未在体外得到证实。用LIPUS和BMP-2联合治疗刺激hMSC在第3天不影响Runx2、Col-1、Col-2和ALP的基因表达（Lai等，2010）。同样，处理对Runx2和ALP基因表达没有明显影响，但在第3天和第5天，大鼠间充质干细胞中Col-1和骨桥蛋白有适度上调（Sant'Anna等，2005）。因此，体内观察到的BMP-2和LIPUS协同作用的机制需要进一步的体外研究。其中一种可能的信号机制可以通过对人胎儿成骨细胞（hFOB）机械循环负荷的研究来解释。据报道，通过磷酸化Smad1、5和8，以及随后的蛋白质核转位和骨形态发生相关基因调控，BMP-2的治疗具有协同效应（Kopf等，2012）。

与上述体外实验相反，LIPUS和BMP-7的联合暴露已被证明会影响人血肿源性祖细胞的成骨分化（Lee等，2013）。与单独用BMP-7处理的培养物相比，LIPUS+BMP-7联合处理导致第21天ALP、Runx2和OPN的表达增加，第14天和第21天OC的表达增加，第14天ALP活性升高。

研究人员不仅研究了维生素和生长因子对同时暴露于LIPUS的骨折加速愈合的潜在影响，还研究了骨再生中不可避免的MSC。在大鼠模型中，这些与超声联合使用时显示出更好的愈合效果（Cheung等，2013）。大鼠GFP标记的MSC被外源性注射并迁移到骨折部位，与LIPUS治疗无关。然而，通过量化骨痂宽度和面积，以及骨体积与组织比来评估，MSC联合超声组骨折愈合更快。无论LIPUS是否存在，MSC治疗均导致更快的骨重塑。

LIPUS也与基因疗法相结合。在小鼠肌肉异位骨形成模型中，通过电穿孔转移BMP-4基因并随后应用LIPUS可加速异位骨形成的成熟（Watanuki等，2009）。

（二）声冲击波

已经研究了声冲击波在促进不同骨相关临床并发症的有益治疗效果方面的潜力。声冲击波治疗与LIPUS型治疗非常不同，因为在组织中施加的刺激性质非常不同（Rassweiler等，2011）。冲击波是一种短时间（＜10μs）的声压波，由压缩阶段（峰值压力：30～100MPa）和拉伸阶段（负压）组成。当传播到组织中时，它将与非常高的压缩、拉伸和剪切应力的产生，以及气泡的产生和坍缩（惯性空化）有关。冲击波可以由不同类型的源产生：电液源，即产生由椭球面反射器聚焦的冲击波的火花源，电磁源，即使用靠近金属板的线圈作为声源或压电源，即采用大型聚焦换能器。在冲击波碎石中，声能集中在碎石机焦点周围相对较小的区域。这是一个细长的椭圆形

"雪茄状"体积，通常长度为十分之几毫米，而宽度为几毫米。诱发肾结石粉碎的碎石治疗，以及对骨骼施加冲击波，将包括施加500～2000个连续的冲击波，重复频率通常为1Hz。从历史上看，冲击波在碎石医学中的应用是在肾、膀胱、输尿管或胆囊中形成的结石被破碎成可接受的大小的情况下进行的。冲击波碎石术已成为泌尿外科的标准手术。骨骼环境中的应用是最近才出现的。到目前为止，冲击波已用于治疗骨不连、假关节（Birnbaum等，2002）、翻修关节成形术过程中骨水泥的松动（Weinstein等，1988）、髋关节坏死中的骨再生（Mont等，2007）、骨腱连接处的愈合（Wang等，2008b）和骨延长过程中骨痂形成的增强（Narasaki等，2003）。到目前为止，它们是FDA批准的两种在骨科使用冲击波的适应证和肱骨外上髁炎的治疗（Foldager等，2012）。据报道，在骨折和股骨头坏死的治疗中，冲击波可以促进骨重塑，但也可以促进血管生成（Wang等，2008a；Ma等，2007）和在骨不连的情况下恢复愈合过程的能力（Padilla和Cleveland，2009）。作用机制可能与骨组织中微骨折的诱导有关，这是由于冲击波传播引起的非常高的应力（Da Costa Gómez等，2004；Padilla和Cleveland，2009）。这些反过来可能触发重塑周期的启动；刺激新生血管形成（Wang等，2003a；Ma等，2007）。这可能与由于冲击波诱导的惯性空化现象导致的软组织损伤后的炎症反应有关（Delius等，1990），以及对细胞增殖、膜极化、骨形态发生蛋白的表达和机械信号转导途径级联的激活的直接影响（Wang等，2001，2003b，2008a；Chen等，2004；Yip等，2008）。

（三）超声与组织工程

超声在骨组织工程策略中也显示出了潜力。工程组织再生依赖于通过可降解和不可降解支架递送生物制品，即细胞、信号分子和遗传材料（Hollister，2009）。因此，组织工程的过程通常被描述为"三位一体"，包括支架、细胞和微环境（信号分子和物理环境）。超声在组织工程过程的所有这些方面都发挥了作用，或者有可能发挥作用。

对于生物制剂：超声可用于促进细胞增殖，或在培养过程中预先调节细胞的分化方向，如LIPUS所述。此外，超声波可用于转染细胞。超声与微泡相结合，如声学造影剂，是一种旨在瞬间改变细胞膜通透性的技术——即所谓的声孔效应。这是诱导遗传物质内化的有力方法（Mehier-Humbert等，2007）。这种方法已经被用于通过声穿孔技术将编码成骨基因（rhBMP-9）的裸露DNA导入小鼠大腿肌肉中，以诱导异位骨形成（Sheyn等，2008）。体外超声和微泡转染也被用于在MSC植入siRNA之前对其进行遗传修饰，以降低PTEN mRNA的表达和Akt的激活，Akt是一种生存信号通路的介质（Otani等，2009）。

此外，超声还可用于监测和控制支架降解率、支架制造、支架性能表征及其质量控制，以及提高支架集成度（Mather等，2008；Parker等，2011；Winterroth等，2011；Kim等，2008）。

（四）超声触发的生长因子递送

超声可以用于控制生长因子的递送或工程细胞的基因表达，但它也可以通过热沉积或机械刺激来调节物理环境，以促进再生。将生物活性分子作为指导性线索递送到工程组织也可以受益于超声介导的递送技术的特异性。微泡已与生长因子相结合，用于其释放的时空控制（Chappell等，2008）。笔者最近开发了一种由掺有生长因子负载的双层乳液的纤维蛋白水凝胶组成的递送系统，用于组织再生和生长因子的按需释放（Fabiilli等，2013）。他们还证明，通过使用转染有热休克激活的西罗莫司依赖性基因开关的工程细胞，可以用超声在时间和空间上远程控制生长因子的产生（Wilson等，2014）。

六、临床数据

（一）监管协议

在美国，于1994年，Smith & Nephew公司的Exogen获得了LIPUS设备的第一个FDA上市前批准（premarket approval，PMA），用于生产第一代 Exogen 设备。批准的适应证包括加快骨折愈合时间，具体适用于：①新鲜的、闭合的、后移位的桡骨远端骨折；②骨骼成熟个体新鲜的、闭合的或 1 级开放的胫骨骨干骨折。此时骨折需要通过闭合复位和石膏固定进行骨科治疗。此次批准是基于两项随机、双盲、安慰剂对照实验（Heckman 等，1994；Kristiansen 等，1997）。

该批准于 2000 年扩展到无创性治疗已建立的骨不连，不包括颅骨和椎骨。该批准是基于前瞻性研究，其中个体作为自己的对照（病例系列 n=74）和 41 例骨不连病例系列（Nolte 等，2001）。

Exogen 系统目前由 Bioventus 销售，Bioventus 是 Smith & Nephew 和私募股权公司 Essex Woodlands 的合资企业。

FDA 批准用于临床的超声信号由以 1kHz 脉冲的 1.5MHz 超声波组成，具有以 30mW/cm^2 I_{SATA}（空间平均时间平均强度）的强度每天施加 20min 的 20% 占空比。该装置由一个带外部电源的主操作单元组成，该主操作单元连接到治疗机头模块（换能器），该模块固定在以骨折部位为中心的安装夹具上。该设备旨在在家庭环境中单独使用，每天 20 分钟治疗一次，直到确认愈合。

（二）临床证据

1994 年和 2000 年，在三项临床研究的基础上 PMA 被同意（Heckman 等，1994；Kristiansen 等，1997；Nolte 等，2001），其报道了刺激加速正常骨折修复过程，① 1 级开放性胫骨骨折（67 例患者，33 例接受治疗，34 例安慰剂），②桡骨远端骨折（60 例患者，30 例接受治疗，30 例安慰剂），两种类型的骨折均采用石膏治疗。这两项研究证明了 LIPUS 在治疗具有挑战性的、已建立的骨不连方面的有效性（29 例患者，包括胫骨、股骨、桡骨 / 尺骨、舟状骨、肱骨、跖骨和锁骨骨折）。

一些回顾性报道（病例系列、病例报道、用户登记数据和随机、双盲、安慰剂对照试验）表明 LIPUS 的有益作用：促进新发桡骨远端和胫骨骨干骨折愈合，加速其他骨折部位（包括锁骨、肱骨、股骨、胫骨、跖骨和掌骨）骨不连的愈合。然而，其中一些研究的方法学质量、缺乏大规模临床研究和结果的异质性使得很难对 LIPUS 的有效性做出明确的结论。各种结果被用来评估治疗的有效性：直接评估功能终点（恢复到活跃状态的时间、Olerud-Molander 评分、完全负重的时间、患者报告骨折愈合和恢复家庭活动、工作或运动的时间），或替代结果，如放射学愈合；最常报道的终点。

许多系统综述和 Meta 分析已经检验了可用的临床数据（Malizos 等，2006；Romano 等，2009；Claes 和 Willie，2007；Pounder 和 Harrison，2008；Busse 等，2009；Martinez de Albornoz 等，2011；Hannemann 等，2014；Griffin 等，2014）。这些结论表明，证据的质量从低到中等，有时看起来相互矛盾。

其中两篇综述和 Meta 分析选择了符合条件的随机对照试验。这些评估基于对每个结果的证据质量进行评级的 GRADE 系统（Busse 等，2009），或根据《Cochrane 干预措施系统评价手册》（Hannemann 等，2014）中的标准评估偏倚风险。其他一些出版物采用了不那么严格的筛选，比如纳入前瞻性临床研究、随机对照试验或准随机试验（Martinez de Albornoz 等，2011；Griffin 等，2014），其他人没有提及所讨论研究中基于质量的筛选（Romano 等，2009；Malizos 等，2006）。

在 2009 年发表的一项 Meta 分析中，Busse 等（2009）得出结论，支持使用低强度脉冲超声进行骨折愈合的证据有限且不一致；大多数试验报道了替代结果。他们对符合条件的随机对照试验进行 Meta 分析，发现 13 项符合条件的试验，只有 5 项直接评估功能终点，其中只有 1 项是阳性的。

然而，有许多因素会影响治疗结果，这是一个共识：损伤类型（新伤、畸形或不愈合）、骨折类型（干骺端或骨干）、骨折部位（上肢或下肢）、骨类型、处理（非手术或手术），以及骨折部位的稳定性。因此，LIPUS 的有效性必须根据具体情况进行分析。

对于手术治疗的新鲜骨折，支持使用低强度脉冲超声的证据表明，LIPUS 益处的证据质量较低（Busse 等，2009），试验之间的不一致可能（也可能不）通过患者群体的差异或低强度脉冲超声波使用的持续时间来解释。最近的一项 Meta 分析还得出结论，目前的证据不支持 LIPUS 可以缩短手术治疗的新鲜骨折的愈合时间的假设（Hannemann 等，2014）。

相反，尽管有低质量的证据支持，但研究表明，LIPUS 对未接受手术治疗的新骨折的影响，导致放射愈合的平均时间缩短了约 27 天，上肢骨折的平均时间缩短了 20 天（Hannemann 等，2014；Busse 等，2009）。LIPUS 还可以加快急性骨干骨折的临床愈合时间（Hannemann 等，2014），平均缩短临床愈合时间 18 天。

由于骨折部位、初始骨折严重程度、初始骨折治疗（LIPUS 未被用作一线治疗），以及随后手术干预的数量差异很大，有关骨不连的研究更难以分析。此外，这些研究不是盲法的，因此存在潜在的偏倚。患者通常是他们自己的对照，治疗的成功是根据放射学或临床愈合来评估的，这通常无法区分 LIPUS 的纯粹效果和以前治疗的潜在效果。考虑到所有这些因素，这些四级临床研究的结果似乎表明 LIPUS 促进确定的骨不连的愈合，报道的愈合率为 70%～93%（Malizos 等，2006）（Romano 等，2009）。

因此，临床证据是肯定的，但总体上较弱。一项大型注册研究（Mayr，2000）提供了相当可靠的绝对愈合率估计，LIPUS 用于不同长骨的延迟愈合和不愈合骨折。在一项随机对照试验中，LIPUS 与安慰剂在胫骨延迟性骨折和不愈合的混合人群中进行了比较（Schofer 等，2010），未能发现 LIPUS 在治愈率方面有显著改善。另一方面，他们发现愈合进展指标（骨矿物质密度和骨间隙面积）有显著改善。

采用安慰剂对照设计，研究了 LIPUS 对接受血管蒂骨移植物治疗的舟骨不连患者与接受假装置治疗的患者的影响（Ricardo，2006）。研究发现，LIPUS 加速愈合的平均差异为 38 天，但小样本量（21 例患者）仅提供了低质量的证据，证明 LIPUS 在加速骨移植患者已建立的非骨不连愈合方面的益处（Busse 等，2009）。

目前来自随机试验的证据也不足以得出 LIPUS 在减少急性骨折不愈合发生率方面的益处（Hannemann 等，2014）。

其他可获得的证据来自病例系列，由于报道结果的差异，很难对其进行总结。

（三）LIPUS 的健康经济学

对骨折超声治疗的成本效益的分析是复杂的，因此分析比较了治疗与未治疗的患者，也比较了超声与其他治疗策略。一种治疗方法的实际经济负担是一个复杂的问题，不应仅从手术或植入物成本来判断，而需要分析直接和间接成本，以及对生活质量的影响。因此，必须从全球和社会的角度来评估超声波刺激的潜在成本节约，包括卫生保健系统成本（直接卫生保健成本，包括政府、保险公司和患者成本）和生产力损失成本（间接卫生保健成本）。

从健康经济学的角度来看，骨折延迟愈合的时间越长，治疗骨折的总成本就越高。成本增加是由于生产力损失和二次手术费用，如髓内钉、骨移植、外固定或 BMP-7 移植。这与骨折不愈合尤其相关，2007 年在英国进行的一项计量经济学研究估计，在最好的情况下，骨折不愈合的相关成本约为 1.6 万英镑，突出了这类骨折的经济负担。

Heckman 和 Sarasohn-Kahn（1997）对采用铸造或髓内钉治疗的胫骨干骨折的成本进行了建模。他们纳入了直接医疗成本、门诊患者成本和工人补偿成本。使用 LIPUS 作为铸造物的辅助，每例节省了约 15 000 美元的成本，节省的原因是减少了二次手术，缩短了愈合时间，减少了工人赔偿金的支付额。

Busse 等（2005）也证实了这一趋势，他们还对闭合性或1级开放性胫骨骨折的四种相互竞争的治疗策略进行了经济分析：①单独铸造物；②铸造与治疗性超声；③非扩髓内钉手术治疗；④扩髓内钉手术治疗。他们的结果表明，治疗性超声铸造可能比单纯无孔髓内钉和铸造物的手术管理节省成本。这是包括在分析中的工作时间损失。

最近的成本分析研究（可参见在线文档：https://www.nice.org.uk/guidance/mtg12/resources/exogen-ultrasound-bone-healing-system-for-long-bone-fractures-with-nonunion-or-delayed-healing-assessment-report2）是在2013年进行的，作为英国国家卫生研究所审查过程的一部分。它基于一个模型，该模型包括最初通过手术插入髓内钉治疗的胫骨骨折患者。研究得出的结论是，与胫骨不愈合骨折患者的立即手术相比，使用LIPUS，然后仅在6个月后如有必要的情况下进行手术，估计每位患者可节省约1200英镑。他们还推断，早期使用LIPUS进行延迟愈合比等待骨不连手术贵约500英镑。这些数据在一定程度上促使英国国家健康与护理卓越研究所，在其关于在骨不连管理中使用LIPUS的临时指南中提出积极建议。

需要进行包括成本效益分析的大型前瞻性随机对照试验，以进一步确定与LIPUS相关的经济负担。然而，愈合速率的加速，尽管是低水平的，和减少的二次手术的证据，倾向于支持LIPUS作为一种节省成本的法。

《骨与关节外科杂志》（美国版）2008年的一篇综述虽然没有包括阴性试验，但报道称“有压倒性的阳性临床数据支持低强度脉冲超声作为骨折修复的治疗方法”（Khan和Laurencin，2008）。不幸的是，这种过于乐观的评估尚未得到现有临床数据的支持。令人鼓舞的病例系列和小规模随机研究表明，LIPUS可以加快非手术治疗的新鲜骨折的愈合时间，并可以促进确定的骨不连的愈合。尽管是低质量的，但这一证据，加上骨不连的经济性和无毒性，有利于LIPUS的临床应用。

还应该记住，即使已经达成共识，LIPUS可能通过加速功能改善而证明对患者有益，但通过放射学评估观察到的加速骨折修复的证据可能不会直接转化为重要的患者益处。因此，为了全面确立LIPUS在临床实践中的潜在作用，仍然需要进行大规模、方法学严谨的试验，以研究LIPUS对骨折的影响，特别是对手术治疗的新骨折和骨不连的情况，以评估重要的结果，如生活质量和功能恢复。

七、讨论

对LIPUS引起的生物反应是复杂的，因为声波可以直接或间接诱导不同的生物效应，并且各种细胞类型以涉及多种途径的协同方式对这些刺激做出反应。理解所观察到的刺激作用的机制基础的困难之一是超声通常用于体内和细胞培养刺激系统的技术限制。LIPUS已作为一种简单且可穿戴的体内设备，其支持并加速人类骨折的愈合（Heckman等，1994）。由扁平圆形换能器产生的声场的尺寸确保了大部分声能易于处理和沉积在骨折修复区域中。在令人鼓舞的临床结果的推动下，相同或相似的系统已被用于研究小动物模型和体外细胞培养中体内LIPUS刺激的机制效应。由于声学声场的物理尺寸和传播波引起的各种物理效应，将临床刺激系统转换为小动物模型或细胞培养系统似乎是具有挑战性的。对于人类骨折的典型应用，超声波主要在骨折修复区域发射，并且相同的设备照射整个骨骼，包括小动物周围的软组织。体内应用可能会由于不规则的器官和组织形态而阻止驻波的产生，从而导致发射波的发散、散射和衰减，以及与声波传播方向垂直的规则尺寸和界面。此外，培养基和培养皿材料中的低衰减导致多次反射、驻波和潜在的加热伪影。因此，对于一个在无界面流体中发射明确声强度模式的特定超声换能器来说，实际生物体内和体外实验中，包括不同曝光几何条件下的体外实验，其声强度和引发的物理效应可能会有很大的不同。进而，在比较不同LIPUS研究的结果时必须小心。

为了从超声治疗中获得令人满意的数据，必

须考虑几个设置参数。几何结构影响体外实验过程中施加在细胞上的压力和强度的透射、反射及空间和时间分布，是可能危及实验结果的因素。物理特性，如超声频率、强度、占空比和施加超声束的持续时间，确实已经被报道可能影响体外和体内刺激的结果。

使用相似的频率和时间设置（1.5MHz 中心频率，200μs 脉冲，每天 5～20min），Tsai 等（1992）发现，虽然 0.5W/cm^2（I_{SATA}）显著加速骨修复，但 1.0W/cm^2 抑制了它。类似地，Reher 等（1997）报道，当 0.1W/cm^2 刺激胶原和非胶原蛋白合成时，0.5～2W/cm^2 抑制它（在 3MHz 中心频率下，2ms 脉冲，持续 5min）。类似的数据表明，在大鼠闭合性股骨骨折模型中，将 I_{SATA} 从 30mW/cm^2 增加到 150mW/cm^2 并不能改善骨体积分数或失败扭矩（Fung 等，2012）。同样，Wang 等（1994）报道，在闭合性股骨干骨折大鼠模型中，1.5MHz 中心频率可以以更大的刚度加速骨折修复。然而，0.5MHz 频率并不能加速修复，所有其他参数都是恒定的（30mW/cm^2，200μs 脉冲，1kHz 重频）。将 PRF 从 1Hz 改变为 1kHz 也已被证明会影响对 LIPUS 的生物反应(Marvel 等，2010)。几项研究表明，具有长工作周期的连续模式或暴发可能会抑制破骨细胞生成（Maddi 等，2006；Yang 等，2005；Sun 等，2001），其表现为 RANKL 表达没有变化，甚至破骨细胞或抗酒石酸酸性磷酸酶阳性破骨细胞数量减少。细胞在声场中的定位也可能是影响生物学结果的一个因素：当培养板直接连接到换能器时，观察到对成骨细胞前小鼠 MC3T3-E1 细胞分化的积极影响，见图 21-3B（Unsworth 等，2007），而当将培养板放置在远场时，没有观察到任何影响，见图 21-3B（Bandow 等，2007）。所有其他参数都是相似的（1.5MHz 超声脉冲串，在 1kHz 下 200μs，I_{SATA}=30mW/cm^2）。以同样的方式，定位在换能器远场的骨细胞仅在刺激 5min 后释放出最多的 NO，而当细胞放置在换能器近场时，在 20min 后观察到 NO 释放的峰值（Ryoo 等，1997）。

细胞位点特异性也可以改变 LIPUS 刺激的结果。使用具有成骨细胞样特征的大鼠 UMR-106 成骨细胞（Warden 等，2001）或可分化为成骨细胞的小鼠 ST2 骨髓来源基质细胞（Naruse 等，2000），观察了 IGF-1、BSP 和 OC 的不同表达水平和时间进程。同样，与来自下颌骨的原代小鼠成骨细胞相比，来自颅骨和长骨的成骨细胞在 LIPUS 刺激后表现出成骨吸收和存活标志物的差异（Watabe 等，2011）。

这些例子证明了设计实验装置的必要性，在这些实验装置中，可以很好地控制声峰值压力水平、强度的时间变化、产生的辐射压力和声流。比记录声输出水平更重要的是细胞所经历的“剂量”的类型、幅度和持续时间。此外，至关重要的是要开展研究，以区分先前描述的每种超声生物效应的贡献。这些方法应有助于取得细胞刺激研究的更可重复的结果，并有助于理解 LIPUS 作用的生物物理机制。

结论

现在有不同的方向可以用来改善骨形成的超声刺激问题。

第一个方向是技术性的。前面的章节说明了仔细设计实验装置和记录声输出水平的必要性，更重要的是，说明了细胞所经历的刺激“剂量”的类型、幅度和持续时间。这些问题可以在体外解决，在体外可以很好地控制声场，并且可以避免可能影响响应的副作用，如驻波或换能器的加热。在无聚焦换能器的远场中运行的系统，在受激细胞层后面有一个吸收室，似乎是迄今为止最可预测的设计。控制培养基中的声音传播路径长度可以精确控制受激孔中的声流，并且使该实验设计可以区分先前描述的超声生物效应中的每一种的结果。作为平面波换能器的替代方案，也可以在体内将超声波聚焦到与小动物模型中骨折或截骨尺寸相似的区域。然后，整个声能可以沉积在修复区域中，笔者认为这应该允许更好地控制沉积的剂量。笔者预计，这样的系统将更好地融合体外和体内结果。

第二个方向是将超声成像和治疗相结合起来，既用于刺激也用于响应监测。不同的方法，如聚焦穿透透射（Rohrbach 等，2013）或轴向透射（Machado 等，2010，2011；Protopappas 等，2008；Potsika 等，2013）可以将纤维或软骨组织与矿化组织区分开来，并可用于体内骨愈合的实时监测。

值得关注的第三个方向是从体外实验转向临床应用。从体外到小型动物模型，再到大型、承重和功能性模型的过程并非易事。体外和体内研究的可比性最具挑战性的问题之一是不同的边界条件。体内骨再生涉及大量不同来源的细胞（驻留的骨细胞、干细胞、免疫细胞、巨噬细胞），这些细胞必须在高度受损的条件下协调组织的合成，即营养和废物运输减少、炎症组织反应、组织结构破坏。另外，通常优化体外条件以获得关于增殖、分化和基质产生的最大细胞反应。在这种条件下，与体内情况相比，刺激作用可能不那么明显，或者反应可能不同。超声技术的优点之一，至少是 LIPUS，是没有报道副作用的。因此，我们预期，在更复杂的生物系统中获得可重复的体外结果可以为新的临床试验铺平道路。为了模拟相关的体外条件，未来的研究应致力于研究更复杂的生物系统，损害营养素和生长因子的供应，并研究细胞—细胞相互作用的协同效应。这可以通过共培养、类器官或 3D 组织工程来实现，这些组织工程将几种细胞类型植入支架中。这些类型的培养也将允许探索超声对增加的质量传输的影响，这可能有利于在植入后不久阶段的组织移植物，此时植入组织的血液供应不理想，正如最近报道的那样（Park 等，2010）。

在最近发表在《骨科创伤杂志》的一篇社论（Bhandari 和 Schemitsch 等，2010）认为，骨折治疗的创新可能来自于“生物性的；一种药物或设备，可以进一步提高用现代植入物固定的骨折的愈合潜力”，而且成本合理。在这种情况下，超声技术由于其治疗潜力而发挥作用，可能与监测相结合，与其他未愈合骨折管理策略相比，其成本较低。改进可能来自超声与“生物性”成分的结合，例如生长因子、支架、基因疗法或给药载体，其效果可以通过超声增强。基于超声的给药方法目前正在深入研究，很可能将这种方法与超声的内在刺激潜力相结合，将为骨科领域的新应用开辟道路。

总之，超声波可以增强骨折愈合或重新激活失败的愈合过程。在这种情况下，超声的使用有几种选择，要么诱导直接物理效应（LIPUS、冲击波）以递送生物活性分子，如生长因子，要么用成骨质粒转染细胞。尽管临床证据通常质量较低，但当结合骨不连的经济性和这种超声技术的无毒性进行分析时，仍有利于LIPUS的临床应用。

在本章中，我们主要关注 LIPUS 型刺激骨折愈合，因为它是最广泛和研究最多的。对 LIPUS 的生物反应是复杂的，因为许多细胞类型对这种刺激的反应涉及多种途径。机制转导途径似乎参与了细胞反应，如MAPK和其他激酶途径的作用、间隙连接细胞间通讯的作用、整合素的上调和聚集、COX-2/PEG2 途径的参与和 AT1 受体的激活所证明的。超声波可以触发这些效应的机制仍然很有趣。在某种程度上，这些反应可以与对良好控制的机械刺激（如剪切应力）的反应进行比较。可能的机制包括直接的机械效应，如声辐射力、声流、表面波的传播和间接效应，如流体流动引起的营养物质、氧气和信号分子的混合和再分配。温度通常被排除在外，但对于一些体外设置来说，它的可能影响不容忽视。尽管体外研究不适合确定生物效应的全部复杂性，但它们对研究特定的作用机制是有意义的。然而，必须非常注意专用实验装置的设计，在这些装置中可以控制不同的超声波作用。这将使得能够研究各种影响参数，并将这些参数的变化与诱导的生物反应联系起来。然后，应该可以得出特定反应所需的“声学剂量”，并将这种体外研究结果转移到体内应用中。

致谢

作者感谢 Ruslan PUTS 在图 21–5 的设计和绘图方面提供的帮助。

第22章 声动力疗法的概念、机制及其在癌症治疗中的应用

Sonodynamic Therapy: Concept, Mechanism and Application to Cancer Treatment

Anthony P. McHale John F. Callan Nikolitsa Nomikou Colin Fowley Bridgeen Callan 著

摘要

声动力疗法（sonodynamic therapy，SDT）代表了一种新兴的方法，提供了一种无创性地根除实体肿瘤的可能性。它包括用无毒的致敏化学剂致敏靶组织，然后将致敏组织暴露于相对低强度的超声波。本质上，这两个方面（致敏和超声波暴露）都是无害的，当两者结合时就会发生细胞毒性事件。由于超声波能显著深入穿透组织，该方法比类似的替代方法[如光动力疗法（photodynamic therapy，PDT）]具有优势，其中使用较少的穿透光来在致敏组织中提供细胞毒性作用。这表明声动力疗法可能会有更广泛的临床应用，特别是无创地治疗不易接近的病变。早期基于SDT的方法采用了PDT中使用的许多敏化剂，尽管超声激活敏化剂的方式与PDT中的激活事件不同。在这里，我们将回顾目前公认的超声波激活增敏剂用以引发细胞毒性效应的作用机制。此外，我们将探讨体外和体内SDT研究的证据，让读者深入了解SDT在治疗癌症方面的潜力。

关键词

声动力疗法；超声；声敏剂；活性氧；癌症

一、背景

（一）传统的癌症治疗方法

由于许多癌症的局限性，在过去100年中对治疗方法的探索产生了许多主要的临床选择。这些包括去除病变的直接手术干预、广泛的化学治疗方案、涉及使用辐射基本上消融病变的方法及其组合。从本质上讲，这些方法最初是基于癌症是一种相对同质的疾病的前提，但我们现在知道，不幸的是，这与事实相去甚远。事实上，在分子遗传学和表观遗传学水平上研究疾病特征的现代方法已经证明，即使在个体的单个肿瘤中，不受控制的进化仍在继续，即使在极短的时间内

也是如此。此外，在许多情况下，这些变化是由于上述治疗方案对靶细胞群施加的选择性压力而演变的（Sciacovelli 等，2014；Holohan，2014）。尽管多年来，上述每一种传统治疗方案都为患者带来了非常显著的益处，但对现有癌症治疗主要方法局限性的不断认识，促使人们寻找更有效的治疗方案，为患者提供更高的生存率和生活质量。基于我们对控制癌症各个阶段及其进展的分子事件的了解，我们试图通过识别肿瘤的更具体和更显著的特征，然后设计专门针对肿瘤的药物来微调基于化学治疗的方法。在这样做的过程中，有人建议与常规癌症化学治疗的脱靶作用相关的不良反应将得到改善。这种方法导致了知名生物药物的上市，如贝伐珠单抗（Avastin®）和曲妥珠单抗（Herceptin®），这些药物目前正与传统化学治疗药一起用于治疗各种癌症（Tonder，2014；Fabi，2014）。这一描述的方法提供了一个非常简短和有限的例子，说明如何通过应用现代分子策略来增强对现有基于化学治疗的方法局限性的认识。然而，即使是这些高度靶向的分子疗法也表现出脱靶效应，并可能导致耐药性的发展（Mokuyasu，2014；Liu 和 Kurzrock，2014；Tonder 等，2014；Fabi 等，2014）。关于这些方法中的许多，很明显，癌症细胞的短期进化适应性生存能力，即使在单个病变内，也可能导致无法彻底根除该疾病。实体瘤所呈现的独特环境使化学治疗或靶向化学治疗药的治疗更加复杂。在许多情况下，向肿瘤递送化学治疗药或特定靶向药会利用血管系统，但我们知道许多实体瘤中的肿瘤微血管和淋巴管是非典型的。毛细血管形成不良，具有异常特征，如盲端或闭环，血管也极易渗漏（Siemann，2011）。这些特征，加上非典型和功能失调的淋巴管，可以有效地组织引流，导致肿瘤组织内的高间质液压。长期以来，这一直被认为是化学治疗药递送的一个重大障碍（Heldin 等，2004）。因此，通过血管系统向肿瘤递送化学治疗药似乎与肿瘤所呈现的微结构独特相关的属性所混淆。矛盾的是，这正是在开发药物的替代靶向策略时正在利用的特征之一，这将在下文中进一步讨论。

如前所述，癌症在许多情况下是一种局灶性疾病，直接手术切除任何确定的病变似乎是一种显而易见的治疗选择。尽管在可预见的未来，手术在必要的情况下仍将是癌症治疗中的重要一环，但降低干预程度一直被认为在结果和生活质量方面对患者有益。事实上，外科肿瘤学的许多进展基本上都试图减少外科手术的创伤性（Bianchi 等，2014；Tran Cao 等，2014）。显然，当一个病变在解剖位置上使得手术无法进行时，主要的治疗选择包括化学治疗和（或）放射治疗。从完全无创性的角度来看，外照射和立体定向放射治疗在实现刺激反应性、位点特异性肿瘤消融方面提供了当前临床实践的支柱，当然也为患者带来了重大益处。当然，外照射或立体定向放射治疗并非没有风险，与它们的使用相关的不良反应也有充分的记录（Rodriguez 等，2013；Herrera 等，2014）。尽管不断开发出更精确的递送方法，如 CyberKnife®，但对放射治疗作为一种无创性刺激的潜在不良反应的认识也推动了寻找不具有与辐射相关的固有负面属性或感知的替代方法。

（二）常规的替代方案：刺激反应性治疗方法

至少部分是从应对人们与使用辐射相关的负面看法出发，寻找替代刺激导致了微创消融手术的发展，包括射频消融术（radiofrequency ablation，RFA）和微波消融术（microwave ablation，MWA）（Chu 和 Dupuy，2014）。RFA 涉及将电极放置到病变中，以实现在射频范围内振荡的交流电流的传递，并且优选在约 500kHz。插入探针周围的高温是由于离子试图跟随快速交流电而引起的摩擦造成的（Ni 等，2005）。微波消融术也包括将探针直接插入病变部位，作为天线，以微波频率（通常在 900～2500MHz）传输电磁波。振荡电磁场通过迫使具有固有偶极子的分子（如水）不断地与振荡场对齐来诱导热体温（Chu 和 Dupuy，

2014）。有人认为，后者比 RFA 诱导热疗更有优势，因为它不依赖于电流通过组织，因此不受组织电导率变化的影响。因此，它可以治疗更大的肿瘤体积。随着超声、CT 和 MRI 等图像引导技术的出现，这些方法在 20 世纪 90 年代迅速发展。这些方法提供了一种比手术更精确的替代方法，并且没有与外放射相关的负面影响，为传统疗法提供了一种可行的替代方法。采用这两种方法时，能量沉积的方式是在插入探针的尖端周围形成多个区域。这些包括一个紧挨着探针尖端的中心区域，这个区域会经历凝固性坏死，其中会发生诸如细胞膜崩溃、蛋白质变性和线粒体功能障碍等严重后果。在探针尖端的更远的地方存在一个过渡区，在那里细胞暴露于亚致死剂量的热能，导致某种程度的损伤发生。该区域的损伤可导致促炎因子的产生，从而将免疫细胞招募到该区域，并且有研究表明，这可能导致树突状细胞 / 天然 T 细胞的调节，从而潜在地提高某些患者的无肿瘤生存率（Chu 和 Dupuy，2014；Hiroishi 等，2010）。虽然这两种方法，以及类似的疗法，如冷冻疗法和经皮不可逆电穿孔（IRE），都是明显的部位特异性刺激反应疗法，并为癌症治疗提供了替代的临床选择，它们是微创的。然而，从本质上讲，他们牺牲了与外部放射治疗相关的最有价值的一点，即它的完全无创性。

由于其穿透组织的能力及上述方法的发展，超声已经成为一种真正的无创性刺激，用于诱导局部热疗。自 20 世纪 40 年代初以来，该领域的发展导致了 HIFU 的发展及其与 MRI 引导系统的联系。简而言之，由于这是本卷第一部分的主题，HIFU 已在临床中用于实现无创性热消融治疗各种癌症（Li 等，2014a，b，c；Nishikawa 和 Osaki，2013）。临床数据似乎也表明，HIFU 在治疗肝细胞癌方面与 RFA 相当，除了 HIFU 能做到真正的无创（Nishikawa 和 Osaki，2013）。同样值得注意的是，越来越多的报道表明，除了提供肿瘤消融功能外，HIFU 还具有提供肿瘤特异性免疫的潜力（Huang 等，2012）。虽然上述方法有助于微创或完全无创性治疗局灶性疾病，但它们都使用具有破坏性的刺激。

（三）光动力治疗

在理想的情况下，如果可以设计一种方法来利用无害的刺激，特别是在靶位点触发细胞毒性事件，这将是非常有价值的。20 世纪 70 年代初，出现了一种被称为光动力疗法的方法，该方法基于使用无害的光敏剂来敏化肿瘤组织，并使用相对低强度的光来激活光敏剂（Dougherty 等，1975）。在存在分子氧的条件下，用适当波长的光照射敏化剂，会产生作为强效细胞内细胞毒素的单线态氧和（或）其他活性氧（reactive oxygen species，ROS）。参与 ROS 产生的光化学过程见图 22-1 中的 Jablonski 图示。

在敏化剂吸收（ABS）光能后，电子从单线态基态（S_0）被促进到更高能量的单线态激发态（S_1，S_2……）。任何占据高于 S_1 轨道的电子都会通过称为内部转换的非辐射过程返回 S_1。从 S_1 电子有两种选择：①它可以返回到 S_0，以荧光（FLU）的形式发射其激发能量；②经历称为系统间交叉（ISC）的过程，其中激发电子的自旋态发生变化，形成三重态激发态（T_1）。三重激发态的寿命明显长于单重激发态，使 T_1 能够参与单重激发状态在动力学上不可用的非辐射过程。在 PDT 中，这种过程通常被分类为 Ⅰ 型或 Ⅱ 型反应。在 Ⅰ 型光反应中，某些分子底物可以被激发的敏化剂直接氧化，导致还原的敏化剂可以进一步与分子氧相互作用，产生超氧化物离子（O_2^-）及其衍生物系列的 ROS（Macdonald 和 Dougherty，2001）。在 Ⅱ 型光反应中，T_1 态通过能量转移过程与分子氧直接相互作用，产生单线态氧（$^1O_2$），分子氧本身具有不寻常的三重态基态（T_0）。虽然 Ⅰ 型和 Ⅱ 型反应可以同时发生，但 Ⅱ 型反应通常在有氧介质中占主导地位。由于单线态氧的高反应性和短半衰期（0.04μs），其扩散半径＜20nm。这意味着只有靠近其产生部位的细胞才会受到影响（Moan 和 Berg，1991）。有几个因素影响 PDT 中 ROS 产生的效率，如所用

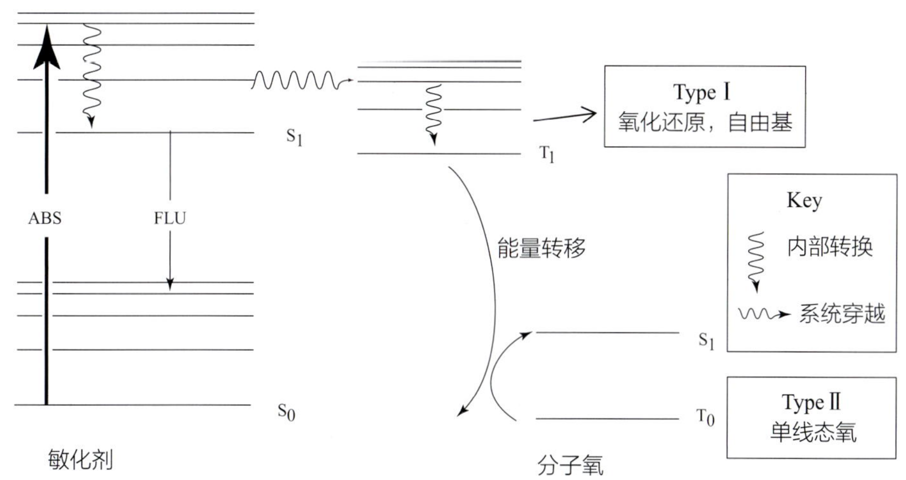

▲ 图 22-1 Jablonski 图概述了 PDT 中涉及的光化学过程

敏化剂的类型、浓度、光剂量（波长和通量）和可用氧气的量。虽然 PDT 在治疗浅表病变方面非常有效，并且是公认的非黑色素瘤皮肤癌症的一线治疗方法，但其在治疗深层实体瘤方面的应用受到光无法穿透人体组织的限制。光穿透人体组织取决于其波长，长波长光比短波长光穿透得更深。事实上，组织对光具有最大透明度的光治疗窗口在 750～900nm（Starkey 等，2008）。不幸的是，目前批准的敏化剂的吸收最大值在 400～600nm，将穿透深度限制在毫米。尽管在开发所谓的第三代敏化剂方面取得了重大进展，特别是在 720～740nm 区域具有强吸收带的菌绿素（bacteriochlorin）（Fukuzumi 等，2008），但将光输送到身体深处的部位仍然存在困难。

二、声动力疗法

（一）概念

笔者的小组和许多其他人已经充分证明了相对低强度的超声可以增强化学治疗药作用的观察结果（Rosenthal 等，2004；Tachibana 等，2008；Li 等，2008a，b；Nomikou 等，2010）。超声增强化学治疗药作用的机制多种多样，从①超声“穿孔”细胞膜（一种称为声孔效应的现象）以增强化学治疗药进入靶细胞的能力，到②超声促进化学治疗药通过实体瘤中血管化不良的组织分散的能力（Li 等，2008a；Nomikou 等，2010）。一些人将其解释为使肿瘤组织增敏的药物，因为该方法减少了获得细胞毒性作用所需的化学治疗药的有效剂量（Rosenthal 等，2004）。因此，在该领域，一些人将这种极其宽泛的解释称为声动力疗法（SDT）。然而，在 1989 年，Yumita 和 Umemura 认识到血卟啉，一种著名的光敏剂，可以用于在声场中引发细胞毒性效应。然后，他们在 1992 年创造了“声动力学方法”这一短语，以描述超声波对卟啉的激活（Yumita 等，1989；Umemura 等，1992）现在普遍认识到，术语声动力学疗法更具体地指声场中导致细胞毒性的敏化依赖性声化学或声光化学事件。为了本次综述的目的，笔者将论述 SDT 这一更狭义的定义。尽管他们将在后面更详细地回顾 SDT，但与涉及使用外部刺激的替代方法相比，该概念提供了非常显著的优势，主要是因为它利用了相对较低强度的超声。从本质上讲，这种刺激是非热的，因此被认为是无毒的。此外，除了少数例外，该方法利用了在 PDT 中通常用作光敏剂的敏化剂，这些敏化剂也被视为相对无毒的实体。因此，与上述刺激依赖性方法相比，SDT 提供了最小化不良影响和最大化对目标反应的优点。与 PDT 相比，该方法还提供了非常显著的益处，因为与光不同，超声可以在组织内深度聚焦到三维中的单个离散点，而光在穿过组织时会非常显著地扩散，并且其穿透的深度极为有限。事实上，后者是PDT的使用仅限于治疗不易接近的病变的主要原因之一。此外，在没有刺激的情况下使用无毒的化学试剂也增加了另一个控制水平，并将更狭义的SDT定义与更广义的定义区分开来，其中超声波用于增强已经有毒的化学物质的作用。在SDT中，几乎所有癌症化学治疗药的脱靶效应，即使是低剂量的化学治疗药，也能被规避。

（二）声敏剂

如上所述，许多最初用于基于SDT研究的敏化剂是用作光敏剂的卟啉类分子，其中包括血卟啉和Photofrin®，这是一种用于临床PDT的市售血卟啉衍生物。表22–1列出了在SDT背景下广泛研究的一组选定的敏化剂。即使在报道声动力学效应的早期研究中，也非常清楚地表明，基于卟啉的敏化剂在暴露于超声时会产生ROS，并表明这些ROS以与PDT大致相同的方式介导超声响应性细胞毒性。事实上，在一项使用相同声场特性的研究中证明，原卟啉Ⅸ作为声增敏剂似乎比血卟啉更具活性，尽管随后的研究表明，这是由于观察到细胞只是吸收了更多的原卟啉Ⅸ（Liu等，2007；Zhu等，2010）。尽管卟啉已被证明能够产生声动力学效应，但人们认识到它们是相对疏水的，尽管在某种程度上优先被肿瘤吸收，但它们在其他组织中的分布是普遍存在的，并且从这些组织中清除的时间延长（Liu等，2007）。如果人们希望实现SDT提供的主要潜在益处，即无创进入更深的病变，那么如果敏化剂不存在于解剖定位在超声源和靶之间的组织中，这将是有益的。

另外，其他人报道了使用呫吨染料，如孟加拉红，作为增敏剂，并在体外证明了超声刺激下无细胞系统中ROS的产生和细胞毒性作用（Kawabata和Umemura，1997；Umemura等，1999；McCaughan等，2011）。虽然作为体外声敏剂非常有效，但由于其在肝脏中极快的隔离和随后的清除，在体内使用是禁忌的（Sugita等，2007）。在后者的提示下，以及肿瘤选择性摄取卟啉的关键是双亲性的建议，Sugita等（2007，2010）试图利用烷基化和羧化的组合来开发两亲性的玫瑰红制剂。由此产生的药物，被称为孟加拉红衍生物，被证明是一种更有效的声增敏药，因为它被鼠肿瘤增强吸收（Sugita等，2007，2010）。

除了用作声敏剂外，表22–1中选择的试剂都表现出用作光敏剂的能力，除了DCPH-P-Na（Ⅰ）[13,17–双（1–羧乙基）–8–(2，4–二氯苯基–肼亚乙基)–e–乙烯基7–羟基2,7,12,18–四甲基氯，二钠盐]。该敏化剂由原卟啉Ⅸ二甲酯合成，已与常用的Ga–卟啉基声敏化剂ATX-70进行了比较（Hachimine等，2007）。在检查两种敏化剂在暴露于光后提供细胞毒性作用的能力时，发现虽然ATX-70表现出非常显著的光毒性，但DCPH-P-Na（Ⅰ）表现出低的光毒性。在这项研究中，尽管DCPH-P-Na（Ⅰ）也在约720nm处表现出吸收带，但两种试剂都表现出相似的吸收谱。由于在这些研究中使用卤素灯进行照射，因此明确DCPH-P-Na（Ⅰ）是否可以在较长波长的光下用作光敏剂是值得关注的。在任何情况下，DCPH-P-Na（Ⅰ）能够用作有效的声敏剂，同时仅表现出低程度的光敏性这一点具有研究价值。笔者稍后将讨论这一观察结果。除了卟啉和黄嘌呤外，氯化氢还可以用作声敏剂也许并不令人惊讶，并且有报道称，氯化氢E6可以用于涉及光和超声使用的组合方法（Li等，2014a，b）。这种被称为声动力学光动力疗法（SPDT）的方法有时会与SDT混淆，笔者将在下文中对此进行进一步讨论。

从表22–1中可以看出，所列的许多声敏剂在声场存在下会产生单线态氧（$^1O_2$）或羟基自由基（•OH），如上所述，有人认为这些物质介导了在SDT中观察到的细胞毒性作用。药物5–氨基乙酰丙酸（5-aminole-vulinic acid，5-ALA）是原卟啉Ⅸ的前体，尽管表22–1中没有列出相关的ROS，但许多研究已经证明，当暴露于超声

表 22-1　SDT 中使用的敏化剂的选择

敏化剂	ROS	超声波频率	文　献
5-氨基酮戊酸	N/A	1.04MHz	Ohmura 等，2011
吖啶橙	$^1O_2$+▪OH	2MHz	Suzuki 等，2007
ATX-70	$^1O_2$+▪OH	500kHz	Ding 等，2006
Chlorin-e6	$^1O_2$+ROO	1.56MHz	Yumita 等，2008
ClAl-酞菁染料	N/A	3MHz	Yumita 和 Umemura，2004b
DCPH-P-Na（I）	$^1O_2$	1MHz	Hachimine 等，2007
血卟啉	$^1O_2$	1.92MHz	Yumita 等，1990
竹红菌素 SL052	N/A	1MHz	Meng 等，2010
吲哚菁绿	N/A	1MHz	Nomikou 等，2012a，b
亚甲蓝	▪OH	2MHz	Komori 等，2009
光敏素	$^1O_2$	1MHz	Xu 等，2013
酞菁染料	N/A	1MHz	Kolarova 等，2009
原卟啉Ⅸ	$^1O_2$	1MHz	Guo 等，2013
孟加拉红	$^1O_2$	0.8～5.9MHz	Umemura 等，1999
孟加拉红衍生物	$^1O_2$	1.92MHz	Sugita 等，2010

N/A. 引用报告中无相关可用信息

时，其合成代谢产物原卟啉Ⅸ会产生 ROS。下文将详细讨论超声波和敏化剂如何产生这些自由基。从表 22-1 中还应注意到，所有这些声增敏剂对 0.4～3MHz 内相对较低频率的超声都有反应，这进一步支持了 SDT 方法治疗较难触及的病变是可行的，因为超声衰减或穿透组织与频率之间存在反比关系。虽然表 22-1 中未显示，但值得注意的是，除了 Ohmura 等（2011）和 Sugita 等（2010）的引用外，许多引用的具有这些敏化剂的报道都提供了超声强度 / 功率密度，其范围为 0.5～4W/cm^2。Ohmura 等（2011）报道了使用 10W/cm^2 的聚焦超声，但没有报道声压。类似地，Sugita 等（2010）采用了强度为 8.3W/cm^2 的超声波，但同样没有引用声压。根据笔者自己对吲哚菁绿的研究，笔者使用了一种平面换能器，以 1MHz 的频率发射超声波（Nomikou 等，2012a，b）。在以 0.5～2W/cm^2 的功率密度暴露于超声之后，观察到在吲哚菁绿存在下对细胞活力的显著影响。利用该换能器，计算出在这些超声强度下传递的声压为 0.086～0.172MPa。此外，Hachimine 等（2007）在研究 DCPH-P-Na（I）在声场中的影响时，使用类似设计的换能器，在 1MHz 的频率下使用 0.5～2W/cm^2 的超声功率密度。这些研究中使用的换能器提供的声压范围为 0.108～0.217MPa。这里的关键问题是，在上述两个实例中使用传递范围在 0.08～0.217 的机械指数（MI）的超声观察到声动机械效应；其远低于诊断超声设备的推荐 MI 极限 1.9。

尽管表 22-1 中列出的许多声敏剂被实体肿瘤优先隔离，但也应该注意到，这些敏化剂的残留量被其他组织吸收，由于患者在接受 PDT 期间对光表现出较长时间的过度敏感性，这已成为

PDT 中的一个挑战。如果类似的敏化剂被用于SDT，那么同样的效果也会发生在患者身上。如前所述，SDT 的主要好处之一是它可以提供一种针对身体深处病变的无创性方法。为了完全发挥这种方法的作用，位于超声源和身体深处目标之间的组织中须无敏化剂存在。在 PDT 中，第一个临床批准的血卟啉形式被化学修饰，以避免其溶解度低的问题。笔者已经描述了如何对孟加拉红进行化学修饰以增强肿瘤潴留。最近的报道表明，利用新兴的给药平台可以提供一种促进声敏剂肿瘤特异性递送的替代方法。这种方法可以增强现有敏化剂的肿瘤特异性，并提供一种利用敏化剂的方法，这些敏化剂在过去被鉴定为优秀的声敏剂，但由于缺乏足够的肿瘤潴留或过早清除而被忽视。为了解决后者，笔者决定研究使用超声响应的微泡输送系统的可能性，以避免与孟加拉红有关的问题（Nomikou 等，2012a，b）。如本书中篇分所述，微泡通常用于在超声检查中提供增强的对比度，尽管最近，它们被用作药物和基因递送的介质。在笔者的研究中，他们将这种有效的声敏剂共价连接到脂质壳微泡上，并能够证明在声场存在的情况下 ROS 的产生增强。这反过来又导致超声波介导的对靶细胞的细胞毒性作用增强。使用人类异种移植物肿瘤模型获得的初步数据进一步支持了这些结果，并表明这种方法可以提供增强的治疗效果。除了使用超声波在选定的靶位点激活声敏剂有效载荷外，基于微泡使用的给药平台还可以提供一种将敏化剂靶向肿瘤的方法。如果在这种基于 SDT 的方法的递送系统中使用传统的光敏剂，那么患者对光整体敏感性问题就会被避免。在向肿瘤输送敏化剂方面的其他创新已经利用了基于纳米技术的方法。如上所述，众所周知，实体瘤具有独特的微结构，其特征是血管形成不足（Narang 和 Varia，2011）。由于这种非典型的血管系统，气体和物质转移受到损害。由于肿瘤毛细血管的完整性受到损害，它们往往会渗漏，再加上非典型淋巴管和低效引流，导致间质液压力高。从给药的角度来看，肿瘤的非血管化区域与肿瘤内的高间质流体压力相结合，带来了非常重大的挑战。矛盾的是，已经表明，由于肿瘤引流效率低下，直径在 20～200nm 的纳米颗粒可以从渗漏的肿瘤脉管系统中逃逸，并被困在细胞外肿瘤基质中。被称为肿瘤高通透性和滞留（EPR）效应，有人认为可以利用这种现象来增强活性剂向肿瘤的递送（Torchilin，2001）。有人进一步提出，这种方法可能有利于基于 PDT 的方法，Master 等（2013）最近对此进行了审查。在进一步的发展中，Ren 等（2014）通过将传统光敏剂血卟啉与化学治疗药结合，证明了这种方法的潜力，从而实现耐药性逆转和肿瘤消融。基于 PDT 中使用的基于纳米技术的平台所证明的优势，假设这种方法也将有利于基于 SDT 的方法似乎是合乎逻辑的。事实上，可以建议使用超声波进一步增强这些治疗的递送能力。这对于有效载荷渗透到肿瘤的不可渗透区域特别有用，因为之前已经证明超声可以增强药物在不可渗透组织中的分散（Nomikou 等，2012a，b；Bhatnagar 等，2014）。事实上，描述基于纳米颗粒的声敏剂在 SDT 中的使用的报道开始出现。Sazgarnia 等（2011）报道了使用结肠癌癌症动物模型，将与金纳米颗粒结合的原卟啉Ⅸ用于基于 SDT 的治疗。由于其肿瘤特异性，很明显，作为一种治疗更深层病变的手段，基于纳米技术的方法将在 SDT 的出现中发挥非常重要的作用。

（三）激活机制

表 22-1 所示，超声暴露、声敏剂的存在和 ROS 的产生之间似乎有明确的联系，大多数人认为是 ROS 的产生引起了细胞毒性作用。虽然已经在分子水平上解释了由光动力激活产生的细胞毒性效应，但超声波如何与敏化剂相互作用以产生 ROS 尚不清楚。在这里，我们将探讨超声如何与敏化剂相互作用以引起细胞毒性作用。

1. 超声直接介导 ROS 的产生

如前所述，认识到卟啉暴露于超声场可能导致细胞毒性效应，从而产生了更为公认的声动力学治疗定义。在进一步表征这种效应的过程中，证明了卟啉和随后的许多其他试剂暴露于超声会导致 ROS 的产生，并表明这些会带来细胞毒性。那么，这些 ROS 是如何在超声场中产生的，为什么声敏剂的存在会增强这种效果？为了解决这个问题，需要检查超声波对液体 / 组织的影响。当超声波穿过液体 / 组织时，液体中的任何微泡都被迫在所施加的声场中振荡。随着声压的增加，这种振荡变得不稳定，最终气泡将灾难性地内爆。在内爆时，存在极端的温度和压力，能量以热的形式释放，在某些情况下以光的形式释放。有人提出，由于压力和温度的这些极限，坍缩的气泡可以被视为声化学反应器（Misik 和 Riesz，2000）。尽管这是一个相对天真且可能过于简单化的观点，但从本质上讲，微泡作为一种手段，用于集中应用于样本的超声能量。

许多早期的研究涉及卟啉声动力学激活过程中产生的细胞毒性 ROS 物种的鉴定，这些研究是用自由基清除剂进行的，如组氨酸（检测单线态氧和羟基自由基）、甘露醇（检测羟基自由基但不检测单重态氧）和超氧化物歧化酶（SOD）（探索超氧化物自由基的参与）（Umemura 等，1990）。在这项研究中，由于它是在 D_2O 中进行的，并且单线态氧在该介质中的半衰期延长，因此表明单线态氧对 SDT 引起的细胞毒性起着重要作用。作者使用血卟啉作为敏化剂，超声频率为 1.9MHz，功率密度为 1.8W/cm^2。此外，超氧化物歧化酶提供了一定程度的保护，因此推测超氧化物在引发细胞毒性方面发挥了一定作用。在不存在血卟啉的情况下，但将 D_2O 与上述清除剂组合使用，发现单线态氧在超声介导的细胞毒性中没有起到很大作用。相反，使用长时间暴露于 48kHz 频率的超声和基于电子顺磁共振波谱（EPR）的方法检测单线态氧，Miyoshi 等（2000）表明血卟啉的声动力学激活不会导致单线态氧的产生。相反，有人认为，细胞毒性效应是由声敏剂的声化学活化引起的，声致敏器靠近坍缩的空化泡，通过直接空化诱导的热解或通过与羟基自由基和 H 原子的反应形成敏化剂衍生的自由基，羟基自由基或 H 原子由空化诱导的水的热解产生（Miyoshi 等，2000；Misik 和 Riesz，2000）。这些研究排除了单线态氧作为超声诱导的细胞毒性介质的作用，至少在他们自己选择的超声参数下是这样。在随后的一份报道中，Hiraoka 等（2006）比较了常用的光敏剂在声动力和光动力效应中对自由基形成和细胞杀伤的影响。在这些研究中，超声的频率为 1.2MHz，强度范围为 0.5～3.1W/cm^2（空间平均时间平均值，I_{SATA}）。采用基于 EPR 的方法，使用 2,2,6,6- 四甲基 -4- 哌啶酮（2,2,6,6-tetramethyl-4-piperidone，TMPD），通过测量 2,2,6,6- 四甲基 -4- 哌啶酮 -N- 氧基（2,2,6,6-tetramethyl-4-piperidione-N-oxyl，TAN）生成的方式检测单线态氧。本研究中检测的敏化剂包括血卟啉和孟加拉红。作者还测量了他们的无细胞系统中羟基自由基的形成，作为识别诱导惯性空化的超声条件的一种手段。在这项研究中，当血卟啉暴露于光下时，观察到 TAN，这表明在刺激过程中产生了单线态氧。然而，当使用超声时，在不存在血卟啉的情况下产生 TAN，并且在存在血卟啉时提高了 TAN 的产生。值得注意的是，在超声处理的情况下，TAN 并不像在光活化过程中那样以时间依赖的方式增加。应该强调的是，在超声研究中，使用了高于惯性空化阈值的强度。确定在低于阈值的强度下会发生什么将是非常有意义的。此外，发现血卟啉在超声暴露期间通过清除作用抑制羟基自由基的形成，尽管使用 EPR 与 3,5- 二溴 - 硝基苯磺酸（DBNBS）组合作为自由基捕获剂（spin trap）没有检测到碳中心自由基。还注意到，在所采用的超声暴露条件下，超声本身对细胞活力有显著影响，而对敏化剂依赖性细胞活力没有观察到直接影响。该报道未描述超声处理后 24h 或 48h 暴露于超声和血卟啉对细胞活力的影响。基于这些数据，作者得出结论，单线态氧、羟基自由基或碳中心敏化剂自由基都没有在介导声动力学细胞毒性中发挥作用。如果这项研究包括检查低强度超声对单线态氧生成的影响，可能会得出不同的结论，特别是在产生稳定空化从而导致声致发光的情况下。这将在下文中进一步讨论。

虽然存在关于ROS介导SDT细胞毒性作用的相互矛盾的文献报道，但迄今为止的证据平衡确实表明了ROS在SDT中的一些作用。最近的报道进一步支持了这一点，这些报道描述了DCPH-P-Na（Ⅰ）处理的细胞暴露于超声时产生的ROS诱导的细胞膜脂质过氧化。这些作用被组氨酸抑制，但不受甘露醇的影响，表明单线态氧的作用（Yumita等，2010）。使用另一种在超声存在下检测ROS产生的方法，笔者自己的小组在无细胞系统中使用ROS捕获剂（1,3-二苯基异苯并呋喃，DPBF）证明，与脂质基微泡结合的孟加拉红可增强ROS的产生（Nomikou等，2012a，b）。他们使用单线态氧绿色荧光探针（SOSG）进一步证实了这一点，这是一种商业上可获得的单线态氧存在的诊断方法（McEwan等，2015）。从本质上讲，ROS参与基于SDT的机制似乎没有什么疑问，唯一的不确定性与这些机制是如何产生的有关。从文献中也可以清楚地看出，由于暴露于超声而产生的ROS的性质随敏化剂的性质而变化（表22-1）。

2. 声致发光的作用

在Umemura等（1990）关于SDT的早期报道中，作者提出了声致发光（sonoluminescence，SL）的作用。SL是由空化气泡发出的光，尽管产生光的确切机制仍不确定，但有人认为它可能是由黑体辐射、韧致辐射、复合辐射或这些辐射的组合产生的（Byun等，2005）。有人认为它是由气泡内爆时的惯性空化事件引起的，然而，已经报道了产生稳定空化的系统产生的SL（Saksena和Nyborg，1970；Gaitan等，1992）。在他们关于SDT的研究中，Umemura等（1990）利用超声条件证明了盐水溶液的光发射，这种超声条件被用来引发声动力效应。发射的SL光光谱在400～450nm处有一个峰值，他们也能够证明血卟啉吸收了该区域的SL发射。作者认为，由于血卟啉是一种光敏剂，因此SL光可能起到激活血卟啉的作用。实际上，这可以解释声动力激活过程中单线态氧的产生。He等（2002）的研究表明，尽管该研究使用的超声频率较低（40kHz），声压为0.2MPa，但SL可以在体内检测到，这进一步证实了SL可能在声动力激活中发挥作用的可能性。然而，这是一项关键的研究，它表明SL可能发生在体内。Pickworth等（1988）使用水作为介质和治疗性超声装置，已经证明在1MHz的驱动频率和低至0.25W/cm^{2}的超声功率密度下可以观察到SL。该下限声压为0.14MPa。这项研究也很有趣，因为它表明，在22℃～44℃，该频率下水溶液中的SL随着温度的升高而增加。在后一种情况下，值得注意的是Misik和Riesz（2000）排除了SL参与基于卟啉的声敏剂ATX-70的声动力激活，因为有人认为SL会随着温度的升高而降低。实际上，这种情况已经被重现，但在较低的频率下最为明显，我们应该注意到Misik和Riesz（2000）在他们的研究中使用了频率为47kHz的超声波。尽管上述报道表明SL在SDT中可能起作用，但一份使用DPCH-P-Na（Ⅰ）的报道表明SL没有发挥重要作用，因为这种敏化剂显示出声敏能力，但“缺乏”光敏能力（Hachimine等，2007）。尽管作者声称这种敏化剂缺乏光敏能力，但数据确实表明，在暴露于光后，对细胞活力有统计学上相关的轻微负面影响。他们还用组氨酸和甘露醇进行了ROS清除实验，并能够证明单线态氧在超声观察到的细胞毒性作用中起一定作用。从临床角度来看，这种敏化剂将提供相当大的益处，因为它可以排除目前使用的敏化剂的主要副作用之一，即长时间对光敏感。然而，从机制的角度来看，人们想知道是否可以完全忽略所观察到的光暴露的有限影响，如果不能，SL是否仍在这种敏化剂的作用机制中发挥一定作用？在最近的一项研究中，Sazgarnia等（2013）使用与金纳米颗粒耦联的原卟啉Ⅸ成功地在基于凝胶的体模中证明了SL。使用频率为1.1MHz、声强度为1W/cm^{2}和2W/cm^{2}的超声波。作者认为金纳米粒子是空化的成核中心。在350～450nm、450～550nm 和 550～650nm 处检测到积分 SL 信号，并且表明较长波长的发射是由敏化剂荧光引起的。这项研究还令人感兴趣的是，在琼脂凝胶中观察到 SL，并且由凝胶提供的增强的本体培养基可能由于稳定的空化而导致 SL。从现有的数据来看，特别是关于稳定空化泡产生的 SL，凝胶基系统中 SL 的报道，以及体内 SL 的检测，不能排除 SL 是超声诱导敏化剂激活的潜在介质。来自稳定空化气泡的 SL 概念是一个有吸引力的概念，因为它可能促进以前没有设想过的一定程度的放大。

3. 细胞膜的敏化剂依赖性失稳

虽然大多数人都认为 ROS 参与了 SDT，但也有人认为 SDT 可能是基于超声力学机制的（Hiraoka 等，2006）。这一结论是基于观察到血卟啉致敏细胞对强度为不诱导惯性空化的超声波敏感。然而，值得注意的是，本研究中使用的超声强度没有引起惯性空化，很可能通过稳定空化产生声致发光。如果作者能够利用这些较低的超声强度来确定血卟啉存在下是否产生单线态氧，那将颇有意义的一件事情。在他们的研究中使用了一系列的敏化剂，包括罗丹明衍生物如孟加拉红，他们认为对超声波的敏感性似乎与敏化剂的疏水性有关。在这种情况下，基于他们先前报道的结果，他们认为罗丹明衍生物增强了超声对膜的机械破坏（Hiraoka 等，2006；Feril 等，2005）。事实上，众所周知，卟啉与细胞膜相互作用，这种相互作用的方式已经被建模（Stepniewski 等，2012）。尽管疏水实体与细胞膜的相互作用可能导致细胞膜对超声表现出超敏反应的说法可能有一定的道理，但其他证据表明，在敏化剂存在的情况下，超声暴露会导致膜脂的化学修饰（Tang 等，2008）。在这项研究中，作者证明了用血卟啉和超声波处理细胞导致细胞膜流动性减少，这是脂质过氧化的结果。这种减少的膜流动性导致观察到腺苷酸和鸟苷酸环化酶活性的降低。Yumita 和 Umemura（2004a）也报道了使用 Photofrin® 进行 SDT 时细胞膜脂质过氧化的情况。最近，Yumita 等（2010）通过 DCPH-P-Na（I）介导的 SDT 进一步证明了膜脂过氧化作用。我们只能得出结论，致敏不仅仅是由于与敏化剂相互作用导致细胞膜的物理不稳定，特别是在卟啉的情况下。有趣的是，在 Photofrin® 的基于 PDT 的研究中，敏化剂仅与细胞膜相互作用，随后暴露于光下，导致引起坏死表型的膜损伤（Hsieh 等，2003）。从 PDT 的角度来看，这一发现的含义是，控制细胞死亡的形式可能对肿瘤免疫的发展产生影响。通过坏死促进炎症反应可以提供一种解决转移性疾病的方法。人们想知道，这种情况是否也适用于基于 SDT 的疗法。在最近的一份报道中，有人提出分割成脂质双层的气体分子可以作为双分子层之间形成气泡的成核中心（Wrenn 等，2013）。虽然本报道涉及人工双分子层的研究和使用低频超声促进有效载荷从膜封闭囊泡释放，但它们确实提出了天然细胞膜双分子层中存在这种现象的可能性。如果是这样，那么膜相关敏化剂将非常接近膜内的声敏感实体（即有核气泡）。如果在较低的超声强度下，膜层内的有核气泡发生空化，则膜稳定的气泡可能导致声致发光，这可能为 SDT 基膜脂过氧化提供了一种解释。

当然，上述提议的所有 SDT 机制必须结合具体情况来理解，重要的是要考虑到，许多上述研究是在严格控制变量和条件的环境中进行的。在包含靶细胞和介质的系统中，要确定在原子和分子水平上可能发生的情况更具挑战性。如上所述，使用特定的 ROS 清除剂，如组氨酸、甘露醇和 SOD，已经探索了机制。从文献来看，不同的敏化剂在超声场中的表现不同。它还表明，给定的敏化剂可能导致不同的影响，这取决于超声的频率和强度。人们普遍认为，使用相对较低强度的超声很难区分声化学效应和声力学效应。在探索这些机制令人兴奋的方面时，有时很容易忽略上面引用的文献中的基本观察；在 SDT 中，与 PDT 一样，刺激剂和敏化剂都没有毒性，但当两者结合时，无论其确切机制如何，细胞毒性事件都会在组织的空间和深度上的单个点发生。

三、SDT 在肿瘤治疗中的应用

在接下来的章节中，我们将探讨一些证据，这些证据表明 SDT 可以为我们提供一种利用无害刺激和药物的手段，以无创性地靶向不易接近的实体肿瘤。

（一）SDT 疗效的体外研究

Yumita 和 Umemura 在他们的研究中首次使用了"声动力学"一词，报道了将敏化剂与超声结合以引发细胞毒性效应的效果（Yumita 等，1989；Umemura 等，1992）。这与使用超声波增强癌症化学治疗作用的现有替代方法的不同之处在于，在没有刺激的情况下，化学实体没有表现出毒性。在这些原始研究中，作者使用了两种细胞系，一种是大鼠肝癌细胞系（AH-130），另一种是转移部位的小鼠肉瘤（肉瘤 180）。这两者都是从相关宿主动物的腹水中采集的，并用血卟啉作为声敏剂处理细胞悬浮液。用具有不同强度的 1.92MHz 频率的超声处理细胞。使用染料排除测定法测定细胞活力，作者注意到用敏化剂和超声处理的 AH-130 细胞被完全裂解，而肉瘤 180 细胞的处理导致细胞对染料的渗透性，但裂解不那么严重（Yumita 等，1989）。作者认为，这种差异反应可能是由于 AH-130 细胞膜的超敏作用。自这些研究发表以来，已经测试了代表极广泛癌症的许多细胞系对 SDT 的易感性，表 22-2 中显示了所选实例的列表。Hachimine 等（2007）使用 DCPH-P-Na（I）作为敏化剂的一项特殊研究，除列出的细胞系外，还检测了广泛的癌症细胞系，包括乳腺、肺、肝和前列腺细胞系。尽管表 22-2 中所示的研究采用了频率范围为 0.4～2MHz 的超声，但值得注意的是，也在低得多的超声频率下进行了大量研究（Miyoshi 等，2000；Misik 和 Riesz，2000）。如上所述，从机制的角度来看，数据支持了 SDT 期间出现差异频率相关效应的观察结果。数据还支持这样一个事实，即 SDT 可以在治疗多种癌症方面提供非常显著的益处。

除了证明在广泛的细胞系中的功效外，体外研究还证明 SDT 与 PDT 一样，可以诱导细胞凋亡或程序性细胞死亡，尽管这种情况发生的程度取决于所使用的声敏剂、超声的特性和靶标的性质（Kuroki 等，2007）。以前人们认为细胞凋亡是可取的，因为它可以最大限度地减少免疫激活和炎症。然而，人们越来越认识到，细胞死亡的坏死机制（如更灾难性的影响，包括创伤后的细胞裂解或碎裂）可能会诱导产生治疗益处的免疫反应。细胞碎片在肿瘤免疫的产生中起抗原的作用，从而可以阻止肿瘤复发和（或）用于最小化或根除转移性疾病。在基于 PDT 的研究中，已经描述了一种称为自噬的非凋亡形式的细胞死亡，并且已经提出自噬可能支持低剂量 PDT 可能产生抗肿瘤疫苗的报道（Kessel 等，2006）。自噬是胞质溶胶或细胞器被包裹在自噬体中的过程。这些随后与溶酶体融合，以回收受损的细胞成分。在过去，自噬被视为对压力的一种生存反应，尽管它后来被认为是一种程序性细胞死亡的形式，在发育中起着重要作用，并被认为在介导某些化学治疗药的作用中发挥作用（Kondo 等，2005）。使用小鼠肉瘤 180 细胞，Wang 等（2010）使用 SDT 证明自噬在细胞死亡中起一定作用。矛盾的是，他们的数据表明，自噬提供了一种拯救被处理过的细胞的方法。他们使用自噬抑制剂证明了这一点，并能够在抑制剂存在的情况下显示出 SDT 介导的死亡增强。尽管这些观察结果似乎相互矛盾，但控制自噬的信号通路很可能具有一定程度的鉴别性控制，这为挽救或终止提供了触发因素。无论 SDT 治疗后细胞死亡的机制如何，目前对多种癌症细胞系的体外研究都有大量证据表明该方法的有效性。我们再次强调，在 SDT 中，用于促进声增敏的试剂和用于传递声动力学效应的超声波本身是无毒的。

（二）SDT 疗效的体内研究

如前所述，超声可用于促进治疗效果，主要的临床方法 HIFU 是本书上篇的主题。对于

表 22-2　使用 SDT 的体外细胞毒性研究

靶	超声频率（MHz）	最大强度（W/cm^2）	文　献
S180（肉瘤 / 小鼠）	2	2	Suzuki 等，2007
KLN205（肺 / 小鼠）	1 和 3	1～3	Osaki 等，2011
MKN-1（胃 / 人）	1	2	Hachimine 等，2007
QGP-1（胰腺 / 人）	1	2	Hachimine 等，2007
THP-1（白血病 / 人）	1	0.5	Zheng 等，2014
HO-8910（卵巢 / 人）	1.7	0.46	Xiang 等，2011
AH-130（肝癌 / 大鼠）	1.92	3.18	Yumita 等，1989
GSC（胶质母细胞瘤 / 人）	1	0.5	Xu 等，2013
G361（黑色素瘤 / 人）	1	2	Kolarova 等，2009
MDA-MB-231（乳腺 / 人）	1.1	1	Li 等，2012
RIF-1（肉瘤 / 小鼠）	1	1.5	Nomikou 等，2012a，b

HIFU，超声本身具有细胞毒性，该领域的主要挑战之一是将能量传递到所需的目标区域，同时确保递送的剂量足够促进病灶的完全消融。在 SDT 中，该方法的位点定向特异性是通过肿瘤组织摄取相对无害的药物，然后将相对无害的低强度超声传递到该部位来实现的。从本质上讲，空间特异性是由敏化剂和刺激在空间和时间上的同一点上同时存在的必要性所提供的。当然，我们需要确保敏化剂在超声波发射表面和目标组织之间的组织中浓度不高。在本章的上一节中，我们已经讨论了如何通过敏化剂摄取来增强肿瘤特异性。在这里，我们将探讨 SDT 可以在整个生物体中提供治疗效果的证据。

在描述体内声动力学效应的最早报道之一中，Yumita 等（1996）描述了 ATX-70（一种镓卟啉复合物）用于治疗结肠腺癌的异位小鼠模型（CDF_1 中的结肠 26，小鼠）。静脉给药 ATX-70（剂量为 2.5mg/kg）后，作者证明 ATX-70 在给药后 6h 在肿瘤中达到最大浓度，并且从血浆中清除的速度比从肿瘤中清除的更快。还发现，当检测皮肤 ATX-70 浓度时，肿瘤与皮肤的比率增加到 24h，因此，在给药后 24h 进行超声治疗。使用 2MHz 和 $3W/cm^2$ 强度的超声治疗平均直径几乎为 1cm 的肿瘤，治疗后 3 天肿瘤缩小到原来大小的一半以下。尽管肿瘤在第 5—7 天后似乎确实增大了，但作者认为 SDT 与多种治疗方法兼容，并建议将其作为一种选择。在后来的一份报道中，这些作者还描述了 SDT 用于治疗 7,12 二甲基蒽（dimethyl anthracene，DMBA）诱导的大鼠乳腺肿瘤（Yumita 等，2007）。使用 ATX-70 和 $3W/cm^2$ 的超声强度，肿瘤体积减小并且没有观察到再生长。表 22-3 显示了一系列报道，描述了 SDT 治疗来源于小鼠、大鼠和人类的各种肿瘤靶点，并在宿主（如小鼠和大鼠）中进行了测试。所有这些研究中的超声频率范围为 0.8～3MHz，大多数使用的频率在 1MHz 左右。在许多情况下，使用的超声波强度范围为 0.8～$3.5W/cm^2$，但 Ohmura 等报道的除外（2011），其使用了 $10W/cm^2$ 的强度。在这项研究中，作者使用了大鼠原位胶质瘤模型。在一系列使用换能器并以正常大脑为靶点的研究中，他们能够证明这种超声强度对正常大脑的组织学完整性没有影响。尽管超声

表 22-3　声动力疗法：概念、机制及其在癌症治疗中的应用

肿瘤 / 来源	宿　主	超声波频率（MHz）	超声波强度 W/cm^2	文　献
胶质瘤 / 大鼠	大鼠	1.04	10	Ohmura 等，2011
结肠 / 小鼠	小鼠	2	3	Yumita 等，1996
乳腺 / 大鼠	大鼠	1.92	3	Yumita 等，2007
肝脏 / 小鼠	小鼠	1.56	4	Shi，2011
结肠 / 人	小鼠	3	1.92	Yumita 和 Umemura，2004b
胃 / 人	小鼠	1	0.5～2	Hachimine 等，2007
骨髓瘤 / 小鼠	小鼠	1	0.8	Meng 等，2010
肉瘤 / 小鼠	小鼠	1	3.5	Nomikou 等，2012a，b
胶质瘤 / 大鼠	大鼠	1	1	Tserkovsky 等，2012
结肠 / 小鼠	小鼠	1.1	2	Shanei 等，2012
前列腺 / 人	小鼠	1	1.5	Nomikou 等，2012a，b
舌 / 人	小鼠	1.1	2	Guo 等，2013

强度看起来很高，但应该注意的是，使用了聚焦换能器，但没有报道声压。作者还证明，在用 5-氨基乙酰丙酸（5-ALA）致敏后，肿瘤大小显著减小，并且报道称，在解剖学上位于靶和换能器发射表面之间的组织没有损伤。在一项使用大鼠神经胶质瘤模型（尽管是异位模型）的类似研究中，Tserkovsky 等（2012）证明了用改良的氯化氢 e6 敏化剂治疗后的显著组织损伤。使用的超声波频率为 1MHz、功率密度为 0.7W/cm^2。然而，在没有敏化剂的情况下，他们确实观察到超声治疗后出现坏死，这似乎与超声强度有关。值得注意的是，Yoshino 等（2009）使用聚焦超声证明了在敏化剂存在的情况下超声介导的血脑屏障的局部破坏，尽管在这种情况下报道的超声强度远高于 Ohmura 等（2011）在研究中使用的超声强度。然而，这些报道确实表明，SDT 可能在治疗不太容易接近的病变方面提供潜在的益处，特别是在大脑中。

对于 PDT，除了对肿瘤细胞的直接细胞毒性作用外，肿瘤血管内皮也是一个主要靶点，导致血管关闭和随之而来的肿瘤饥饿（Roberts 等，1994）。Guo 等（2013）利用 5-ALA 作为肿瘤内生成原卟啉Ⅸ的前体，证明将小鼠人类舌鳞状细胞癌异种移植模型暴露于频率为 1.1MHz、强度为 2W/cm^2 的超声下，可降低肿瘤生长，并对肿瘤血管系统产生深远影响。这种治疗还能抑制血管内皮生长因子的表达。在同一项研究中发现，将 5-ALA 处理过的原代人脐静脉内皮细胞暴露于相同频率、强度为 1W/cm^2 的超声下，可抑制细胞增殖、迁移、侵袭和管形成。在此基础上，作者得出结论，SDT 在他们的系统中表现出抗血管生成的作用。在传统的 PDT 中，先给予失敏剂，然后经过一段时间后再进行光照处理，以增强全身敏化剂的清除。当使用卟啉时，这个时间延迟可以在给药后 24～48h。对于 PDT，有人建议，如果将常规治疗的敏化剂剂量分为两份，分别在光照前 4h 和 15min 给药，那么血管和血管周围空间都会暴露在循环水平的增敏剂中，因为它不会被完全清除。因此，肿瘤微血管中的内皮细胞将暴露于这种未清除的敏化剂部分。该方法

被发现在PDT介导的小鼠原位乳腺肿瘤模型治疗中具有优越的治疗效果，即使给予相同总剂量的敏化剂（Dolmans等，2002）。基于这些观察和他们自己的发现，Guo等（2013）认为类似的方法可能有利于SDT。

一段时间以来，人们已经知道基于PDT的方案可以导致细胞凋亡和坏死，从而刺激宿主免疫系统。这与传统的癌症治疗形成鲜明对比，如放射治疗和化学治疗，后者往往具有免疫抑制作用。有人认为，PDT诱导的急性炎症可能导致肿瘤衍生抗原呈递给T细胞，从而提供抑制肿瘤复发和抑制转移性疾病的免疫反应（Castano等，2006）。Wang等（2008）使用名为SF1的卟啉基敏化剂，以及频率为1MHz和最大强度为1.1W/cm^{2}的超声治疗小鼠的S180肿瘤，除了证明SDT介导的对肿瘤生长的显著抑制作用外，还注意到治疗后不久靶位点周围的炎症。在笔者自己的一些研究中，也注意到了这一现象；然而，这是否能产生抗肿瘤免疫效果，从而在限制肿瘤复发或控制转移性疾病方面提供益处，还有待观察。

在讨论SDT中使用的敏化剂时，我们提到了一些以纳米颗粒形式提供的制剂。在利用肿瘤EPR的基础上，这种制剂可能导致正常组织摄取的减少，这将特别有利于靶向不易接近的病变。Sazgarnia等（2011）使用金纳米颗粒—原卟啉Ⅸ耦联物作为敏化剂，同时使用频率为1.1MHz、强度为2W/cm^{2}的超声，治疗异位小鼠结肠癌肿瘤模型（CT26），证明该制剂是一种有效的敏化剂，可以减少肿瘤体积，提高宿主存活率。作者认为，在SDT中，新型基于纳米粒子的制剂相较于游离原卟啉Ⅸ显示出更强的活性，包括纳米颗粒的细胞摄取增强和纳米颗粒的存在促进了空化。如上所述，在不同的背景下，笔者使用微泡—敏化剂耦联物，同时使用频率为1MHz，强度为3.5W/cm^{2}的超声治疗小鼠的人类前列腺异种移植癌模型（LNCaPLuc）（Nomikou等，2012a，b）。超声治疗导致肿瘤大小迅速且非常显著地缩小。微泡以脂质为基础，敏化剂（孟加拉红）被共价涂覆在微泡的外部。值得注意的是，比较游离敏化剂和微泡共轭敏化剂在无细胞系统中暴露于超声波时产生ROS，ROS的产生在后者的制备中要优越得多。在这些研究的基础上，笔者认为超声响应微泡可以提供一种方便的方法来靶向和激活特定部位的敏化剂。

（三）SDT的临床试验

尽管越来越多的工作证明了SDT的潜在益处，但我们不知道迄今为止已经开始了哪些临床试验。已经对患者进行了许多研究；然而，据报道，这些方法利用光和超声的组合来刺激敏化剂（Wang等，2009；Kenyon等，2009）。这种方法被称为声动力学光动力疗法（SPDT）或下一代PDT（NGPDT），由于各种原因引起了相当大的负面报道。不幸的是，由于在前一出版物的标题中使用了“声动力学”一词，SDT错误地与SPDT和NGPDT联系在一起。从纯粹的科学角度来看，在前一项研究中将超声与PDT一起使用的基本原理是基于在临床前小鼠模型中报道的成功，该模型使用SDT和一种称为SF-1的基于氯的敏化剂（Wang等，2009）。SPDT研究涉及三名晚期癌症患者的治疗，这些患者已经用尽了所有常规治疗方法。这项研究采用了去核策略、敏化剂（SF-1）的给药，以及随后的光照和超声治疗。尽管作者报告了所有3名患者的肿瘤大小都有所缩小，但从科学的角度来看，很难确定治疗的确切性质（每个肿瘤的剂量），也很难推断这些结果是否是由于增强了用于减瘤的化学治疗/放射治疗效果、增强PDT或实际上这些可能性的组合而获得的。在缺乏任何描述药物药动学行为和组织分布的数据的情况下，很难确定全身暴露在光下的逻辑。事实上，使用光和超声波发射设备，也很难想象刺激物渗透到组织中的深度。监测该小组今后开展的进一步工作将是一件有趣的事情。也许值得注意的是，这项研究引起了许多活跃在PDT领域的研究人员的相对负面的反应（Huang等，2010）。尽管大部分评论都与 Wang 等（2009）实际使用的 SPDT 方法有关，但作者确实提出了他们对 SDT 的看法，并表示“没有令人信服的数据表明以这种方式使用超声对原发性肿瘤和多发性转移有效”。他们引用了 2004 年发表的两篇评论和 2008 年发表的一篇研究论文。事实上，在引用的研究论文中，结论是“SDT 可以在体外杀死 C6 神经胶质瘤细胞，并可能是通过诱导细胞凋亡和坏死实现的”（Li 等，2008a，b）。在对上述患者使用 NGPDT 的第二项研究中（Kenyon 等，2009），尽管在致敏后使用光和超声的组合报道了治疗益处，但在治疗前后缺乏严格的诊断数据，从这份报道中很难理解全身暴露在光下和刺激穿透深度的基础（Kenyon 等，2009）。由于上述两项涉及患者使用的研究都描述了使用超声波增强 PDT，因此它们确实不能被解释为 SDT 治疗效果的测试。

本质上，这里的主要问题是，这两项研究，加上从体外和体内实验中积累的非常可观且不断增加的临床前数据，是否值得开展临床试验来独立评估 SDT 本身的权利。从体外和体内对 SDT 的研究可以清楚地看出：①所获得的效应与敏化剂和超声的剂量有关；②药物和刺激（超声）都不会产生毒性，细胞毒性事件需要药物和超声同时存在，这在深度上提供了一定程度的空间控制，并且具有在靶向癌症治疗中前所未有的最小风险；③许多用于 SDT 的药物都有在 PDT 中使用的临床历史。事实上，可以说，这些药物用于 SDT 的浓度与用于 PDT 的浓度相似，积累的大量数据将为设计基于 SDT 的临床试验提供非常有利的平台；④细胞毒性作用是由 ROS 介导的，这与 PDT 中的细胞毒性介质相似；⑤ SDT 的治疗效果已在公认的临床前动物模型中得到证实；⑥聚焦超声目前已用于临床，尽管其强度远高于临床 SDT 所需的强度。事实上，使用聚焦超声，但采用比 HIFU 应用中更低的超声强度，可以用来引发基于 SDT 的效果（Tang 等，2009；Nonaka 等，2009；Jeong 等，2012）。应该注意的是，在后一个例子中，没有使用聚焦换能器，而是使用锥形组织接触配置实现聚焦（Jeong 等，2012）。在上述基础上，令人惊讶的是，临床试验尚未开始。从安全性角度来看，可以说目前有关 SDT 的临床前证据比 PDT 或一些正在进行临床试验或刚刚进入临床的新近化疗药物（如一些酪氨酸激酶抑制药）进行临床测试之前要多得多。从概念的角度来看，考虑到 SDT 和 PDT 之间的相似之处，SDT 被视为一种能与 PDT 非常有效竞争的方法可能并不奇怪。从 PDT 的角度来看，该领域的许多进展都基于能够将光线传递到难以触及的病变部位的方法，这在该领域催生了多种设备的研发机会，包括激光器、高强度半导体光源和内镜光传递设备的开发。SDT 进入临床可能会减少对这些设备的需求。作者提到了一个知名机构（Moseley 等，2014）关于 SDT 的最新网络描述，该机构在 PDT 领域拥有相当丰富的经验。在 SDT 的背景下，他们说“光通常是从外部传递的”，这表明对 SDT 及其科学起源、发展和潜力存在完全的误解。他们还引用了 Huang 等（2010）对 SDT 临床应用的批判性评估。虽然我们很欣赏这些作者对上述基 NGPDT 的工作的批评，我们更希望这些作者能够区分 SDT 和 NGPDT，特别是考虑到 SDT 为 PDT 提供了一个非常现实的替代方案。最终，这些缺乏根据的解释可能会让那些本可以在未来通过 SDT 获益的患者错失治疗机会。然而，尽管 NGPDT 带来的负面影响，以及与 SDT 的错误关联造成了一些困扰，我们相信，自从 1992 年“声动力”一词被创造以来，涌现的大量数据会为不久后的临床试验提供基础，以便将这种方法提供给患者。